科学出版社“十四五”普通高等教育本科规划教材

医学社会学现场调查技术

主　　编　唐尚锋

副 主 编（按姓氏汉语拼音排序）

李　超　王　颖　张持晨

编　　委（按姓氏汉语拼音排序）

白忠良　安徽医科大学

陈　春　温州医科大学

崔兆涵　南京医科大学

姜　婷　新疆医科大学

孔凡磊　山东大学

李　超　西安交通大学

李江平　宁夏医科大学

李丽清　江西科技师范大学

刘　利　中国医科大学

刘惠颖　中南大学

刘文彬　福建医科大学

罗红叶　广西医科大学

苗豫东　郑州大学

单凌寒　哈尔滨医科大学

唐尚锋　华中科技大学

佟　岩　山西医科大学

王　颖　复旦大学

王凯路　香港中文大学

徐　娟　华中科技大学

姚　尧　北京大学

张持晨　南方医科大学

赵冠岚　兰州大学

祝淑珍　湖北省疾病预防控制中心

科学出版社

北　京

内 容 简 介

本书系统介绍了医学社会学中开展现场调查所需的方法与操作流程，涵盖调查选题、研究设计、抽样与测量、资料收集与分析、调查报告与论文撰写等关键环节。全书分为“基础篇”与“专题篇”两部分。基础篇重点阐释问卷设计、质量控制、结构化数据与非结构化数据收集方法与分析技术等核心内容；专题篇结合重大疾病、重点人群、重大调查活动等典型应用场景，通过具体案例呈现方法论的实践应用价值，凸显学科的交叉性与实践的指导性。全书融入了医学人文与思政教育理念，旨在培养具备社会洞察能力和实地研究能力的复合型人才，推动我国医学社会学研究发展与实践。

本书注重理论联系实际，适用于医学、社会学、预防医学、卫生管理等相关专业的学生，以及医疗卫生工作者和科研人员等读者。

图书在版编目（CIP）数据

医学社会学现场调查技术 / 唐尚锋主编. -- 北京 ： 科学出版社, 2025. 6. --（科学出版社“十四五”普通高等教育本科规划教材）.
ISBN 978-7-03-082149-2

Ⅰ. R-05

中国国家版本馆 CIP 数据核字第 2025H6S193 号

责任编辑：钟　慧 / 责任校对：严　娜

责任印制：张　伟 / 封面设计：陈　敬

科学出版社 出版
北京东黄城根北街 16 号
邮政编码：100717
http://www.sciencep.com
北京中科印刷有限公司印刷
科学出版社发行　各地新华书店经销
*
2025 年 6 月第　一　版　开本：787×1092　1/16
2025 年 6 月第一次印刷　印张：16 3/4
字数：495 000
定价：88.00 元
（如有印装质量问题，我社负责调换）

前　言

医学作为一个重要的领域，不仅关注医学技术的发展、医学教育模式的转型及医学供给框架的革新等课题，还涉及医学知识的传播、医患关系的构建、医学资源的筹措和分配，以及在医学技术进步过程中涌现的社会伦理问题等与医学紧密交织的社会文化议题。医学社会学作为20世纪以来由社会学和医学两门学科相互结合、相互渗透而形成的一门新兴交叉学科，不仅对现代社会学产生重要影响，也对医疗卫生事业建设起着重要作用。由于医学社会学还是一门比较年轻的学科，国内外学术界对其定义有多种不同表述。在国外，最先提出这一概念的是美国医学家C.麦克英泰尔（C. McIntire），他于1894年在《美国医学科学院公报》上发表了一篇题为"医学社会学研究的重要意义"的论文，在该论文中他认为医学社会学是"一门将医生作为特定群类的社会现象来加以研究的科学，即总体上研究医疗职业和人类社会关系的科学"。纵观国外学者对医学社会学的定义，大体可以划分为两类观点：一类是将医学社会学的研究对象界定为着重从行为科学的角度研究患者、医生及其相互关系，以及研究医疗组织、医学与人类社会的关系；另一类是除上述内容外，还包括社会病理学的内容。我国学者普遍认为医学社会学是社会学的分支学科，并达成以下共识：一是研究基础与角度是社会学的理论和方法；二是研究对象主要是医学中的社会问题或医学与整个社会生活的关系。总体而言，我国大部分学者认为医学社会学是运用社会学的理论和方法，研究医疗领域中的社会角色、角色关系、角色行为、角色流动、医疗社会组织的交互作用及医疗领域与整个社会生活的互动及其变化规律的学科。

医学社会学拥有特有的一套基本概念、范畴、命题及原理，以构成其特殊的学科体系，用以阐述学科所面对的错综复杂的客观对象。医学社会学的研究内容取决于一定的社会经济制度和社会关系。因此，建构医学社会学的知识体系，离不开各个国家的历史情况和具体国情。在不同的历史时代和社会制度下，由于经济、政治、文化、法律、道德、教育、科技和社会行为方式等因素的不同，医学社会学的研究课题和范畴也有所不同。总体而言，从学科性质的角度进行归纳，医学社会学的研究内容包括以下几个方面：社会学的一般原理和方法、医学社会学中的理论研究、医学进展与社会文化的互动研究及具体医学领域的社会学研究。

近半个世纪以来，医学社会学在我国得到了长足的发展。"工欲善其事，必先利其器"，随着医学社会学蓬勃发展，其对科学研究方法指导的要求越来越迫切。现场调查技术是国际上通用的科学研究重要方法之一，也是人们正确认识世界和改造世界的重要途径和科学方法，它可以提供关键信息和数据，帮助解决问题、做出决策和推动进展，广泛应用于医学、社会学等相关领域的研究之中。在医学社会学中，现场调查技术主要是指研究者有目的、有意识地在系统收集医学中社会现象或社会中医学问题经验材料的基础上，通过对资料的分析与研究，科学地阐明医学社会学现象及其规律的一种认识活动或科学方法，帮助研究者深入了解医疗体系内的各种社会学因素，包括医疗服务的提供、患者体验、医务人员的互动等。目前对于医学社会学现场调查技术的专著及教材相对匮乏，系统地完成从实际的现场调查选题、研究设计、现场组织实施与质量控制、数据收集、数据管理与分析，以及现场调查报告的撰写、学术论文的撰写与投稿等完整的医学社会学现场调查技术过程的教材十分稀少。

因此，本书力求从医学社会学现场调查技术全过程体系出发，为相关学科研究者提供有益参考，共分为基础篇和专题篇两大模块，共十七章：基础篇包含十二章，分别围绕现场调查技术概述、现场调查选题、现场调查设计、抽样、现场调查测量、问卷设计、现场调查组织实施与质量控制、常用结构化数据资料收集方法与分析技术、常用非结构化数据资料收集方法与分析技术、医学社会学调查数据的管理、医学社会学调查报告撰写、医学社会学学术论文撰写与投稿等方面进行了详细概述，力求以深入浅出的形式使读者掌握医学社会学现场调查技术的基础内容。专题篇包含五章，将研究视角深入到具体的医学社会学领域。编委队伍聚集了全国范围内慢性病、传染病、老年健康与养老、全国卫生服务调查、特殊社会问题等领域专家，以这些领域的具体科学研究特点为出发点，落脚现场调查技术研究，力求为以上领域研究者提供系统且有针对性的指导与启示。

本书作为科学出版社“十四五”普通高等教育本科规划教材，具有以下特点：①注重内容凝练。本书在理论部分简明扼要，强调医学社会学现场调查技术的基本知识，高度总结了编委队伍对医学社会学现场调查技术的认识和理解。②注重实用性。本书更加侧重应用性而非理论知识，突出研究方法的运用，系统介绍了从选题设计到文章撰写与投稿等医学社会学现场调查技术的全过程环节，具备较强的可操作性，易于读者掌握。③面向多层次群体。本书的受众群体较为广泛，不仅适用于医学、社会学、卫生管理学、预防医学等专业本科教学，同时也可供以上专业研究生、医务人员、医院管理者、疾控及相关科研院所人员学习和使用，尤其是本书的专题篇及调查报告、学术文章的撰写等章节，可供相关研究者学习参考。④紧密结合思政教育，将医学社会学知识与人文思政教育有机结合。

本书从构思、撰写、修改到付梓的各个环节，均得到了多方专家和学者的热情帮助，也参阅了有关专著和教材，吸引和借鉴了相关学科专家成果。希望本书的出版能为我国医学社会学现场调查技术教学提供更具参考性的教材，为推动我国医学社会学现场调查技术发展贡献力量！

在本书即将问世之际，我们衷心感谢北京大学、复旦大学、西安交通大学、南方医科大学等兄弟单位的各位老师参加本书撰写工作。如本书有不足之处，敬请同道和广大读者批评、指正。

唐尚锋

2025 年 4 月

目　录

第一篇　基础篇

第二篇 专题篇

第一篇 基 础 篇

第一章 现场调查技术概述

“没有调查就没有发言权。”在医学社会学的广阔领域中，现场调查技术应用范围十分广泛，无论是研究医患关系、医疗资源分配，还是探讨健康社会决定因素，现场调查都能为我们提供宝贵的第一手研究资料，并为卫生政策的制定提供科学依据。本章作为本教材开篇，旨在阐述现场调查技术的基本轮廓和框架，重点介绍现场调查技术的基本概念、特征、目的和原则，系统梳理现场调查技术的发展阶段，并基于不同角度探讨现场调查的类型与方法，全面阐述现场调查的五大步骤，以此阐述如何运用科学方法解释社会现象的客观性与可靠性，在此基础上阐述现场调查技术面临的挑战与未来展望。

第一节 现场调查技术基础

一、现场调查相关概念

（一）现场调查技术概念

从狭义角度看，现场调查技术主要是指在特定现场情境收集资料的技术手段，包括采用多种具体方法来获取信息，如开展试验以观察特定干预在现场环境中的效果并记录相关数据；运用问卷调查广泛收集调查对象的行为特征等数据；通过访谈法深入了解个体的经历和观点；开展专题小组讨论或焦点小组访谈来获取特定群体对于特定问题的看法、态度和经验交流等。

广义上的现场调查技术是一类有共性的研究方法集合。它涵盖了从选择问题、调查设计、调查实施、资料分析、报告调查结论等环节。现场调查在众多学科，尤其是医学社会学领域发挥着极为重要的作用，它能够为了解研究对象在实际场景中的真实状况提供第一手资料，是科学研究中获取信息、验证假设、推动研究发展与实践改进的关键环节。

（二）常用统计学概念

1. 总体（population） 根据一定研究目的所确定的同质观察单位的某项特征观测值的集合。

2. 样本（sample） 是指从总体的全部观察单位中随机抽取的具有代表性的观察单位（某项特征观测值）的集合，是总体的一部分。

3. 抽样（sampling） 是指从总体中按一定方式选择或抽取一部分个体的过程。

4. 抽样误差（sampling error） 由于抽选样本的随机性而产生的调查结果与真实值之间的差异。抽样误差与样本量之间具有密切关系。一般来说，样本量越大，抽样误差越小，样本的代表性越高；反之亦然。

5. 置信度（confidence level） 又称可靠度、置信水平、置信系数。通过抽样对总体参数做出估计时，由于样本的随机性，得出的结论总是不确定的。因此，可以采用一种概率的陈述方法，即描述估计值与总体参数在一定允许的误差范围以内的概率有多大，这个概率称为置信度。

6. 置信区间（confidence interval，CI） 样本推断总体的精确度如何，可以采用一个范围值来表示，这个范围值就是置信区间。它是按照预先给定的概率所确定的包含未知总体参数的范围值。置信区间越小说明样本的代表性越好，推断的精确度越高；反之亦然。

7. 偏倚（bias） 又称偏误，是指在抽样调查中除抽样误差外，由于某种或某些因素的影响，使得研究结果与真实情况之间存在系统的差别。

（三）常用流行病学概念

1. 暴露（exposure） 指研究对象接触过某种待研究的物质、具备某种待研究的特征或行为。暴露可以是有害的，也可以是有益的。

2. 发病率（incidence rate） 指一定时期、特定人群中某病种新病例出现的频率。

3. 患病率（prevalence rate） 又称现患率，是指某特定时间内总人口中某病种新旧病例所占的比例。

4. 混杂（confounding） 当研究某个暴露因素与疾病的关联时，由于某个外来因素既与疾病有制约关系，又与该暴露因素有联系，掩盖或夸大了所研究的暴露因素与疾病的联系，这种现象或影响称为混杂。

二、现场调查特征

现场调查的根本目的是形成、产生有关社会世界系统的知识，增加人类对自身及所生存世界的理解。这种知识产生的过程是科学的，它通过系统的方法来收集和分析数据，以深入理解社会现象。与常识、传统、权威或个人经验相比，现场调查提供的知识更加系统化、结构化、组织化与科学化。现场调查作为一种特定的科学研究类型，具有调查主题的社会性、调查方式的经验性、调查问题的科学性三个方面的基本特征。

（一）调查主题的社会性

调查主题是指研究现象所涉及的领域或范畴。现场调查的主题必须是与社会相关的。现场调查的对象包括作为社会主体的人、人的社会行为、由人类行为所构成的各种社会现象。它涉及人们如何行动，如何与他人交往；涉及人如何思考、有何感受。它也关注各种社会群体、各种社会组织、各类社区；关注人与人、人与群体、人与社会、群体与群体、群体与社会之间的各种社会关系；关注人们如何与社会相互适应等。总之，现场调查的主题十分广泛，它涉及人类生活的方方面面，涉及社会世界的各个角落。当然，现场调查也不可避免地涉及一部分自然现象。例如，调查卫生发展或者健康老龄化问题时可能会涉及自然环境条件，但社会科学与自然科学对这些现象的调查有着本质差异。自然科学聚焦于现象本身，而社会科学主要探讨自然现象与社会世界的关系。

（二）调查方式的经验性

经验性是指现场调查必须以可感知的资料为依据，即现场调查仅对可看到、听到、接触到的事物感兴趣。例如，人的行为、人所创造的东西，态度、价值判断、意愿等，都属于经验上可感知的社会事实。

（三）调查问题的科学性

正如科学无法回答一切问题一样，现场调查也无法回答一切有关社会现象的问题。能否科学地探讨一个问题，首先依赖于这个问题是不是一个可以通过科学来回答的问题。现场调查中所探讨的问题必须是可以通过科学来回答的。调查人员应避免探讨某一现象“是否应该如此”的价值判断问题，而应聚焦于某一现象“状况如何”或“为何如此”的科学问题。其核心区别在于问题属性属于“科学范畴”还是“价值判断范畴”。

三、现场调查目的和原则

（一）现场调查的目的

现场调查是一种直接、实际的研究方法，允许研究者深入实际环境，通过观察、访谈、问卷等方式收集第一手数据。医学社会学现场调查的主要目的包括但不限于：①探索疾病病因；②评价卫生服务需求及质量；③制定卫生标准及法规；④进行其他科学相关活动。

（二）现场调查的原则

为保证医学社会学现场调查工作顺利实施，且调查结果准确、可靠，调查时需遵循以下调查原则：①客观原则；②科学原则；③效益原则；④群众原则；⑤伦理原则。

第二节　现场调查技术发展史

了解现场调查技术的发展史，不仅能让我们清晰洞察现场调查技术在不同历史时期的演变脉络，更有助于深刻把握其在各个领域应用中的发展规律，促进现场调查技术在医学社会学这一交叉领域中更加科学、高效且合理地运用。现场调查技术的发展经历了以下三个阶段：19 世纪开启早期探索与形成阶段，学者突破传统、深入实地获取一手资料并走向规范化；20 世纪，在计算机技术快速发展与多学科融合趋势的共同推动下，迎来专业化与科学化发展阶段；21 世纪后进入多元化与综合化发展阶段，实现多方法协同创新与跨学科整合发展。

一、早期探索与形成阶段

现场调查技术的雏形最早可追溯到 19 世纪的社会学和人类学研究。一批具有前瞻性的学者不再满足于传统的理论思辨，开始尝试打破传统的研究模式，深入社会实际观察和研究社会现象。学者通过走访社区、观察人群行为、与当地人交流等方式获取第一手资料，以揭示社会结构和文化特征。这一时期的学者逐渐意识到现场调查的重要性，并开始对其进行系统化和规范化的探索，逐渐形成一套相对完整的现场调查技术体系。其中，代表人物为美国人类学之父弗朗兹·博厄斯（Franz Boas），他极力倡导科学研究务必深入研究对象的生活环境，主张研究者亲身走进田野，与研究对象进行深度互动，全面精准地把握其文化内涵与行为逻辑。这种理念的提出成功突破以往研究的固有局限，为现场调查技术的诞生奠定坚实基础。

二、专业化与科学化发展阶段

进入 20 世纪，现场调查技术迎来了专业化与科学化的发展阶段。在这一时期，随着社会科学研究领域的不断拓展和深化，现场调查技术的应用范围也日益广泛。同时，随着统计学、心理学等相关学科的不断发展，现场调查技术也逐渐与这些学科相结合，迎来了理论和方法上的革新，不仅提升了现场调查的科学性，也为解决复杂的社会问题提供了新的视角和方法。例如，统计学的发展为现场调查提供了精确的抽样理论和数据分析方法，学者开始关注调查设计的严谨性、样本的代表性、数据的可靠性等问题，并提出了一系列有效的解决方案；心理学的进步则帮助调查人员深入理解调查对象的心理状态和行为动机，为现场调查提供了更深层次的解释框架。20 世纪后半叶，计算机技术的普及为现场调查技术带来了革命性的变化。计算机的使用极大地提高了数据处理的效率和准确性。此外，计算机辅助电话访谈（computer assisted telephone interview，CATI）、计算机辅助个人访谈（computer assisted personal interview，CAPI）等技术的应用，进一步提高了现场调查的效率和专业化，为社会科学研究的深入发展提供了强有力的支持。

三、多元化与综合化发展阶段

21 世纪以来，现场调查技术进入了多元化与综合化的发展阶段。在这一时期，全球化加速与信息技术迅猛发展，现场调查技术也有了新的机遇。一方面，现场调查技术与其他研究方法的结合变得更加紧密，形成了丰富多样的研究方法体系。例如，结构化数据与非结构化数据收集方法与分析技术的结合、问卷调查与深度访谈的结合等，多元化的研究方法使现场调查能够更加全面和深刻地揭示社会现象。另一方面，现场调查技术也开始关注跨学科的研究。通过与其他学科的交流和合作，现场调查技术不断吸收新的理论和方法，进一步拓宽了研究领域和应用范围，极大提升了现场调查技术的科学性和实用性，也为解决复杂社会问题提供了新的视角和工具。

四、现代技术与现场调查的融合

近年来，随着现代科技的飞速发展，现场调查技术也迎来了新的变革。现代技术的应用为现场调查提供了更加便捷和高效的手段，同时也带来了新的挑战和机遇。现场调查因互联网的普及而衍生了新形式的网络调查，打破了时间、空间的限制而为现场调查提供了极大便利。同时，虚拟现实、增强现实等技术也为现场调查提供了新的手段和视角，使得调查人员能够更加深入地观察和体验研究对象的生活环境和行为方式。然而，伴随现代信息技术的应用，数据安全和隐私保护问题日益突出。2021 年，我国数据治理法律领域取得重要进展，其中《中华人民共和国数据安全法》和《中华人民共和国个人信息保护法》的实施，与已有的《中华人民共和国网络安全法》共同组成了数据安全监管的“三驾马车”，以上法律的颁布和实施标志着数据安全监管进入了常态化、规范化的新阶段。

面对这一全新的法律环境和监管要求，调查人员必须高度重视数据管理和保护工作，采取严格有效的措施，确保现场调查过程中所收集的数据安全可靠、合法合规。此外，现代技术的应用虽然为现场调查带来了便利，但也可能导致调查人员过度依赖技术手段，忽视对社会现象本身的深入思考、细致理解和全面解释。调查人员应保持对社会科学研究本质的深刻洞察和理性追求，将技术手段与人文关怀、理论深度进行有机结合，为推动社会科学研究进步和社会和谐发展贡献更大力量。

第三节　现场调查类型与方法

现场调查涵盖了多种分类方式，以适应不同的研究情境与目标。依据调查范围可划分为普查、抽样调查、典型调查和个案调查；按时间维度分为回顾性调查、横断面调查与前瞻性调查；按抽样方式可分为概率抽样调查（包括简单随机抽样、分层抽样、整群抽样、系统抽样、多阶段抽样等）和非概率抽样调查（包括方便抽样、立意抽样、雪球抽样、配额抽样等）；从资料属性角度可分为定性调查和定量调查；按照研究目的则可分为探索性调查、描述性调查、解释性调查和预测性调查。不同现场调查方法各具特性与应用场景，为洞察社会现象、深入剖析问题、科学获取结论提供全面且有力的方法支撑。

一、按调查范围分类

（一）普查

普查（census）又称全面调查，是指在特定时点或时期内，将特定范围内的全部个体作为研究对象的调查，如人口普查或疾病流行情况的全面调查。由于调查对象为全体目标人群，不存在抽样误差，而且能发现目标人群中的全部病例，可为病因分析提供线索。普查具有以下特点：①时间性强，统一性高；②涉及面广，工作量大；③资料全面，但不够细致。

（二）抽样调查

抽样调查（sampling survey）是指根据研究目的，从总体中随机抽取一定数量具有代表性的观察单位组成研究样本，用样本信息推断总体特征。与普查相比，抽样调查的成本较低。抽样调查依赖于统计学原理来推断总体参数，因此需要考虑抽样误差和置信区间。

（三）典型调查

典型调查（typical survey）是指在对研究总体初步全面了解的基础上，根据调查目的和要求，从总体中有意识地挑选出一个或少数几个具有代表性的典型单位进行全面系统、深入细致的调查，以了解同类事物的本质及其规律的方法。选择的典型单位应当能够代表整个总体或某一特定群体。

（四）个案调查

个案调查（case investigation）又称案例调查、个案研究，是为了解决某一具体问题对特定的社会单位（患者、团体、组织等）进行全面且深入的调查研究方法。个案调查针对特定的问题或个体，调查目的明确，调查人员将对个案进行全方位的研究，以获得全面的理解。

二、按时间维度分类

（一）回顾性调查

回顾性调查（retrospective survey）是指从果到因、从过去到现在的一种调查方法。其中，病例对照研究（case-control study）最常见，指基于调查对象是否患病这一区分标准来研究与患病有关的危险因素的一种方法，即先根据是否患病将调查对象分为病例组和对照组，再分别回顾两组的危险因素暴露情况，比较两组暴露的差异，以推测暴露与疾病之间有无关联及关联性大小，从而探索可能的发病原因。

（二）横断面调查

横断面调查（cross-sectional survey）是指按照事先设计的方案，在某一时点或在一个较短时间区间内，通过普查、抽样调查等方法，对某一特定人群的某种疾病或健康状况，以及有关危险因素进行调查，从而描述该疾病或健康状况的分布及其与相关因素的关系。由于所收集的资料是调查当时所得到的现况资料，故又称现况调查。

（三）前瞻性调查

前瞻性调查（prospective survey）是指从因到果、从现在到未来的一种纵向调查。其中，前瞻性队列研究（prospective cohort study）最为常见，简称队列研究，是将某一特定人群按是否暴露于某可疑因素或暴露程度分为不同的亚组，追踪观察两组或多组成员结局（如疾病）发生情况，比较各组之间发生率的差异，从而判定这些因素与该结局之间有无因果关联及关联程度的一种观察性调查方法。前瞻性调查适用于确定因果关系，因为它可以观察到时间顺序，即先有暴露后有结果。前瞻性调查需要较长时间来收集数据，因此成本较高，但因果推断更为可靠。

三、按抽样方式分类

（一）概率抽样调查

概率抽样调查（probability sampling survey）又称随机抽样调查（random sampling survey），是指按照概率论和数理统计的原理，从调查研究的总体中，根据随机原则来抽取样本进行调查的方法。总体中的每一个体被抽取作为样本的概率相同。常见的概率抽样调查有以下几种类型。

1. 简单随机抽样（simple random sampling）　又称单纯随机抽样，是指在特定总体的所有个体中随机抽取 n 个个体组成样本，是最基本的概率抽样，其他概率抽样都以它为基础，由此方法而派生。这种抽样方法可以通过抽签、随机数表或计算机生成的随机数来实现。

2. 分层抽样（stratified sampling）　先将总体的所有单位依照一种或几种特征分为若干个子总体，然后从每一个子总体中按上述抽样方法抽取样本。

3. 整群抽样（cluster sampling）　将总体按照某种标准划分为一些群体，每一个群体为一个抽样单位，再用随机的方法从这些群体中抽取若干群，并将所抽出群中的所有个体作为样本。

4. 系统抽样（systematic sampling）　又称等距抽样或机械抽样，是按一定的间隔距离抽取样本的方法。具体做法是先编制抽样框（sampling frame），将总体的所有个体都按一定标志排列编号；

再用总体的个体总数除以样本量，求得抽样间距；在第一个抽样间距内按简单随机抽样方法抽出第一个样本作为抽样的起点；接着，按照抽样间距依次等距抽取样本，直到抽足样本量为止。

5. 多阶段抽样（multi-stage sampling） 又称多级抽样，是把从总体中抽取样本的过程分成两个或多个阶段进行的抽样。它是在总体内个体单位数量较大，而彼此间的差异不太大时，先将总体各单位按一定标准分成若干群体，作为抽样的第1阶段单位，并依照随机原则，从中抽出若干群体作为第1阶段样本；然后将第1阶段样本又分成若干小群体，作为抽样的第2阶段单位，从中抽出若干群体作为第2阶段样本，依此类推，直到满足需要为止。最后阶段抽出的样本单位的集合，就是最终形成的样本。一般在抽取前阶段样本时采用分层抽样或系统抽样，抽取后阶段样本时用整群抽样或简单随机抽样。

多阶段抽样中常见的一种抽样方法是按容量比例概率抽样法（proportionate to population size，PPS），它是一种使用辅助信息，使每个单位均按其容量比例、被抽中概率相同的抽样方式。

（二）非概率抽样调查

非概率抽样调查（non-probability sampling survey）又称非随机抽样调查或不等概率抽样调查，是指研究者依据主观判断或实施便利性进行样本选取的方法。它不是严格按随机抽样原则抽取样本，所以失去了大数定律的存在基础，也就无法确定抽样误差，无法正确地说明样本的统计量在多大程度上适合总体。非概率抽样调查主要有以下几种类型。

1. 方便抽样（accidental sampling） 又称偶遇抽样，是指调查者将在一定时间、一定环境里所能遇到或接触到的人作为样本的方法。

2. 立意抽样（purposive sampling） 又称目的抽样或判断抽样，是指调查者根据研究目标和自己主观分析来选择和确定样本的方法。

3. 雪球抽样（snowball sampling） 首先选择符合调查要求的特定调查对象，再通过他们去选择新的调查对象，使得调查人数不断增加的抽样方法。

4. 配额抽样（quota sampling） 又称定额抽样，研究者需要依据那些可能影响研究指标的各种因素对总体进行分层，并确定各层样本占总体的比例，再在各层中抽取样本。

四、按资料属性分类

（一）定性调查

定性调查（qualitative survey）是指以现有的文献资料或调查材料为依据，对某一现象运用非量化的标准和技术，以判断事物性质为目的的调查。定性调查方法包括访谈法、观察法、案例研究法等。由于定性调查缺乏精确数据的支持，往往会出现可比性较差的问题。定性调查一般用于对社会结构和社会关系的研究、历史问题的研究、心理行为与健康的研究等难以定量的问题研究，调查结果通常是探索性的。

（二）定量调查

定量调查（quantitative survey）是指运用概率、统计原理对调查对象的数量特征、数量关系和事物发展过程中的数量变化等方面进行的调查。通过对调查对象特征的分析与比较来测定对象特征数值，从而了解某些因素间的变化规律。在收集资料方面，定量调查强调运用抽样技术选择样本，对调查过程、调查方法和调查技术实施严格控制，量化调查结果。

五、按研究目的分类

（一）探索性调查

探索性调查（exploration survey）是指一种对所研究的现象或问题进行初步了解，以获得初步的印象和感性认识，同时为今后更周密、更深入的研究提供基础和方向的调查类型。探索性调查应用于以下场景：①初步了解：调查者对研究主题的初步探索，以获得直观印象和感性认识。②研究基础：为更深入、更系统的研究奠定基础。③适用情况：适用于研究者对研究主题不熟悉或研究主题新颖、特殊的情况。

（二）描述性调查

描述性调查（descriptive survey）通常是指要发现总体在某些特征上的分布状况。换言之，描述性调查的主要目的是收集有关总体分布特征的资料，提供有关总体结构、现象特点等方面的信息。描述性调查的主要目标有：①分布状况：调查总体在某些特征上的分布情况。②信息提供：提供关于总体结构和现象特点的信息。③数据收集：通过观察、调查、实验等方法收集数据。

（三）解释性调查

人们对事物和现象的认识不会只停留在全面了解其状况的层次上。调查者在认识到现象“是什么”（what）及其状况“怎么样”（how）的基础上，还需要进一步弄明白事物和现象“为什么”（why）是这样。这类调查称为解释性调查（explanatory survey）。具体而言，解释性调查指的是那种探寻现象背后的原因，揭示现象发生或变化的内在规律，回答各种“为什么”的调查类型。例如，探讨人口老龄化成因的社会研究、探讨社会经济地位与医疗卫生服务利用关系的社会研究等。

（四）预测性调查

预测性调查（predictive survey）是指基于事物在发展中出现的新情况、新问题，通过收集、分析过去和现在的各类调查统计资料，以对该事物未来发展趋势进行预测为导向所进行的调查。预测性调查的特点有：①较高的层次：预测性调查的调查对象不是过去或是现存的事物或现象，而是未来可能出现的事物或现象，这是对调查研究水平和深度的进一步提升。②相对的可信度：预测性调查报告的结论本质上是属于概率性质的，由于事物发展的不确定性，预测性调查所得到的估计结果不可避免地与实际情况之间存在着一定的误差。

第四节　现场调查的一般步骤

作为一种系统的、科学的认识活动，现场调查遵循着一套相对固定且严谨的程序。如图 1-1 所示，现场调查主要分为确立主题（第二章）、调查设计与方法选择（第三章至第六章）、组织实施与质量控制（第七章）、资料收集与分析技术（第八章至第十章）、调查成果呈现（第十一章、第十二

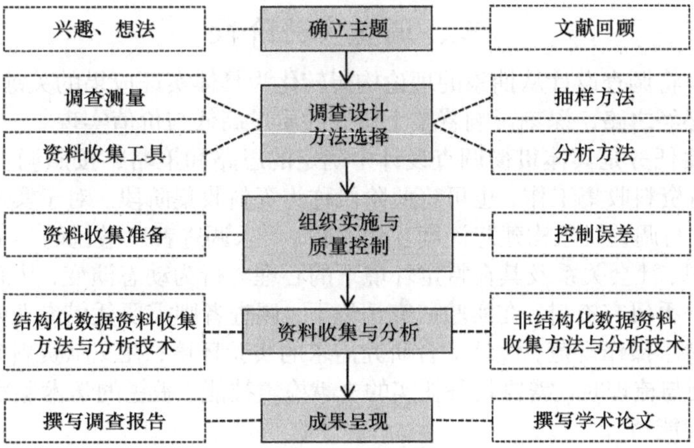

图 1-1　现场调查的一般步骤

章）五个阶段。基于这五大步骤，可以将现场调查过程划分为五个阶段，包括选择问题阶段、调查设计阶段、调查实施阶段、资料分析阶段和结果呈现阶段。

一、选择问题阶段

对于投身于现场调查的研究者而言，选择一个合适的研究问题并非易事。从研究流程角度来讲，确定研究问题是一项社会研究活动的起点，也是整个研究工作的首要步骤。研究问题一旦确定，该项调查活动的目标和方案就随之确定。在选择研究问题时，受到诸多因素的影响与限制。一方面，研究者自身的理论知识储备、过往的生活经历体验、独特的观察视角及个人研究偏好等主观因素起着关键作用。另一方面，研究者所处的社会环境、所具备的客观物质条件等外在因素同样不容忽视。研究问题的选择情况，在一定程度上决定着整个研究工作的成败，关乎研究成果的质量与价值。因此，应当对选择问题阶段给予高度的重视。

选择问题阶段主要涵盖两大核心任务。一是确定研究主题，即从现实社会中存在的大量的现象、问题和领域中，根据研究者自身偏好、实际需要与内在动机锁定某个研究主题，比如家庭关系、人口流动、卫生政策等。二是形成研究问题，即将最初选定的相对模糊、宽泛且笼统的研究领域或研究现象，通过进一步细化梳理与界定，逐步转化为具有研究价值及创新点，同时兼具现实可操作性的具体研究问题，从而明确调查范畴边界，汇聚调查核心焦点。通常情况下，首先需要确定一个研究主题，然后在该主题所涵盖的范畴领域内，明确并形成一个研究问题。这一过程既是一个包含着从一般到特殊的"筛选过滤"过程，也是一个从模糊到清晰的聚焦过程（第二章）。

二、调查设计阶段

研究问题的确立为调查指明方向和目标，而调查设计阶段则是达成这一目标的关键环节，在整个研究进程中占据着举足轻重的地位。调查设计不仅是连接研究问题与研究实施的关键纽带，更是确保研究具备科学性、系统性与可行性的重要保障。

调查设计阶段的核心任务在于详细规划达成研究目标所需的路径，并确定相应的调查工具。此阶段对于提升研究的系统性与科学性起着关键作用。所谓路径选择，是指为实现研究目标而开展的一系列调查设计工作，涵盖研究思路的梳理、策略的制定、方式方法的选择及具体调查工具的确定等维度；在工具准备方面，主要指对调查所依赖的测量工具或信息收集工具，其质量与适用性将直接影响调查数据的准确性和有效性。例如，问卷设计需要充分考量问题的合理性、逻辑性与针对性，确保能够准确获取所需信息；量表构建则要依据研究变量的特性进行科学设计，以准确测量调查对象的特征或态度；实验手段安排更要严谨规划实验环境、变量控制与操作流程（第三章至第六章）。

三、调查实施阶段

调查实施阶段是将调查设计从抽象的理论构想转化为具体实证成果的关键枢纽，也是连接研究设想与实际产出的必经之路，深刻影响着整个研究的质量高低与价值实现。

这一阶段的主要任务是具体贯彻调查设计中确定的思路和策略，按照调查设计中所确定的方式、方法和技术进行资料收集工作，也可将此阶段称为资料收集阶段。对于实地调研而言，调查者通常需要深入实地，与调查对象构建起深度互动关联，要求调查者以敏锐的学术洞察力深入剖析被调查对象的行为逻辑、社会关系及其在特定环境下的心理与行为动态演变，从而获取能够反映调查对象本质特征的第一手研究资料。在实验研究情境下，调查者则需要凭借专业知识储备、创新实验设计思维及严谨的科学操作规范，设计契合研究需求的实验环境；在文献资料收集方面，调查者在进行文献筛选、甄别与梳理时，需要具备扎实的文献检索技能、敏锐的学术鉴别力及对研究主题的深入理解与宏观把握能力。

需要注意的是，由于社会现象的复杂性，或者现实条件的变化，事先考虑的调查设计往往会在某些方面与现实之间存在一定的距离或偏差，包括调查设计的调整、对数据收集方法的优化，以及对意外情况的快速响应。例如，实地调研可能面临被调查对象不配合、实地环境复杂多变难以获取有效数据等问题。在该情况下，需要调查者充分发挥自身灵活性和主动性，根据实际情况进行修正和弥补（第七章）。

四、资料分析阶段

资料分析阶段又称研究阶段，它是将碎片化的原始资料转化为系统化研究成果的关键步骤。该阶段不仅决定了研究能否从现象洞察本质、从数据推导出理论，更是衡量研究质量与价值的关键尺度，对研究整体走向与影响力起着决定性作用。

这一阶段的主要任务是对调查所收集到的原始资料进行系统审核、整理、归类、统计和分析。从现实社会中所得到的信息和资料需要经过研究者的“加工”和“处理”，才能变成研究的结果和结论。既有对原始数据资料的清理转换和录入计算机等工作，也有对原始文字资料、图片资料、音像资料等的处理、分类和加工工作；既有对结构化数据资料进行的量化分析，也有对非结构化数据资料进行的综合、归纳和解读分析（第八章至第十章）。

五、结果呈现阶段

结果呈现阶段是连接研究过程与结果应用的关键纽带，将抽象的调查活动具象化为可传播、可借鉴、可实践的成果形态。

这一阶段的主要任务是撰写调查报告、评估调查质量、交流调查成果。调查报告是一种以文字和图表将整个调查工作所得到的结果系统地、集中地、规范地反映出来的形式，是社会研究成果的集中体现。撰写调查报告等同于对现场调查工作的全面回顾与深度总结。从调查的目的、方式到资料的收集、分析方法，再到调查结论、调查成果的质量，都要在调查报告中总结和反映。此外，调查成果不应仅停留在学术报告与理论探讨的层面，而应与社会实践领域紧密结合，如为政府部门制定科学合理的政策法规提供有力依据，推动社会组织开展社会服务并不断提升其质量与效果等。通过充分发挥社会研究在深入认识社会现象、科学探索社会规律中的巨大作用，切实解决社会实际问题，实现学术研究与社会实践的良性互动与协同共进（第十一章、第十二章）。

第五节 现场调查技术的挑战与展望

现场调查技术作为社会科学研究的重要手段，在数据收集、实证分析和问题解决等方面发挥着至关重要的作用。随着社会的快速发展和科技的不断进步，现场调查技术面临着诸多挑战，也充满了发展机遇。

一、现场调查技术的挑战

（一）数据质量保障挑战

在当今数字化浪潮下，云计算、物联网、移动互联网等提供的大数据统计工具为统计调查提供了新的机遇，极大拓宽了数据收集的渠道，传统的问卷法、访谈法、观察法已不再是唯一选择，网络调查因其便捷性与灵活性得到日益广泛的应用。然而，这一变革也带来了严峻的数据质量挑战。网络调查虽然突破了时空限制，但样本的随机性与代表性难以保证。因此，控制调查质量是网络调查所面临的巨大挑战。

此外，以物联网技术在医疗领域的应用为例，智能手表、血糖仪等智能医疗设备的普及，实现了对患者生理指标的远程监控，为现场调查的资料收集开辟了新的途径，提高了数据收集的实时性和便捷性，医生或研究人员可以及时了解患者健康状况并调整相应的治疗方案。然而，网络数据的安全性也是一个重要问题，数据在传输和存储过程中可能面临被黑客攻击、窃取或篡改的风险。需要采取一系列有效措施来确保数据的质量和安全。例如，采用加密技术、访问权限控制等方式。

（二）调查对象信任与配合难题

在现场调查实施过程中，被调查对象的自愿参与和积极配合程度对于调查工作的顺利开展和最终成功至关重要。当被调查对象出于自身意愿主动参与调查时，他们往往会更加认真地对待调查内容，提供更为真实、详细且深入的信息，从而提高调查数据的质量和调查结果的准确性。然而，在实际情况中，存在诸多因素可能导致被调查对象不愿合作。其中，当调查涉及被调查对象的隐私问题或可能损害其利益时，他们的抵触情绪往往会较为强烈。例如，在环境和职业危害的调查中，若调查结果显示企业需要采取整改措施，从而影响员工的就业稳定性或企业的经济效益，相关方可能会对调查采取消极态度，甚至极力阻挠。在这种情况下，资料的收集工作将面临重重困难，不仅难以获取全面、准确的信息，还可能导致收集到的数据存在严重偏差。

为了提高被调查对象的配合度，调查者需要在调查前进行充分的准备工作，深入了解被调查对象的背景、需求和顾虑。在调查设计阶段，应尽可能减少对被调查对象利益的潜在影响，并向他们清晰地阐明调查的目的、意义及数据的使用方式和保密措施。此外，还可以通过建立良好的沟通渠道、提供适当的激励措施等方式来增强被调查对象的参与意愿。例如，在社区健康调查中，可以为参与调查的居民提供免费的健康体检或健康咨询服务，以提高他们的积极性。

（三）调查质量控制问题

对现场调查缺乏足够的重视，并且在调查过程中忽视了质量控制环节，不仅造成收集数据的严重失真，无法为医学实践和决策提供有效支持，还造成大量人力、物力和财力资源的浪费，进而不利于医学社会学研究。例如，在调查设计阶段，如果没有严格按照科学的抽样方法选取调查对象，可能导致样本不具有代表性，由此造成调查结果无法准确反映总体的疾病流行特征；在数据收集过程中，调查人员培训不足，对调查指标的理解和测量方法不一致，导致数据的准确性和一致性受到严重影响。此外，在数据录入和整理阶段，如果缺乏有效的审核机制，可能会出现数据录入错误、数据遗漏或重复录入等问题，从而降低数据质量。加强医学社会学现场调查研究的质量控制是确保调查科学性和可靠性的关键环节，使调查结果能够真实、准确地反映所研究的现象或问题（第七章第三节）。

（四）道德伦理问题

现场调查作为一种涉及人类个体或群体的研究活动，必须严格遵循一系列伦理标准。其中，保护调查对象的隐私、确保知情同意是最为核心的两个方面。现场调查过程中会不同程度地涉及伦理学难题。例如，在进行艾滋病研究时，由于艾滋病涉及个人的隐私信息及社会的敏感话题，许多发达国家都专门制定了相关的法律法规，对现场调查所获取信息的隐私性和保密性做出了明确且严格的规定。一旦违反这些规定，被调查对象的信息被泄露，相关责任人将面临法律制裁。

在调查实践中，为了切实保障被调查对象的伦理权益，调查者需要在调查的各个阶段都高度重视相关伦理问题。在调查前，必须进行严格的伦理审查。伦理审查委员会应依据相关的伦理原则和标准，对调查方案进行全面、细致的审查，包括调查目的合理性、调查方法恰当性、有关被调查对象权益的保护措施等方面。此外，为调查人员提供系统的伦理培训也是必不可少的环节。调查人员必须深刻认识伦理问题在现场调查中的重要性，熟悉并掌握相关的伦理原则和规范，具备在实际调查过程中正确处理各种伦理问题的能力。例如，在调查过程中，调查人员应知道如何与被调查对象进行沟通，确保他们充分理解调查的内容、目的、风险和受益，并在知情的基础上自愿做出同意参与调查的决定；如何妥善保管和使用被调查对象的个人信息，确保其隐私不被泄露；如何处理在调查过程中可能出现的意外情况或敏感问题，避免对被调查对象造成心理或生理上的伤害等。

（五）跨区域性挑战

随着全球化进程的加速，全球食品传送、货物运输及人员流动变得更加快捷方便，这在促进各国经济交流日益频繁、文化融合更加深入的同时，也给卫生领域带来了新的挑战。其中，跨区域性疾病暴发的情况愈发频繁，已成为当前公共卫生面临的重大挑战之一。

当一种疾病在短时间内跨越多个地区，甚至多个国家迅速传播时，由于涉及多个辖区内不同行政管理体系、卫生资源配置及公共卫生政策，疾病防控变得极为复杂和困难。在面对由多个辖区参与的急性公共卫生事件时，快速而有效的沟通机制成为关键所在。各级重要公共卫生专业人员之间需要建立起畅通无阻的信息交流渠道，及时共享疾病相关信息，如病例的分布情况、症状表现、传播途径、感染源等，为后续制定防控决策提供有力依据。

二、现场调查技术的展望

（一）技术创新与应用拓展

随着科技的不断进步，现场调查技术也将迎来更多的创新和应用拓展。例如，利用人工智能和机器学习技术对调查数据进行深度挖掘和分析，可以更准确地揭示问题的本质和规律；利用虚拟现实和增强现实技术模拟调查场景，可以提高调查的真实性和有效性。此外，移动互联网和智能终端设备的普及更为现场调查技术带来了前所未有的便捷性与高效性。例如，在流行病学现场调查中，调查人员可以在疫情暴发的现场迅速收集患者的症状信息、行程轨迹及接触史等数据，并实时上传至疫情防控指挥中心。通过对这些数据进行快速分析，能够及时掌握疫情的传播态势，为制订防控措施争取宝贵的时间，从而有效遏制疫情的蔓延。未来技术创新与应用拓展将为现场调查技术的持续发展注入新的动力，推动其在各个领域实现跨越式的进步与突破。

（二）跨学科合作与交流

现场调查技术作为一个综合性的研究领域，其内涵与外延涵盖了多个学科领域的丰富知识与多元方法，加强跨学科的深度合作与广泛交流已成为其未来发展的关键路径之一。通过与社会学、心理学、统计学等相关学科的深度融合，现场调查技术能够整合各学科的优势资源，打破学科界限，形成多维度、多层次的研究视角与方法体系，从而实现自身在理论与实践层面的创新与发展。

此外，在全球化的背景下，不同国家和地区在现场调查技术领域积累了各具特色的先进经验与前沿技术手段。积极与国际同行开展广泛的交流与合作也是提升我国现场调查技术水平与影响力的重要途径。通过学习借鉴国外先进的研究理念、方法与技术，拓宽研究视野，提升研究水平。同时，也可以将我国的优秀成果与实践经验推向国际舞台，增强我国在该领域的国际话语权与影响力，为全球现场调查技术的发展贡献中国智慧。

（三）注重人文关怀与伦理建设

在追求技术进步与应用拓展的同时，现场调查技术还应注重人文关怀与伦理建设。首先，必须始终将尊重调查对象的基本权利与人格尊严置于首位。在调查过程中，调查人员应秉持平等、公正、友善的态度与调查对象进行沟通与互动，耐心倾听他们的声音，理解他们的需求与感受，避免任何形式的歧视、强迫或侵犯行为。例如，在涉及敏感话题（如性健康、精神疾病等调查时），调查人员应尤为谨慎地处理与调查对象的关系，确保调查环境的安全与舒适，采用恰当的调查方式与语言，让调查对象能够在充分信任的基础上如实提供信息。同时，从调查设计、数据收集到数据存储与使用的每一个环节，调查人员都必须遵循严格的伦理规范与法律法规，确保调查过程的公正性与透明性，维护调查对象的合法权益，增强社会对现场调查技术的信任与认可。

此外，加强对调查人员的专业培训与道德教育也是至关重要的环节。调查人员作为现场调查技术的直接实施者，其专业素养与道德意识直接决定了调查工作的质量与效果。通过开展系统的专业培训与道德教育，增强调查人员的伦理意识与道德素养，全面提升现场调查技术的人文关怀水平与伦理道德水准，推动调查工作的开展始终坚守以人为本的原则。

（唐尚锋）

思考题

1. 请对比分析横断面调查与队列研究在适用场景、数据收集特点、优缺点及结果解释等方面的差异。并结合实际案例，探讨如何根据调查性质和研究目标选择合适的调查类型和方法。

2. 请阐述医学社会学现场调查会产生何种伦理道德问题，及其应对措施。

3. 请结合实际例子，论述开展现场调查的具体步骤，以及各步骤的注意事项。

第二章　现场调查选题

爱因斯坦曾说："提出一个问题往往比解决一个问题更为重要，因为解决一个问题也许只是需要一个数学或实验上的技能而已。而提出新的问题、新的可能性，从新的角度去看旧的问题，却需要创造性的想象力。"开展医学社会学调查的首要任务便是选择并确定一个合适的研究课题，即明确"我们要调查什么、研究什么"的过程。如果未能妥善解决这一问题，调查活动可能会失去明确方向，导致调查对象和范围难以确定，最终使调查无法顺利进行，甚至提前终止。因此，选题是研究的起点，也是决定研究成败和价值的关键。本章将介绍调查选题的具体内容，包括调查选题的标准、来源和具体化，以此阐述调查者应如何依据实际研究来正确选择调查课题。

第一节　调查选题的标准

一、调查选题的准则

现场调查课题的提出需结合主观和客观层面进行综合考量。在评价选题质量时，除了要考虑题目自身涵盖的内容范畴，还要结合调查者的研究需要、研究条件、研究能力、偏好、社会现实需求等因素综合考虑。所以，现场调查的选题标准并非恒定不变——一项课题对一个调查者而言可能是优质选题，对另一个调查者而言可能就是失败的选题。因此，评价选题标准时，不同个体基于自身立场和视角，可能形成多样化的评价体系，为了确定恰当的研究题目，人们在实践中总结并发展了五点准则作为选择调查课题时应遵循的主要依据，即重要性、创新性、可行性、合适性、具体性。

（一）重要性

重要性是指调查课题所具备的意义或价值，是课题确立的首要前提。当然，对于不同的调查课题来说，这种意义或价值会有大有小。同时，它既可以是实践方面的，也可以是理论方面的，或者是实践与理论两方面兼而有之的。因此，在评估调查课题重要性时，通常需要从应用价值和学术价值两个维度进行综合考量。

1. 注意选题的应用价值　所选课题应是与社会生活密切相关，为千百万人所关心的问题，特别是社会主义现代化建设事业中亟待解决的问题。这类问题反映着一定历史时期和阶段社会生活的重点和热点，是与广大人民群众的利益息息相关的。具有现实意义的选题大致来源于以下三方面：一是社会主义现代化建设事业中亟须回应的重大理论与实践问题；二是本地区、本部门、本行业在实践工作中遇到的理论及现实问题；三是调查者本人在工作实践中提出来的理论和现实问题。

2. 注意选题的学术价值　在选择研究课题时，应优先考虑学术界当前关注的热点问题或某一研究领域中亟待解决的问题，并提出有价值的新见解。值得研究的课题包括在相关学术领域中尚未形成共识、存在争议的问题；即使已有定论，但能提出创新观点或新认识的课题。反之，没有任何新意的课题必然缺乏研究价值。

当然，判断调查课题是否具有意义或价值，不能只看眼前，还需要充分考量社会长远发展的需求。有些课题看起来现实意义不大，与现实社会也不存在直接关联，但在课题完成后，却能对社会发展产生一定的积极影响，或是有助于推动学科理论实现进一步发展。对于这类课题，不可轻易否定或放弃，而应当以长远、发展的眼光去审视其潜在价值。

（二）创新性

1. 创新性的定义 创新性又称创造性或独特性，是指调查课题应在内容或方法上具有某种新的独特之处。知识的发展是一个量变累积成为质变的过程，科学研究不能只复制前人工作或重复已有结论，而应在前人成果基础上实现新的突破。因此，社会调查作为一项科学的认识活动和实践活动，必须在知识层面实现拓展，避免在同一领域、范围和层次上重复他人的研究。

2. 创新性的意义 调查课题所研究的问题如果在现有的知识储库中尚未存在解答路径，即具备填补空白与开创性特质，那么其蕴含的创新性价值极高。此类课题广泛存在于社会经历重大变革和社会转型的过程中。当一种社会结构被另一种社会结构取代时，会产生大量新现象和新问题，都是十分值得调查、具有开创性的问题。当然，在社会发展相对平稳的时期，也存在开创性的问题，因为随着社会发展，事物的本质特征、个体的行为模式、态度倾向、观念认知等也会产生相应变化，不断地出现新现象、新问题，其中部分问题可能会产生十分重要的影响，因此同样值得关注和研究。

3. 创新性的来源 创新性来源于运用新理论对一个已经被大量研究的问题做出新的诠释，或者采用一个新方法对一个旧问题进行调查。调查者需要在理论框架或研究手段上，来实现对现有知识的深化及拓展。例如，基于发明问题解决理论（theory of inventive problem solving，TRIZ）对医疗卫生进行创新性研究。TRIZ 是一种系统化的创新方法，通过应用该方法，可以系统地分析医疗技术创新过程中遇到的问题，并提出新的解决方案。

（三）可行性

可行性是指调查者具备进行或完成某一项现场调查所需要的主观条件和客观条件。评价调查课题的可行性，要明确课题的主观限制和客观限制。在进行具体的现场调查时，调查者可能会遭遇一系列特定的主观和客观条件限制。调查者需要明确这些限制，并评估自身是否有能力克服这些困难从而完成调查。重要性与创新性较高的课题往往面临更大的实施障碍，且可能已被其他研究者优先探索。

主观限制涉及调查者个人的条件限制，包括调查技术、社会资源、知识结构、研究能力、组织能力和生活经验等方面。甚至在某种程度上，还包括调查者的性别、年龄、语言等一些个人心理和生理特征要素。例如，一位年轻的大学生调查者选择“某省公立医院药品供应链管理问题”作为调查课题，此课题对调查者来说可能不具可行性。从个体因素来看，调查者的年龄、社会生活经历等因素与该课题的特点和要求可能存在较大差异，从而影响课题的有效实施。

客观限制是指在现场调查中由外部环境条件所施加的限制，包括时间紧迫、资金不足、文献资料难以获取、缺乏相关部门和机构的支持与合作，以及课题与国家政策法令或社会伦理道德相冲突等。如果调查者无法获得必要的支持与合作，就无法接触调查对象，进而无法收集资料，导致调查无法进行。因此，评估调查课题时，除考虑其重要性和创新性外，还需要考量主观条件的适应性及客观条件的适宜性。

（四）合适性

合适性是指课题与调查者个人特征的高度匹配，包括调查者对课题的兴趣、对相关社会生活领域的熟悉度、与调查对象的相似性及其拥有的资源条件与课题要求的契合度等。合适性与可行性有所区别：可行性关乎课题能否完成，而合适性关乎课题是否为最佳选择。一个具有可行性的课题不一定是合适的课题，而合适的课题首先必须是可行的课题。对于特定调查者，可能有多个可行的课题，但最合适的课题往往只有一个。例如，一位长期关注乡村医疗服务的医学社会学家，选择“乡村地区医疗资源分配与利用状况”的调查课题，将比他选择“城市高端私人诊所的服务模式”更为合适。

在选择调查课题时，个人兴趣是一个重要的考量因素。尽管在众多的考量因素中，个人兴趣所占权重较小。但在多个合适课题中进行选择时，个人兴趣具有显著的参考价值。在其他条件相同的情况下，调查者应该首先选择自己最感兴趣的课题。同样，调查者对于这些可供选择课题相关的社会生活领域的熟悉程度，也是评估课题合适性的关键因素之一。调查者应优先选择与自己熟悉的社会生活领域相关的课题，避免选择不熟悉领域中的课题。

（五）具体性

通常情况下，学界倾向于过于具体的课题价值不够高，因此常常没有给予足够的重视。但选择过于宽泛的课题可能导致研究过度消耗时间、精力和经费，或是超出调查者个人能力范围等问题。这可能导致研究质量下降，甚至出现用主观推论替代客观调查的情况。因此，对于个人调查者和初学者而言，在选题时应注重课题的具体性，即选择范围较小、目标明确、内容具体的课题，按照严谨规范的研究方法完成，得出符合实际的结论，比无科学论断的情况更为可取。

二、调查选题需规避的问题

人们在选择调查课题时通常采用以上五条准则。这五条准则层层深入，从不同视角出发，将一个理想的调查课题，从最初众多不成熟的想法、思路和课题雏形中逐渐分离出来。同时，在选题过程中，调查者除了把握好上述准则，还要注意和避免出现以下问题。

1. 避免简单、草率 选题的时候简单行事、草率定题，该现象具有一定普遍性。要么缺乏主见，非常盲目，通常是人云亦云，导致课题缺乏新意；要么不去了解调查现状，不问条件是否具备，就草率定题，结果导致课题无法开展，不得不半途夭折；要么课题模糊不清，以致研究时无法确定研究问题。调查课题选择恰当与否，对于整个现场调查的成败具有决定性的作用。因此，选题绝不能草率从事，必须认真且慎重对待。

2. 避免凭空设想 选择课题不应基于空想，空想脱离客观现实，无法把握社会亟须解决的普遍性和倾向性问题，这种闭门造车的方式可能会导致调查研究以失败告终。具有实践意义和理论价值的调查课题通常深藏于纷繁复杂的社会现象中，需要调查者深入社会生活和实际工作中搜寻、探究。

3. 避免贪大求全 这是选题时常犯的一类通病。在主客观条件不具备的情况下，课题定得太大，既容易超出调查者的经验水平和能力范围，又无足够的时间、人力、物力和财力去进行调查。通常导致研究无法完成，或者由于无法达到预期的研究结果而不得不用主观推论来替代客观结论的调查研究。因此，在选题时应结合宏观与微观视角，从小处着手。对初学者而言，选择一个具体、明确、可操作的小题目，更有可能产出有价值的研究成果。通常有两种方式可以选定小切口，一是直接选取小题目，二是在大题目中选定小的论证角度。例如，在“论医疗卫生服务的全面改进”“论医疗卫生服务质量的提升”“论提高基层医疗卫生机构服务质量的策略”中，第一个题目所研究的主体医疗卫生服务涵盖了医疗服务、公共卫生、医疗保障、药品供应等领域。一个课题若试图全面涉及这些内容，很难做到深入和细致。第二个题目相较于第一个题目范围缩小了一些，但医疗卫生服务质量是一个多维度的概念，涵盖了服务的可及性、效率、安全性、患者满意度等方面，仍然显得过于宽泛。第三个题目则聚焦于医疗卫生服务质量中的一个具体侧面——基层医疗卫生机构的服务质量。这个角度更为集中，针对性强，便于深入研究。

4. 避免笼统宽泛 在实际调查选题过程中，常见误区是选择一个宽泛的课题领域或社会现象，而非一个明确、具体的调查课题。例如，“流动人口研究”不是一个具体的调查课题，而是一个包含“流动人口生存状况”“流动人口城市适应”“流动人口职业选择”等子问题的问题领域。而在每一个子问题中又包含若干小问题，如在“流动人口城市适应”里面，又包含着流动人口社会适应、文化适应、心理适应等具体的小问题。因此，调查者必须对调查课题进行细化和明确化，以确保研究的针对性和可操作性。

5. 避免不了解行情 在选题过程中，调查者需要避免在未充分了解相关文献资料或未咨询相关专家意见的情况下草率确定课题。相反，应当通过对相关领域文献进行详尽综述，了解现有研究成果，明确当前研究空白。同时，还应积极参与学术会议和研讨会，与同行开展交流，了解前沿调查课题和动态。最后，还可以通过关注行业报告和趋势分析，如市场研究报告、行业分析报告等来获取关键的行业信息、发展趋势和问题。通过上述渠道，调查者可以更全面、深入地了解研究领域，为选题奠定坚实的基础。

第二节　调查选题的来源

掌握选题标准是选择合适调查课题的一个必要条件，但除此之外，选题还需要明确课题来源和掌握寻找课题的方法。社会中多种人群、社会关系、现象、产物和心理等元素复杂交织。调查者需要从这些复杂性中筛选出具有迫切研究需求和较大研究价值的特定问题。社会调查选题的来源主要有以下三种途径。

一、调查选题的基础

（一）现实社会

现实社会为社会调查提供了丰富的课题来源。不同历史时期的变迁反映了社会关注点的转变。随着市场经济的深化，城乡差距扩大，人口流动与健康、健康政策与规划、医疗市场化及人口老龄化和疾病谱的变化成为关注焦点。当前，公共卫生体系的韧性、疫苗分配的公平性、心理健康与社会支持体系构建等问题成为社会调查的热门话题。在当前老龄化日益严峻的社会背景下，调查者更多地关注老龄化社会的健康服务需求、医疗资源的公平分配、智慧医疗对老年慢性病管理的影响及数字健康技术对医疗保健系统的影响等。随着数字化转型和人工智能在医疗领域的应用，技术伦理、数据隐私、远程医疗的普及与接受度及数字鸿沟对医疗服务可及性的影响逐渐成为热门调查课题。

日常生活中也蕴含着众多潜在的调查课题。例如，老龄化与家庭照顾模式、医疗消费观念的变化、人际关系的演变及医疗保障体系的完善与公平性。通过对这些常见现象提出“为什么”，可以提炼出具有研究价值的问题。以现代城市居民普遍睡眠不足和长期熬夜为例，进一步探究其背后的深层原因，可引出如“城市居民生活方式与睡眠质量研究”“城市居民生活方式与心理健康研究”及“城市居民工作压力与睡眠障碍的关联性研究”等相关课题。这些研究不仅有助于揭示社会现象的本质，还能为政策制定和社会治理提供实证支持。自改革开放以来，我国经历着持续的社会转型，衍生出众多待研究的社会医学问题。调查者需要培养敏锐的观察力和勤于思考的习惯，对日常生活中的社会现象、行为、心理和问题保持好奇，善于探究其背后的原因。这种习惯有助于从复杂的社会现象中提炼出有价值的调查课题。简而言之，细致观察和深思熟虑是发现课题的关键。

（二）个人经历

个人经历构成了个体观察和理解社会现象的基本视角和起点。基于个人经历提炼的调查课题通常更贴近社会实践，能够触及真实的社会需求和痛点。由于个体差异性，人们会对现实社会产生不同的认识，进而形成观察社会事务和理解社会现象的独特视角。这些不同的经历、体验、观察和感受往往是调查课题的起点，许多有价值、创新性和可行性的课题都源自调查者特定的人生体验。例如，家族中有糖尿病患者的个体可能会更加关注遗传、饮食、运动和日常监护等因素在疾病控制中的重要性，进一步激发其构思出诸如“饮食习惯与体育活动对糖尿病患者的影响”等课题。

虽然个人经历为调查者提供了独特的视角，但也可能引入偏见和局限性。因此，调查者需要保持客观性和开放性，避免个人经历过度影响研究过程，以免损害研究的公正性和准确性。此外，为确保研究的全面性和深度，应采用多元化的数据收集方法（如问卷调查法、深度访谈、观察法等）和理论视角，并与其他调查者进行讨论和反馈。

（三）现有文献

通过文献阅读，可以掌握现有理论框架和概念模型，为研究提供理论基础，还能发现现有研究的不足及尚未解决的问题。医学社会学研究聚焦于医学与社会的互动，探讨疾病、健康、医疗保健系统、政策、行为与社会结构、文化、经济、政治等因素的相互关系。通过浏览和阅读国内众多社会科学期刊（如《社会科学与医学》《医学人类学季刊》《人口研究》《医疗社会史研究》《医学与社会》等）及其所载文献的标题，有助于发现和挖掘具有价值的社会调查课题。此外，非专业、综合性乃至大众性、通俗性的文献中也蕴含着丰富的医学社会问题，可供研究和探索。

当然，在阅读文献时，应保持批判性思维，不盲目接受所有信息。由于个体差异，对同一文献的解读和看法会有所不同，这可能引发新的疑问和思考，从而发现有价值的课题。面对某一领域内的大量文献，不可能且不必要全部阅读。因此，需要对文献进行筛选，决定哪些文献需深入阅读、哪些可粗略浏览、哪些无须阅读。筛选时应考虑以下几个方面。

1. 研究的相关性　文献选择应紧密关联研究主题。原则上，文献中研究的变量、主要内容、样本类型及所依据的理论框架与研究主题的相关性越高、相关方面越多，文献的适用性越强。

2. 发表的时效性　文献的价值与其发表时间的接近性成正比。近期发表的文献通常具有更高的参考价值，因为它们已经综合了早期研究成果的最新进展。

3. 调查者的学术地位　调查者应优先选择学术地位较高的调查者所发表的文献，通常这些文献具有更高的权威性和影响力。然而，这一准则并非绝对，因为知名学者也是从无名阶段成长起来的，一些非著名学者同样可能产出高质量的学术论文或著作。

4. 发表刊物或出版社　文献应首选发表在高级别刊物或出版社著作。总体而言，高水平刊物发表的论文和研究报告质量较高；高级别出版社出版的学术专著价值也较高。

二、调查选题的方法

现实社会、个人经历和现有文献为调查者选择社会调查课题提供了丰富的资料来源，但从中精准识别出具有研究价值的课题需要针对性的方法。在调查研究中，选择高质量的社会调查课题并无固定模式，但调查者可以通过分析课题的主要来源寻找可循的途径与方法。

（一）借鉴专业理论

社会科学各学科的理论成果为调查者确定调查题目提供了理论支持。涂尔干关于社会事实的理论框架强调了社会事实的外在性、强制性、普遍性和独立性，指导调查者区分社会事实与个体事实，并用社会事实解释社会现象。此外，米尔斯提出的“社会学想象力”概念强调了个体经历与社会结构之间的联系，指导调查者将个人经历置于社会背景中。同时，社会生态理论模型指出个体行为和发展受到个人内在因素、直接环境、间接环境及宏观社会结构的共同影响，倡导调查者在选题时综合考虑各因素的交互作用。

（二）强化问题意识

虽然研究课题的来源广泛，但识别具有价值的课题并非易事。调查者需要培养和加强问题意识，进行深入地怀疑和思考，才能发现有价值的课题。以国家推行的“家庭医生签约服务”为例，调查者可以通过阅读相关文献和政策文件发现：虽然签约率在不断提升，但签约后的服务满意度并不高；基层医疗卫生服务的覆盖率虽然有所上升，但质量并没有得到很大的改善。这就能引发进一步思考，是哪些因素影响了服务满意度？是医生资源不足，还是服务模式不适应当地居民的需求？

（三）进行广泛联想

联想作为一种创造性思维技巧，能够帮助调查者发现新的研究视角。例如，在阅读关于数字健康技术对就医行为影响的文章后，调查者可以进一步展开联想，探讨该技术对患者就医观念、医生诊疗行为、医疗服务质量、基层医院资源和技术配置的影响程度，以及可能带来的新挑战等。通过这种广泛的联想，调查者能够从中筛选并确立有价值的调查课题。

在选择调查课题的过程中，应运用广泛的联想技巧，从纵向与横向、形式与内容、对象与方法、时间与空间等维度，对现象进行多角度、多侧面、多层次的思考。这样深度、全面的联想有助于调查者发现新内容和新问题，从而开拓新思路，并在此基础上提炼出有价值的调查课题。然而，过度联想可能导致注意力分散、过度理论化或陷入思维定式。因此，调查者需要在联想过程中平衡宏观与微观、创新性与实际可行性之间的关系。首先，明确调查目标，实施阶段性评估，确保项目不偏离预定方向，并及时进行调整。其次，鼓励多角度思考，减少单一视角局限。然后，进行风险评估，识别并准备应对潜在挑战。最后，保持灵活性，根据新信息调整策略，并持续关注行业动态，学习最新技术和发展趋势。

第三节 调查课题的具体化

实际选择调查课题时，缺乏经验的调查者容易犯“缺乏焦点”的错误，即只选择一个比较宽泛、笼统的课题领域，或是一类社会现象、社会问题，而非选择一个明确、具体的调查课题。我们以下列三个课题为例阐述调查课题选择中缺乏焦点的问题。

调查课题 A 医疗实践中的伦理问题调查研究。

调查课题 B 慢性病患者的医疗卫生服务利用调查研究。

调查课题 C 医院人力资源管理问题调查研究。

对照前述内容有关调查课题的选择标准来衡量，这几个课题虽然具有理论意义或实践意义，但均存在复杂程度高、可行性不足的问题。原因在于课题的关注范围过于广泛，难以顾及研究深度；课题的研究焦点不够突出，导致难以着手开展调查。例如，课题 A 的调查者应该进一步思考，想了解的是生死伦理、公共卫生伦理、生物医学伦理、跨文化医学伦理，还是医学伦理与法律的交叉问题，或者思考自己究竟是想了解我国医疗实践中的伦理问题概况，还是仅想考察某一特殊患者群体医疗服务过程中的伦理问题？课题 B 的题目同样过于宽泛，慢性病患者的医疗卫生服务利用问题包括但不限于对慢性病患者医疗卫生服务利用模式、社会经济因素与医疗卫生服务利用的关系、医疗卫生服务可及性与可用性等细分问题的探讨，调查者究竟想从哪一方面着手研究需要进一步明确。课题 C 同理，医院的人力资源管理是一个包含很多子问题的宏大问题，从人才招聘选拔、培训发展到绩效管理、薪酬福利，再到员工关系、员工留任与流动、领导力的发展等，每一个子问题都需要花费大量的时间和精力去研究。调查者更希望从哪个层面探讨医院的人力资源管理问题还需要进一步细化。通过上述问题的追问，原有课题的缺陷逐渐凸显，将调查课题具体化的必要性也得以显现。

调查课题的具体化是指界定课题，将模糊的想法转化为明确的调查主题，进而将宽泛的主题细化为具体的研究问题。换言之，调查课题的具体化是从一个宽泛、笼统的调查主题过渡到一个具体、明确的调查课题的逐渐“收敛”过程。以下策略可以帮助研究者实现这一“收敛”过程。

1. 界定调查范围 即将广泛的调查范围缩小至省、市、县、区乃至单一单位。例如，课题 A 可具体为“北京市某肿瘤医院医疗实践中的伦理问题调查”；课题 B 可具体为“湖北省恩施土家族苗族自治州慢性病患者的医疗卫生服务利用调查研究”；课题 C 可具体为“云南省地市级医院人力资源管理问题调查研究”。通过缩小调查范围，课题会变得相对具体和聚焦，其可行性也相对更强。

2. 确定调查对象 这一过程是指具体规定资料收集的对象。一般而言，调查者和调查对象的特征越相似、调查者对调查对象越熟悉，越有利于调查开展。例如，在课题 B 中，如果调查者是某三甲医院一名心内科医生，那么确定心力衰竭患者为调查对象可能更加合适，调查过程也将更加顺利；如果调查者是某乡镇卫生院一名基层卫生服务人员，那么选择肿瘤患者开展研究可能不是一个明智的选择，因为调查者不仅难以接触足够体量的肿瘤患者，也难以准确把握肿瘤患者管理的要点和难点。只有明确了合适的调查对象，后续研究工作才会有明确的着力点。

3. 明确研究目的　每一个研究选题都应具有明确的研究目的。在第一章已经明确社会调查研究按目的不同可以分为探索性、描述性、解释性和预测性四个层次。课题设计时，研究目的也可以从这几个层面进行明确。以课题 B 慢性病患者医疗卫生服务利用调查研究为例，如果是描述性研究，研究目的可以明确为慢性病患者医疗卫生服务利用中的新模式、新问题；如果是解释性研究，就应该侧重对慢性病患者医疗卫生服务利用新模式出现的原因，以及新模式中医疗卫生服务供给新形式给出解释说明。明确研究目的可以帮助我们准确把握研究选题的性质，为调查内容和研究方法的确定指明方向。

4. 明确调查内容　这一过程指的是将原有抽象的主题转化为调查中可以操作的具体问题，甚至可以把一个内涵较广的宏大课题，分解成若干子课题。例如，课题 A 中，“伦理问题”这个概念的内涵广、抽象层次高，一次具体的社会调查很难了解透彻，我们可以将它分解为生死伦理、公共卫生伦理、生物医学伦理、跨文化医学伦理、医学伦理与法律的交叉问题等子问题，从中选择最感兴趣、最能把握的一个作为调查的选题；课题 C 中，可以明确为“地市级医院的科研人才培养体系构建研究”，聚焦医院人力资源管理中，地市级医院如何构建科研人才培养体系的问题。调查内容的确定使调查课题进一步具体化，经此调整，课题的可行性也有了明显提升。

5. 明确研究方法　调查课题的具体化还包含研究方法的明确，合适的研究方法是课题顺利实施的必要保障。选择研究方法时，我们需要对研究目的、研究方法的适用情景、研究对象的获取难度、时间和资源限制、自身的技能和经验、伦理问题等因素进行综合考量。例如，描述性课题的初期，可以选择访谈法或案例研究进行初步探索；解释性课题则可以采用队列研究或实验性研究推断因果、验证假设。再如，没有足够的资金支持时，选择资源耗费更小的横断面问卷调查会比费时费力的队列研究更为合适。明确了研究方法，调查课题才有了进一步的可行性保障。

从模糊的学术想法，到宽泛的调查主题，再到具体的调查课题，这一转换过程包含着调查者无数的思考和多次的磋磨。未进行充分的文献调研和夯实的研究准备便急于开展研究，看似敏捷实则低效。在进行社会调查时，调查者应该养成先明确调查问题这一良好习惯，从根源上保证调查的质量和水平。

（苗豫东）

思 考 题

1. 解释医学社会学调查课题可行性的含义，并探讨它与其他选题标准（重要性、创新性、可行性、合适性、具体性）之间的相互作用和关系。
2. 举例说明如何根据选题的来源、基础和方法，来寻找和确定一个适当的社会调查题目。
3. 何谓调查课题的具体化？举例说明调查课题具体化的过程。
4. 综合运用本章介绍的知识，选择一个合适的课题作为医学社会学调查实践的题目。

第三章 现场调查设计

现场调查设计是医学社会学研究的关键环节，在整个现场调查流程中起着根本性的引领和规划作用。一个科学合理的现场调查设计直接决定了后续调查工作的质量、效率及研究结果的可靠性与有效性，是调查研究顺利进行并取得有价值成果的重要保障。本章深入探讨现场调查设计的核心内容。明确现场调查设计的定义、目的及其涉及的基本概念，并详细阐述现场调查设计的要素，从明确调查目的、确定研究对象、纳入合适的调查对象，到确定样本量与抽样设计、制定调查表、合理设计资料收集方法与工具及科学编制调查方案等方面，构建一套逻辑严密、架构完整且具备高度可操作性的现场调查设计体系。同时，着重强调现场调查设计中的注意事项，避免陷入调查设计的概念误区并高度重视现场调查的伦理问题。通过对现场调查设计的深入介绍，为开展高质量的医学社会学调查研究提供有力的指导和支持。

第一节 概　　述

一、现场调查设计的定义及目的

现场调查设计是指在现场调查开始时，根据研究目的和研究内容，结合研究的条件、时间、人力和财力等情况，进行的详细规划和方案撰写。现场调查设计的核心在于确保所收集数据的准确性、可靠性和可行性，以此为基础进行科学地分析和解释。其目的体现在以下三个方面。

（一）指导现场调查开展

现场调查设计为现场调查开展提供明确的指导方针和操作步骤，规划调查的各个阶段，确定研究问题、设计研究工具、选择样本、收集数据、处理数据和撰写报告。调查设计保证调查的每个环节都能按照既定的科学方法进行，从而提高调查的效率和效果。

（二）提高调查的科学性和可靠性

现场调查设计通过精心设计的抽样方法、标准化的数据收集工具和严格的数据质量控制流程，提高调查的科学性和可靠性。研究者在设计阶段考虑可能的偏差和误差来源，并采取措施加以控制，同时强调对数据收集过程的监督和评估，保证数据的准确性和可靠性。

（三）提高资源的利用效率

现场调查设计凭借系统性规划，实现人力、物力、财力的科学配置。依据统计学原理精准计算样本量，避免资源浪费；运用项目管理工具优化时间安排，确保研究周期可控。同时，通过标准化数据采集流程，提升数据科学性与可重复性，为后续分析及理论验证筑牢基础，增强研究价值。

二、现场调查设计的基本概念

（一）调查对象

调查对象是指在进行调查研究时所关注的全部个体或单位的集合，构成了调查研究的总体。这个总体可以是个人、家庭、组织、社区等。它是统计学和研究方法论中的基础术语，界定了调查的范围和边界，并为调查研究提供了明确的起点和方向。

在任何科学研究与调查工作中，明确调查对象都是至关重要的第一步。在统计分析中，调查对象的每个成员都被视为一个研究对象，调查者可以通过收集并分析这些研究对象的数据，以推断整个调查对象的特征。例如，在一项关于某省居民利用基本公共卫生服务的横断面调查中，其调查对象就是该省的所有居民。

（二）研究对象

研究对象又称分析单位，是现场调查中用于收集数据的实体。研究对象的选择直接决定了研究的方向和目的。在确定研究对象时，研究者需要基于研究目的和研究问题来界定一个清晰、具体的研究范围。这个范围可以是特定的人群、组织、事件、过程或任何其他可以被观察和测量的实体。例如，医学研究对象可能是某种特定疾病，社会学研究对象可能是某社区的社会结构，卫生管理研究的对象可能是患者群体，公共卫生政策研究对象可能是某项政策对居民健康的影响。

（三）抽样对象

抽样对象是指在研究中，从总体中选取的一部分个体或单位，用以推断总体特征的子集，其选择对于研究结果的代表性和准确性至关重要。在实际的调查研究中，由于时间、经费等资源限制，调查者通常无法对总体进行全面调查，需要通过抽样来获取数据。

在定义抽样对象时，调查者需要明确样本的规模、结构和特征，以及抽样的误差范围和置信度。样本规模的确定通常基于研究的精确度要求和总体的变异性；样本的结构和特征需要与总体相匹配；抽样误差和置信度的设定则用以评估样本结果的不确定性。通过对抽样对象的精确定义和合理选取，调查者可以有效地从样本数据中推断出总体的特征，从而得出科学的结论。

为了确保样本能够尽可能地代表总体，需要遵循特定抽样技术选取抽样对象。常见的抽样方法包括简单随机抽样、分层抽样、系统抽样和整群抽样等。每种抽样方法都有其特定的适用场景和优缺点，调查者需要根据研究目的和总体特征来选择合适的抽样方法。

（四）联系与区别

调查对象、研究对象和抽样对象这三个概念相互关联，又各有侧重。调查对象定义了研究的总体边界，研究对象是研究者根据研究目的选择的特定群体，而抽样对象则是从研究对象中选取的用于实际数据收集的样本。在实际的调查研究中，调查者需要明确区分调查对象、研究对象和抽样对象。

以一项关于某城市居民慢性病患病率调查为例，调查对象是该城市所有居民。这意味着研究的总体边界被定义为城市内所有可能患有慢性病的居民。这个定义就确定了研究的总体参数，如城市人口数量、性别和年龄分布等。而调查者可能对特定年龄段的居民更感兴趣，比如慢性病患病率可能更高的45岁及以上的成年人。至此，研究对象被限定为该城市中45岁及以上的居民。这个群体是调查者将进行深入分析和研究的特定群体。调查者将围绕这个群体设计问卷、访谈和其他数据收集工具。由于对该城市中所有45岁及以上的居民进行调查成本过高且不现实，调查者通常会选择使用抽样方法。例如，采用分层随机抽样法进行抽样。首先根据性别和年龄将研究对象分为不同的层次，然后在每一层中随机抽取一定数量的居民作为样本。这些被选中的居民就是抽样对象，调查者将直接从被抽取的居民样本中收集健康数据并以此进行数据分析，推导出该城市所有45岁及以上居民群体的慢性病患病率。

第二节 现场调查设计的要素

现场调查设计的内容包括现场调查前的顶层设计。首先要明确现场调查目的，在此基础上确定研究对象，谨慎选择研究现场，并合理纳入调查对象。同时，要精心选择适宜的研究方法，确定样本以及进行抽样设计，认真制定调查表，还要巧妙地设计资料收集方法与相应工具并进行现场调查实施与控制。

一、明确现场调查目的

现场调查设计是指导现场调查开展的基础，清晰界定调查的目标和预期结果是把握调查方向和焦点的关键，对设计调查问卷、选择调查方法和确定样本，以及现场调查组织与实施至关重要。包括确定调查的具体问题、研究假设，以及希望通过调查得到的信息类型。在确定现场调查目的时，一是注意调查目的必须具体可测，避免模糊不清，与研究问题紧密相关，能够对调查设计和调查实施提供针对性指导；二是在现场调查设计中，要充分考虑调查目的，将主要目的、次要目的全面、灵活地进行设计，明确调查目的优先级，提高调查的效率和价值。按研究目的进行分类，可将其划分为探索性、描述性、解释性、预测性四类（第一章）。

二、确定研究对象

在设计调查方案、选择调查方法等一系列活动中，一个关键的前置环节是对研究对象（subject investigated）的准确界定。研究对象作为研究中数据收集与分析的核心对象，明确划定了研究范畴。医学社会学研究中的研究对象主要涵盖以下五类：

1. 个体 是最常见的研究对象，指单独的个人。在调查研究中个体可以根据调查需要进一步划分，如按年龄（儿童、成人、老年人）、性别（男性、女性）、职业（教师、医生、农民）等进行分类。

2. 群体 由具有互动关系的人群构成，聚焦群体内部的社会互动与成员间的影响机制；群体可以是家庭、朋友圈、工作团队等，也可以根据群体的性质和功能进行分类，如治疗小组、兴趣小组等。

3. 组织 指具有明确目标、正式分工与运行规则的实体，如公司、学校及医院等。

4. 社区 基于地域形成的生活共同体，可按地理区位、文化特征、经济水平等要素进行分类研究，如城市社区、农村社区等。

5. 社会产品和社会事件 社会产品主要包括书籍、报刊、图片、照片、公告等；社会事件主要包括上访、罢工、集会等。

调查研究中应明确区分研究对象、调查对象和研究主题。研究对象是研究聚焦的核心对象；调查对象为直接参与数据采集的主体；研究主题则是对研究对象特定属性或关系的探讨。

如在探究社区环境因素对居民健康影响的调查中，关注的是整个社区的环境因素如何影响居民的健康，其研究对象是“社区”，调查对象是社区中直接参与健康调查和数据收集的居民，研究主题是社区环境因素如何影响居民的身体健康和心理健康。但在部分调查中，存在研究对象与调查对象一致的情况，如在工作压力对员工心理健康影响的调查中，研究的核心是工作压力如何影响员工的心理健康状况，研究对象和调查对象均是员工。

三、纳入调查对象

调查对象是指调查的具体对象或人群。选择正确的调查对象是实现研究目的的关键步骤。研究目标应明确指出调查对象的选择，确保所选对象具有足够的代表性和均衡性，以便研究结果可以推广至更广泛的人群。具体来说，调查对象的选择应包括明确的纳入和排除标准，以保证样本的适应性和一致性。调查单位可以是个体或群体，这取决于研究的需求和设计。在确定调查对象时，必须考虑以下关键因素以确保研究的有效性和准确性。

1. 相关性 调查对象应直接关联到研究问题，从而确保数据的相关性和研究目标一致。例如，为评估某疾病的社会影响，其调查对象应包括受该病影响的人群及其社会环境。

2. 代表性 选定的对象群体必须能够代表整个研究的目标群体。样本应具有足够的广度和多样性，确保结果的普遍性。代表性是确保研究结果可推广性的关键要素。例如，如果研究目标是全国性的，样本应该包括不同地区、不同社会经济背景的人群。代表性还涉及样本大小和抽样方法的选择。研究者可能需要使用分层抽样或整群抽样来确保样本中包含所有重要的子群体。

3. 可获得性 调查对象应是可实际接触并能提供所需信息的群体。这涉及调查对象的可接触性和合作意愿，是研究可行性的重要组成部分。可获得性还受到资源限制的影响，如时间、资金和人力资源。研究者需要评估这些限制，并选择最具调查可行性的调查对象。

四、选择调查现场

选定合适的调查现场是现场调查设计的重要步骤之一，它直接影响到数据收集的质量和研究结果的准确性。调查现场应根据研究目的、研究对象的特征及实际操作的可行性来选择。选择调查现场时应考虑以下几个因素。

1. 研究目的 决定了调查现场的选择。如果研究目的是了解某种疾病在特定人群中的流行情况，那么调查现场应选择社区、乡镇等人群集中的地方。如果研究目的是评估某种医疗干预措施的效果，则应选择开展干预实验的医疗机构作为调查现场。

2. 调查对象的特征 调查对象应直接关联到研究问题，以确保数据的相关性与研究目标对齐。例如，研究老年人健康状况的调查应选择老年人集中的社区或养老院；研究职业病的调查应选择相关职业人群集中的工作场所。

3. 现场的代表性 是指所选现场能否代表更大范围内的总体情况。选择具有代表性的调查现场，可以提高调查结果的外部效度。例如，研究全国范围内某种疾病的流行情况，应选择不同地区、不同类型的医疗机构进行调查，以确保样本的多样性和代表性。

4. 现场的可及性 包括地理位置、交通条件、研究人员的进入权限等。选择交通便利、研究人员容易进入的现场，可以提高调查的效率和数据收集的质量。例如，选择城市中的医院或社区卫生服务中心作为调查现场，通常比选择偏远地区的现场可行性更高，同时也要保证调查对象提供研究信息的能力。

5. 现场的资源和支持 调查现场的资源和支持情况也需要纳入考虑，包括现场的基础设施、设备、人员配备等。例如，选择设备齐全、人员配备充足的医院作为调查现场，可以提高数据收集的效率和准确性。此外，调查现场的管理层和工作人员的支持和配合，也是确保调查顺利进行的重要因素。

6. 伦理和法律考虑 在选择调查现场时，还需要考虑伦理和法律问题。确保调查现场的选择和调查过程符合伦理规范和法律法规，保护调查对象的隐私和权益。例如，在涉及敏感信息的调查中，应选择能够提供隐私保护措施的调查现场，并获得相关伦理审查委员会的批准。

五、确定样本量和抽样设计

确定样本量和抽样设计是调查设计中的重要环节，对研究结果的代表性和可靠性至关重要。确定样本量是一个涉及统计学原理和调查需求的复杂过程，需要根据研究目的确定样本量大小。对于探索性调查研究而言，其核心任务是挖掘潜在的研究方向、识别可能存在的变量关系并生成初步假设。在这种情境下，较小规模的样本量通常能够满足调查需要。例如，探究某种新型健康管理模式在社区老年群体中的应用效果，可从该社区中选取一小部分积极参与社区活动且对健康管理有较高意愿的老年人作为样本。通过对社区管理者和老年人进行访谈，详细记录在接受新型健康管理模式后的身体指标变化、生活方式改善情况及心理状态的转变等，摸索该模式在实际推行过程中的优势、可能遇到的问题及潜在的改进方向，为后续大规模验证性研究提供有价值的参考依据与研究思路。与之相反，验证性研究需要对已构建的理论假设进行严格检验与证实，要求样本量具备足够的规模与多样性，确保研究结果具备高度的稳健性与普适性。同时，效应量、功效、显著性水平、成本、时间和伦理等因素也是确定样本量过程中需要考虑的因素。

通常，为保证研究结果的可靠性和有效性，研究者会使用特定的公式或统计软件工具来计算所需要的样本量。此外，还需要考虑非响应率和样本损失，以及研究设计的复杂性。最终的样本量应平衡科学要求和实际限制，以兼顾经济性和精确性的研究目标。

抽样设计也是研究过程中的一个关键步骤，它涉及确定目标总体、选择合适的抽样方法（如简单随机抽样、分层抽样、系统抽样、整群抽样或多阶段抽样）、编制抽样框等内容。通过科学合理的抽样设计，在资源有限的约束条件下，提高调查研究结果的有效性与可靠性，实现研究资源的优化配置，使研究投入产出比达到最佳状态（第四章）。

六、制定调查表

调查表又称调查问卷或询问表，是把调查项目按提问的逻辑顺序列成表格，供调查使用。表格通常遵循从一般到具体，或者按照主题分组，使整个调查内容条理更为清晰，也便于调查员开展问卷调查以及后期对数据的整理与分析。制定调查表需要确保调查表具备两个功能：其一，要精准且清晰地将问题传达给调查对象，要求问题的表述简洁明了、通俗易懂，避免使用过于专业、晦涩难懂或者有歧义的词汇与语句，防止被调查者因无法理解问题而产生困惑或误解。其二，调查表要具备激发被调查者积极回应的特性，问题的设计要充分考虑被调查者的感受与心理，避免涉及过于敏感、隐私性过强或者令人厌烦的内容，同时可以适当采用一些温和、友好的措辞及多样化的提问形式，如选择题、简答题、量表等相结合，以此提高被调查者的参与积极性与配合度（第六章）。

七、设计现场调查组织实施与质量控制

现场调查组织实施与质量控制是确保调查数据准确性、完整性和可靠性的关键环节。是在实地进行调查研究活动的规划和执行过程中，通过标准化流程和检查措施，提高数据质量、增强数据可靠性、减少误差、提高工作效率和降低成本，确保调查结果的有效性和科学性，为决策提供准确的数据支持。

在现场调查组织实施与质量控制环节，在调查实施前，应确保调查内容与实际需求紧密相关，设计合理的调查方案和问卷，通过预调查等方式对问卷进行反复验证；对调查人员进行充分的培训，确保他们了解调查的目的、方案、问卷及操作流程，提高沟通和表达能力，以及调查技能和方法；根据调查目的和需求，选取具有代表性的样本，制订合理的抽样方案，确保样本的随机性和无偏性。在实施阶段，对调查人员的工作进行监督和考核，确保他们按照规定的程序和方法进行调查，及时纠正偏差；建立数据处理流程，包括数据清洗、整理、分析等环节，确保数据的规范化和准确性；采用可靠的数据存储和管理方式，确保数据的完整性和安全性。在调查过程中，进行现场督导，及时发现和解决问题，确保调查的质量控制。根据督导和检查的结果，进行反馈和改进，不断提高调查的质量控制水平（第七章）。

八、设计资料收集方法与工具

现场调查采用多种资料收集方法，主要分为结构化数据资料收集方法和非结构化数据资料收集方法两大类。结构化数据资料收集方法又称定量资料收集方法，是指运用统计学原理，通过精确定义的测量工具和技术，系统地收集可量化的数据以进行分析和解释的过程。以全国人口健康普查为例，多采用大规模的问卷调查方式。问卷设计遵循严格的科学规范，针对诸如个人基本信息、疾病史、生活方式习惯（如吸烟饮酒频率、运动时长等）等内容设置一系列具有明确选项和固定赋值的问题。通过训练有素的调查员开展调查，可高效地收集到不同地区、不同年龄段人群的疾病发病率、患病率、特定危险因素的暴露比例等关键数据。随后借助专业的统计分析软件，深入剖析这些数据之间的相关性、差异性等数量关系，从而精准地绘制出人口健康的宏观画像，为国家层面的卫生政策制定、资源分配等提供极具价值的量化依据。

非结构化数据资料收集方法又称定性资料收集方法，是指运用非数值化的手段，通过实地体验、开放型访谈、参与性与非参与性观察、文献分析、个案调查等方法对社会现象进行深入细致和长期的研究方法。侧重理解调查对象的具体特征或行为，并进一步探讨其产生的原因，以归纳法为主，收集第一手资料，并从调查对象的视角理解被调查者行为及他们对事物的看法。通过定性资料收集方法，调查者收集到有关参与者观点、经历和背景的详细描述性信息，从而为理解慢性病对个体生

活质量的全方位影响提供丰富的文本素材，并从中发现那些隐藏在数据背后的人性故事和新的研究视角。

收集资料的工具主要包括用于数据采集、健康评估和疾病筛查的硬件设备，以及实物工具和辅助材料。一方面，专门用于数据采集、健康评估和疾病筛查的硬件设备发挥着关键的基础性作用。例如，在调查研究中可利用多参数生理监测仪，同步监测患者的心率、血压、血氧饱和度等生理指标，为疾病的诊断与治疗效果评估提供连续、精确的量化数据。另一方面，实物工具和辅助材料通常用于社区健康教育项目的效果评估，宣传资料、教育手册等实物工具不仅是传递健康知识的载体，还可作为收集居民对健康信息接受程度反馈的媒介（第八章、第九章）。

九、编制调查方案

在开展现场调查工作之前，编制一份科学合理、详尽完备的调查方案至关重要，调查方案是开展科学研究的基础。调查方案是进行现场调查前对整个调查工作各个方面和全部过程进行通盘考虑和统一安排的详细计划。在整个调查研究流程中，调查方案为调查者指明各个阶段应当采取的行动方向，方便调查者随时回顾、查阅，以保证对各个环节的安排、相关细节及重点注意事项等都能按部就班地推进，防止出现因遗忘或疏忽而偏离既定调查路径的情况。同时，调查方案能够向其他相关人员清晰阐释本次调查的目标、所涉及的具体内容、运用的调查方法及这些方法在实际操作层面的可行性，全面且准确地展示该项调查的整体情况与实施基础。

调查方案既要从宏观层面说明调查目标和整体策略性规划，又要系统规划整个调查工作的详细步骤安排。调查方案的内容需要从调查目的开始，一直延伸至后续的资料收集、资料分析及报告撰写等整个调查研究过程。一份完整、缜密且切实可行的调查方案能够指导调查工作有序开展。具体而言，调查方案的大致内容包括以下五个方面。

1. 阐述调查背景及目的 在调查背景和目的部分，应简单介绍此次调查所处的大环境及相关背景情况，明确阐述具体调查目标，最好能清晰地列出此次调查期望达成的各项具体目标。这样的目的是让相关协助人员及调查员明白发起此次调查的缘由与契机，更好地理解调查需要。

2. 界定调查对象与范围 在调查方案中应详细介绍调研对象。需要明确指出调查对象的纳入、排除标准，涵盖该对象群体的基本特征，如年龄范围的区间、性别构成疾病史、职业类型等。通过对基本特征的详尽描述，其他相关人员能够清楚地知晓此次调查所针对的具体是哪些主体对象，保障调查开展的效率。

同时，调查方案要明确指出选取调研对象所采用的抽样方法，说明选用该抽样方法的原因，更要详细地描述抽样的具体操作步骤。例如，抽样框确定、样本选取规则及最终抽取的样本数量等。确保整个抽样过程能够按照调查方案进行实践，所抽取的样本对总体具有良好的代表性。

3. 设计调查内容与方法 方案需明确调查需要收集的各项资料清单。对每项资料都应简单介绍其主要调查内容和框架，对于较为复杂或者重点关注的资料内容，还需要进一步细化说明其所包含的子项内容。针对不同类型的资料，需要详细说明与之对应的收集方法、开展方式、操作步骤等，方便指导现场调查工作的开展。

大型调查通常涉及多个调查主体，需要收集多种不同的资料。必须明确指出各主体负责收集的资料及相应的收集途径与方法，确保责任分工明确，收集方法清晰明了。此外，完整的调查表、访谈提纲、资料收集表等相关资料要作为附件附在调查方案之后，方便查阅者参考对照。

4. 调查人员组织及培训安排 在调查方案中应对调查人员构成和分工情况进行详细说明，介绍人员的职责分工、各自负责的任务。例如，调查负责人主要负责整个调查工作的统筹与协调；问卷调查员承担着发放、回收问卷等具体任务；访谈人员负责与调研对象进行面对面交流获取相关信息。同时，还要阐述各调查人员之间协作沟通的方式，建立起一套行之有效的团队协作机制，保障调查工作能够顺利开展。

为保证调查人员熟悉调查内容，能够准确有效地完成调查任务，需要制订专门的培训计划。在调查方案中应明确说明调查人员培训的内容、培训方式、培训的时间和地点安排。

5. 时间进度与预算规划 根据前期的预调查及整体调研规划，应详细规划调研各阶段的时间安排。具体而言，要涵盖准备阶段（包括方案制订、问卷设计、人员培训等环节）、资料收集阶段（如问卷调查、访谈、实地观察等不同收集方式各自开展的时间区间）、资料整理与分析等各阶段的时间安排。通常，以表格形式呈现时间进度计划，直观清晰地展示各环节的先后顺序及时间跨度，便于合理把控整个调研行程，确保时间利用的高效性，保证按时完成调查工作。

同时，对调查所需的各项经费开支，要进行合理预估，并详细列出经费预算的项目类别。例如，人员费用方面包含调查人员的报酬等；物资费用如问卷印刷、调研礼品等；交通差旅费则涉及调查人员外出调研过程中的交通、住宿等费用。

第三节　现场调查设计的注意事项

一、调查设计的概念误区

（一）研究对象与调查对象的关系

1. 研究对象与调查对象 研究对象可以是医疗机构、医疗政策、医患关系等宏观或中观层面的对象。例如，当把医疗机构作为研究对象时，包含了医院的管理结构、医务人员群体、医疗设备等要素。而调查对象则是从这个广泛的研究对象中选取的具体部分，即调查对象的确定依赖于研究对象的范围。以医疗保险政策为例，调查对象可能包括医保部门工作人员、医疗机构医保办工作人员及参保患者等，他们是在医疗政策这个大的研究对象下，能够提供该政策实施情况和影响信息的有关个体或群体。

2. 调查对象反映研究对象 调查对象是信息的直接提供者。例如，以医患关系作为研究对象时，患者可以提供关于就医体验、对医生沟通方式的看法等信息，医生可以提供关于诊疗过程中的技术问题、对患者期望的理解等信息，这些信息汇总起来有助于深入理解医患关系这个研究对象的现状、问题和影响因素。

通过调查对象收集有关数据可以验证关于研究对象的假设。例如，在研究医疗技术创新的社会影响（研究对象）时，假设新技术会提高患者的生活质量。通过对使用新技术治疗的患者（调查对象）进行长期跟踪调查，收集他们关于生活质量改善情况的数据，如身体功能恢复、心理状态变化等方面的数据，来验证最初关于医疗技术创新社会影响的假设是否正确。

（二）层次谬误与区位谬误

1. 层次谬误（ecological fallacy） 又称区群谬误或生态谬误，是社会研究中因研究对象错位导致的典型逻辑错误。该谬误表现为研究者基于高层次研究对象（如社区、组织等宏观层面）的数据特征，错误推导低层次研究对象（如个体）的属性或行为规律（图 3-1）。其本质源于对数据层次结构的误判，以及对群体内异质性的忽视——当研究者未能充分控制个体层面的混杂因素（如遗传背景、行为习惯），仅依据宏观数据（如区域医疗资源密度、社会经济指标）直接推断个体健康状态时，极易因忽略个体间差异产生偏误。例如，在探究区域医疗资源配置与居民健康关系的研究中，若仅以地区医院数量、床位规模等宏观数据直接关联个体健康水平，而未考虑个体生活方式、遗传易感性等因素，将导致结论偏离实际。因此，在跨层次数据分析中，需严格遵循研究对象一致性原则，通过多层线性模型、倾向评分匹配等方法，在控制个体层面变量的基础上进行科学推断，以规避层次谬误风险。

2. 区位谬误 是指在分析统计资料时，调查者仅关注了同地区或群体之间表面上相同的特征，却忽视了它们之间可能存在的根本差异，进而错误地将一个地区或群体的数据直接推广至其他地区或群体。

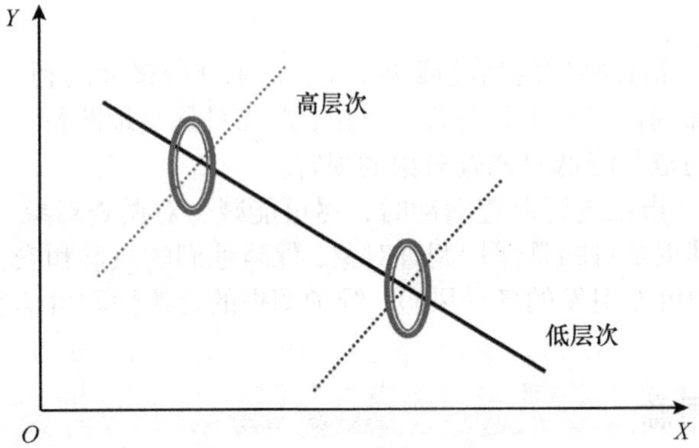

图 3-1　层次谬误示意图

*X*是自变量，*Y*是因变量，虚线表示高层次单位*X*和*Y*之间的负相关关系，而低层次单位*X*和*Y*之间的关系实际上是实线显示的正相关关系，用虚线关系代替实线关系就称为层次谬误

从本质上讲，区位谬误的根源在于调查者未能充分认识到不同地区或群体之间存在的独特性以及诸多可能影响数据的外部因素。不同地区或群体往往处于各自特定的环境条件之下，这些环境条件会塑造出其独有的特征和行为模式。例如，在医疗研究中，城市地区和农村地区在医疗卫生资源分布、居民健康意识、医疗服务可及性等方面存在显著差异。城市通常拥有更为丰富的医疗资源，居民健康意识相对较高，医疗服务可及性较好；而农村地区可能面临医疗资源短缺、居民健康意识淡薄、交通不便导致就医困难等问题。若调查者忽视这些差异，仅依据城市地区的医疗数据（如疾病发病率、医疗服务利用率等）来推断农村地区的情况，就极易产生区位谬误。为了避免区位谬误，调查者需要考虑特定环境和条件，对不同地区或群体进行详细的分析，避免简单地将一个地区的数据推广到其他地区。

二、现场调查的伦理问题

医学伦理的历史可以追溯到古希腊时期的《希波克拉底誓言》。1803 年，托马斯·珀西瓦尔（Thomas Percival）首次使用“医学伦理学”这一术语，并出版了同名作品，这被认为是现代医学伦理学的起点。其著作对美国医学协会早期伦理规范的制定产生了深远影响，标志着医学伦理体系的初步制度化。20 世纪中叶，医学伦理进一步发展，标志性成果包括《纽伦堡法典》（1947 年）和《赫尔辛基宣言》（1964 年）的相继发布。这些文件确立了人体研究中尊重个体权利、知情同意及风险控制等基本原则，对伦理规范的建立具有里程碑意义。进入当代，医学伦理的适用范围不断拓展，任何涉及人及动物的研究活动均需遵循相应的伦理规范。医学社会学调查作为涉及人类研究的一部分，同样必须严格遵守伦理审查与伦理原则，确保研究对象的合法权益不受侵害。

（一）现场调查的基本伦理原则

1. 尊重原则　指尊重调查对象的自主权、知情同意权、隐私权和尊严等，将其视为有自主决策能力的个体。现场调查中应积极遵循并认真贯彻尊重原则，调查人员既要从人道主义的要求出发，尊重被调查者应当享有的人格权利，也要尊重被调查者的自主性，维护被调查者知情、同意、选择的自主权利。此外，更要保护调查对象的隐私权，对可能涉及的个人敏感信息，如健康状况、生活习惯、社会关系等，必须采取严格的保密措施，确保信息不被泄露给未经授权的人员。

2. 公正原则　指公平地分配资源和利益，杜绝歧视和不公平对待。公正原则要求在调查中公平地分配利益和负担，确保调查对象的选择和参与是公平、合理的。首先，调查对象的选择应具有代表性，不能偏向某一特定群体而忽视其他群体；其次，调查结果应公开透明地呈现给社会公众，为公共决策和社会发展提供客观的依据，不应歧视某些群体或为特定利益集团服务；最后，在分配调查资源时要公平合理，包括调查时间、人力、物力等资源的分配，确保每个调查对象都能得到平等的对待和支持。

3. 利益最大化原则 指在特定的情境或决策中，追求获得最大的利益或效益。在调查研究时，务必要将调查对象的生命利益与健康利益置于首位，严谨且认真地践行工作职责，竭力维护、促进被调查者的身心健康，防范与降低对调查对象的损害。

4. 伤害最小化原则 指在进行调查活动时，尽可能减少对调查对象、相关人员及环境造成的潜在伤害或负面影响。其主要目的是保护调查对象，保障他们的权益和安全，降低不良后果发生的可能性，降低调查过程中可能引发的各种风险；维护调查的合法性和可信度，使调查结果更具可靠性和说服力。

（二）获取知情同意

知情同意是指在进行研究、医疗、社会调查等活动时，研究人员、医务人员或调查者等必须以充分、真实、准确且以通俗易懂的方式告知参与者（如患者、研究对象、调查对象等）调查相关信息。知情同意体现了对个人基本权利的尊重，有助于建立调查者和被调查之间的信任，明确各自的责任和义务。

1. 知情同意的内容

（1）调查所属研究的性质：如是抽样调查还是普查。

（2）调查目的：如了解慢性病患病情况。

（3）调查背景：包括研究课题负责人，研究资金来源，研究人员隶属机构及任何可能的利益冲突等。

（4）实验研究的干预方案，以及分组原则。

（5）所需遵循的研究步骤。

（6）被调查者参加调查的预计持续时间，包括随访次数和时间等。

（7）被调查者的责任：如根据实际情况作答等。

（8）风险和收益：明确告知给个人、他人和调查相关人员调查可能带来的疼痛、损伤、不适或其他任何潜在风险，以及被调查者预期的直接收益、对社区和整个社会的预期收益、对科学知识的贡献等。不应做出不合理的保证，不能夸大收益，低估风险。

（9）补偿标准：如发生与调查相关的损害事件，可以获得的合理补偿。

（10）参与福利：被调查者可以获得的报酬及其种类和数量。

（11）隐私保护：说明数据收集的目的、范围和使用方式等信息。除监查员、稽查员、伦理审查委员会和政府管理部门按规定查阅外，被调查者的信息不得向其他人员泄露。

（12）个人权利：自愿参与、随时退出、获取研究结果等。

（13）伦理审查结果：应包括伦理审查委员会名称、联系人、批准号、日期等。

2. 知情同意的形式

（1）书面知情同意：调查者在开展调查前应当获得被调查者自愿签署的书面知情同意书，这是最为规范的形式，其他形式只有在书面知情同意受客观条件限制无法获取的情况下才能得到允许。

（2）口头知情同意：被调查者不能以书面方式表示同意时，调查者应当获得其口头知情同意，并提交过程记录和证明材料。

（3）法定代理人知情同意：对于有民事行为能力的被调查者，该形式的知情同意应该放到最后考虑，因为它并不能完全反映被调查者本人的意愿。法定代理人必须独立于调查之外，并在书面知情同意书上签字。

3. 知情同意的过程

（1）解释答疑：调查者在提供知情同意文件时，应当详细解释知情同意的内容，回答被调查者提出的问题，帮助每个人理解每项条目。

（2）充分考虑：被调查者应当有充分的时间阅读和理解知情同意书，并可以与家属或其他人商量，调查者在调查设计时应当预留足够时间。

（3）自主选择：被调查者应当在充分理解知情同意内容、没有受到任何不正当胁迫或者压力的情况下，独立自主地做出决定。

（4）重新获得知情同意：如果调查条件和程序发生明显变化，研究风险和受益出现偏差，或者进行纵向研究的随访调查，都需要重新获得知情同意。

（5）知情同意的豁免：如果调查的风险极小，不可能比常规体检或心理检查的风险大，或者签署知情同意会对被调查者隐私构成不正当威胁时，可以免除签署知情同意书的过程。

（三）隐私信息保护

被调查者享有个人隐私和信息保护的法定权利。在调查开展和整个研究过程中，必须采取所有的必要措施保护被调查者的隐私和数据安全，涉及数据收集、储存和发布三个阶段。

1. 数据收集阶段

（1）隐私政策透明：在获取知情同意时，向被调查者清晰、明确地告知隐私政策，常用说明为"本次调查的数据仅用于学术研究，我们将严格保密您的个人信息"。

（2）限制信息收集：只收集实现研究目的所必需的直接数据，避免收集额外的敏感信息，如身份证号、银行卡号等。

（3）规范收集方法：在线收集数据时使用加密技术以确保数据传输的安全；线下收集数据时，以纸质问卷为例，需要安排专人负责保管和运输。

2. 数据储存阶段

（1）加密安全存储：可以使用对称加密或非对称加密算法对数据进行加密，即使数据存储设备（如硬盘、服务器等）被盗或数据被非法获取，没有解密密钥，数据也无法被读取。

（2）访问控制与授权：建立严格的访问控制机制，设置用户名和密码，使用指纹、面部和虹膜等身份验证技术，对不同人员授予不同的访问权限。例如，数据录入人员只有录入和基本查看的权限，分析人员有数据提取权限等。

（3）数据保管与销毁：制定严格的数据保管和销毁政策，按照法律和伦理要求安排存储期限并在期满后安全销毁。

3. 数据发布阶段

（1）数据匿名化与信息脱敏：在数据公开发布之前，需要去除或替换能够直接或者间接识别个人身份的信息，如将个人标识转换为匿名化的编码；将年龄、收入等信息（如精确数字）转化为区间；对地理信息进行模糊处理等。

（2）数据共享协议与许可：在将数据共享给其他机构或个人时需要签订数据共享协议，协议中需明确规定数据的使用目的、保护措施、责任承担等内容。

4. 违反隐私保护的后果

（1）对被调查者的影响：违反隐私保护原则可能会导致参与者的敏感信息泄露，进而引发身份盗窃、骚扰或歧视，严重影响被调查者的日常生活，增加被调查者出现抑郁、焦虑、自杀等精神心理问题的风险。

（2）对研究团队的影响：①监管调查，伦理审查委员会和监管机构会介入调查并采取行政处罚或其他纠正措施来纠正违规行为。②信誉损失，违反隐私保护原则会导致调查机构或研究团队在学术和研究社区中失去信誉。③项目风险，违规行为会导致研究项目的终止或重大修改，影响项目评价和成果产出。④法律风险，违反相关的数据保护法律如《中华人民共和国数据安全法》，可能导致法律诉讼、高额罚款，甚至刑事责任。

（四）伦理审查与研究注册

伦理审查是一个对涉及人的生物医学研究、社会行为学研究等领域的研究项目进行伦理方面的评估和审核的过程，其目的是确保研究活动符合伦理道德原则，保护研究参与者的权益、安全和福利。

1. 伦理审查的要求 在现场调查中，伦理审查是保障研究合规性与道德性的重要环节。

（1）透明度：研究的每个阶段，包括设计、实施和结果应该是公开透明的。

（2）完整性：提交给伦理审查委员会的材料必须详尽完整，准确反映研究的所有方面，包括潜在的风险和受益。

（3）客观性：伦理审查应基于客观的标准和证据进行，确保评审结果的公正性。

（4）独立性：审查机构应保持独立，不受资助者、研究者或其他外部因素的不当影响。

（5）时效性：伦理审查应迅速进行，以避免不必要的延误研究的进程。

（6）持续性：研究项目在整个过程中都应受到持续的监督与评估，确保其始终符合伦理标准。

2. 伦理审查的流程 伦理审查过程是科学研究不可或缺的一部分，其目的是保证研究遵循道德标准，保护参与者权益，并维护研究的科学性和伦理合理性。伦理审查通常包括以下标准步骤。

（1）提交申请：向伦理审查委员会提交详细的研究方案、知情同意书、调查表、项目负责人信息、主要参与人员信息等。

（2）初步审核：委员会对申请进行初步检查，确保其完整性和符合性。

（3）资格审查：确定研究者和研究机构的资格和信誉。

（4）详细审查：对研究的科学性、伦理合理性进行深入评估。

（5）风险评估：分析研究给参与者可能带来的风险。

（6）受益评估：考量参与者可能获得的益处。

（7）知情同意审查：确保知情同意过程的完整性和有效性。

（8）隐私保护审查：检查数据保护和隐私措施。

（9）委员评审：委员会成员审议申请材料，进行讨论和决策。

（10）现场考察（可选）：对研究现场进行实地考察。

（11）审查意见：给出批准、有条件批准或拒绝的意见。

（12）反馈与修订：研究者根据审查意见进行修改或提供补充信息。

（13）最终决策：做出最终的审查决定。

（14）监督与跟踪：在研究过程中进行监督，确保遵循审查意见。

在整个过程中，伦理审查委员会都应当遵循相关的伦理准则和法律法规，保证研究的合法性、科学性和伦理合理性，以保护参与者的权益，提高研究的质量和可信度。

3. 试验研究的注册 伦理审查委员会审查时应该确认涉及人的研究方案中有试验的标识符和注册名称。若尚未注册，方案中需要明确将在公开的临床研究注册网站上进行临床研究的注册。研究者自发的研究应由主要研究者完成研究注册。

ClinicalTrials.gov 是美国国立卫生院（U.S. National Institutes of Health）于 2000 年创建的面向全球的临床研究注册平台。世界卫生组织（World Health Organization，WHO）于 2005 年 8 月建立了国际临床试验注册平台（ICTRP）。中国临床试验注册中心（Chinese Clinical Trial Registry，ChiCTR）是由卫生部指定代表我国参加 WHO 国际临床试验注册平台的国家临床试验注册中心。在 WHO ICTRP 网站（https://www.who.int/clinical-trials-registry-platform）上可检索注册的具体内容和要求。

（陈 春 罗红叶）

思 考 题

1. 在现场调查中的基本伦理原则有哪些？结合案例分析，举出调查研究中可能遇到的伦理情况及解决问题？

2. 在一项研究中是否允许采用多种研究对象，如何处理好多种研究对象的关系？

3. 研究方案设计包括哪些内容？它的撰写要求有哪些？

第四章　抽　　样

社会科学领域的众多调查往往以了解调查对象的总体特征为起点而展开，抽样调查作为一种科学高效地推断被调查群体总体特征的方法，在经济学、管理学、社会学、心理学、公共卫生等领域得到广泛应用。抽样的设计与实施是抽样调查的核心所在，抽样设计不够科学或在实施过程中发生偏差，均会对研究结果的准确性和可靠性造成不可逆转的影响。因此，使用抽样调查方法的调查设计者须具备扎实的抽样理论基础，本章将针对抽样相关概念及常见抽样策略等理论展开系统介绍。

第一节　概　　述

一、抽样调查的定义与目的及优势与局限性

（一）抽样调查的定义与目的

在医学社会学领域调查的诸多议题中，离不开统计调查分析这一方法的运用。统计调查可进一步划分为全面调查和非全面调查，全面调查常用方法为普查，非全面调查常用方法为抽样调查。为了解调查对象的详细信息，需要对调查对象总体展开全面调查，如我国进行的人口普查，然而这类调查具有用时长、成本高、实施困难等局限性，因此在实际调查中较少运用。相反，非全面调查是基于一定理论或程序指导，根据调查对象已知特质，设计适宜的抽样方案，在总样本中抽取部分具有代表性的群体，通过对该抽取样本的调查，获取相关指标的统计量信息，从而对总体指标进行估计的一类调查方法。

（二）抽样调查的优势与局限性

相较于普查，抽样调查有其优势和局限性。

1. 抽样调查的优势　①较大程度地节约人、财、物、时间，提高调查的经济效益；②抽样调查总规模小，培训过程往往更为精细，可以得到更严格的监督与质量保障；③相较于全面调查，抽样调查周期短、时效性强，适用于对时效性要求较高的调查。例如，舆论调查、突发公共卫生事件等。

2. 抽样调查局限性　如果抽样设计缺乏科学性，或抽样调查实施过程中没有严格按照设计方案执行，则会导致最终所获数据的抽样误差，进而导致样本和总体的特征出现偏差，或是导致样本对总体整体或部分亚组的代表性降低，最终影响研究结果的可靠性和准确性。因此，依据不同的调查情景选取合适的抽样方法，并保障抽样实施的质量尤为重要。

二、抽 样 原 则

按照调查对象不同，调查可分为结构化数据资料调查和非结构化数据资料调查。针对结构化数据资料的调查更多关注可量化属性的测量，而针对非结构化数据资料的调查更着重于收集非数量化的信息。不同的调查情景决定了其抽样原则有所差别。

（一）结构化数据资料调查的抽样

结构化数据又称定量资料，其调查通过统计学理论指导展开，代表性理论基础主要包括大数定律（law of large number）、中心极限定理、误差分布理论。

大数定律又称平均数定律或大数法则，其内涵在于抽样样本量足够大时，样本统计量的极限情况，即在充分大规模的抽样条件下，样本均值和总体均值的误差几乎无限接近于0。从逻辑层面表述，可理解为随机事件重复足够多的次数后会呈现出一定的规律，并趋于稳定。比如投掷硬币的实验，单次硬币投掷的结果正反面较难预测，而在大量重复投币实验后，正面出现的比例逐渐趋向于50%。其数学公式见式（4-1）：

$$\lim_{n\to\infty} P\left\{\left|\frac{1}{n}\sum_{i=1}^{n}Y_i-\mu\right|<\varepsilon\right\}=1 \tag{4-1}$$

其中，$Y_1,\cdots,Y_n$ 相互独立，具有相同的期望 μ 与方差 σ^2，该式对于任意正数 ε 均成立。大数定律是定量资料抽样调查的基础，为抽样调查的应用提供数理依据，保障抽样结果的可靠性。

因此，在结构化数据的调查中，为了获得有代表性的样本，抽样需要遵循以下原则。首先，样本抽取应遵循随机原则，需要保证样本总体中个体被抽取概率均等，即保证所抽取样本中各个体均匀分布在其样本总体当中，从而保证抽取的样本具有代表性；其次，抽样样本规模需要适宜，过小的样本数量将会影响推断结果的准确性，而过大的样本规模则会对抽样和数据收集造成困难，影响最终所获数据质量。

（二）非结构化数据资料调查的抽样

非结构化数据又称定性资料，其调查同样需要保证抽样样本的代表性，以及确定合适的样本量，但样本抽取不必遵循随机原则。在定性研究中，调查设计者需要通过被调查对象了解某事件的发生概率或某现象背后的深层含义，通常会选取特定个体加入样本，因而非结构化数据的调查抽样往往具有较强的目的性，不需要保证总体中的不同个体有均等的机会被抽取。例如，在关键人物访谈（key informant interview）中，调查者通常会邀请与调查主题相关的知识渊博、经验丰富的个体组成调查样本。因此，非结构化数据研究样本的抽样无须遵循随机原则，但需要综合考量研究问题性质、研究范围、研究方法及资料的充分性等因素，进而最终确定调查所需样本量。

三、抽样方案设计和实施

抽样设计是抽样调查的重要基础。在进行抽样前，调查者需要对抽样调查的全过程进行科学规划设计。一份抽样方案应遵循科学严谨的程序步骤，确保样本的代表性，提高调查的精确度，并具有较强的可行性以保证抽样的实施。下文将简要介绍抽样程序，包括抽样方案设计及实施。

（一）定义总体

抽样的第一步是明确定义调查总体。调查总体的确定取决于调查目的。例如，为了调查某城市老年人的社会心理状况，调查总体应当是该城市的老年人。同时，对调查总体的定义需要清晰明确，在上述例子中，老年人的年龄段（如60岁及以上），城市老年人的界定（如具有该城市户籍或常住该市的老年人）等，这些因素均需要明确界定。此外，在定义调查对象时，可以参考其他资料中调查对象的定义方法，比如政府的统计报告、全国或地区的调查和其他公开发表的调查报告结果等材料，并判断这些方法是否适用于该调查，以保证定义的科学性，提高最终调查结果与其他调查结果的可比性。

（二）选择适当的抽样方法和抽样框

明确调查总体后，调查者需要选择适当的抽样方法和抽样框。

1. 抽样方法 抽样调查通常会使用多种概率抽样和非概率抽样方法。抽样方法的选择一定程度上取决于调查所需资料特征。例如，结构化数据大多采用概率抽样方法，非结构化数据则主要使用非概率抽样方法。此外，抽样方法的选择也与调查总体和目标样本的特点有关。比如，如果调查者希望抽取的样本中某个特征的个体比例与总体保持一致，则可以选择分层抽样方法。

2. 抽样框 和抽样方法的选择通常是同步进行、相互影响的。抽样框是指目标总体中全部可用于抽样的单元所组成的列表，通常在概率抽样方法中使用。这里的抽样单元是指构成总体的个体，既可以是个体，也可以是某些群组（如学校、行政区等）。例如，如果调查者希望对某区域内的居民进行抽样，那么抽样框可以是该区域内所有居民的列表和联系方式，从而对居民个体展开简单随机抽样。此外，抽样框也可以是该区域内所有的居委会。这种情况可以进行整群抽样，即先抽取居委会，再对所抽取的居委会中全部或部分居民进行调查。如果要进一步抽取部分居民则需要获得所抽取居委会中所有居民的列表，即第二级以居民个体为抽样单元的抽样框。

从这个例子中可以看出，抽样框的选择不仅取决于总体，也取决于期望的样本招募和信息收集形式。因此，抽样框的选择需要在综合考虑不同抽样方法优缺点的前提下，结合现有信息和资源，系统评估抽样框获取和抽样实施的可行性。上例中，区域内全部居民的列表较难获取，抽样后联系样本个体收集数据也不容易保证较高的应答率；相对地，通过抽取居委会，再联系居委会抽取其中的居民这一方式更加可行。在选定了抽样方法和抽样框之后，调查者需要进一步制订符合该调查目的的详细抽样步骤，以确保计划周密可行。

（三）估算样本大小

样本过大或者过小均存在局限性。样本规模大小取决于个体间差异与对偏误的要求，个体间差异越大或对精度要求越高，所需样本就越大。因此，估算样本量时需要考虑样本总体。调查者可以通过参考既往同类或类似总体的调查研究确定总体的相关特征，并结合调查目的确定调查精度要求。具体的样本量估算公式与调查设计、所调查的指标有关。

此外，样本量的估算也要考虑到可能存在无应答的情况。因此，总样本量应在上述公式计算出的有效样本量的基础上，通过估计应答率进行调整而确定。在确定总样本量后，如果涉及分层抽样、整群抽样或多阶段抽样，调查者需要根据总样本量情况进一步计算分配到各层、各群或各阶段抽取的样本大小。

（四）实施抽样计划

在确定了调查总体、抽样方法、抽样框及样本规模后，调查者可以开始正式实施抽样计划。抽样的实施是现场调查整体计划的一部分，需要在调查计划其他部分的保障下进行，包括现场调查团队的建立和培训、调查工具的开发和评估等。需要注意的是，抽样实施的质量也是数据收集和整体调查质量控制的一部分。

在抽样过程中，调查者需要通过所确定的抽样方法来完成招募调查对象的程序。这一步通常包括给抽样框内符合调查目标的每一个单元编号，通过不同的随机抽样方法抽取一定数量的单元；多阶段的抽样中，每一阶段内根据各自的方案都会重复类似的步骤。对抽取的单元和个体进行总结标记，以便下一步调查工作的开展。

在调查过程中，如果遇到拒绝参与调查或者无法取得联系的个体而造成空缺时，调查者需要通过相应的方法进行填补。填补空缺的方法因调查方法而异。其中，在电话调查过程中，若电话无人接听，调查者可选择其他时段再尝试电话拨打，倘若多次拨号依然无人接听，此时可根据同样的抽样程序选定候补调查对象。同样地，在入户调查中遇到类似情形，也可以进行留言，并通过其他联系方式再次与调查对象预约调查时间，若没有得到回复，此时可再次选定其他候补调查对象。需要注意的是，这些没有获得回复或是拒绝参与调查的样本，均需要详细记录在案，以备后续资料分析使用。

（五）参数估计

在调查结束后，调查者可以通过样本个体的信息（即样本统计量），估计总体的均值或者比例等特征（即总体参数），并估算这些估计量的标准差或方差。参数估计通常建立在概率抽样的基础之上，因为概率抽样中个体大多满足随机抽取的原则，可以估计抽样误差大小从而计算估计量的方差，以表示估计的精确程度；而非概率抽样中的个体通常不是随机抽取的，其估计量的方差较难估算。参数的计算公式因抽样方案而异，通常是在制订抽样方案时一并确定。

四、抽样中误差的来源

抽样是为了通过样本信息推断总体特征，而所推断出的总体特征与真实的总体特征间可能存在一定的误差。抽样调查中可能会出现不同来源的误差。

（一）抽样误差与非抽样误差

1. 抽样误差 由于个体差异性，以及抽取的样本无法覆盖总体中的全部个体，样本对总体的代表存在一定局限性，因此，抽样获得的样本可能在估计总体参数时存在一定的误差，这种由抽样造成的样本与总体特征之间存在的误差，称为抽样误差（sampling error）。例如，老年人群的两周患病率为 60%，在一次质量非常理想的调查中随机抽取的代表性样本，其两周患病率为 65%，这两者间的差异可以认为是抽样误差。抽样误差可以被认为是一种随机误差，它是由随机抽样的偶然性导致的，在抽样过程中几乎无法避免。

2. 非抽样误差 除了抽样误差外，实际的抽样调查工作中还存在非抽样误差。非抽样误差是指来源于抽样以外的各种原因造成的误差。非抽样误差包括随机误差和系统误差两类。其中，随着样本量和测量次数增加，随机误差的误差值会逐渐接近零；系统误差是指在调查过程中存在的系统性的、有规律的与真实值发生的偏离，又称偏倚，它不会随着样本量或测量次数的增加而减少。偏倚可进一步细分为选择偏倚和信息偏倚。前者是指由于选择了一个不具有代表性的样本所产生的误差；后者指因为在获取或测量样本信息过程中出现的错误而造成的误差。

抽样调查中常见的非抽样误差包括错误的或是不完整的抽样框信息，调查中出现的错误回答，以及无应答造成的误差等。例如，研究人员通过抽样调查一个区域内老年住户的自我护理能力，由于抽样框使用了当地社区活动中心注册会员的名单，没有覆盖到非会员的老年人群体。事实上，社区活动中心会员的自我护理能力具有较大概率高于不常参加活动的老年人群，同样地，也高于该地区老年人群的平均水平。因此，通过这一样本调查产生的结果会高估总体的自我护理能力，从而造成偏误。相比于抽样误差，非抽样误差的成因多样且复杂，较难测量。调查者需要控制抽样调查全过程的质量，以减少非抽样误差。

（二）抽样误差的大小与影响因素

抽样误差是可以测量的。在统计学中可以证明，在一个期望为 μ、标准差为 σ 的总体 $N(\mu, \sigma)$ 中，多次重复随机抽取样本量为 n 的样本；当样本量 n 较大时，样本均值 $\bar{x}$ 会近似地服从于一个以 μ 为期望，以 $\sigma/\sqrt{n}$ 为标准差的正态分布。这即是中心极限定理（central limit theorem）。其中描述样本均值 $\bar{x}$ 之间差异的标准差为标准误（standard error），是一个常见的衡量抽样误差大小的指标。其计算方法表示为：

$$\sigma_{\bar{x}} = \sigma / \sqrt{n} \qquad (4\text{-}2)$$

从标准误的公式可以看出，其大小由两个重要因素所决定，即总体标准差、样本规模大小。当样本规模大小不变，总体中个体间差异变大，即总体标准差变大时，样本的标准误也就越大，即用样本均数估计总体均数的可靠性越低。当总体标准差不变，样本规模越大时，样本的标准误越小。其中，总体标准差不可人为控制，而样本规模是可以人为改变的，因此适当地提高样本规模是降低抽样误差的重要手段之一。除此之外，抽样误差的大小也受到抽样方法的影响。在其他条件相同时，分层抽样的抽样误差小于简单随机抽样，而整群抽样的抽样误差则大于简单随机抽样。由此可见，选择适当的抽样方法也是控制抽样误差的一种手段。

第二节 概率抽样方法与样本规模

概率抽样（probability sampling）又称随机抽样，指总体中每一个体被抽取的概率均等。在概率抽样中，抽样误差通常会随样本量的大小而增减，一般而言，抽样误差与样本量大小的平方根成反比。因此，样本量的设计并不是越大越好，经过一定阶段之后，通过增加样本量并不能降低抽样误差。以概率抽样方法开展调查的优点是所得数据资料可计算抽样误差，可以从样本统计量对总体参数作统计推断；但也存在一些弊端，在大多数案例中，同样规模的概率抽样的时间、费用均要比非概率抽样高。

一、抽 样 方 法

（一）简单随机抽样

1. 抽样方式 简单随机抽样（simple random sampling）又称单纯随机抽样，指按等概率原则直接从含有 N 个观察单位的总体中抽取 n 个观察单位组成样本。简单随机抽样是最基础、应用最广泛的概率抽样方法。

抽样概率公式为样本单位数（n）/总体单位数（N），样本抽取常采用抽签法和随机数字表法，主要适用于在总体单位之间差异不大或者数量不多的情况。如在某城市某街道所管辖的 10 000 户居民中，抽取 200 户居民，就居民对卫生服务的需求进行调查，可以做 10 000 张纸片，依次按 1～10 000 编号，从中随机（或按随机数）抽取 200 张，被抽中的居民即为样本。

2. 优缺点 简单随机抽样的优点在于操作简单易行，可直接从中抽取样本。用样本统计量对目标量进行估计时也比较方便。缺点是总体过大时不易实行。简单随机抽样法需对每个观察单位编号，在实际工作中费时、费力。

3. 抽样误差 简单随机抽样的样本均数及其率的抽样误差（标准误）的计算公式见表 4-1。

表 4-1 简单随机抽样样本均数、样本率标准误的计算公式

总体类型	均数标准误	率的标准误
无限总体	$S_{\bar{x}}=\frac{S}{\sqrt{n}}$ （4-3）	$S_p=\sqrt{\frac{P(1-P)}{n}}$ （4-4）
有限总体	$S_{\bar{x}}=\frac{S}{\sqrt{n}}\sqrt{1-\frac{n}{N}}$ （4-5）	$S_p=\sqrt{\frac{P(1-P)}{n}}\sqrt{1-\frac{n}{N}}$ （4-6）

注：①样本量为 n，有限总体中个体的数目为 N，样本标准误为 S，样本率为 P。②当被抽样的总体含量无穷大时，称为无限总体，反之称为有限总体。

（二）分层抽样

1. 抽样方式 分层抽样（stratified sampling）又称分类抽样或类型抽样，是先将总体中的所有观察单位按某种特征或标志（如性别、年龄、职业或地域等）划分成若干类型或层次，然后按一定比例从不同层中独立或随机地抽取一定数量的个体合并为一个样本的抽样方法。分层抽样适用于群体结构较为复杂的情况，分层原则为层间差异越大越好，层内差异越小越好。

当样本量确定后，确定各层观察单位数的方法一般有三种。第一种是等数分配法，即对每一层都分配同样的个体数；第二种是等比分配法，即让每一层抽得的个体数与该类总体的个体数之比都相同；第三种是最优分配法，即各层抽得的样本数与所抽得的总样本数之比等于该层方差与各类方差之和的比。

例如，一个单位有 500 名职工，其中不到 35 岁的有 125 人，35～49 岁的有 280 人，50 岁及以上的有 95 人。为了解这个单位职工与身体状况有关的某项指标。要从中抽取一个容量为 100 的样本，由于职工年龄与这项指标有关，决定采用分层抽样方法进行抽取。因为样本量与总体的个数比为 1 : 5，所以在各年龄段抽取的个数依次为 125/5、280/5、95/5，即 25、56、19。

2. 优缺点 优点：①减小抽样误差。分层后增加了层内的同质性，从而使各层的抽样误差减小。在样本含量相同的情况下，分层抽样总的标准误一般均小于简单随机抽样、系统抽样和整群抽样的标准误。②抽样方法灵活。可以根据各层的具体情况对不同的层采用不同的抽样方法。缺点是分层标准的选择需要谨慎。为减小误差、提高精度，应选择与测量变量相关性强、影响较大的因素作为分层标准。

3. 抽样误差 样本均数（$\bar{x}$）、样本率（P）及标准误的计算见表 4-2。

表 4-2 分层抽样样本均数、样本率及其标准误计算公式

总体类别	样本均数（$\bar{x}$）	均数标准误（$S_{\bar{x}}$）	样本率（P）	率的标准误（S_p）
无限总体	$\sum W_i\bar{X}_i$ （4-7）	$\sqrt{\sum W_i^2 S_{\bar{x}_i}^2}$ （4-8）	$\sum W_i p_i$ （4-9）	$\sqrt{\sum W_i^2 S_{p_i}^2}$ （4-10）
有限总体	$\sum W_i\bar{X}_i$ （4-11）	$\sqrt{\sum\left(1-\frac{n_i}{N_i}\right)W_i^2 S_{\bar{x}_i}^2}$ （4-12）	$\sum W_i p_i$ （4-13）	$\sqrt{\sum\left(1-\frac{n_i}{N_i}\right)W_i^2 S_{p_i}^2}$ （4-14）

注：W_i，第 i 层的权重，通常为该层在总体中的比例（N_i/N）；N_i，第 i 层的总体大小，p_i，样本第 i 群的率，N，总体总大小。

（三）整群抽样

1. 抽样方式 整群抽样（cluster sampling）又称聚类抽样，是将总体中各单位归并成若干个互不交叉、互不重复的集合，称为“群”；然后由所抽出的若干小群体内的所有观察单位构成调查样本的抽样方法。与以上抽样方法不同的是整群抽样的抽样单位不是单个的个体，而是成群的个体。一般要求各群有较好的代表性，即群内各单位的差异要大，群间差异要小。

例如，某市共有 1000 个居委会，每一个居委会平均有 100 户居民。以居委会为单位，采用简单随机抽样抽出 20 个居委会，共 2000 户，然后把这 20 个居委会的 2000 户视为样本进行普查。

2. 优缺点 优点是实施方便、节省财力且容易控制调查质量。缺点是群内差异越大，抽样误差越大，且在样本量相同的情况下，抽样误差通常大于简单随机抽样。同时，抽样单位不能均匀分布在总体各部分，精确度低于简单随机抽样。群间差异越小，抽取的“群”越多，精度越高。因而在样本含量确定后，宜增加抽样的“群”数而相应地减少群内的观察单位数。

3. 抽样误差 设 N 为总体观察单位数，$\sum x$ 为样本中各群全部观察值之和，$\sum m_i$ 为调查各群个体数之和，$\bar{x}_i$ 为样本第 i 群的均数，T_i 为群内观察值之和，$\bar{T}_i$ 为各群 T_i 的均数，$\sum \alpha_i$ 为样本中各群阳性数之和，$\bar{\alpha}$ 为样本中各群的平均阳性数，p_i 为样本第 i 群的率。样本均数（$\bar{x}$）、样本率（p）及其标准误的计算公式见表 4-3 及表 4-4。

表 4-3 各群内观察单位相同时的计算公式

总体类别	样本均数（$\bar{x}$）	均数标准误（$S_{\bar{x}}$）	样本率（p）	率的标准误（S_p）
无限总体	$\frac{\sum x}{\sum m_i}=\frac{\sum \bar{x}_i}{k}$ （4-15）	$\sqrt{\frac{\sum(\bar{x}_i-\bar{x})^2}{k(k-1)}}$ （4-16）	$\frac{\sum \alpha_i}{\sum m_i}=\frac{\sum p_i}{k}$ （4-17）	$\sqrt{\frac{\sum(p_i-p)^2}{k(k-1)}}$ （4-18）
有限总体	$\frac{\sum x}{\sum m_i}=\frac{\sum \bar{x}_i}{k}$ （4-19）	$\sqrt{\frac{\sum(\bar{x}_i-\bar{x})^2}{k(k-1)}\left(1-\frac{k}{K}\right)}$ （4-20）	$\frac{\sum \alpha_i}{\sum m_i}=\frac{\sum p_i}{k}$ （4-21）	$\sqrt{\frac{\sum(p_i-p)^2}{k(k-1)}\left(1-\frac{k}{K}\right)}$ （4-22）

注：k，实际抽样的群数；K，有限总体中的总群数；m_i，第 i 个群内的观察单位数；α_i，第 i 个群中，满足研究条件的“事件”发生的总次数。

表 4-4 各群内观察单位数不相同时的计算公式

总体类别	样本均数（$\bar{x}$）	均数标准误（$S_{\bar{x}}$）	样本率（p）	率的标准误（S_p）
无限总体	$\frac{K}{Nk}\sum m_i\bar{x}_i$ （4-23）	$\frac{K}{N}\sqrt{\frac{\sum(T_i-\bar{T}_i)^2}{k(k-1)}}$ （4-24）	$\frac{k\sum\alpha_i}{Nk}$ （4-25）	$\frac{K}{N}\sqrt{\frac{\sum(\alpha_i-\bar{\alpha})^2}{k(k-1)}}$ （4-26）
有限总体	$\frac{K}{Nk}\sum m_i\bar{x}_i$ （4-27）	$\frac{K}{N}\sqrt{\frac{\sum(T_i-\bar{T}_i)^2}{k(k-1)}\left(1-\frac{k}{K}\right)}$ （4-28）	$\frac{k\sum\alpha_i}{Nk}$ （4-29）	$\frac{K}{N}\sqrt{\frac{\sum(\alpha_i-\bar{\alpha})^2}{k(k-1)}\left(1-\frac{k}{K}\right)}$ （4-30）

（四）系统抽样

1. 抽样方式 系统抽样（systematic sampling）又称等距抽样、机械抽样，是将总体中各单位按一定顺序排列，根据样本容量要求确定抽选间隔，然后随机确定起点，每隔一定的间隔抽取一个单位的一种抽样方式。此方法适用于变量是随机的，与研究变量不存在某种相关或规则分布的情况。

例如，对 1000 个企业开展抽样调查，样本数为 100，抽样间距为 1000/100=10。调查设计者可在 1～10 中随机抽取一个单位作为起点。比如，单位 3 为起点，则样本单位号码依次为 3，13，23，33，……直至样本数量达到 100 个。

2. 优缺点 优点是简单易行，应用面广，且容易得到分布均匀的样本，代表性好。缺点是当总体的观察单位按顺序、有周期趋势或单调递增（或递减）趋势时，系统抽样将产生明显的偏性，也缺乏代表性。

3. 抽样误差 系统抽样没有统一的计算抽样误差的方法，在实际工作中可借鉴简单随机抽样的误差计算方法，但估计的抽样误差一般较大。

（五）多阶段抽样

1. 抽样方式 多阶段抽样又称多级抽样（multistage sampling），是按抽样元素的隶属或层次关系，把抽样过程分为几个阶段进行的抽样方法。首先，从总体中抽取范围较大的单元，称为一级抽样单元，再从每个抽得的一级单元中抽取范围更小的二级单元，依此类推，最后抽取其中范围更小的单元作为调查单位的抽样方法。此方法适用于总体规模特别大，或总体分布范围特别广的情况。例如，在开展全国性或跨地区的大规模调查时，多阶段抽样能有效降低调查的成本，减少其中的复杂情况。

例如，以全国为总体开展某项调查，可以定义全国的县为初级单元，乡镇为二级单元，自然村为三级单元，户为四级单元等。在全国抽取若干样本县，对样本县再抽若干样本乡镇，在样本乡镇中，抽取若干自然村，在自然村中抽取样本户，对所抽到的家庭户中每个成员进行相关的调查（表 4-5）。

表 4-5 多阶段分层抽样示例表

阶段	抽样单元	抽样方式	样本量
第一阶段	区县	分层	全部子层
第二阶段	乡镇	整群	2～3 个
第三阶段	自然村	系统	2～3 个
第四阶段	家庭	简单随机	15 户

2. 优缺点 优点是样本量较大时便于实施，节省成本；可以在不同阶段选择不同抽样方法，精度较高。缺点是每层都会产生抽样误差，且抽样误差难以估算。

二、样本规模估计

不同的抽样方法，其样本规模估计的方法各异。简单随机抽样的样本规模粗估值对整群抽样来说一般偏低；而对系统抽样或分层抽样来说一般偏高。对系统抽样来说，被抽样的个体间隔不同，其抽样误差也不同，故系统抽样本身无统一的方法估计样本规模。本节主要介绍简单随机抽样、整群抽样、分层抽样的样本规模估计方法。

在观察性研究中，估计总体参数所需样本规模需满足三个条件。条件一是置信度$1-\alpha$，其值越大，置信区间估计的可靠性越好，但相应所需要的样本含量就越大，通常取$\alpha=0.05$。条件二是总体的标准差σ，其值越大，相应所需要的样本含量也越大，一般从以前的研究资料或预调查中获得。条件三是容许误差δ，即预计样本统计量（$\bar{x}$或P）与相应总体参数（μ或π）的最大相差控制在什么范围。

用上面的三个条件求得的样本含量的意义是当样本含量为n时，用统计量来估计总体参数（均数或率），二者之差不超过δ的可能性是$1-\alpha$。

1. 简单随机抽样样本规模估计 估计总体率所需样本规模时，无限总体抽样按表4-6中的式（4-31）求n；有限总体抽样还需将算得的n代入表4-6中的式（4-33）作校正，求n_c。若n/N很小，比如小于0.05，这种校正可以省去，而直接用n代替n_c。

式（4-31）中π为总体率，若π同时有几个估计值可参考，应取最接近0.5者：若总体分布情况未知，也可设$\pi=0.5$。因为此时$\pi(1-\pi)=0.5^2=0.25$为最大，以免n过小。式（4-33）中N是有限总体包含的单位数。

估计总体均数所需样本规模时，无限总体抽样用表4-6中的式（4-32）；有限总体抽样还需用表4-6中的式（4-33）作校正。实际工作中总体σ经常是未知的，一般可根据预调查或者以往资料估算，如果σ同时有几个估计值可供参考，应取其较大者。

表4-6 简单随机抽样估计总体率与总体均数所需样本规模计算公式

总体类型	估计总体率所需样本	估计总体均数所需样本
无限总体	$n=\frac{\mu_{\alpha/2}^2\pi(1-\pi)}{\delta^2}$ （4-31）	$n=\left(\frac{\mu_{\alpha/2}\sigma}{\delta}\right)^2$ （4-32）
有限总体	$n_c=\frac{n}{1+n/N}$ （4-33）	$n_c=\frac{n}{1+n/N}$ （4-34）

例4-1 横断面调查研究某地区居民（总人口数30万）某健康知识的知晓率。总体知晓率预计50%，要求双侧检验，α为0.05，在容许误差为2%的范围内，需要多少样本量？

已知$\mu_{1-\alpha/2}=1.96$，$\pi=0.5$，$\alpha=0.05$，$\delta=0.02$，则代入表4-6式（4-31），得：

$$n=\frac{\mu_{\alpha/2}^2\pi(1-\pi)}{\delta^2}$$

$$n=\frac{1.96^2\times0.5\times(1-0.5)}{0.02^2}=2401\text{（人）}$$

此值占该地区人口群的比例（n/N）很小，故不需要校正。

例4-2 为调查某高校大学生心理求助污名现状，根据以往经验，寻求专业心理帮助的污名量表得分标准差为6.8分，要求双侧检验，α为0.05，容许误差为1分，求需要多少样本量？

已知$\mu_{\alpha/2}=1.96$，$\sigma=6.8$，$\alpha=0.05$，$\delta=1$，则代入表4-6式（4-32），得：

$$n=\left(\frac{\mu_{\alpha/2}\times\sigma}{\delta}\right)^2$$

$$n=\left(\frac{1.96\times6.8}{1}\right)^2\approx178\text{（人）}$$

2. 分层抽样样本规模估计 估计总体率所需样本规模的表 4-7 式（4-35）中，$W_i = N_i / N$，N_i 为第 i 层的例数、p_i 为阳性率、q_i 为阴性率、N 为总例数、V_p 为估计总体率的方差，一般 $V_p = (\delta / \mu_{\alpha/2})^2$。

估计总体均数所需样本含量的表 4-7 式（4-36）中 $W_i = N_i / N$，$w_i = N_i S_i / \sum N_i S_i$，$N_i$ 为第 i 层的单位个数、S_i^2 为第 i 层的方差、N 为总例数、$V_{\bar{x}}$ 为估计总体均数的方差，一般 $V_{\bar{x}} = (\delta / \mu_{\alpha/2})^2$。

表 4-7 分层抽样估计总体率与总体均数所需样本规模计算公式

总体类型	估计总体率所需样本	估计总体均数所需样本
总体	$n = \dfrac{\left(\sum W_i \sqrt{p_i q_i}\right)^2}{V_p + \sum \dfrac{W_i p_i q_i}{N}}$ （4-35）	$n = \dfrac{\sum W_i^2 S_i^2 / w_i}{V_{\bar{x}} + \sum W_i S_i^2 / N}$ （4-36）
各层样本规模	$n = n w_i = \dfrac{n N_i \sqrt{p_i q_i}}{\sum N_i \sqrt{p_i q_i}}$，$w_i = \dfrac{N_i \sqrt{p_i q_i}}{\sum N_i \sqrt{p_i q_i}}$ （4-37）	$n_i = \dfrac{n N_i S_i}{\sum N_i S_i} = n w_i$ （4-38）

例 4-3 欲了解某单位员工每年药费开支状况，以往的调查资料见表 4-8 的①～⑤列，α 为 0.05，容许误差不超过 5 元，试计算所需样本量。

已知 $\mu_{\alpha/2}$=1.96，$V_{\bar{x}} = (5/1.96)^2 = 6.5$，$\alpha$=0.05，$\delta$=5，代入式（4-36），得：

$$n = \frac{\sum W_i^2 S_i^2 / w_i}{V_{\bar{x}} + \sum W_i S_i^2 / N}$$

$$n = \frac{3410.56}{6.5 + 3586 / 5000} \approx 473(\text{人})$$

利用表 4-7 中的式（4-38）计算各部门应调查人数 n_i 见表 4-8 的第⑩列，该列合计为 475，与 473 的差别是由于 n_i 取整数造成的误差，因此需调查 475 人。

表 4-8 某单位各部门员工药费开支情况的样本含量估计

部门 ①	N_i ②	W_i ③	$\bar{X}_i$ ④	S_i ⑤	$N_i S_i$ ⑥	$w_i = \dfrac{N_i S_i}{\sum N_i S_i}$ ⑦	$W_i^2 S_i^2 / w_i$ ⑧	$W_i S_i^2$ ⑨	$n_i = n \times$⑦ ⑩
A	1200	0.24	180	65	78 000	0.2671	911.04	1014	127
B	3200	0.64	150	50	160 000	0.5480	1868.80	1600	260
C	600	0.12	260	90	54 000	0.1849	630.72	972	88
合计	5000	1.00	—	—	292 000	1.0000	3410.56	3586	475

3. 整群抽样样本规模估计 表 4-9 式（4-39）为无限总体率样本规模计算公式，对于有限总体率样本含量的估计需按表 4-9 中的式（4-41）作校正，其中式（4-39）k_0 为无限总体应调查的群数，k_y 为预调查的群数，m_i 为与预调查的群体中第 i 群调查人数，p_i 为某事件发生频率，$\bar{m}$ 和 p 分别为 k_y 群的平均调查人数和平均发生频率；δ 为容许误差。表 4-9 中的式（4-41）中 K 为所有群数。

表 4-9 中的式（4-40）为无限总体均数样本规模计算公式，对于有限总体均数样本含量估计也需按表 4-9 中的式（4-41）作校正。其中，k_y、$\bar{m}$、m_i、δ 的意义同前，$\bar{x}_i$ 为预调查的第 i 群某项观察指标的均数；为 k_y 群该项观察指标的均数。

表 4-9 简单随机抽样估计总体率与总体均数所需样本规模计算公式

总体类型	估计总体率所需样本	估计总体均数所需样本
无限总体	$k_0=\mu_{\alpha/2}^2\sum\frac{m_i^2(p_i-p)^2}{(k_y-1)\bar{m}^2\delta^2}$ （4-39）	$k_0=\mu_{\alpha/2}^2\sum\frac{m_i^2(\bar{x}_i-\bar{x})^2}{(k_y-1)\bar{m}^2\delta^2}$ （4-40）
有限总体	$k_1=k_0\left(1-\frac{k_0}{K}\right)$ （4-41）	$k_1=k_0\left(1-\frac{k_0}{K}\right)$ （4-42）

例 4-4 为了解某地区 60 岁以上人群高血压健康危险行为现状，拟对全市 17 个社区采用整群抽样调查，调查组随机预调查了 2 个社区，第一个社区调查了 7860 人，2713 人存在高血压的健康危险行为，占比 34.52%，第二个社区调查 6623 人，1545 人存在高血压健康危险行为，占比 23.33%，试计算需要调查几个社区？

已知 $\mu_{\alpha/2}=1.96$，$\alpha=0.05$，预设 $\delta=0.1$，$\bar{m}=(7860+6623)/2=7241.5$，$P=(2713+1545)/(7860+6623)=0.2250$，$K_y=2$，$K=17$，代入表 4-9 式（4-39），得：

$$k_0=\mu_{\alpha/2}^2\sum\frac{m_i^2(p_i-p)^2}{(k_y-1)\bar{m}^2\delta^2}$$

$$K_0=(1.96)^2\times\frac{7860^2\times(0.3452-0.2250)^2+6623^2\times(0.2333-0.2250)^2}{(2-1)\times7241.5^2\times0.1^2}=6.56\approx7$$

因为该地区为有限总体，$K=17$，需按表 4-9 式（4-41）作校正，得到校正后的抽样群数为

$$K_1=7\times\left(1-\frac{7}{17}\right)=4.12\approx4\ （个）$$

4. 样本规模估计软件 除了通过公式计算所需抽样样本量，调查设计者也可以借助软件进行样本量估算。功率分析和样本量计算（Power Analysis and Sample Size，PASS）软件是目前常用的样本量计算工具，主要用于效能分析和样本量估计，也是目前市场研究中较好的效能检验的软件。软件能对数十种统计学检验条件下的检验效能和样本含量进行估计，主要针对区间估计、均数比较、率的比较、相关与回归分析和病例随访资料分析等情形。该软件界面设计简洁、功能丰富全面、操作简单便捷，用户仅需掌握统计学知识，明确医学调查设计方案，并提供相关信息，就可通过简单明了的菜单操作，估计出检验效能和样本含量。

第三节 非概率抽样方法及样本规模

非概率抽样抽取样本的方式并不依据概率理论，因此，与概率抽样相比，其样本不一定能够代表总体。在社会调查领域，调查者时常面临无法获取适用于大规模社会调查的概率样本的挑战。例如，在调查无家可归者群体时，由于缺乏官方发布的完整无家可归者名单，且人工编制此类名册的可行性极低，因此，非概率抽样方法成为主要选择。

非概率抽样具有操作简单、成本低廉的特点，能够迅速收集受访者的各类信息，为调查人员提供初步的想法和思路，有助于形成结论。这种抽样方式也存在一些固有的缺陷，包括无法估计抽样误差、难以评估样本的代表性、无法将结果推广至总体，以及通常伴随较大的偏倚等。本节内容将详细探讨方便抽样、立意抽样、雪球抽样及配额抽样四种非概率抽样方法。

一、抽样方法

（一）方便抽样

1. 抽样方式 方便抽样又称偶遇抽样，该抽样方法指的是调查设计者基于实际情况，选择以最便捷的方式，对偶然遇到的或距离较近、易于接触的个体进行调查。这种方法适用于定性研究以

及那些不追求样本代表性的调查。在同质性较高且流动性较大的群体中进行调查时，被选中的对象通常是偶然遇到的，或者是通过某种便利的方式抽取的。例如，在校园门口对遇到的学生们进行抽查，在医院门口对遇到的病患进行抽查，以及在街上对路人进行随机采访等。

2. 优缺点 方便抽样因其简便性而易于实施，能够充分利用调查者的主观能动性。然而，该方法受到调查者的主观影响较大，依赖调查者的工作经验和判断力，且难以评估样本对总体的代表性。需要注意的是，方便抽样仅在以下情况下才是合理的：调查旨在了解特定时间点通过抽样地点的人群特征，或者在无法采取其他更具有风险性的抽样方法时。此外，基于此类数据进行推论时必须极为谨慎，避免对结果进行过度推断。

（二）立意抽样

1. 抽样方式 立意抽样是调查设计者根据研究目标和自身主观判断来选择和确定调查对象的一种抽样方法。立意抽样具有较大的主观能动性，调查设计者如何确定抽样标准非常关键，这主要取决于调查设计者对被调查总体的了解程度、理论素养及实际经验等。立意抽样适用于一些针对特殊人群所进行的调查，如流动人口的卫生服务调查、吸毒者及艾滋病患者的知信行调查等。

2. 优缺点 立意抽样主要取决于调查设计者对总体的了解程度、理论素养及实际经验等，特别是当调查设计者对调查的总体情况较为熟悉、分析判断能力较强、调查方法与技术十分熟练、调查的经验比较丰富时，采用这种方法往往更加便捷高效。但其样本的代表性难以判断，调查结果也不能做过度的推论。

（三）雪球抽样

雪球抽样（snowball sampling）是从少量个体入手，让他们介绍更多符合条件的调查对象作为组成样本的一种抽样方法，适用于实地调查。雪球抽样常用于缺少抽样框架、无法进行概率抽样、目标总体不明及用其他方法难以找到调查对象等情况。例如，对获取无家可归者、流动劳工、非法移民、吸毒者、同性恋者等特殊群体的样本就十分适用。

1. 抽样方式 雪球抽样是一种特定的抽样程序，其操作步骤如下。首先收集目标群体中少数成员的信息，然后通过这些成员获取有关他们认识的其他总体成员的信息，这一过程被形象地称为“滚雪球”。具体而言，这一过程是基于已有调查对象的建议，逐步累积寻找其他调查对象的过程。例如，在调查居住在上海的广东籍人士的鼻咽癌死亡率时，可以通过让在上海的广东籍人士介绍其他广东籍人士，以此反复进行，直至调查人数达到预定要求。

2. 优缺点 雪球抽样可以根据某些样本特征对样本进行控制，方便寻找一些在总体中较为稀少的调查对象，且调查费用较低。但这种抽样方法也有其自身的缺点，一方面，它可以根据特定的样本特征对样本进行控制，便于寻找在总体中较为稀少的调查对象，并且调查成本较低。然而，该方法也存在明显缺陷，例如，当被调查者不愿意提供其他同类人员的信息时，该方法将难以继续实施。此外，如果总体规模较小，雪球抽样可能很快达到饱和状态，即后续访问者介绍的都是已经访问过的人。同时，可能存在一些个体因为某些原因被有意忽略，这些个体可能具有调查者需要关注的特征，从而导致样本偏差，影响样本对总体的代表性。

尽管雪球抽样在抽取过程中的主观性较强，通常被认为难以推断总体特征，但完全否定其对总体的代表性也不合理。因此，可以采用类似概率抽样的方法进行雪球抽样，利用合理的模型进行非概率抽样分析推断。例如，应答驱动抽样（respondent-driven sampling）是一种基于专家缜密分析的方法，它通过形成总体单元入选样本的基本条件，主观地赋予样本点一定的入样概率，并通过雪球抽样在一定条件下获得近似于概率抽样的样本。该方法已被应用于艾滋病患者、吸毒人员等群体的调查，并被证明是一种有效的抽样方法。

（四）配额抽样

配额抽样又称定额抽样，可被视为分层抽样的一种延伸或简化形式。与分层抽样不同，配额抽样不强调在各层中进行随机抽样，而是由调查者在各层中分配一定的配额后进行非随机抽样，因此，也可以说配额抽样是一种非随机的分层抽样。

1. 抽样方式 调查设计者首先根据某种特征或属性将调查人群分层，并确定不同特征或属性的人群在总体中的比例。随后，根据这些比例或数额，从每一层中任意选择一定数量的个体作为调查对象，以确保样本中不同特征或属性人群的构成及其比例尽可能接近总体分布，从而使所得资料能够合理地代表整个总体。配额抽样的逻辑在实地调查中尤为有效，尤其是在注重代表性的调查中。例如，在对正式团体进行调查时，调查人员应对团体的管理者和成员分别进行访谈，以全面了解实际情况。

2. 优缺点 配额抽样的优点有成本较低、耗时较短，具有较高的经济性，且不需要依赖抽样框架。然而，它无法像概率抽样那样估计抽样误差，在代表性、控制抽样偏差及现场工作的严格要求等方面存在局限性。此外，由于选择哪些个体进行调查是由调查员决定的，可能存在调查员滥用抽样方法而导致的严重偏差，他们可能会倾向于选择最容易找到、工作最方便、最愿意配合或最难避开的对象。尽管有调查者尝试将概率抽样方法与配额抽样方法相结合，但其效果尚待进一步观察。

配额抽样通常从建立描述目标总体特征的矩阵或表格开始。一旦矩阵建立，每个格子即对应相应的比例，调查设计者根据调查目的从不同格子中选择样本并收集资料。代表每个格子的人则根据这些格子相对于总体的比例进行加权。当所有样本要素都被加权后，所得资料即可合理地代表整个总体。因此，在配额抽样中，配额表的制定是至关重要的。例如，某医院 2000 名消化不良患者，其中男性 60%，女性 40%；功能性消化不良患者和器质性消化不良患者各占 50%，年龄为 40 岁及以下、41～60 岁、61～80 岁、81 岁及以上患者分别占 40%、30%、20%、10%，现用配额抽样方法依上述三个变数抽取一个规模为 100 的样本（表 4-10）。

表 4-10 100 个患者的配额样本分布表

性别	年龄（岁）	功能性消化不良患者人数	器质性消化不良患者人数	合计
男性	≤40	12	12	60
	41～60	9	9	
	61～80	6	6	
	≥81	3	3	
女性	≤40	8	8	40
	41～60	6	6	
	61～80	4	4	
	≥81	2	2	
	合计	50	50	100

二、非概率抽样方法的比较

（一）方便抽样与简单随机抽样

二者都排除了主观因素的影响，纯粹依靠客观机遇来抽取对象。与简单随机相比，方便抽样没有明确的总体，抽样时不能保证随机的原则，那些更容易被碰到的、更容易见到的、更方便找的对象被调查人员抽中的概率更高。

（二）配额抽样与分层抽样

二者都依据某些特征对总体进行分层，但二者的目的不同，抽样方法也不同。配额抽样注重的是样本与总体在结构比例上的表面一致性。而分层抽样一方面是要提高各层间的异质性与同层中的同质性，另一方面也是为了照顾到某些比例小的层次，使得所抽取样本的代表性进一步提高，误差进一步减小。

三、样本规模估计

（一）估计精度

估计精度是决策者允许样本估计量出现的误差，可以根据变异系数、方差、绝对精度与相对精度作为估计精度，但根据人们的思维习惯，经常以绝对精度和相对精度作为判断标准。抽样估计的精度要求越高，样本容量应越大；估计的精度要求越低，所需的样本容量就越小，二者成反比。

1. 绝对精度 又称绝对误差限，是指估计量 $\bar{y}$ 与实际量 $\bar{Y}$ 的差异，一般用 d 表示，即要求 $|\bar{y}-\bar{Y}|\leqslant d$。

2. 相对精度 又称相对误差限，是指绝对精度与实际量的比值，一般用 h 表示，即要求 $\left|\dfrac{\bar{y}-\bar{Y}}{\bar{Y}}\right|\leqslant h$。

（二）调查费用、人力、时间

抽样调查是一项实践活动，调查费用、人力和时间通常是必须考虑的因素。调查费用一般根据会计中费用的分类，分为固定费用类与可变费用类。固定费用是不随样本量变化的费用，如调查团队前期准备需要的费用，对调查人员的培训费用等。可变费用是调查每个受访者所需要的费用。现在很多抽样是在网络上完成的，为了提高问卷回收率，需要对积极参与的被调查者采取一些激励措施，而这些费用也是包括在可变费用中的。

（三）单位标志变异程度

单位标志变异程度一般用 s^2 或 $P(1\text{–}P)$ 的大小来表示。在其他条件不变的情况下，为了达到同样的调查目的，总体单位标志的变异程度大，样本容量应越大；反之，总体单位标志的变异程度越小，则样本容量就应越小，二者成正比。

（四）抽样推断的可靠度

抽样推断的可靠度是指总体所有可能样本的指标落在一定区间的概率度，即允许误差范围的概率保证程度。其他条件不变的情况下，抽样估计所要求的可靠程度越高即概率保证程度越高，要求样本含有的总体信息就越多，只有增加样本容量才能满足高精确度的要求；反之，概率保证程度越低，所需的样本容量就越小，二者成正比。

（五）决策损失

在决策问题中，估计量的误差会在决策中造成损失，也会影响到样本容量的选取。

第四节 非结构化数据资料的抽样方法及样本规模

一、非结构化数据资料的抽样计划与特点

（一）抽样计划

抽样计划是一项正式计划，其规定了抽样方法、样本数量和招募参与者的程序。而非结构化数据/定性资料的抽样计划（sampling plan for qualitative data）是指说明需要多少观察、访谈、焦点小组讨论或者案例才能确保调查结果，并提供完整且足够的数据。在定量研究中，抽样计划（包括样本数量）是事先明确的，但定性研究项目则从广泛定义的抽样计划开始，该计划能够纳入各种环境

和情况及各种参与者，包括负面案例或极端案例，从而获得丰富的数据。

（二）主要特点

第一，非结构化数据资料抽样计划总是有意识地抽取参与者样本。第二，每项调查的样本量都不同，而且规模较小。第三，根据数据收集和分析过程中提出的问题，可能会改变纳入和排除标准或改变抽样地点。第四，样本是由概念要求决定的，而不是由样本代表性决定的。

二、非结构化数据资料的抽样策略与方法

（一）抽样策略

抽样是指选择或寻找能为相关现象提供丰富数据的情境、背景或参与者的过程。在定性研究中，抽样是有意的，而不是随机的。最常用的有意抽样策略是立意抽样、效标抽样、理论抽样、方便抽样和雪球抽样。偶尔也会使用最大差异抽样、典型个案抽样、证实和证伪个案抽样的抽样策略。方便抽样、立意抽样、雪球抽样、配额抽样已在本章第三节中介绍，本部分主要介绍其他常见定性抽样方法。

（二）抽样方法

1. 效标抽样（criterion sampling） 指事先为抽样设定一个标准或一些基本条件，然后选择所有符合该标准或条件的个案进行调查。

例如，一般正常的产后住院时间是3～7天，如果有产妇在医院住院的时间超过1周，便会被医院认为发生了“不正常”的病情。于是，调查设计者可以将抽样的标准定在产后住院1周以上的患者范围内，然后对所有这类患者进行调查，了解他们超长住院的原因及医院对其病情的处理方式。这种抽样方式只针对符合选样标准者，目的是确保抽样的质量。这类似于定量研究中的纳入与排除标准。

2. 理论抽样（theoretical sampling） 由扎根理论的创始人格拉泽（Glaser）和施特劳斯（Strauss）提出，指为产生理论而收集资料的过程。借助形成过程中的理论，分析者将资料收集、编码和资料分析结合起来，并决定下一步要收集什么资料和到哪里收集资料，以便在理论浮现过程中发展理论。

统计抽样指从全部调查研究对象中，抽选一部分单位进行调查，并据以对全部调查研究对象做出估计和推断的一种调查方法。由于统计抽样是随机选取样本，因此，能够保证被抽中的单位在总体中的均匀分布，不致出现倾向性误差，代表性强。与此同时，其所抽选的调查样本数量，是根据调查误差的要求，经过科学计算确定的，在调查样本的数量上有可靠的保证，调查结果的准确程度较高。故理论抽样与统计抽样有两点不同。第一，不关注数据的代表性，而强调数据的理论相关性。第二，与数据分析过程同步、持续进行且每次抽样都是暂时的，而非如统计抽样那样一次性完成。在理论抽样中，样本的选取是根据它们对理论的进一步形成是否能提供新见。理论抽样在实践中起始于目的抽样，即挑选最有可能提供丰富数据获取机会的数据来源。从这之后一直到分析结束，抽样的目的都是围绕着与逐渐显现和发展的理论密切相关的数据展开，进行持续不断的有针对性的抽样。所以，理论抽样被看作是目的抽样的一种变化形式的抽样方法。理论抽样与统计抽样的比较见表4-11。

表4-11 理论抽样与统计抽样的比较

	理论抽样	统计抽样
范围	事先不知道总体的范围	事先知道总体的范围
特征	事先不知道总体的特征	总体的特征分布可以估计
阶段	重复抽取样本，在每个阶段重新界定抽样标准	根据预先计划一次性抽样

续表

	理论抽样	统计抽样
样本规模	预先不确定样本规模	预先确定样本规模
抽样结束	当达到理论饱和时抽样结束	当整个样本收齐时抽样结束

3. 最大差异抽样（maximum variation sampling） 是一种抽样技术，其目的在于确保样本产生的调查结果能够尽可能广泛地覆盖研究现象中存在的各种不同情况。

在假设研究现象内部存在高度异质性的情况下，仅调查少数个案可能难以全面反映该现象的特征。因此，调查者可以首先识别出现象中具有最大异质性的特征，然后以此为标准进行抽样筛选。这一方法的主要目标是探究在差异分布状况下，事物的某一特征具体展现出的同质性或异质性表现。比如，想要了解医生和患者对某一干预措施的效果，调查者就根据对于干预措施的接受情况的特点，分别选取严格遵循干预措施和没有遵循干预措施的访谈对象，来了解他们对这一干预措施的认识和行为产生的原因。

4. 典型个案抽样（typical cases sampling） 指选择可以对事情产生决定性影响的个案进行调查，目的是将从这些个案中获得的结果有逻辑地推论至其他个案。

5. 证实和证伪个案抽样（confirming and dis-confirming sampling） 指调查者已经在调查结果的基础上建立了一个初步的结论，希望通过抽样来证实或证伪它。该抽样方法有助于检查或质疑数据中新出现的趋势或模式。

三、非结构化数据资料的样本规模估计

（一）抽样规模

定性研究的一个指导原则是只进行抽样，直到达到数据饱和为止。数据饱和指非结构化数据/定性数据收集到一定程度后，由于新数据产生了冗余信息，从而达到了一种封闭感。当不再出现新的分析信息时，就达到了数据饱和，调查也就提供了有关现象的最大信息量。

定性研究中的样本量通常较小，这取决于数据信息的丰富程度、参与者（或其他单位）的多样性、调查问题和现象的广泛性、数据收集方法（如个人或小组访谈）及抽样策略的类型。大多数情况下，调查者及调查团体将共同决定何时达到数据饱和，从而决定是否可以结束抽样，样本量是否足够。是否有足够的深入数据来显示所研究现象的模式、类别和多样性是其中最重要的标准。

（二）样本规模估计的影响因素

1. 绝对和相对样本大小 绝对样本大小（absolute sample size）指调查中实际需要的样本数量。在选择绝对样本大小时，需要考虑研究所需要的精度和可靠性水平，通常使用统计学中的样本量计算方法来确定。相对样本大小（relative sample size）指样本大小相对于总体大小的比例。在概率抽样中，相对样本大小的选择通常是根据总体的大小来决定的。较大的总体可能需要较小的相对样本大小，而较小的总体可能需要较大的相对样本大小，以确保样本的代表性。

2. 时间和成本 样本大小的选择会对调查所需要的时间产生影响。较大的样本可能需要更多的时间来收集数据、分析和解释结果。因此，需要权衡时间可行性与被调查目标之间的关系。样本大小也会影响调查成本。收集和处理较大样本的数据通常需要更多的资源和预算。因此，需要根据可用的预算和资源来决定样本大小。

3. 无应答（non-response） 是指样本中部分个体未能或不愿意参与调查。在样本大小的选择中，需要考虑到潜在的无应答率，并将其纳入考虑。如果预计无应答率较高，可能需要增加样本大小以弥补潜在的样本偏差。

4. 总体异质性 如果调查总体内存在显著的异质性，样本大小的选择需要考虑到这种异质性的影响。对于高度异质的总体，可能需要增加样本大小以确保涵盖各种特征和变化。相反，如果总

体相对均匀或同质，则可以考虑较小的样本大小。

综上，在非结构化数据研究中，调查设计者需要权衡不同的因素来选择合适的样本大小。样本大小选择的目标是兼顾精度、可靠性、可行性和资源限制。同时，根据调查目标和特定研究领域的要求，也可参考已有文献中类似调查的样本大小范围，针对定性研究不同类型的建议样本数量范围，本书将其呈现于此仅供读者参考（表 4-12）。

表 4-12 文献中不同类型定性研究中的样本数量范围

调查类型	文献中的建议样本数量
人种志	30～50（Morse，1994）；30～60（Bernard，2000）
扎根理论	30～50（Morse，1994）；20～30（Creswell，2013）
现象学	>6（Morse，1994）；3～10（Creswell，2013）
叙事研究	除集体叙事外，一般 1～2 个（Creswell，2013）
个案研究	不超过 5 个（Creswell，2013）

第五节 抽样误差的应用及复杂样本处理

一、抽样误差在参数估计中的应用

本章第一节中提到抽样调查的目的是由样本信息推断总体特征。这一从样本统计量估计总体参数的过程即是参数估计。参数估计包括点估计、区间估计两种方式。

1. 点估计 是指使用样本数据所计算的统计量作为对总体参数的估计量，通常会利用样本均数 $\bar{x}$ 或样本率 p 来估算总体均数 μ 或总体率 π。这样的估计没有考虑抽样误差，因此无法评估估计的精确程度。

2. 区间估计 是利用样本数据估算出一个区间，使其有一定的概率包含总体参数。其中最为常见的区间估计的形式为置信区间。在计算置信区间时，通常需要给定一个 0～1 的置信度（confidence level）。置信度越接近 1，其相应的置信区间包含总体参数的信心越大。比如当置信度为 0.95 时，其估计量对应的 95%置信区间有 95%的概率包含总体参数；即对同一总体重复抽样 100 次，所分别产生的 100 个置信区间中平均有 95 个区间会包含总体参数，而有 5 个区间不包含总体参数。

当总体标准差 σ 已知时，总体均数 μ 置信区间的计算方法可以根据样本均数 $\bar{x}$ 和总体标准差 σ 计算获得。其置信区间可表示为：

$$\left(\bar{x}-z_{\alpha/2}\sigma_{\bar{x}},\ \bar{x}+z_{\alpha/2}\sigma_{\bar{x}}\right) \tag{4-43}$$

其中，标准误 $\sigma_{\bar{x}}=\sigma/\sqrt{n}$，$z_{\alpha/2}$ 为标准正态分布中相应概率对应的标准值。当置信度 $1-\alpha$ 为 0.95 时，$z_{\alpha/2}$ 为标准正态分布两侧对称的尾部概率相加为 α=0.05 时上界对应的值，即 $z_{0.05/2}$=1.96，与其他样本均数和标准误代入置信区间公式可得对应总体均数的 95%置信区间。

当总体标准差 σ 未知时，计算置信区间时样本标准差 s 用于代替 σ，并用 t 分布的界值 $t_{\alpha/2,\nu}$ 代替标准正态分布中的 $z_{\alpha/2}$

$$\left(\bar{x}-t_{\alpha/2,\nu}s_{\bar{x}},\ \bar{x}+t_{\alpha/2,\nu}s_{\bar{x}}\right) \tag{4-44}$$

其中标准误 $s_{\bar{x}}=s/\sqrt{n}$，$t_{\alpha/2,\nu}$ 为自由度为 ν 的 t 分布中两侧对称尾部概率相加为 α 时上界对应的值。这里自由度 $\nu=n-1$，自由度 ν 越大，t 分布越接近标准正态分布。因此，当样本量较大的情况下（n>50），置信区间也可以使用 $z_{\alpha/2}$ 计算

$$\left(\bar{x}-z_{\alpha/2}s_{\bar{x}},\ \bar{x}+z_{\alpha/2}s_{\bar{x}}\right) \tag{4-45}$$

利用大样本[比如样本大小为 n，样本率为 p，而 np 和 n（1–p）均大于 5]估计总体率 π 的置信

区间，样本率 p 近似地服从正态分布，因此置信区间可表示为

$$\left(p - z_{\alpha/2}s_{\bar{x}},\ p + z_{\alpha/2}s_{\bar{x}}\right) \tag{4-46}$$

其中，标准误 $s_{\bar{x}} = \sqrt{p(1-p)/n}$。

二、复杂样本处理

在抽样调查领域，所谓的复杂抽样指的是包含分层抽样、整群抽样、多阶段抽样方法组合及个体具有不等入样概率等特征的抽样过程。通过此类过程所获得的样本被称作复杂样本。在实际的调查实践中，为了实现调查目标、减少抽样误差及提高调查的可操作性，调查人员经常采用复杂抽样方法以增强样本的代表性，并便于调查的组织和执行。与简单随机抽样相比，复杂抽样的设计通常会对样本量的估计和数据分析产生影响。

（一）对样本规模估算的影响

在进行复杂抽样时，设计效应（design effect，d_{eff}）会被用来衡量不同抽样设计相对于简单随机抽样的精确程度。对于复杂抽样中的一个估计量 θ 来说，$d_{\text{eff}}(\theta)$是该估计量 θ 实际的方差与一个相同样本规模的简单随机抽样中这一估计量的方差的比值。设计效应的大小与相对应的抽样设计有关，包括对分层抽样、整群抽样的使用和是否使用权数对具有不等入样概率的抽样过程进行校正。其中，使用有效的分层抽样可以提高抽样效率，降低抽样误差，从而降低设计效应；其中各层内样本同质性越高，各层间异质性越高，该分层抽样的设计效应就越低。整群抽样往往会增大抽样误差，增加设计效应；群内相关系数越高，平均每群的样本量越大，设计效应也就越大。利用权数校正不等概率抽样下的参数估计也会导致抽样误差和设计效应的增大，这一设计效应在所有权数相等时（也就是入样概率皆相等时）达到最小值。

利用设计效应，调查者可以通过对简单随机抽样的调整来估算复杂抽样的样本量。复杂抽样的样本量计算公式为：

$$n = d_{\text{eff}}(\theta) \cdot n_{\text{eff}} \tag{4-47}$$

其中，$d_{\text{eff}}(\theta)$为复杂抽样中估计量 θ 的设计效应大小，n_{eff} 为有效样本量。有效样本量是一个可以获得相同方差的简单随机抽样所需要的样本量。比如一个简单随机抽样所需要的样本量为500，那么一个复杂抽样中 d_{eff} 为 1.5 的估计量需要 $500 \times 1.5=750$ 的样本量来达到同样的方差水平。由此可见，当 d_{eff} 大于 1 时，表明该复杂抽样设计所产生的方差较大，需要更大的样本量才能达到与简单随机抽样相同的抽样误差；当 d_{eff} 小于 1 时，该复杂抽样设计方差较小，更小的样本量即可获得与简单随机抽样相同的抽样误差水平；当 d_{eff} 等于 1 时，该复杂抽样与简单随机抽样具有相同的效率，达到与简单随机抽样同一水平抽样误差所需要的样本量是相同的。

除了根据相应的公式计算，设计效应的取值可以来源于公开发布的调查。设计效应在一些非概率抽样中也有应用。在应答驱动抽样（respondent-driven sampling，RDS）中，调查者通常将设计效应定为 2～4 来估算样本量。

（二）对数据分析的影响

复杂抽样设计对数据分析的影响主要体现在对总体目标量的估算和对估计量方差的估算上。

1. 总体目标量的估算 主要受到通过不等概率样本计算并利用权数调整后得出的目标量的影响。本章第一节中提到过的定量研究调查中应当保证每一个个体都有均等的抽取概率；然而实际的调查工作中出于对调查实施可行性等因素的考虑，可能出现不同的个体有不同的入样（被抽取）概率的情况，因此在利用不等概率方法抽取的样本统计量估计总体参数时，调查者需要对不等入样概率的影响做出调整。不等入样概率可以由抽样方案设计、具体抽样调查执行等因素造成。前者包括分层、整群或多阶段抽样中不同层或群中的入样概率不同，而后者包括无应答造成的偏差。

在使用权数对不等入样概率做出调整时，权数应为其对应样本个体或抽样单元的入样概率的倒数。比如一个抽样单元的入样概率为 1/10，其权数应该为 10。多阶段抽样中可能每个阶段都涉及权数的计算，那么总权数应为各阶段权数的乘积。比如第一阶段在多个城市中抽取一定数量的街道，其中城市 A 中一个街道被抽取的概率为 1/4，那么这一阶段的城市 A 中街道的权数应为 4；第二阶段在被抽取的街道中抽取居委会，街道 B 中的一个居委会被抽取的概率为 1/5，那么对应权数应为 5；结合两个阶段，城市 A 街道 B 中居委会的权数应为 4 × 5=20。若再考虑无应答的情况，比如执行抽样调查时有 1/3 无应答，即调查平均每接触 3 个抽样单元，只获得 2 个单元的回复，最终权数应再乘上应答率 2/3 的倒数 3/2。

通过加入权数，调查者可以对总体目标量的估计进行调整。以总体均数为例，其估计量 $\widehat{\bar{Y}}$ 可以表示为：

$$\widehat{\bar{Y}} = \frac{\sum w_i y_i}{\sum w_i} \tag{4-48}$$

其中，w_i 为第 i 个样本个体的权数（定义为该个体入样概率的倒数），y_i 为第 i 个样本个体的某个目标量的值。当计算总体比例时，其估计量 $\widehat{P}$ 可以表示为：

$$\widehat{P} = \frac{\sum_{i \in C} w_i}{\sum w_i} \tag{4-49}$$

其中，C 为样本中符合某个目标特征的样本个体的集合。

2. 估计量方差的估算 在参数估计时，调查者不仅需要估计总体目标量的大小，也需要估计其方差的大小，以评估/判断抽样误差的大小；而复杂抽样设计也会对估计量方差的估算造成影响。在复杂抽样中，方差计算可以粗略地直接乘以设计效应，其中设计效应通常来源于已发表的研究。由于该方法并没有具体考虑相应抽样方法中各种抽样信息，因此所获得的方差估计较为不准确而较少使用。复杂抽样的方差可以通过不同抽样方法相应的计算公式获得。然而，因为复杂抽样通常会涉及多种抽样方法的组合，使用公式计算方差极为复杂。在实际调查中，平衡半样本方法、自助法/自助抽样法、刀切法等重复抽样方法在方差估算中较为常见。

这些方差估算方法都需要使用复杂抽样中各层、群及相应权数的信息。它们主要通过与原样本相同的抽样设计对初级样本单元进行有放回的随机抽样，以构造成多个子样本，并根据这些子样本估算出目标统计量的方差。其中，平衡半样本方法常用于分层多阶段样本中层数较多而且每一层中有两个初级样本单元的设计，通过对每层进行有放回的简单随机抽样抽取一个初级样本单元，以组成一个半样本。若该分层抽样有 S 层，那么可以组成 2^S 个半样本。接下来，通过阿达马矩阵（Hadamard matrix）可以进一步获得一组较小数量（k 个）的平衡半样本，并利用平衡半样本估计总体中目标量的方差。刀切法、自助法/自助抽样法可以用于每层中有两个及以上初级样本单元的设计，不过其计算量通常相比于平衡半样本方法更大。在目前主流统计软件，如 SAS、STATA、R 等软件可以使用这些重复抽样方法进行方差估算。

（姜　婷　王凯路　崔兆涵）

思　考　题

1. 试述不同概率抽样方法的适用情况。
2. 在确定调查总体均数时，需要确定样本含量的哪些信息？
3. 试述方便抽样与简单随机抽样的异同。
4. 为什么资料收集、资料分析与抽样是同步的过程？
5. 根据对非结构化数据资料抽样方法的理解，请思考你的研究可能会选择哪种抽样策略。

第五章　现场调查测量

现场调查测量是通过社会调查获取准确信息、揭示现象规律的关键环节，科学且有效的测量可以为后续研究提供坚实的数据支撑。本章将深入探讨现场调查测量的相关内容，从现场调查测量的定义与特征出发，让读者明晰测量本质；分析测量层次，助力选择适宜方法；阐述概念操作化过程，使医学社会学中的抽象概念变得可测；讲解量表评价，有助于读者掌握评估工具质量标准。通过本章的学习，读者将全面掌握现场调查测量的相关知识，提升现场调查测量与概念操作化的能力，为获取准确、可靠的研究数据奠定坚实基础。

第一节　测量的定义及特征

一、测量的定义

测量是指依据相关原则对调查对象赋予数字或符号的过程，是对现象或事物进行调查的有效方式。医学社会学领域中现场调查的主要工作之一便是完成对调查对象及其特征的测量。

该定义具有以下含义：首先，测量的原则需要在测量之前事先确定，研究者随后依据该原则开展对于相关研究的特定测量工作；其次，测量的本质是赋值过程，为后续调查的开展提供可度量的数字依据；最后，测量结果具有可量化和可比性的特征，这有利于后续数据分析等调查工作顺利进行。

需要说明的是，在医学社会学的现场调查测量过程中，调查者需要首先对被测量事物形成建构性与概念性的认识，并在此基础上开展后续测量工作。例如，医院检验科工作人员想要测量某位患者的某项体液中水分所占百分比，那么该检验科工作人员首先应明确什么是“水”，随后才能利用相关检验设备，区分“水”与其他物质，最后进行百分比测算。再如，调查者想要测量某中学全校学生的学习能力，那么首先需要明确“学习能力”的概念定义（学习能力是个体从事学习活动所需具备的心理特征及顺利完成学习活动的各种能力的组合，并具体包括感知观察能力、记忆能力、阅读能力、解决问题能力等），然后基于上述定义，对于“学习能力”所包括的感知观察能力、记忆能力、阅读能力、解决问题能力等方面采用量表等形式进行测量。

二、测量的要素

依据测量的定义，测量具有以下四个要素。

（一）测量的客体

测量的客体是指测量的对象，包括客观世界中存在的事物及发生的现象，其通常以数字或符号的形式进行表示。例如，调查者对某肥胖患者的身高、体重、腰围与腹围等进行测量，那么此位肥胖患者便是本次测量的客体，其身高、体重、腰围与腹围是测量客体所具有的特征；同时这些特征也能够以数字形式进行表示。在医学社会学的相关现场调查中，社会中的个体、社会组织、社会群体、社区等通常被作为测量的客体。

（二）测量的内容

测量的内容是测量客体的某种属性或特征。正如上文中提到的例子，肥胖患者是测量的客体，其身高、体重、腰围与腹围是测量客体所具有的特征，即测量的内容。因此，在测量过程中，测量内容并不是客体本身，而是测量客体所具有的特征或属性。

（三）测量的法则

测量的法则是以数字和符号的形式，在表达测量对象属性或特征的过程中应遵守的操作规则，也是调查者在测量过程中所遵守的具体操作程序和区分测量对象不同特征或属性的依据。例如，“将书平放在桌面上，用直尺的零刻度线对齐书的一端，读取直尺另一端所对应的刻度值即为书的长度”这句话所描述的是关于书本长度的测量法则。

（四）数字和符号

数字和符号是测量结果的呈现方式和表示工具。例如，20cm、30cm 是测量书本长度所得的结果。医学社会学研究中的许多测量结果均是用数字表示的，如调查对象的年龄、月收入、家庭月支出、家庭人口数等。同样的，在医学社会学相关研究中也有许多用文字表示的测量结果，例如，调查对象的受教育程度（小学及以下、初中、高中、大学及以上）、婚姻状况（未婚、已婚、离异、丧偶）及医疗服务满意度（不满意、一般、满意）等。虽然部分以文字表示的测量结果在统计分析时将被转化成数字，但此类数字并不能进行加减乘除四则运算，只能作为不同类别的代号进行频数统计。

三、概念、变量与指标

概念、变量与医学社会学中的现场测量密切相关。在医学社会学中，概念是一类事物的属性在人们主观印象上的反映，即测量对象经过抽象化的过程便形成了概念。概念的抽象程度有不同高低的层次，一个抽象层次高的概念往往包含多个抽象层次低的概念，并且高层次的抽象概念往往是难以直接观察和描述的。

在医学社会学中，变量是指具有多个不同取值的概念，即包含一个以上范畴的概念；相对应地，那些只有一个固定不变取值的概念称之为常量。

在此基础上，指标是指表示一个概念或变量含义的一组可观察到的事物。在医学社会学的具体研究过程中，概念是抽象的，而指标是相对具体的；概念是人们的主观印象，而指标是客观存在的具体事物。例如，某位研究人员想要测量调查对象的幸福感，但幸福感是一个抽象化的综合性概念，无法直接进行测量。因此，该研究人员需要通过询问调查对象最近一周“是否经常烦躁”“是否沮丧”“是否感到欣慰”等问题来综合反映调查对象的幸福感。以上这些测量幸福感的相关问题我们可以称之为指标。

医学社会学的现场调查者关注的常常是调查对象语言和行动的意义，尽管这样能够说明被观察的行为，但这也使得调查者们感兴趣的概念更为复杂。这就造成了在医学社会学的实际调查过程中，对于调查对象某一特征的测量可能会存在不同方面的差异。例如，在测量调查对象生活幸福感时，某人在与家人相处时感到幸福，但在工作时感到不幸福，由此在家庭与工作两个不同场景下产生了幸福感差异。因此，调查者可以将生活幸福感进一步划分为不同维度，即家庭维度的幸福感与工作维度的幸福感。同时，不同调查对象在想法上的差异和同一调查对象在不同阶段的想法差异均会带来测量结果的变化。例如，在调查同一个肿瘤患者的生活幸福感时，其患病初期的生活幸福感测量结果可能会与其患病半年后的生活幸福感测量结果存在差异。

四、医学社会学研究领域的测量

测量通常在自然科学的相关研究中广泛存在，而在社会科学中则有待进一步发展完善。社会现象的特质、社会测量的特殊性均会影响社会科学研究中测量的质量。与自然科学的研究相比，医学社会学领域中对于个体及其活动的相关研究与测量具有不同的特点。

（一）社会生活中不同个体的复杂性

个体在医学社会学测量中兼具主客体的双重身份这一特性对测量有着独特影响：一方面个体在

测量的过程中，可以作为测量的主体，依据测量法则开展测量工作；另一方面个体又可以作为医学社会学中的调查对象，向调查者提供自身的身高、体重、婚姻状况、受教育程度等信息。无论作为测量的主体还是测量的客体，个体都具有个人情感与主观意识，会对测量过程中的问题做出反应，给出相同或不同的测量结果。同时，社会现象的测量还会受到群体认知水平和价值体系的影响，并进而导致测量结果可能会带有一定程度的主观性质。

（二）测量活动会对测量的内容和客体产生影响

个体、组织和社区的多种行为构成各种纷繁复杂的社会现象，而医学社会学领域内的测量内容通常围绕社会中的个体、组织和社区的行为态度和表现方式展开。但是，调查者对社会现象的测量活动本身也是一种社会现象。比如在针对员工工作满意度的调查中，测量过程可能会引起员工对自身工作状况的更多关注和思考，从而改变他们原本的行为态度，这就使得测量结果可能无法准确反映员工在自然状态下的工作满意度。这种干扰因素使得社会科学领域的测量相比自然科学领域的测量更为复杂，需要调查者在设计和实施测量时更加谨慎地考虑如何减少测量活动本身带来的影响。因此，社会测量活动本身也会影响测量内容及测量客体，可能会对测量过程和结果产生影响。

（三）医学社会学研究领域中测量对象的复杂性与测量难度

医学社会学测量对象的复杂性导致其测量难度较大，与自然科学领域的测量存在明显差异。自然科学中的测量对象相对单一稳定，测量的可重复性高；但是医学社会学中的测量对象复杂，测量的可量化程度较低，可重复性较差。例如，对于调查对象智力、集体荣誉感、组织纪律性等方面的测量，广大调查者尚未建立普适、公认的测量指标和标准，也尚未健全与之相适应的测量工具和方法。这就导致在不同研究中，相关测量结果难以进行有效的比较和验证，可重复性较差。这种测量对象的复杂性使得医学社会学测量在可量化程度和测量的准确性方面面临较大挑战，需要不断探索和发展更科学有效的测量方法。

第二节 测量层次

一、测量层次的含义

测量层次反映了变量或指标在测量过程中的属性差异，并进而形成了不同的测量级别。在医学社会学研究中，问卷是现场调查进行社会测量的主要工具，而问卷中的不同问题具有不同的测量层次。问卷中的问题是特定的某项医学社会学调查中某个变量的具体表述，也体现着测量层次上的差异。

例如，调查表涉及对调查对象社会属性和自然属性的测量；调查者用性别、年龄、身高、体重等测量调查对象的自然属性，用职业、收入、党派、户口等测量调查对象的社会属性。但是，以上变量存在计算方式的差异。例如，对于年龄、收入等变量，调查对象可以直接回答年龄与收入的数值，调查者可以依据所有调查对象回答的该变量数值进行均数计算。教育程度变量中的小学及以下、初中、高中、大学及以上存在高低次序之分，而性别、职业等变量中的答案，既没有高低之分，也不能进行均数计算。因此，不同的变量有不同的层次，有的变量具有数学运算性质（可以进行均数计算），有的变量存在大小高低之分，也有的变量只存在类别之分。

正是由于变量在计算方式和属性特征上的不同，才形成了测量的不同层次。这种层次上的不同体现为变量或指标在质与量层面的差异，具体表现为大/小、高/低、强/弱、有序性等方面的不同，并最终形成了不同的测量层次，即定类测量、定序测量、定距测量和定比测量。

二、定类测量

定类测量又称类别测量或定名测量，是依据变量所处范畴或变量取值的类型来测量变量的特征。例如，性别的所属范畴或取值有男和女两类。通过对性别进行测量，调查者能够了解该调查群体的性别占比。定类测量属于名称级的测量，是对所测客体属性或特征的类别进行鉴别的一种测量方式，在整个测量方式体系中处于最低的一层，其具体操作方法是依据相关测量标准将测量对象划分为若干个既互斥又完备的类别，并为每一类别赋予数字或符号。

所有对社会现象特征的测量均可以采用定类测量的方式。定类测量通过类别划分来区别调查对象是否具有某一特征，以及区分调查对象的不同构成。因此，定类测量的分类标准要求各种类之间既互斥又完备，即每个调查对象仅能够用一个类别进行表示。

三、定序测量

定序测量又称次序测量，是一种属于次序级的测量方式。定序测量比定类测量高一个层次，它是一种对所测事物属性或特征的类别进行大小顺序的比较和鉴别的测量方式。定序变量取值的具体操作步骤：首先，根据一定的分类标准，按照互斥与完备的原则，将调查对象进行分类与排序；其次，为上述不同类别依次进行赋值。

在定序测量中，由于调查对象是根据观测值的大小顺序排列的，所以类与类之间的关系不再是等价的。因此，定序测量不仅可以区别种类之间的差异，也能够进行类型之间大/小、高/低、先/后、强/弱的比较，具备了一定的数学运算性质。调查者通常采用“大于”或“小于”等描述进行区别分类。例如，调查者将调查对象对某一问题的态度按强弱顺序划分为“非常满意”“满意”“一般”“不满意”“非常不满意”五个等级，并用数字1～5分别代表各分类。但此时调查者仍无法确切地使用数值对不同类别之间的差别进行量化，因为无法在各个类别之间进行代数运算并了解各类别之间的量化差异。调查者可以认为5（“非常不满意”）要比2（“满意”）的不满程度高，但无法判断5（“非常不满意”）与2（“满意”）之间的量化差异（即不能进行5–2=3的数学运算）。

四、定距测量

定距测量又称间距测量，是一种属于区间级的测量形式。定距测量是对社会现象的数量特征进行精确测量的计量层次。定距测量不仅可以测定调查对象在某一特征上的次序排列，而且可以确定所测事物的特征在相邻两类之间的距离，以及不同等级之间的差距。

在定距测量中，类与类之间所赋的数值不仅存在大小区别，而且可以进行加减运算。调查者不仅可以知道两类之间相等或不相等，而且可以了解差别的量的程度。定距测量属于较高层次的测量类型，通过定距测量，调查人员能够对调查对象及其特征进行更详细地描述，从而更全面地获得调查对象的相关资料。

需要注意的是，定距测量的各相邻类别之间的间距是完全一致的，但定距测量没有绝对的零点，所以通常不进行乘除运算。无绝对的零点是指“零”在测量中是人为规定的，而不具有“零”的实际意义。例如，在对温度、考试成绩的测量上，温度等于零并不意味着温度不存在，也不能说80℃的温度是40℃的两倍；在某科目的考试中，甲的考试成绩为100分，乙为50分，我们可以说甲比乙的成绩高50分，但不能说甲在这门功课上的能力比乙高出一倍。调查者在部分调查中做出一定假设后，也可以对定距变量进行乘除运算。运用定距测量的方法，调查者可以进行前两种测量层次中所适用的一切计算，同时还可以进行平均数、标准差、方差、回归分析和 F 检验等相关计算。

五、定比测量

定比测量又称比率测量，是一种属于比率级的测量层次。定比测量是最高层次的测量类型，也是进行精准的医学社会学研究的最理想的测量层次。在定比测量层次上建立的比率量表，可以用来测量调查对象的各种生理特征、心理特征，以及测量时间、空间、货币单位等。定比层次的变量可以进行所有代数运算，也可以进行几何均数等形式的计算。

六、测量层次的特征与意义

根据以上分析，测量层次具有以下四个特征与意义。

第一，从定类测量到定比测量是测量层次的递进过程，测量层次高的变量同时具有测量层次低的变量中的所有属性。

第二，由于测量层次比较高的变量同时具有测量层次比较低的所有属性，因而测量层次较高的变量可以转换为测量层次较低的变量。例如，年龄属于定比测量层次的变量，其在社会测量中可以根据需要转换为定序或定距层次的变量，甚至可以转换为定类层次（如“新中国成立前出生”和“新中国成立后出生”）的变量。但是，测量层次低的变量不能转换为测量层次高的变量。在实际测量过程中，调查者应注意尽量不要把测量层次高的变量转换为测量层次低的变量，因为测量层次高的变量所含有的信息更多，更易于采用数学运算的方法进行分析。

第三，判断变量所属的测量层次，能够帮助调查者选择适合该变量测量层次的数据分析方法，在初级和中级统计分析中，特定测量层次的变量有严格对应的统计分析方法。测量层次判断的基本标准是凡是适合于测量层次较低的变量的统计分析方法，也适合于测量层次较高的变量的统计分析方法；反之，则不行。例如，调查者可以计算年龄的均数，但是无法使用均数计算性别。

第四，虽然定类测量和定序测量的变量不能采用较高层次的统计分析方法，但是这些类型的变量可以进行频数统计、比率计算。例如，针对性别这个定类层次的测量，可以计算一个班级中男女学生分别所占的比率、性别比等。随着统计学相关技术的发展，现在研究人员也可以采用“虚拟变量”的方法对定类和定序层次的测量变量进行多元统计分析或多元对数统计分析。

第三节　操　作　化

一、概念的操作化的定义及其作用

概念的操作化（operationalization）是将研究过程中所涉及的抽象概念转化为可观察的具体指标的过程；换言之，我们也可以将其理解为是对抽象层次较高的概念进行具体测量时所需程序、步骤、方法、手段的详细说明。操作化为研究人员开展针对抽象概念的调查测量工作提供了关键手段和有力工具。例如，在一项针对肿瘤患者生活幸福感的研究中，研究者将“生活幸福感”这一抽象概念转化为“是否感到被周围人关爱”“是否感觉所从事的工作有意义”“家庭关系是否和睦”等不同指标。再如，在某个针对中学生“身体素质”的研究中，研究人员“将某中学全体学生的 1000 米跑、一分钟跳绳、立定跳远三个项目的成绩按 3、2、1 的权重分别加权与赋分，然后计算均数”，则是对“身体素质”这个抽象概念进行操作化的实例。

操作化在医学社会学相关调查中有着极为重要的作用，它是定量取向的社会调查中的关键一环。调查者如果需要对基于社会现实的概念体系或理论假设进行实证分析，操作化是必不可少的首要前提。只有将研究中所涉及的概念和理论框架进行科学合理的操作化、并以通俗易懂的形式呈现出来，才能够被调查对象所理解并给出相应的反馈和回答，从而有利于相关调查研究的顺利开展。因此，只有通过操作化的过程，抽象的理论概念才能够被“转变成”或“翻译成”现实生活中众所周知的具体社会事实，才能为后续数据收集、数据分析等研究工作的推进提供现实层面的可能性。

基于此，操作化可以说是在社会调查中连接理论与实际、抽象与具体的桥梁，而操作化过程则是沟通抽象的理论概念与具体经验事实的过程。在医学社会学研究中，操作化的目的是将调查对象无法感知的社会结构、制度或过程转化为容易被调查对象感知和理解的社会事实，从而促进调查者与调查对象的有效沟通，推动调查工作的顺利进行。例如，上文提到的对“幸福感”进行测量的例子中，虽然调查对象在日常生活中常常谈到幸福感，也能体会到幸福感。但是，幸福感在现实社会中并不是以客观事物的形式存在的，因为调查者与调查对象无法知道幸福感的形状、大小、颜色等，调查者需要将幸福感操作化为“是否感到欣慰”“是否家庭和睦”等问题。操作化的作用是将调查者意识中的抽象概念以真实可感、具体常见的形式进行呈现，使得调查研究中的特定概念能够被调查对象所理解与接受。

二、假设的操作化

研究假设是对调查对象特征及有关社会现象之间的相互关系所做的推测性判断，其通常以抽象概念的形式来陈述现象之间的关系。由于抽象概念无法直接测量，因此研究假设无法直接进行检验，必须转换为具体假设。从抽象假设到具体假设的过程是假设的操作化过程。调查者通常使用经验演绎法进行假设的操作化，即先将研究假设中的抽象概念具体化，选择具体的评价指标对其进行测量，然后据此推演出具体的研究假设。

例如，研究人员计划开展一项针对社会地位与其社交网络之间关系的社会调查。研究人员在初步探索的基础上，提出了本研究的研究假设："社会地位与社交网络的广泛性成正相关"。在此研究中，社会地位与社交网络两个概念都属于抽象概念，应分别用常用的具体医学社会学调查术语将其操作化。如个体的"社会地位"可以用"个人月收入""职业类型"等来进行测量；而"社交网络"可以用"亲密朋友的数量""每一周的平均应酬数量"等指标来测量。由于一个概念可用多个指标来测量，因此一个抽象的研究假设可以推导出多个具体的研究假设，所有的研究假设均可以通过收集实证数据来进行检验。在上述例子中，研究人员可以由"收入水平与社交网络的广泛性成正相关"这一研究假设推导出如下几个具体的假设：①"个人月收入越高，亲密朋友的数量越多"；②"个人月收入越高，每周的平均应酬数量越多"。

三、操作化方法

对概念进行操作化处理的关键在于可以给出该概念的操作定义。操作定义是在研究的初始阶段，结合着研究背景、研究目的与研究内容，为特定的概念赋予具有可执行性质的定义的过程；其是推动后续调查工作顺利进行的程序化、系统化工具。操作定义旨在协助研究人员将抽象概念与现实世界中的现象相对应。操作化过程主要包括两部分内容，一是澄清与界定概念，二是发展和构建测量指标。

（一）澄清与界定概念

在医学社会学研究的初始阶段，许多定义及概念包含不同的成分，由此类概念构成的不同资料之间可能存在实质性的差异。因此，研究人员需要对主要概念进行澄清和界定工作。澄清和界定概念的必要性在于如果不同的研究人员用同一个概念来表达不同的含义，则会产生歧义。乃至导致概念本身失去意义。例如，当我们要调查某省份老年高血压患者的用药情况时，一方面需要明确此调查基于该省份的特定空间范围，另一方面也要明确调查对象的年龄是在60周岁以上且是高血压这一特定病种的患者。

澄清概念的重点在于厘清概念中所包含的资料的相关属性。研究人员通过精确地分析相关概念中所包含的特定资料，进而可以提出如何组织、开展社会调查的指导性框架。同时，澄清概念也能够使各项具体实证研究中所包含的资料更具一致性和可比性。例如，对于"儿童"这一概念，不同国家及不同研究者关于儿童群体的年龄范围界定会有所不同，因此便需要明确说明某项研究中所采用的儿童群体的具体年龄标准。

要做好概念的澄清与界定工作，首先，研究人员需要搜索和收集某一概念的各种不同定义，在对此定义的范围有所了解之后，调查者可以依据相关原则对定义进行分类。例如，对于"社区"这一概念，社会学领域的研究人员曾列举出多种不同的关于社区的定义，其中绝大多数定义包含以下三种元素：地域、共同纽带、社会互动。再如，要开展针对某三甲医院"住院患者"的调查，研究人员便首先需要明确"住院患者"的操作定义。部分研究人员认为"住院患者"是指在该医院的住院部接受治疗一周及以上的患者，而其他研究人员则认为凡是在该医院住院部登记的患者均应界定为"住院患者"，由此可以得出"医院""住院部""患者"是大多数研究人员在对"住院患者"进行定义操作时均会涉及的元素。因此，采用这种方式可以帮助研究人员形成对此概念范围的总体认识。其次，研究人员需要选择具体的定义方式。研究人员在总结各种既有定义中的共性元素之后，需要决定采用哪一种定义方式。研究人员通常会面临不同的选择：既可以采用既有研究已给出的现成定义；也可以在综合现有相关定义的基础之上给出新的定义。需要注意的是，研究人员在选择使用既有定义时，应以该医学社会学研究的具体需要为依据，并与其研究目的相契合。

例如，研究人员在某项医学社会学研究中需要对“资源”的概念进行操作化，那么调查者首先需要搜索和收集既有研究对“资源”的各种不同定义；在此基础上，研究人员结合该研究的具体目的对“资源”的概念进行界定：“本文基于之前学者对资源的定义，认为资源是指能够使得个体、群体满足的经济、政治、文化、社会等一系列物质与精神支持的统称。”

（二）发展和构建测量指标

概念的澄清与界定是为了划定概念的具体范围。对于医学社会学的相关调查来说，研究人员需要对概念进行操作化，使其转化为能够被具体观察和测量的事物。因此，为了完成相关概念的操作化转化过程，研究人员就需要构建与特定概念内涵相对应的指标。

首先，研究人员需要列出概念的维度。正如上文所述，许多抽象的概念具有不同的维度。医学社会学调查中的抽象概念大多对应现实生活中较为复杂的社会现象，而非单纯可观察的社会现象。例如，“人的现代性”与“外来务工者的社会地位”就是两个具有多维度的概念。因此，研究人员在界定概念定义的同时，需要同时关注相关概念所具有的不同维度。

其次，对于有些概念来说，构建测量指标相对简单一些；而对于其他一些更加复杂和较为抽象的概念来说，发展和建立其测量指标却并非易事。例如，构建测量“性别”“文化程度”“婚姻状况”等概念的指标较为容易一些，但构建“健康素养”“心理韧性”等概念的测量指标则相对困难一些。

通常情况下，我们可以采取下列两种方式来发展概念的测量指标。一种方式是寻找和利用前人已有的某个概念的测量指标。尤其是对于一些测量人格、态度方面的量表，往往已经通过相关领域内的研究人员的多轮修改和普遍运用，常常可以被后辈的研究人员直接使用。当然，许多前人的测量指标不一定完全适用于后续的医学社会学研究，这时就需要对这些既有的测量指标进行一定的修改和补充。利用前人既有的测量指标具有可与其他相关研究的所得结果进行比较的优点，同时，这种做法比每个研究人员都发展一套自己特定的测量指标的做法更有利于医学社会学领域的成果与知识的积累和延续。

另一种方式是研究人员自行发展和构建某个概念的测量指标。研究人员可以先进行一段时间的探索性研究（如采用实地观察和无结构访谈的方式），完成资料收集的初步工作。尤其要关注与被调查者中的关键人物进行比较深入的访谈后获得的相关反馈和收集到的资料。这些反馈和资料可以帮助研究人员从被调查者的角度、用被调查者的眼光来看待事物，了解被调查者的思想及他们思考问题的方式。所有这些都将对研究人员发展和构建某个概念的测量指标提供极大的帮助。

四、操作化过程

概念的操作化过程实际上是一个将理论概念或抽象概念映射到实践层面的社会事实的过程。概念是在归纳客观事物过程中所获得的认知，但概念在从客观事物中抽象出来之后，就获得了一种理论上的界定。例如，“智力”作为一个概念被界定为“思维和适应环境的能力”，又如“文明”是指“人类社会的进步状态”。这种理论上的定义虽然简洁明了，但对于医学社会学领域内的观察、测量来说是无法实施的。因此，调查者应当采用操作性的界定方式，即不直接描述概念的性质特征，而是列举测量该概念所需要的操作活动。例如，上述的“智力”被界定为“某次智力测验上所得的分数”；又如将“社会经济地位”界定为“把以某种方法测得的教育程度、实际收入和威望依一定的方式合并而成的指标”。由此可见，概念的操作化过程是至关重要的，因为通过操作化定义才能获得测量概念所采用的认识水平、工具和程序，由此，实证性的医学社会学研究才能开展下去。

操作化定义的构建对于明确调查范围和提高调查的精确性至关重要。以“2006 年某城市大学生健康状况及价值观念调查”为例，我们可以将“大学生”这一概念的操作化定义为“2006 年 10 月在该城市行政区划内公办大学注册就读的本科学生（不包括休学学生）”。这一操作化定义排除了不符合上述标准的调查对象，确保了调查对象的一致性和可比性。

操作化定义的建立不仅有助于明确调查的边界，还能促进研究人员之间对某个具体概念的共识的达成，减少由概念界定模糊而导致的研究偏差。此外，它还为研究人员提供了一个清晰的思考框架，使得研究问题更加具体化，从而增强了医学社会学研究的可操作性和结果的可靠性。

在构建测量指标的基础上，研究人员可以设计一系列问题来收集研究所需要的资料。例如，针对“工作积极性”这一概念的操作化定义及其测量指标，研究人员可以提出以下多个问题：“近一个月内，您是否每天按时上下班，有无迟到或早退现象？”“您是否能够完成既定的工作量？”“近半年内，您是否出现过重大的工作失误？”“当个人私事与工作任务发生冲突时，您通常如何处理？”“为了提升工作效率，您是否会利用业余时间学习与业务相关的知识？”等。

然而，并非所有概念都能轻易通过操作化来界定，尤其是涉及社会理论和社会哲学的复杂概念。对这些概念进行操作化可能需要对概念进行“降维”，但这种尝试可能会使概念变得机械和单一，限制了理论概念的想象力和思考空间。这是操作化过程中的一个局限性，需要研究人员在追求精确性的同时，保持对概念深度和广度的考量。在医学社会学中，这种平衡尤为重要，因为它涉及对人类行为和社会结构的复杂性的理解。

第四节 量表评价

一、量表的含义

量表是一种用于测量和评估抽象概念、态度、行为倾向、心理特征或其他复杂现象的工具。它通过一系列有组织的、精心设计的问题、陈述或指标，将难以直接量化的对象转化为可以用数字或其他量化形式来表示的信息，从而实现对调查目标的量化研究。量表一般包含以下四个构成要素。

1. 条目（项目） 量表的基本组成部分，通常是一个个具体的问题或陈述。例如，在一项针对老年人的生命质量的社会调查中，研究人员使用健康调查量表 36（SF-36）来测量老年人的生命质量，该量表具体包括“过去 4 周您感到情绪低落、沮丧，怎么也快乐不起来吗？”“过去 4 周您非常紧张吗？”“过去 2 周您能从他人那里得到您所需要的支持吗？”“过去 2 周当需要时您的朋友能依靠吗？”等 36 个条目。这些条目旨在从不同角度去触及和衡量所要研究的抽象概念。需要强调的是，条目的数量和内容取决于调查目的、调查对象的范围及所测概念的复杂程度。

2. 维度 由反映同一特征的条目构成。在上述针对老年人生命质量进行调查的例子中，SF-36 所包含的 36 个条目可以分为生理维度、心理维度、社会维度、主观满意度四个维度。具体来说，上文中提到的“过去 4 周您感到情绪低落、沮丧，怎么也快乐不起来吗？”“过去 4 周您非常紧张吗？”这 2 个条目属于心理维度，而“过去 2 周您能从他人那里得到您所需要的支持吗？”“过去 2 周当需要时您的朋友能依靠吗？”这两个条目属于社会维度。

3. 回答选项（反应尺度） 量表中的每个条目都配有相应的回答选项，用于被调查者表达他们对项目内容的看法、感受或自身情况。回答选项有多种形式，常见的有二分法（如“是/否”“同意/不同意”）、多分法（如“非常同意/同意/不确定/不同意/非常不同意”），还可以是连续尺度的（如从 0～10 的评分，0 表示完全不符合、10 表示完全符合）。这些选项的设计要确保能够充分涵盖被调查者可能的反应（即穷尽性），并且具有足够的区分度（即互斥性），以便准确地收集到不同程度的态度或特征方面的数据和资料。

4. 计分规则 为了将被调查者的回答转化为可量化的数据，需要建立明确的计分规则。对于不同类型的回答选项，其计分方式也会有所不同。以“非常同意/同意/不确定/不同意/非常不同意”的五分法为例，可能会给“非常同意”赋值为 5，“同意”为 4，以此类推。在有反向项目（与正向表述的意思相反）的情况下，计分方式需要相应调整，以保证最终的总分能够合理地反映被调查者的态度或特征。例如，对于反向项目“我很难入睡”，如果“非常同意”这个选项在正向项目中通常计高分（如计5分），那么在这个反向项目中就应该计低分（如计1分）。

二、量表的评价

（一）信度

信度（reliability）即可靠性，指用同样的方法对同一对象重复测量时结果的一致程度，也就是测量结果的一致性或稳定性；其体现的是测量工具能否稳定地测量所测事物或变量。例如，同一台磅秤称量某个物体，若几次结果相同，则说明信度高；若不同，则说明信度低或测量工具不可信。

大部分信度指标以相关系数（r）来表示，其基本的类型主要有以下三种。

1. 重测信度（test-retest reliability） 对同一对象采用同一种测量，在不同时间点先后测量两次，根据两次测量的结果计算出相关系数。相关系数越高，说明测量工具的稳定性越好。这是一种最常用、最普遍的信度检查方法。使用重测信度时，两次测量所采用的方法、所使用的工具是完全一样的。重测信度的缺点是容易受到时间因素的影响，即在前后两次测量之间的某些事件、活动的影响，会导致后一次测量的结果客观上发生改变，使两次结果的相关系数不能很好地反映两次测量的实际情况。

2. 复本信度（parallel forms reliability） 采取的是另一种思路：如果一种测量可以有两个以上的复本，则可以让同一研究对象同时接受这两个复本的测量，并计算两个复本测量所得分数的相关系数。例如，学校期末考试时出的A、B卷就是这种复本的一个近似的例子。在社会调查中，研究人员可以设计两份调查表，每份使用不同的项目，但都用来测量同一个概念或事物，对同一群对象同时用这两份问卷进行测量，然后根据两份问卷所得的分数来计算其复本信度。复本信度可以避免上述重测信度的缺点，但是，复本信度要求在该过程中所使用的复本必须是真正的复本，即二者在形式、内容等方面都应该保持一致。然而，在实际研究中，要保证调查表或其他类似的测量工具达到这种要求往往十分困难。

3. 折半信度（split-half reliability） 即将被调查对象在一次测量中所得的结果，按照单双号或随机原则将测量指标分为两组，然后计算这两组得分之间的相关系数，这种相关系数就叫折半信度。例如，一个智力测验包含40个题目，若采用折半信度，则可以将这40个题目分为相等的两部分，然后计算这两部分分数之间的相关系数。一般来说，研究人员为了采用折半信度来检验测量的一致性，需要在其调查工具中增加1倍的测量项目。这些项目与另一半项目在内容上是重复的，只是表面形式不同而已。如果被调查者在两部分项目上的得分之间高度相关，则可以认为这次测量是可信的，两个部分的项目的确是在测量同一个事物或概念。例如，在一套含有20个指标或项目的量表中，研究人员可以按题目的单双号或采用随机方法把指标或项目分为相等的两半，在完成现场测量后，计算这两半部分指标或项目最终得分的相关性。

由于重测信度和复本信度检验都必须经过至少两次测量或调查，这对于大规模的抽样调查来说成本是很高的；而折半信度检验只需要经过一次调查即可，因此在医学社会学研究中，对于信度的检验较多采用折半信度的检验方式。折半信度检验的依据在于问卷或量表中的指标之间具有内在理论和经验逻辑的一致性，根据指标之间的逻辑关系可以发现指标测量的稳定性或一致性。需要注意的是，为了满足折半信度检验的要求，研究人员在最初设计量表时就需要使用两种不同的语句来表述同一个测量指标，这在一定程度上增加了使用折半信度的难度。

对于信度的计算，可以先将收集到的数据录入统计软件，然后使用相应的数据分析软件进行计算。以SPSS软件为例，我们可以首先在软件中选择“分析-量表-可靠性分析”，然后选择克龙巴赫α系数（Cronbach's α coefficient）这一计算选项，最后根据该系数的大小来判断信度的高低状况。具体来说，如果Cronbach's α系数大于0.7，表示内部一致性较好；如果Cronbach's α系数为0.6～0.7，说明可以接受，但可能需要进一步改进；如果 Cronbach's α 系数小于 0.6，则表明内部一致性较差。

（二）效度

由于医学社会学现场调查中的测量通常是一种间接的测量，因此，研究人员通常不能确保自己设计的测量工具所测的正是其研究真正想要测量的事物，因此，测量的效度问题被提了出来。所谓测量的效度（validity），又称测量的有效度或准确度，它是指测量工具或测量手段能够准确测出所要测量的变量的程度，或者说能够准确、真实地度量事物属性的程度。效度所关注的问题是“我所测量的正是我想要测量的吗？”从这个角度上来讲，效度所关注的是测量标准或所用的指标能够如实反映某一概念真正含义的程度。当一项测量所测的正是它所希望测量的事物时，我们就可以说这一测量具有效度；反之，则称为无效的测量或者测量不具有效度。

测量的效度一般可以分为三种不同的类型，即表面效度、准则效度和结构效度。三种不同类型的效度分别从不同方面反映测量的有效程度，成为医学社会学领域研究人员在评价各种测量的效度时经常采用的方法。

1. 表面效度（face validity） 又称内容效度或逻辑效度，它指的是测量内容或测量指标与测量目标之间的适合性和逻辑相符性，换言之，表面效度是指测量所选择的项目是否“看起来”符合测量的目标和要求。评价一种测量是否具有表面效度，首先必须知道所测量的概念是如何定义的，其次需要知道这种测量所收集的信息是否确实和该概念密切相关，然后研究人员才能得出这一测量是否具有表面效度的结论。例如，当研究人员用问卷去测量人们的工作满意度时，首先便要明确“工作满意度”的定义，然后检查问卷中的问题是否在表述和语义上与工作满意度相关。例如，我们可以请 7～8 位专家对问卷中用来测量“工作满意度”的问题进行评价：如果专家们一致认为这些问题主要是关于其他方面的（如主要涉及生活习惯）、而不是关于“工作满意度”的，那么这种测量就不具有表面效度；如果专家们认为这些问题确实都涉及工作满意度（如工作环境、薪资待遇等），而不是在测量与工作满意度无关的内容时，则可以说这一测量具有表面效度。

通常情况下，表面效度难以进行精确的数值计算，其评价结果主要依赖于专家的主观判断和经验。研究人员可以邀请多位专家（如 7～8 位或更多）分别对测量工具（如问卷、测试等）进行评估，专家们根据测量目标和概念定义，判断测量工具中的项目是否与测量目标相关且符合逻辑，继而计算专家中认为具有表面效度的人数比例。例如，研究人员邀请了 8 位专家，其中 6 位认为该测量工具具有表面效度，那么表面效度的比例为 6 ÷ 8=0.75。需要注意的是，这个比例只是一个参考，不能像其他效度检验那样有明确的标准值来判断效度的高低，因为表面效度本身主要基于主观判断，缺乏标准的、可重复的程序。

2. 准则效度（criterion validity） 又称实用效度或经验效度，指的是用一种不同于以往的测量方式或指标对同一事物进行测量时，将原有的那种测量方式或指标作为准则，用新的方式或指标所得到的测量结果与原有准则的测量结果作比较，比较二者的相关程度，并用这种特定的相关系数（称为效度系数）来反映测量工具或手段的效度。如果新的测量方式或指标与原有的作为准则的测量方式或指标具有相同的效果，那么其效度系数就高，我们就认为这种新的测量方式或指标具有准则效度；反之，则不具备准则效度。

例如，当研究人员想要评估一种新的社区居民健康素养测量工具的准则效度时，可以首先将一种已经被广泛验证的健康素养量表作为准则测量方式（变量 Y），该量表在过去的研究和实践中被证明能够有效地测量居民的健康素养；同时，将新开发的健康素养测量工具作为变量 X。我们在同一个社区中随机抽取 500 名居民，让他们同时进行这两种测量，从而得到两组数据。接下来，以 SPSS 软件为例，可以使用皮尔逊相关系数来计算效度系数：首先点击“分析”菜单，选择“相关”，再点击“双变量”；将新测量方式的变量和准则变量选入“变量”框中。在“相关系数”选项中，一般默认选择“皮尔逊”相关系数，点击“确定”，即可得到准则效度系数。该系数的取值范围是[−1, 1]，如果接近 1，就表示新测量工具和原有准则测量工具之间成正相关，且数值越大越说明新测量工具越能准确地测量出与原有准则测量工具相同的特征（即效度系数高），新测量工具具有较高的准则效度。例如，若计算出的皮尔逊相关系数 r=0.8，就表明新的测量工具与传统测量工具有较强的正相关，新测试工具在很大程度上与传统测试工具效果相同，具有较高的准则效度；如果 r 接近0，则说明新测量工具与原有准则测量工具之间相关性很弱，新测量工具的准则效度较低；如果 r 接近–1，则表示新测量工具与原有准则测量工具呈负相关，这意味着新测量工具可能在测量与原有准则相反的特征或者存在其他问题。

3. 结构效度（construct validity） 又称构造效度，它通过利用现有的理论或命题来考察当前测量工具或手段的效度。结构效度会涉及一个理论的关系结构中其他概念（或变量）的测量。例如，研究人员想要设计一种测量方法来测量人们的“健康素养”。为了评价这种测量方法的效度，我们需要用到与健康素养有关的理论命题或假设中的其他变量。假设我们有如下的理论命题：健康素养与体检频率有关（即健康素养越高，体检频率越高）。那么，如果我们的测量在健康素养与体检频率的结果具有一致性，即健康素养高的人确实体检频率也高，那么就可以称我们的测量具有结构效度；如果健康素养不同的个体有着相同的体检频率，那么我们测量的结构效度就面临着挑战。

研究人员可以使用因子分析来评估结构效度。在具体测量中，可以先在 SPSS 软件中选择“分析-降维-因子分析”，然后将问卷中的变量选入“变量”框，并在“描述”选项中勾选“相关系数矩阵”和“KMO 和巴特利特球形检验”。若 KMO 值大于 0.6 且巴特利特球形检验显著时，说明数据较适合做因子分析。在“提取”选项中，通常选择“主成分分析”方法来提取因子，同时可以根据特征值大于 1 的标准或者根据理论预先设定提取因子的数量；在“旋转”选项中，可以选择合适的旋转方法（如正交旋转中的最大方差旋转），以便使因子的意义更清晰。最后，研究人员可以通过观察因子载荷（factor loading）的数值来评估每个项目与潜在公共因子之间的相关程度：如果一个变量与某个预期的公共因子之间的因子载荷较高（一般认为绝对值应大于 0.4），则意味着该变量与这个潜在的理论结构（由公共因子代表）之间有较强的关联。除此之外，研究人员还要注意提取出的公共因子的个数应该与理论上预期的结构相符合。例如，既有理论表明一个健康素养量表应该包含 6 个不同维度，如健康知识获取、健康行为意向、健康行为实践等。通过因子分析，如果正好提取出 6 个公共因子，并且每个因子所包含的项目能够合理地对应到这些理论维度上，则说明该量表具有较好的结构效度。综上，通过观察公共因子的个数、每个公共因子所包含的项目以及因子载荷等，可以判断测量工具是否与理论上的结构相符合，从而评估结构效度。

需要说明的是，测量的效度与信度均是相对量，而不是绝对量，即它们都是一种“程度事物”。对于同一种对象，人们通常会采取不同的测量方法以及不同的测量指标，这些方法和指标或许没有对错之分，但它们相互之间却会在效度与信度方面存在程度上的差别。医学社会学领域的研究人员对它们进行评价和选择的标准如下：越是在准确性和一致性上程度高的方法和指标，就越是可信的测量方法，就越是高质量的测量指标。

（三）影响信度和效度的因素

总体上看，影响信度和效度的因素主要包括测量工具、测量环境和时间、主测和被测等。

1. 测量工具 测量的指标越多，即测量问题或项目越多，测量的信度理论上也应该越高。但随着测量的指标变多，被调查者所花的时间也会更多，进而影响到被测试者的情绪，可能会导致其敷衍了事，最终影响测量的信度和效度。因此，在把握测量指标的数量时要兼顾信度和效度的统一。基本的原则是，首先，在保证测量信度的基础上要最大程度地保证测量的效度；其次，要关注测量指标的设计是否符合概念内涵和经验观察，因为对效度影响最大的是测量指标是否严格按照概念操作化的方法来设计，这就要求我们从理论概念到操作化定义再到指标均需保持前后一致。

2. 测量环境和时间 一个比较好的测量环境应该可以保证被调查者能够自己独立完成全部测量，尽可能减少外在因素的影响（如与其他人商量，或者他人在旁边指指点点）；尽可能保持安静（不能吵吵闹闹或有噪声干扰）；测量最好在温度比较适宜的环境下进行，过冷或过热均不利于测量。

而在时间因素上，对于重测信度来说要注意两次测量的间隔时间，时间间隔过长或过短都会影响测量的可信度；复本信度的检验最好同时完成多个复本的测试，不要间隔很长时间。

3. 主测（即调查者）和被测（即被调查者） 作为调查员来说要严格按照样本名单进行调查，不能擅自选择样本以外的人进行调查；采用自填方法的调查，调研员要提前准备好对问题和概念进行说明的统一范本，调查员在正式调查开始前要说明填写方法和注意事项，对量表或问卷上的问题或概念要按照有关说明用准确和通俗的语言进行解释，不能按照自己的理解随意进行解释；采用面对面访谈的调查，调查员要根据量表或问卷上的题目逐个提问，当把书面语言转换为口头语言表述时，要准确理解相关问题的具体意义，要兼具语言的通俗性和规范性；当被调查者有厌烦情绪时，要耐心地进行解释，以获得其理解和配合。

被调查者所组成的样本差异性越大，越能充分地检验测量的信度和效度。以大学生群体为例，仅测量其中的文科学生与测量全部专业的大学生相比，前者的测量信度和效度的充分性相对较低。或者说，对于信度和效度检验的可靠性而言，在很大程度上取决于样本的差异性：样本的差异性越大，其信度和效度检验的可靠性也越大。被调查者的教育程度、对问题或概念的理解能力以及测量时的态度也会影响到信度和效度。如果被调查者的受教育水平较低，对问题或概念的理解能力较差，或者不愿意配合测试、不愿意表露自己的真实想法占比较大，则测量的信度和效度也会比较低。

此外，测量的信度和效度还受到资料处理质量的影响，如果在填写、编码、登录、输入过程中发生比较多的差错也会影响测量的信度和效度。但是这样的差错一般可以通过一些技术手段将其降低到最低程度。

（四）信度和效度的关系

信度和效度的关系是一个矛盾的统一体。一般来说，信度是效度的必要条件，也就是说任何测量的效度都必须建立在信度的基础上，没有信度的效度是不可靠、不可信的；但是任何测量都必须有效度，没有效度的测量，即使它的信度再高，这样的测量也是没有意义的。因此，效度又是测量的基本条件或充分条件。例如，当研究人员用职业声望、收入水平、教育程度去测量社会地位时，10 次测量中只有 1 次是准确的，其他 9 次都是不准确的，那么这次测量的信度就很低，可以被认为是没有信度的测量，因为测量的稳定性和一致性很低。如果用性别、婚姻状况去测量社会地位，10 次测量中 9 次的结果都表明性别、婚姻状况和社会地位有关系，虽然测量的稳定性即信度很高，但是这样的测量是无效的。因为，无论从社会地位的理论定义还是从社会地位的操作化定义看，采用性别和婚姻状况去测量社会地位既不符合日常生活的经验和逻辑，也不符合有关社会地位的理论解释。就如在产房里观察到在某一时段产妇生产的婴儿性别或者全部是男婴，或者全部是女婴，但是不能说婴儿的性别与产妇的分娩时间有关。

测量如同射击，靶子如同需要测量的“概念”，子弹就是测量“指标”，射手就是“调查员”，测量将会产生以下几种情况。①既有信度又有效度的测量，就如射击一样，10 发子弹全部击中靶心。这是测量的最好境界，也就是说，对某个抽象概念的测量既符合经验事实又和既有的理论解释相一致。②既无信度也无效度，10 发子弹散布于靶上，甚至有的脱靶。这样的测量是最糟糕的，在医学社会学的测量中要极力避免这样的情况出现。③有信度但无效度，10 发子弹全部打在靠边缘的那个点上，虽然这位枪手射击的稳定性很高，但是很可能在某些环节上出了差错，如瞄准时眼睛的聚焦出现偏差，或者枪的准星有问题。这样的测量对医学社会学的调查研究来说是没有意义的。就如前面讲的测量“性别、婚姻状况和社会地位”之间关系的例子，即使经过 100 次调查，样本调查结果的婚姻状况都是一样的，信度系数为 1，但是婚姻状况和社会地位二者之间的关系既不符合经验事实，也有悖于既有理论解释，因为传统上来讲我们不能用婚姻状况去测量人的社会地位高低。④无信度但有效度，这种情况无论在理论上还是在经验生活中都是不存在的，一个不可信的测量一般也是无效的测量。如果发生这样的情况，我们通常也会说“这是蒙的”，就像一个不会射击的人，偶尔也会有上佳表现，但这是偶然发生的，是他“蒙对了”，我们不会因为他偶然的上佳表现而说他是“神枪手”。

三、常用量表类型

量表是医学社会学领域中用于测量各种社会现象的重要工具，科学合理地选择适宜的量表将有效提升我们的研究质量。有些现象的测量简单而直接（如家庭收入），但有些现象的测量则需要选择多种指标（如社会地位）。以下部分将介绍一些广泛使用的测量工具，以便在以后研究中合理使用这些量表以测量复杂的态度或现象。

（一）总加量表

总加量表由多个条目（问题或陈述）组成，这些条目共同构成了对调查主题的全面描述。在构建量表时，假设每个条目在测量整体概念时具有同等的重要性，即权重相等。该类量表通常由一套态度条目组成，假设每一条目都具有同等的态度数值，根据对每道题目的回答给每个被调查者打分，每个被调查者总分的多少说明了其态度的强弱。例如，在测量患者对医院服务质量的满意度时，可能会涉及“医院的医疗技术水平”“医务人员的服务态度”“医院的环境卫生状况”“就医流程的便捷性”等条目。每个条目都被视为对整体满意度贡献相同的部分，这种假设为后续的计分和分析提供了基础。

利克特量表是总加量表的最常用形式之一。利克特在 1932 年对一般总加量表进行了改造，为了提高测量的信度，增加了反向语句，回答的类别由两个增加为五个：非常同意/同意/不确定（不清楚）/不同意/非常不同意（利克特量表的回答类别也可以是两个、三个、六个或七个），是目前使用最为广泛的量表形式。例如，美国社会心理学家罗特（Rotter）在 1967 年建立的人际信任量表就采用了利克特量表形式。在许多教材中，总加量表就是利克特量表，但由上可知，利克特量表与总加量表的最初（一般）形式还是有差别的。利克特量表最关键的是语句分数由语句方向决定：如果正向语句的回答“很同意/同意/不确定/不同意/很不同意”按照“1、2、3、4、5”赋值的，那么反向语句从“很同意”到“很不同意”就应该按照“5、4、3、2、1”来进行赋值。

利克特量表和一般总加量表各有利弊，利克特量表既有正向语句，也有反向语句，从而可以提高测量的信度，能够防止测量中出现“顺从回答”的倾向（即语句本身会对被调查者产生诱导，不能准确地测量出他们的态度倾向）。但有时某些语句的正向或反向很难判断。例如，前文提到的人际信任量表的第 17 个条目（具体表述为“大多数父母肯定会使用他们作为要挟子女的惩罚手段”）是作为正向语句处理的，但也可以理解为反向语句。而语句只有一个方向的总加量表由于语句和计分的方向是一致的，比较方便，容易发现其中的逻辑错误。

为了准确测量人们的态度倾向，规范的总加量表中还要设计一部分“掩饰题”，即设计部分中性题目，以检验量表的测量准确性及被调查者对于调查的认真态度。一般而言，掩饰题的数量不应超过总的题目数量的 1/3，并且掩饰题不计入分数。同时，一个题目比较多的态度量表，实际上可以分为若干个子量表。例如，人际信任量表的若干个子量表大致可以分为政治信任、传媒信任、商业信任、教育信任等几个子量表。

利克特量表或总加量表的具体制作步骤如下。

（1）设计初始量表：由于利克特量表是事前量表（即量表设计好后先要经过试测，删除辨别力较低的语句，再形成正式量表，进行测量），其初始量表的语句一般是正式量表的两倍。如果正式量表的语句有 15 条，初始量表就要有 30 条语句，其中正向语句和反向语句各占一半；每条语句列出五个答案选项，即“很同意”“同意”“不确定”“不同意”“很不同意”，并分别赋值“1”“2”“3”“4”“5”。

（2）试测：在被调查对象（总体）中选择 20 人以上的被调查者进行测试。例如，在一项针对大学生数字健康素养的调查中，可以在大学生群体中选择 25 个学生对初始量表进行测试。

（3）计分：计算被调查者在每条语句上的得分以及总分数，计分时必须根据语句的方向打分，由高到低绘制成表。

（4）计算分辨力系数：所谓分辨力是指一条语句或陈述能否区分出人们的态度差异。例如，有两条语句，第一条语句肯定或否定的比率在 80%以上；而第二条语句肯定率为 40%，否定率为 45%，不确定或无所谓比率为 15%。那么我们就可以知道第一条语句的分辨力比较低，因为就这条语句来说，大部分被调查者已经达成了“共识”。

分辨力的计算方法：首先，把所有被调查者的总分由高到低排列后，从最高分向下、最低分向上，各取 25%的被调查者（即高分组和低分组）；然后，计算高分组和低分组每个被调查者在每条语句上的平均分数的差异（差异越大，辨别力就越大）；最后，根据正式量表的语句总量，把那些差异较小即分辨力较低的语句删除，剩下的语句就构成了最终的正式量表。

（二）累积量表

累积量表又称古德曼量表，其主要特点包括：第一，累积量表仅使用包括两个相反回答的答案类别，而不是使用多个答案类别；第二，与总和量表的平行性不同，其在陈述的强度上有依次排列的特点。累积量表最初于 20 世纪 40 年代由路易斯·古德曼（Louis Guttman）提出，主要用于判断一组指标或测量问题之间是否按单一维度累积排列。累积量表使用的问题可以是 3～20 个。调查者选择这些问题是因为认为这些问题之间有一种逻辑关系存在，然后调查者把这些问题放入累积量表中，用于判断这些问题是否会形成对应于那种逻辑关系的某种模式。

例如，在测量人们对健康生活方式的遵循程度时，可能会有这样几个陈述：“我每天都会吃蔬菜”“我每周至少运动三次”“我从不吸烟”。假设这三个陈述构成一个累积量表，对于“我每天都会吃蔬菜”这个陈述，如果一个人回答“是”，那么其在健康生活方式遵循程度上处于相对较高的起点；对于“我每周至少运动三次”这个陈述，只有在回答“我每天都会吃蔬菜”为“是”的人群中，进一步判断其运动情况才更有意义。若前面回答为“否”，后面这个问题可能就不太适用或者说其对整体健康生活方式遵循程度的判断的意义就会相对减弱；而“我从不吸烟”这个陈述则是在前面两个陈述都有积极回答的基础上，进一步强化对健康生活方式遵循程度的测量。如果一个人对这三个陈述都回答“是”，则表明其在健康生活方式遵循程度上处于较高水平；若对前面陈述回答“是”、后面回答“否”，则可能其遵循程度相对较低，但仍比一开始就回答“否”的人在该量表上的排序位置要高一些。

（三）语义差异量表

相对于总加量表、累积量表来说，语义差异量表是一种相对简单的量表，由美国心理学家奥斯古德、萨西、坦南鲍姆在 1957 年提出。奥斯古德等认为，对于智力高的和言语流利的被调查者，直接询问一个概念的含义是有效的。通过语义差异量表的测量可以发现在不同文化背景和不同群体中，被调查者对某种现象或群体的评价的差异性，或言之，在对同一研究对象的评价中，不同文化背景的被调查者的评价会不一样。因此，语义差异量表在社会学、社会心理学、心理学等领域得到广泛的应用。例如，在一项针对医患关系的调查中，可运用语义差异量表从患者角度对医生进行评价，并具体分为“和蔼可亲的-冷漠的”“专业精湛的-医术一般的”“耐心细致的-敷衍了事的”等不同维度来完成测量。若某医院想要提升患者满意度，通过语义差异量表发现患者对部分医生在“耐心细致的”维度上评价不高，医院就可以通过有针对性地开展医患沟通技巧培训等措施来改善这一情况。

（孔凡磊）

思　考　题

1. 论述测量的要素。
2. 论述测量的层次。
3. 论述信度与效度的关系。

第六章 问卷设计

问卷是现场调查中常用的数据收集工具，其设计的合理性直接关系到调查的质量和效果。通过问卷调查，调查者能够系统地收集数据，量化分析社会现象，从而得出科学、客观的结论。本章将详细介绍问卷设计的基础理论，包括问卷概念、类型及基本原则，为理解和应用问卷设计奠定基础，同时从实践视角切入，深入探讨如何设计问卷，以及如何确保问卷的有效性和可靠性。

第一节 问卷的概念及其结构

一、问卷的概念

问卷是社会调查中用来收集资料的一种常用工具，是一套有目的、有顺序及系统性的问题表格设计。问卷的编制、发放及回收是一手数据收集的过程。它的用途在于帮助调查者测量并获取调查对象某一特定主题的心理特征、态度和行为等数据资料，具有强大的资料收集能力，因而在社会学、管理学、教育学、心理学、政治学、统计学等学科中具有广泛适用性。

二、问卷的类型

（一）根据问题答案类型划分

1. 结构式问卷 又称封闭式问卷，是一种预设的、标准化的问卷格式。调查者根据调查目的和目标人群特点，精心设计适当的问题类型和回答选项，通常包括选择题、填空题、判断题等，每个问题均对应着一组预设的答案选项供被调查者选择。

结构式问卷的优点：①标准化和一致性：结构式问卷的问题和答案选项都是预先设定的，能够事先将不相干的回答减少到最低程度，确保了问卷的一致性和质量。②高效的数据收集：由于问卷的问题和答案都是预设的，被调查者填答时较为省时省力，有利于提高问卷填答的完整性和回收率，使得数据收集和处理快速而高效。③易于数据分析和解释：结构式问卷的答案格式标准化，调查者便于利用统计软件对数据进行批量统计和分析。④适用于大规模调查：由于结构式问卷的标准化和一致性，能够快速地收集大量数据，适合在大规模调查中使用。因此，它在医学社会学调查、政策评估等诸多领域得到了广泛应用。例如，在评估老年人认知功能减退知情者问卷（IQCODE）中，调查者可能会使用结构式问卷来快速收集大量关于老年人记忆和日常机能变化的数据。

结构式问卷的局限性：①答案选项设置要求高：结构式问卷的预设答案不能出现重复、遗漏的选项且要求归类合理，同时避免答案设置的引导性，否则当答案选项设计存在缺陷时，可能无法真实反映被调查者的实际状况和想法，从而影响问卷质量。②难以收集复杂数据：对于需要深入了解被调查者观点或行为的复杂研究问题，结构式问卷存在一定局限性。因为它通常只能提供有限的、预设的答案选项，难以涵盖所有可能的情况或细节。③可能产生社会期望偏差：在某些情况下，被调查者会根据社会的期望或偏见来选择答案，这可能导致数据的偏差和不准确。

2. 开放式问卷 通常以开放式问题的形式出现，不需要预先设置固定答案，是由被调查者自行构思、自由发挥作答的问卷形式。

开放式问卷的优点：①适合探索性研究：允许被调查者自由表达他们的观点、经验、感受及解决方案，有助于调查者探索复杂现象或问题。②灵活性：不设固定答案选项，允许被调查者从不同角度、以不同方式进行多元作答。③适用于小样本调查：由于答案的多样性和非结构化性，调查者需要花费更多时间和精力整理和归纳数据，因此通常更适合小样本调查。

开放式问卷的局限性：①主观性：被调查者是自由回答问题，他们的回答可能受到个人偏见、情感和其他主观因素影响，导致数据的可靠性和客观性受到质疑。②耗时：与封闭式问卷相比，被调查者需要花费更多的时间和精力来思考并回答问题。③数据分析困难：由于开放式问题的答案是多样化的，没有固定格式或标准，调查者需要投入大量时间和精力编码、分类和整理数据。④样本代表性：由于开放式问卷填答需要耗费更多时间和精力，它可能更适用于特定样本群体，如专家、关键人物或特定领域从业者，从而造成样本代表性受限。

3. 半结构式问卷 是一种介于结构式问卷和开放式问卷之间的问卷类型。它是指在问卷设计中，既包含预设的、标准化的问题和答案选项，也包含开放式的、允许被调查者自由回答的问题。

半结构式问卷的优点：①兼具结构化和开放式：半结构式问卷结合结构式问卷的标准化和开放式问卷的深入探索能力，既能够收集到客观、可量化的数据，又能够获取被调查者的深入观点和体验。②数据质量较高：通过结合结构化和开放式问题，可以减少被调查者的误解和歧义，提高数据的准确性和可靠性。③适用于多种调查场景：既适用于大规模调查，又适用于小样本的深入研究。可以根据需要调整问题的数量和类型，以适应不同样本量和目标的调查研究。

半结构式问卷的局限性：①样本代表性的问题：如果半结构式问卷设计不够严谨或样本选择不够代表性，可能导致数据偏差或不准确。②平衡结构化和开放式的比例：在设计半结构式问卷时，需要平衡结构化和开放式问题的比例。如果结构化问题过多，可能限制被调查者自由发挥；如果开放式问题过多，可能会增加数据处理难度。

（二）根据问卷资料收集方式划分

1. 自填式问卷 也被称为邮寄问卷或分发问卷，是一种通过邮寄、现场分发或在线平台等方式，由被调查者自行填写并返回的问卷形式。问卷由调查者设计、发放和回收，被调查者在无调查人员直接参与时自行完成。

自填式问卷的优点：①成本效益：可以显著降低调查成本，尤其是面对面访谈或电话访谈所需的人力资源和时间成本。可在较短时间内同时调查多位被调查者，省时省力。②匿名性：允许被调查者保持匿名，提高了问卷应答率和可信度。③灵活性：允许被调查者在方便的时间和地点填写问卷，不受调查人员日程安排限制。

自填式问卷的局限性：①回答质量：缺乏面对面沟通可能导致误解或回答不完整。②回收率问题：自填式问卷的回收率可能较低，特别是当被调查者缺乏动机或忘记返回问卷时，容易造成样本偏差和非代表性结果。③文化水平要求较高：通常要求被调查者具备一定的文化水平，在没有调查人员的情况下能够独立自主理解并准确填答问卷。因此，对于文化水平较低或受教育程度不足的群体，不宜采用自填式问卷。

2. 访问式问卷 是一种由调查人员通过现场询问，或者以电话、网络等方式，将被调查者的口头回答代为填写的问卷形式。访问式问卷通常适用于无法自行填写问卷的群体，如老年人、文化程度较低的人群等。

访问式问卷的优点：①应答率高和可控性强：调查人员能够灵活使用各种访谈方法和技巧对被调查者的回答做出统一分析和评价，从而保证答案完整性和真实性。②收集深入和详细的信息：允许调查人员与被调查者进行深入交流和讨论，从而收集更加深入和详细的信息。③适用群体广泛：适应不同群体的特点和需求。对于受教育程度低的群体，调查人员可以通过口头解释和指导来帮助他们理解和回答问题。对于有特殊需求的群体如残障人士、慢性病患者，调查人员也可以提供适当的帮助和支持。

访问式问卷的局限性：①成本较高：与自填式问卷相比，访问式问卷需要招募调查人员进行现场访问，因此成本通常较高。②易受调查人员影响：调查人员的态度、语气、专业知识等因素都可能对被调查者的回答产生影响，导致被调查人员回答理解偏差。③时间和地点限制：需要在特定的时间和地点进行，这可能限制了被调查者的参与意愿和回答质量。④隐私问题：被调查者需要向调查人员透露个人信息和观点，容易造成其对自身隐私泄露风险的顾虑心理。

（三）根据问卷载体形式划分

1. 纸质问卷　是一种传统的问卷调查方式。通常使用纸张作为载体，通过邮寄、面对面发放或现场填写等方式分发给目标群体进行填写的问卷。

纸质问卷的优点：①数据质量相对较高：被调查者可直观感知问卷内容和形式，相较于其他方式，其重视程度通常更高，有利于提升被调查者参与度与作答质量；②适用性广：不受信息技术条件约束，对各年龄段以及不同文化程度的被调查人群均具备适用性。特别是，对于互联网运用能力欠佳群体，纸质问卷在操作性和接受度上表现出明显优势，更契合被调查者传统认知模式与操作习惯。

纸质问卷的局限性：①成本较高：需要印刷大量问卷，并支付邮寄、分发等费用。②分发和回收时间较长：调查人员需要花费大量时间和精力分发问卷，并等待被调查者填写后回收。可能导致数据收集速度较慢，影响调查时效性。③数据整理烦琐：需要人工录入、核对，工作量大且容易出错。④传播范围较窄：由于地理位置、时间限制等原因，较难在全国大范围内快速分发并回收纸质问卷。

2. 网络问卷　是指通过互联网技术，利用在线平台创建、发布和收集问卷数据的形式。通常使用网页或移动应用程序作为载体，被调查者可以通过电脑、手机等电子设备在线填写问卷。

网络问卷的优势：①便捷性与高效性：被调查者无须等待或依赖实体问卷进行分发和回收，只需要通过问卷链接、二维码等形式即可随时访问和填写问卷。②应答率较高：允许调查者设置问题的必填属性，确保每个参与者在提交问卷前必须回答所有关键性问题，有助于提高问卷作答的完整性和回收率。③省时省力：网络问卷制作和应用成本较低，调查人员无须支付印刷、邮寄费用等。同时，由于数据收集、批量导出及整理分析均可借助在线工具和软件完成，不仅减少了人工和时间成本，也便于调查人员进行数据挖掘和可视化展示。④易于保存：网络问卷的数据通常存储在云端服务器或数据库中，易于储存。⑤传播范围广：能够覆盖更广泛的受众群体，包括不同地域、年龄、职业和文化水平的人群，不受地域限制。

网络问卷的局限性：①数据安全问题：由于网络问卷的数据存储在服务器上，存在网络安全风险，如数据泄露、黑客攻击等。这可能导致被调查者的隐私泄露，影响调查的信誉度和可信度。②样本偏差：难以覆盖某些特定人群，如不使用互联网的人群或某些特定职业、地区的人群。这可能导致样本代表性不足，影响调查结果的准确性和可靠性。

三、问卷的结构

问卷的结构是问卷设计的核心，它决定了问卷的整体框架和内容组织。问卷通常由标题、导语、问题、答案设定以及结束语五个基本部分构成。除此之外，还可能包括其他附加部分，如统计编码、甄别部分等。

（一）问卷的基本部分

1. 标题　是对整个问卷调查内容的概括性描述。拟定标题时通常力求简洁明了、准确，但也不能过于简单，随意使用缩略语，避免引起被调查者误解。正确示例如“慢性病患者对基层医疗服务满意度调查问卷”。

2. 导语　又称引言、说明或答题指南，是问卷中的开篇部分，用于向被调查者介绍问卷调查背景、目的、主要内容，以及问卷填写方式和期望参与度的简短文字说明。导语的主要目的是激发被调查者兴趣，建立信任感，并促使其认真、完整填写问卷。

在撰写导语时，应简洁明了地介绍调查背景、调查目的和意义，使被调查者了解参与调查的意义和价值。通过表明调查者身份、资质和调查的保密性，建立与被调查者之间的信任感。提供明确的填写指导和规则，如预计完成时间、填写方式等，确保被调查者能够按照要求准确填写问卷。此外，需要考虑到被调查者文化背景和语言习惯，确保导语在不同文化背景下都能够被理解和接受。最后应表达感谢。同时可以通过一些激励措施如抽奖、优惠券、小礼品等，进一步提高被调查者参与意愿。

3. 问题 是问卷的核心和主体，是用于收集信息、了解被调查者观点或态度而设计的询问语句或表述。问题的设计和表述方式直接影响被调查者回答质量和数据有效性。

问题的内容因调查目的和领域而异，通常包括以下几个方面：①人口统计学信息，如年龄、性别、职业、教育程度等，用于描述被调查者基本特征。②行为模式：涉及被调查者的日常行为、消费习惯、使用频率等，以了解其行为模式和偏好。③态度与观点：关于特定主题或问题的看法、态度或观点，通常通过量表（利克特量表、自我效能感量表等）、评级或开放性问答来收集。

在撰写问题时，需要根据调查目的和数据收集确定题量和题型；问卷的长度和复杂度应适中；问题表述应简洁明了、清晰、准确、中立，避免引导性或模糊性措辞；问题顺序应遵循逻辑顺序和渐进原则，确保被调查者能够顺畅完成问卷。在涉及敏感信息或个人隐私问题时，调查者需要谨慎设计，尊重被调查者隐私和权益，避免造成不必要的困扰或伤害。

4. 答案设定 答案是针对问题提供的选项或作答空间，供被调查者选择或填写，以表达他们对问题的看法、意见或行为。答案是问卷的重要组成部分，与问题相互关联，共同构成了问卷的核心内容。

在设计答案选项时，针对封闭式问题，需要提供明确、全面且互斥的答案选项；对于开放式问题，需要预留足够空间供被调查者填写回答，并提供指导性问题或提示，确保回答的完整性和详细性。对于数字或代码等量化数据，需要明确标注单位和解释；对于文本答案，需要设定合适的字数限制和排版格式。答案的设计应该考虑到被调查者的认知水平和理解能力，避免使用过于专业或复杂的术语。

5. 结束语 是问卷中最后的一部分，通常以一段简短的话语对被调查者的配合表示致谢。感谢语应真挚而诚恳，让被调查者深切感受到调查者的真诚和尊重。

（二）问卷的附加部分

1. 统计编码 一份问卷中除上述几个主要部分外，还有一些辅助内容，如问卷的名称、编号、编码等。其中最重要的内容是编码。编码是将问卷中的文字信息转化为计算机可处理的数字形式。

编码工作既可以在设计问卷时进行，称之为预编码，也可在问卷回收后进行编码，这种方式称为后编码。一般来说，在以封闭式问题为主的问卷中，调查人员往往采取预编码的方式；在以开放式问题为主的问卷中，由于调查者不能准确判断答案的数量及形式，难以在问卷回收之前进行编码，往往采用后编码。

在编码过程中，应该详细记录每个问题和答案的编码规则和方法，形成编码手册。对于封闭式问题（如选择题），每个答案选项都会被赋予唯一编码。例如，对于问题“您的年龄是？”答案选项“18岁以下”编码为“1”，“18～25岁”编码为“2”，以此类推；对于开放性问题，由于答案内容多样化，编码过程相对复杂。通常需要先对答案进行分类，然后为每个类别赋予编码。问卷中可能包含一些特殊信息，如缺失值、不适用或拒绝回答等，这些信息也需要进行编码，以区分于有效答案。

2. 甄别部分 又称筛选部分或过滤部分，是问卷中用于确定被调查者是否符合参与调查的特定条件或标准的一系列问题。旨在识别被调查者特征、背景或经历，以确定他们是否属于调查目标群体。在编辑甄别部分时，需要明确调查目标群体，合理设计问题，避免冗长和复杂，注意隐私和敏感性信息，并进行测试和修订。

第二节 问卷设计的原则及步骤

一、问卷设计的原则

为确保问卷能够准确反映调查目的，并引导被调查者提供真实、可靠的信息，需要在问卷设计过程中遵循一系列原则。本节将详细探讨问卷设计的核心原则：目的性原则、逻辑性原则、通俗性原则、明确性原则、非诱导性原则、完整性原则、高效性原则和可操作性原则。

（一）目的性原则

目的性原则是指问卷设计必须紧密围绕调查目的，问题及选项应围绕调查目的展开，确保问题表述清晰、简洁且易于理解。目的性原则要求调查者在设计问卷时具有明确的目标导向，需要清晰地定义调查目的、调查问题和预期调查结果，避免问卷设计偏离调查主题或引入与调查目的无关的信息。

（二）逻辑性原则

逻辑性原则要求问卷结构和问题的呈现方式符合被调查者的思维逻辑和认知过程，以确保被调查者顺畅理解和回答。问卷设计应遵循逐步深入、由简到繁的过程。首先，问卷应从一些简单、容易回答的问题开始，以减轻被调查者的负担并引导他们进入调查主题。随着问卷的深入，问题复杂度和具体性应逐渐增加，以便逐步收集更详细、更深入的信息。同时，问题的顺序也应合理安排，避免出现逻辑上的跳跃或重复，确保被调查者能够按照逻辑顺序进行思考和回答。在设计完问卷后，可对问卷进行逻辑验证。例如，可以邀请一批目标受众进行试填，收集他们的反馈和建议，进一步优化问卷逻辑结构。

（三）通俗性原则

通俗性原则是指问卷设计时应使用简单明了、易于理解的语言和表述方式，以确保被调查者轻松理解并准确回答。在编写问卷时，问题应直截了当，避免模棱两可或含糊不清的表述方式。问卷语言应贴近被调查者的日常用语，除非必要，避免使用过于复杂或专业的术语。如果必须使用专业术语，应在首次出现时提供通俗易懂的解释或定义，以帮助被调查者理解。

（四）明确性原则

明确性原则是指问题设置的规范性，即命题是否准确、提问是否清晰明确、被调查者是否能够对问题做出明确回答等。在设计问卷时，调查人员应仔细审查每个问题的表述，确保问题内容、范围、时间、对象等均清晰明确，没有歧义。对于选择题，调查人员需明确每个选项的界限和含义，确保选项互斥且穷尽。

（五）非诱导性原则

非诱导性原则是指问题表达方式应客观中立，不涉及任何暗示或主观臆断，以确保被调查者能够根据自己的实际情况，秉承观点自由、真实性原则回答问题。该原则目的是确保收集到的数据是客观、公正的，避免数据偏差或失真。在设计问卷时，明确区分事实和观点，避免将调查者的观点或预期结果融入问题中。问题表述应避免使用具有情感色彩或引导性的措辞，保持问题的开放性和中立性。例如，避免使用“你是否认为这个政策是合理的？”此类问题，它暗示了调查者希望被调查者给出肯定性答案。相反，应使用中立表述，如“你对这个政策有什么看法？”

（六）完整性原则

完整性原则是指问卷应包含与调查主题所需要的所有重要信息，确保收集到的数据完整、准确地反映被调查者特征、行为和态度。在设计问卷前，需要对调查主题进行充分分析和拆解，明确所需收集信息的类型和范围，确定哪些信息是必要的，哪些信息是可选的，避免遗漏重要信息。在问卷中综合使用不同类型的问题，如事实性问题、态度性问题、开放式问题等。

（七）高效性原则

高效性原则是指在满足调查要求、获得充足且准确信息的前提下，最小化问卷的长度和难度，减少被调查者的时间和精力成本，降低调查人员的资源投入，使问卷调查过程更为高效。在设计问卷之前，明确调查目的和调查问题，确保仅收集与调查主题直接相关的信息，精简问题的数量和表述，以减少问卷的长度和复杂性。根据调查需要适当设置开放性问题，确保每个问题都具有明确的目的和价值。合理安排问题的顺序和分组，确保问卷结构清晰、逻辑合理，以增强问卷的可读性和易答性。

（八）可操作性原则

可操作性原则是指问卷实施过程必须易于操作、便于理解和作答，同时便于数据收集、整理和分析。在设计问卷时，应考虑到被调查者的认知负荷，避免设计过多的问题或过于复杂的问题，以免被调查者感到疲劳或无法完成问卷。对于问卷中的问题和选项，可采用标准化的编码方式进行标识，有利于提高后期数据处理效率和准确性。

二、问卷设计的步骤

问卷设计是由一系列工作所组成的，从明确调查目的、确定调研对象，到确定问卷类型、编制问卷问题、设置答案选项，再到预测试和修订，每一步都需要精心策划（图 6-1）。

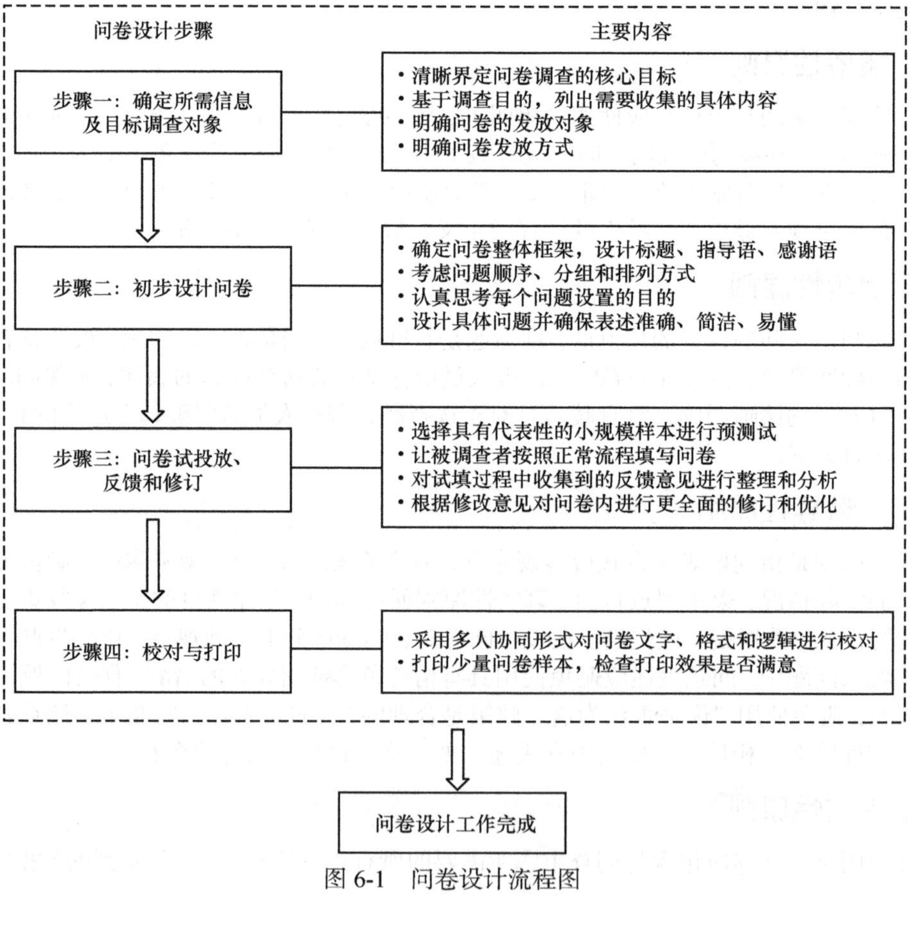

图 6-1　问卷设计流程图

步骤一：确定所需信息及目标调查对象

在这一阶段，调查人员需要明确以下核心内容：①清晰界定问卷调查的核心目标，如了解卫生服务需求、评估卫生服务质量或是收集公众对某政策的意见等。②基于调查目的，列出需要收集的具体内容，包括但不限于个人基本信息、行为习惯、观点态度等，具体取决于调查的主题和目的。③明确问卷的发放对象，包括确定调查对象的范围、特征及可能的数量，以确保问卷内容能够贴近他们的实际情况和需求。④确定问卷发放方式，根据调查目的、预算及被调查对象的特征等，选择最合适的发放方式，如在线调查、邮寄问卷或现场发放等。

步骤二：初步设计问卷

初步设计问卷工作主要包括形式和内容两个方面。在形式方面，应在综合考虑调查目的、被调查者特点和数据处理等因素基础上，确定问卷整体框架，设计标题、导语、感谢语等。此外，还需考虑问题顺序、分组和排列方式，确保问卷逻辑清晰、层次分明；在内容上，需根据调查目的以及被调查对象特征，认真思考每个问题设置的目的，探索性、描述性、解释性、预测性等不同研究所需的问题类型和调查对象及每个问句的措辞和表述。问题类型包括单选题、多选题、开放式问题等，需根据具体情况进行选择。如果要测量被调查者的态度及行为，还需要确定被调查者回答问题的能力和意愿，也要考虑评分尺度与问句措辞的搭配是否恰当。

步骤三：问卷试投放、反馈和修订

预测试是在正式大规模发放问卷之前，选择小部分目标调查对象进行问卷的试填，以评估问卷的合理性、有效性及可接受性。在选择预测试样本时，选择具有代表性的小规模样本，一般选取30～60人为预试样本，应尽可能覆盖不同类型、不同层次的被调查者，在反映目标调查对象的整体特征的前提下，又不会造成过大的成本负担。在预测试过程中，让被调查者按照正常流程填写问卷，记录他们在填写过程中的反馈和遇到的问题。如果使用在线问卷平台或工具进行问卷的预测试，可在问卷末尾设置开放性问题，邀请被调查者提供该问卷的整体评价和建议。在预测试对象填写完成问卷后，对试填过程中收集到的反馈意见进行整理和分析，重点关注：①问题理解度：检查被调查者是否对问卷中的问题有清晰的理解，是否存在理解偏差或歧义。②问题回答率：分析各问题的回答率，回答率过低的问题需重新设计或进一步调整。③选项合理性：评估问卷中提供的选项是否全面、合理，是否能够涵盖被调查者的各种可能回答。④逻辑连贯性：检查问卷各部分的逻辑顺序是否合理，是否存在逻辑跳跃或重复的问题。⑤问卷的作答时间：如果时间过长可能意味着问卷过于复杂或问题设置不合理。最后，对收集到的反馈进行整理和分析，识别问卷中存在的问题和不足，并对问卷进行相应的修订和完善。如果预测试导致问卷产生较大的改动，则应进行第二次预测试。

步骤四：校对与打印

校对与打印是确保问卷在最终发放前准确无误、格式规范的重要环节。在正式发放问卷前，应采用多人协同形式对问卷文字、格式和逻辑进行校对，确保文字表达准确、清晰，没有错别字、语病或歧义；检查问卷格式是否统一、美观，包括字体、字号、行间距、段落设置等，确保问卷视觉效果良好；审查问卷整体逻辑，确保问题的顺序、层次和关联性合理，符合调查目的和被调查者的认知习惯。在确保问卷准确无误后，可打印少量问卷样本，检查打印效果是否满意，如有问题及时调整打印设置或更换打印设备。在完成校对和打印后，务必保留问卷的电子版和打印版的备份，以备后续使用或修改。

第三节　问题及答案的设计

问题及答案是问卷的主体部分。在问卷设计的过程中，调查者务必对问题及其答案进行科学严谨的设计，保证问卷测量的信度和效度。问题有多种类型，每种类型有不同的表述方式、适用情境等。相应地，问题的答案设计也各有不同。因此，调查者应根据调查目的、内容和调查对象等，科学合理地选择适宜的问题及其答案设计方式。

一、问题的设计

（一）问题设计的基本要求

多样的问题类型及其设计方式能够给予调查者充分的发挥空间，他们可以根据调查目的和内容等，自行设计问题。但是，问题设计必须达到以下基本要求。

1. 问题与调查目的直接相关 在调查中，问卷是调查者为实现调查目的而采用的一种数据收集工具。调查者通过问题表达自己的调查目的与内容，以此作为主要途径，实现与被调查者的互动沟通。因此，问题的设计必须面向被调查者，并始终以调查目的为导向。问题内容必须能够真正反映出调查者所关心、所需要的信息，不能偏离调查目的。

2. 选择适宜的问题类型 问题设计得好坏，并非取决于问题类型本身的优劣，而在于其是否契合调查目的。不同类型的问题各有其适用性和优缺点。调查者应根据调查目的选用适宜的问题类型。例如，当调查者事先不知道或无法穷尽问题答案时，宜采用开放式的问题；而当调查者事先能够列举问题包含的所有可能答案时，宜采用封闭式的问题。

3. 问题与被调查者的应答能力相适宜 问卷的调查对象来自社会群体，通常具有不同的人口学特征和文化背景等。被调查者需根据个人理解、观点或亲身经历做出相应回答，以此提供有效信息。因此，调查者必须充分考虑被调查者回答问题的能力，不能设计超出其应答能力范围的问题。

4. 尽最大可能获取真实信息 由于种种原因，如担心隐私泄露、组织压力等，被调查者有可能隐瞒或掩饰自己的实际情况或真实想法。调查者应通过合理设计问题，尽最大可能提高所获取信息的真实性。例如，在调查收入水平时，宜列出若干等级的答案供被调查者选择；调查高危性行为时，宜基于随机应答技术设计问题等。

（二）问题类型

1. 按照问题的内容 可划分为事实性问题、态度性问题、动机性问题和行为性问题。

（1）事实性问题：是指用于询问被调查者相关的特定事实问题，包括年龄、性别、受教育程度等人口学特征以及健康状况等事实类的问题。例如，“您的性别是：①男性，②女性”；“您最近一次测量的身高是____厘米，体重是____千克”。

（2）态度性问题：是指用于询问被调查者对特定主题或问题的看法、态度或观点等问题。态度性问题对问题及其答案设计均有较高要求。一方面，问题表述的细微差别会造成被调查者的理解不同；另一方面，答案设计应体现出调查者所需测量的层次差异，并确保被调查者能够充分理解答案间的层次差异，做出准确的选择。例如，“您对您获得的基本公共卫生服务感到满意吗？①非常满意，②比较满意，③一般，④比较不满意，⑤非常不满意”。

（3）动机性问题：是指用于询问被调查者发生某种行为的原因或动机的问题，如购买某种健康产品或接受某种卫生服务等。例如，“您为什么选择利用互联网医疗服务？”“您为什么接种肺炎球菌疫苗？”动机性问题的答案一般不固定，可由被调查者进行主观回答，也可全面列举答案供其选择，为了遵循答案的穷尽性，需要在答案末尾加上“其他____”。

（4）行为性问题：是指用于询问被调查者某种行为模式的问题，收集过去发生或正在进行的某种行为的信息。在设计行为性问题时，对被调查者的目标行为时间尺度的设定必须尤为谨慎，以防止由于记忆模糊而增加应答偏差。例如，“在过去的一个月内，您是否吸过烟？①是，②否”；“您每周的饮酒频率如何？①≤2 次，②3～6 次，③≥7 次”。

2. 按照问题的回答形式（是否预设答案） 可划分为开放式问题和封闭式问题。

（1）开放式问题：是指仅设计题干，不设置具体的答案或范围，由被调查者根据个人实际状况和想法自由回答。开放式问题一般应用于无法预知问题答案，或答案数量太多（一般多于 10 个）而难以一一罗列的情况。当调查者意在探索发现研究问题重点时，开放式问题是必不可少的选择；

它还可为后续调查中的封闭式问题设计提供信息。开放式问题的形式比较简单，一般在问题之后或其下方留出空白或横线，供被调查者填写或由调查人员根据被调查者的回答记录答案。

开放式问题的回答形式主要包括填空式、列举式和完全自由式等。填空式常用于事实性或定量性问题，由被调查者填写相应数字或文字完成作答。例如，“您的年龄：____岁”“目前，家里有几口人与您同住？____”。列举式要求被调查者根据实际情况直接列举所有可能的答案，适用于可能性答案较多的情况。例如，“您选择到民营医院就诊的原因有哪些？（请写出您认为最重要的三个原因）______、______、______”。调查中，若需要进一步考察各答案的重要性，可要求被调查者按重要性由高到低依次写出答案。完全自由式则是被调查者在几乎不受限的情况下自由回答问题。例如，“您认为应该如何提升社区卫生服务的可及性？____________”。

开放式问题能够最大程度地收集被调查者对某一问题的看法和认识情况。调查对象回答开放式问题时，可以自由发挥，答案范围广泛，有时可以获得调查者设想之外的信息。开放式问题收集到的信息是生动的、灵活的，有时被调查者之间的某些细微差异也可能被反映出来。此外，开放式问题有助于问卷的简洁，节省版面。但开放式问题要求被调查者具备较高的文化程度和语言表达能力，能够正确理解题意，思考答案，并用文字准确表达，因而其适用人群范围受限。回答此类问题时，被调查者需要花费较多的时间和精力，这可能导致应答率偏低。此外，开放式问题收集的资料统计处理难度较大，有时甚至无法进行归类编码和统计分析。

（2）封闭式问题：是指预先设置了若干可能性答案，并将其列出供被调查者选择，且被调查者只能从预设的答案中进行选择。封闭式问题的基本形式是一个问题题干和若干答案选项。

封闭式问题的答案相对固定，其答案序号可以直接作为问题的编码，便于后续进行资料整理和统计分析。通过预设若干可能性答案，封闭式问题可以避免出现不相关或描述不统一的回答，减少应答偏差。其次，封闭式问题对被调查者的文化程度和知识水平要求较低，其适用人群范围较广泛。同时，封闭式问题在测量级别、程度、频率等层次问题方面具有独特优势，一般必须列出一系列不同层次的答案，供被调查者选择。对于敏感性问题，如经济收入、性伴侣数量等，给出分为若干等级的答案选项，往往比采用开放式问题更易于获得较为真实的回答。但封闭式问题的答案由调查者根据已有经验和证据而设置，可能存在答案罗列不全，遗漏关键信息等现象，影响研究的深度和广度。为了保证答案的穷尽性，可在所列答案后加上“其他”选项，让被调查者做补充说明，避免迫使被调查者选择不真实的答案。例如，“您的职业是：①农民，②工人，③商人，④教师，⑤医生，⑥公务员，⑦其他，请说明_________”。封闭式问题的备选答案可能会干扰被调查者的真实想法，其选择可能存在偏差。对于无想法或不知如何作答的被调查者，预设答案提供了随意选答或猜答的机会。此外，答案的排序也会影响测量结果的真实性，由于人们选择的方便性倾向或习惯，被调查者可能会优先选择排在最前或最后的答案。

上述事实性问题、态度性问题、动机性问题和行为性问题，可根据调查的实际需要，设计为开放式问题或封闭式问题。由于开放式问题在适用范围和资料统计分析等方面存在局限性，目前的调查问卷设计以封闭式问题为主。

二、答案的设计

（一）答案设计的基本要求

调查问卷中封闭式问题的答案是被调查者对该问题的反馈，调查者基于对答案的分析获得调查结果，达成调查目的，因此封闭式问题的答案设计尤为关键。调查者可以根据问题类型、调查目的和内容等，设计形式多样的答案，但答案的设计必须满足以下基本要求。

1. 问题与答案协调统一　才能达成调查目的。问题与答案必须相互匹配，询问什么内容，预设答案则对应回答什么内容，不能出现答非所问的情况。

2. 答案选项穷尽互斥　封闭式问题的答案设计的穷尽性是指答案必须包含所有可能的情况，

尽可能避免设置大量的“其他”类答案；互斥性是指答案之间不能相互包含或交叉重叠，即每个答案的内容和含义都不存在与其他答案相互覆盖的情况。

3. 答案内容准确清晰 封闭式问题预设答案的目的是帮助被调查者根据自身情况尽快找到对应或接近的类别选项，而答案内容就是对某一类别情况的说明和描述。为确保被调查者对答案理解的一致性，要求答案描述必须精准且容易互相区分，不能混淆。

4. 最大可能减小应答偏差 对于具有层次差异的答案，被调查者可能倾向于选择非极端的中间答案，即易选出中立性的回答。此外，答案排列形式也可能导致应答倾向性偏差。因此，调查者应运用答案设计技巧，如增加分组数量和调整答案排序等，尽可能减少或避免偏差。

（二）答案的设计

封闭式问题给予了被调查者预设的答案，因而答案设计直接决定了调查结果质量，以下内容介绍封闭式问题的答案设计。

1. 二项选择式 即在问题之后给出“是”和“否”，或者两个互斥的答案，被调查者只能在两个答案中选择其中一项。例如，“在过去的一个月内，您是否饮过酒？①是，②否”“您是独生子女吗？①是，②否”。二项选择式的答案设计，选项简单明确，非此即彼，对于调查者和被调查者均简便易行，应用非常广泛。然而，二项选择式的答案所包含的信息量较为有限，不能很好地区分调查对象在态度和行为上的程度差异。它也可能使持有中立态度或其他想法的被调查者觉得无所适从，并被迫选择某一个答案。此外，测量的信度将随着答案数量的减少而下降。

2. 多项选择式 即问题的答案选项在两个以上，被调查者根据实际状况从中进行选择，主要包括以下三种具体形式：

（1）多选一：即要求被调查者从所列选项中选择其中之一作为回答。例如，“您的文化程度是：①小学及以下，②初中，③高中，④中专，⑤大学专科，⑥大学本科，⑦研究生及以上”。多选一的答案设计形式应用最为广泛，包括利克特量表的答案设计。首先，所列答案选项数量应适宜，数量少则测量信度低，而数量多则增加问卷版面且可能加重调查对象的认知负担。通常情况下，5～7个答案是比较适宜的，最多不宜超过10个答案；其次，所列答案选项的排序要合理，对于有一定顺序关系的答案，应按照一定的逻辑顺序排列，避免混乱无章，对被调查者造成干扰。

（2）多选多（限定选择数量）：即被调查者根据个人实际情况，从所列选项中选择若干个答案，选择数量由调查者在问题设计时预先限定。例如，“您平常主要的娱乐或休闲活动有哪些？（限选三项）______、______、______ ①唱歌/跳舞，②打牌/下棋，③书法/绘画，④体育锻炼，⑤看电视，⑥读书/看报，⑦上网，⑧其他，请说明_________”。因可选的答案选项较多，能够较为全面地反映被调查者的实际情况和想法。当答案过多时，被调查者容易产生厌烦心理，因此多选多式的答案设计也应尽量控制在10个以下。

（3）多选任意：即被调查者根据个人实际情况，从所列选项中任意选择若干个答案，可以单选，也可以多选。这种答案设计形式的优点在于能够更为全面地反映被调查者的实际情况和想法。例如，“您的医疗费用承担方式是？（可多选）①无医保，②城镇职工医疗保险，③城乡居民医疗保险，④商业保险，⑤公费医疗，⑥其他，请说明_________”。

3. 图表式 问题的答案以图表的形式列出，被调查者根据个人实际情况在图表上作答，如线性尺度、情绪脸谱等。线性尺度是一种应用最广泛的图表式答案设计，它将问题答案视为一种连续的频谱，调查者不必预设答案，而且所得结果为定量资料，便于后续统计分析。其中视觉模拟尺度是线性尺度的主要形式（图 6-2）。一般情况下，调查者绘制一条带刻度的线段，线段的两端分别表示某一特征的两种极端情况，如对于总体健康状况“0”表示“极差”，“10”表示“极好”，被调查者根据自己的实际情况、想法或意见，在线段适当位置进行标记。例如，请您在下面的刻度尺上打一个“×”，以表示您今天的总体健康状况如何。

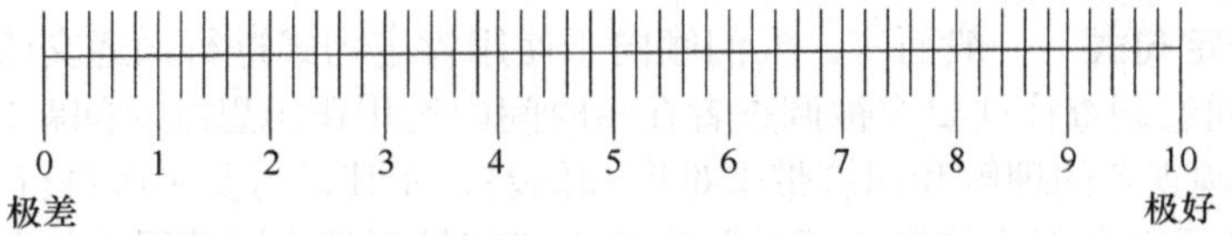

图 6-2 视觉模拟尺度示例

4. 排序式 当调查者意图探究被调查者对特定事物或所列答案选项重要性的看法时，则要求被调查者对所选或所列答案选项进行排序，主要有以下两种具体形式。

（1）多选排序：即限定数量排序，被调查者从所列选项中选择限定数量的答案，同时对已选出的答案进行排序。例如，“在日常生活中，您觉得对您情绪造成较大影响的问题是什么？（限选三项并按重要性排序）______、______、______ ①健康问题，②人际关系紧张，③生活重大变故，④经济状况差，⑤照护老人，⑥子女教育，⑦居住环境，⑧其他，请说明______。”

（2）任意排序：即不限定数量排序，被调查者从所列选项中任意选择若干个答案，同时对已选出的答案进行排序，也可对问题的全部答案的重要性进行排序。

第四节 问卷质量提升技术

高质量的问卷必须反映调查目的和内容，适合被调查者作答，问题设计少而精，答案设计全而准，具有高的信度和效度。因此，调查者必须注重提高问卷质量。

一、问卷设计质量提升技巧

（一）问卷的语言表述

无论是问题的设计，还是答案的设计，在语言表述方面都要力求精准、明确、简洁、中肯。如果问题和答案在语言表述上存在问题，则会干扰被调查者的理解，导致问卷调查质量下降。因此，问题和答案设计的语言表述必须遵循以下基本要求。

1. 语言表述务必完整 问题与答案的措辞应详尽阐释其确切内涵，尽量减少省略句和缩写的使用。在社会情景和语境中，省略句和缩写可以被人们理解，但是问卷的使用往往是在一个新的情景和语境中，所以不恰当地使用省略句和缩写会使得被调查者难以理解问题的含义。

2. 避免模糊、歧义和抽象的表述 问题和答案的语言表述要具体明确、直指目标，避免使用含义模糊不清、易导致歧义、抽象难懂的概念或词汇。一般而言，语言表述越具体明确，问卷调查结果就越可靠、准确。

3. 语言表述通俗易懂 考虑到被调查者文化程度和认知能力等，在表述问题和答案时，调查者应尽量选取浅显易懂的文字和通俗的表达方式，避免使用专业术语，如“医学模式”“健康不平等”等，以及一些新出现的、不成熟的流行语。

4. 语言表述精炼简洁 在能够准确、充分表达问题和答案含义的前提下，语言表述要尽可能精炼简洁，从而缩减问卷篇幅，节约问卷在印刷、发放、录入、保存中所需要的各种资源，使被调查者能够直接、快速地理解问题和答案的含义，节省调查时间，提高有效应答率。

5. 避免表述双重或多重含义 双重或多重含义是指在一个问题中同时询问两个或多个主题，即一个问题的表述中实际上包含了两个或多个问题。调查者在设计问卷时须遵守“一事一问”原则。如果一个问题包含双重或多重含义，即使被调查者做出回答，调查者也难以确定其回答所针对的具体含义，无法获取有效信息。

（二）提问方式

在问卷调查中，合理、恰当的提问可以降低被调查者的警惕或排斥心理，帮助他们准确把握问题含义，提高调查的有效应答率。因此，调查者在设计问卷时需要谨慎考虑提问方式。

1. 避免使用否定句式 一般而言，人们倾向于使用肯定句式进行沟通交流，否定句式不符合人们的思维习惯。问卷调查往往要求被调查者在短时间内运用逻辑思维对问题进行分析和回答，采用否定句式会给被调查者的理解和回答带来难度和偏差，尤其是需要多次进行否定转换时。例如，“您是否不赞成不进行医药卫生体制改革？”应改为“您是否赞成医药卫生体制改革？”

2. 避免诱导性提问 调查者在设计问题时，有时会无意识地将个人观点和态度流露在问题表述中，使问题具有诱导性和暗示性。被调查者可能会选择一个“被诱导”“被暗示”的答案，导致问题无法测量其真实的行为和态度。因此，在设计问题时，词汇和语言表述的运用都要尽可能地保持中立、客观，避免带有任何感情色彩和倾向性。

3. 谨慎设置敏感性问题 当问题涉及个人隐私、社会道德规范等敏感性主题时，被调查者通常会产生较强的戒备心理，进而倾向于修饰，甚至隐瞒自身真实的状况与想法。如果调查者直接询问敏感性问题，将会导致较高的拒答率，严重影响问卷数据的完整性与有效性。因此，调查者在设置敏感性问题时，应采用间接提问的方式，缓解被调查者的心理压力。在语言表达层面，应尽可能做到委婉、含蓄，避免使用过于直白和尖锐的措辞。此外，调查者还可以灵活运用多种技术方法，如转移法、“大众化”法、“模糊化”技术、嵌入式技术和随机应答技术等。

4. 避免武断性提问 问题必须契合被调查者的实际情况，确保其具备相应的回答能力。例如，若直接询问“您平均一天吸多少支香烟？”却未事先确认被调查者是否吸烟，那么对于不吸烟的被调查者而言，则无法回答该问题。同理，向被调查者提出其不知情或难以清晰回忆的问题，也会造成较低的应答率。因此，在设计问题的答案选项时，可适当提供 “不知道”或“不适用”等选项，以此提高问卷的有效性和应答率。

5. 避免复杂性提问 在提问时，应避免可能使被调查者耗费大量时间精力作答的问题形式。尤其是涉及推算、估算等复杂思维过程的问题，极易引发被调查者的畏难情绪，从而导致低应答率。以 “您家每人每月的平均生活费用是多少？” 这一典型问题为例，当被调查者面对该问题时，为了准确作答，需要综合考量家庭各项生活支出情况，并在此基础上结合家庭成员数量进行相应的数学运算，整个过程相对复杂烦琐，而在现实情境中，人们通常对此类耗费大量时间精力的计算行为持有消极态度。因此，可将其改为两个问题：“您家每月的生活费是多少？”“您家有几口人？”随后，由调查者根据回答完成后续计算。

（三）问题数量

问卷中若问题数量超出合理范围，则增加被调查者的认知负担，易使其产生心理厌烦或畏难情绪，进而出现不回答或随意作答等情况，降低调查质量。一般而言，问题数量受多方面因素制约，包括调查目的和内容、调查对象特征、数据分析方法，以及调查者可调配的人力、物力、时间资源等诸多因素，需要调查者根据实际情况自行斟酌判定。

通常情况下，为保障调查质量及被调查者的良好体验，以被调查者在 20 分钟内完成问卷为宜，最长不宜超过 30 分钟。但是在实际调查中存在一些特殊情形需要区别对待，若采用结构式访谈的方式收集数据，问卷内容涉及被调查者所关心、熟悉的主题，则问题数量可适当增多；相反，当采用自填式问卷时，且问卷内容是被调查者不关心、不熟悉的主题，为避免被调查者因缺乏兴趣和了解而拒绝作答或敷衍了事，问题数量应尽量精简。此外，应特别注意的是，对于每一个测量目标，应保证有足够的问题数量与之匹配。测量工具的问题数量越少，所获取的结果就越易受偶然因素干扰，进而致使信度降低，影响调查的准确性与可靠性。

（四）问题的排列顺序

问题排列顺序混乱，不仅延长被调查者的完成时间，还影响其在填答问卷时的逻辑思路，干扰问题回答的准确性。因此，调查者在设计问卷时，需要考虑问题在问卷中的顺序，并按照一定逻辑将其进行整合，形成一份条理清晰的问卷。

1. 按照问题的主题排序 将围绕同一研究主题的问题排列在一起，然后按照问题设计的不同主题，将问卷划分成几大模块，使问卷整体上看起来逻辑清晰、条理明确，不仅便于被调查者阅读和理解问题，也便于调查者针对特定的研究主题进行后续数据整理与分析。

个人基本特征通常是调查研究分析中既常用又重要的变量，因此，其相关问题可以设计在问卷的开始部分，并且对被调查者而言方便作答。但是，对于敏感性个人信息，如联系电话、家庭住址、收入、性行为等隐私问题，则可将这类问题放置在问卷的最后。即使被调查者拒绝回答这些隐私性问题，调查者仍能借助问卷前部所收集到的相关信息，获取足量且有价值的数据，确保调查顺利开展。此外，当采用随机应答技术调查隐私性问题时，其问题排序务必严格遵循技术要求。

2. 按照问题的类型排序 一般而言，开放式问题宜放在问卷的最后。因为被调查者回答开放式问题比回答封闭式问题需要更多的思考和书写。把开放式问题放在问卷开头或是中间部分，都可能影响被调查者完成问卷的信心和情绪。开放式问题在问卷的结尾处出现，大多数被调查者更可能完整填答，即使其拒绝回答该问题，也不会对整体调查结果造成显著影响。

一般而言，行为性问题应放在问卷的前部，态度性问题和动机性问题放在问卷的后部。这是由于行为性问题主要涉及被调查者有关客观的、具体的事实，比较容易回答。然而态度性问题和动机性问题则主要涉及被调查者对特定主题或问题的看法、态度或观点等主观判断，需要被调查者更多的思维逻辑和认知过程。如果问卷一开始就询问态度性问题和动机性问题，易引起被调查者心理戒备和反感情绪，导致较高的拒答率。

在问卷中，调查者可通过巧妙设置一定数量的逻辑检验问题，以此来判定被调查者是否认真、如实填写问卷，以控制随意作答对测量信度和效度的影响。需要特别注意的是，用于检验信度的问题在设计时必须进行分隔处理。具体而言，调查者会有针对性地设置若干高度相关或者内容实质相同但表现形式存在差异的问题，其目的是通过分析它们所对应答案之间的相关程度检验测量的信度。显然，这些问题不能被排列在一起，否则被调查者很容易察觉并刻意使回答保持一致，无法实现检验信度的目的。

3. 按照问题的难易程度排序 一般而言，在排列问卷问题时，调查者应遵循先易后难、由浅入深、循序渐进的原则。将被调查者容易回答、熟悉或者感兴趣的问题放在问卷的前部，而将较难回答、陌生或不感兴趣的问题放在问卷的后部，并引导被调查者逐步深入，提高问卷应答的完整性。例如，针对随迁老年人群的调查，问卷开头部分应询问随迁老人的个人基本特征等非常简单、容易回答的问题，随后逐渐深入，询问被调查者的随迁时间、随迁经历、随迁后的生活状况、遇到的问题或困难、健康状况和生命质量等，逐步引导随迁老人进行回答。

此外，当问卷中引入标准化量表时，由于对标准化量表的回答较为容易，量表中大多是封闭式问题，被调查者仅需选择一个答案选项即可，因此，可以考虑将标准化量表设计在问卷靠前位置。

4. 按照问题的时间顺序排序 一般而言，应按事物发生发展的时间顺序，对问题进行连续性排列，由远及近或由近及远均可，视具体情况而定。对存在时间关联的系列问题，不宜随意更换问题的排序，否则容易扰乱被调查者的思维。例如，在针对老年人群健康的生命历程影响因素调查中，调查者应按照生命历程的时间顺序，从出生前、婴幼儿、儿童、青少年以及成人不同时期分别设置相应问题，充分收集数据。

此外，部分问题间既有时间顺序关联，又具备内在逻辑联系。在设计问卷时，调查者不仅要注意这些问题在时间维度上的先后排序，也要确保不违背其内在逻辑关系。例如，就吸烟调查而言，调查者需要先设置问题询问被调查者当前是否吸烟，然后再询问吸烟量、开始吸烟年龄、是否尝试戒烟等情况。

5. 相倚问题 调查问卷中常有些问题只适用于一部分的调查对象，调查者需要设置问题将这部分调查对象事先分辨出来。上文中提到的存在时间顺序关系或内在逻辑关系的问题都可能出现这种情况。例如，“您有几个孩子？”这一问题仅适用于已生育的调查对象；“您是一名医生，还是护士？”这一问题仅适合于医疗机构中职业分类为医生或护士的调查对象。因此，为了使调查问卷适用于所有被调查者，在设计问卷时调查者可以采取相倚问题的设置方法。相倚问题是指在前后两个或多个相关联的问题中，被调查者是否应当回答后一个或后几个问题，是由被调查者对前一个问题的回答结果决定的。前一个问题被称为“过滤性问题”，后一个问题则被称为“相倚问题”。例如，“问题一：您是否经医生诊断过患有慢性病？①是，②否（请跳过问题二，直接从问题三回答）；问题二：您患有何种慢性病？请说明_______。”

二、问卷设计中的常见错误

上文已介绍了问卷设计的基础知识，并讲述了如何设计问卷以确保其有效性和可靠性。然而，在实际的问卷设计工作中，常常出现以下几种错误。

（一）双重或多重含义

双重或多重含义，即一个问题中包括了两个或多个问题，导致被调查者难以做出准确的回答。例如，“您的父母健康吗？”“您对工作和家庭生活感到满意吗？”上文已提到问题不能有双重或多重含义，设计问题时必须遵守“一事一问”原则。

（二）含糊不清

含糊不清，即问题含义不清、不明确，或者问题有歧义。多因使用了一些含义不清的词语、专业术语、网络流行语等，或对问题的表述修饰过多，从而使问题难以理解。例如，“您最近是否经常感到 emo？”

（三）抽象性提问

当问题涉及幸福、爱、公正等抽象概念或学术概念时，被调查者可能从未思考或接触过这类概念，相关问题一般较难回答。例如，“您感到幸福吗？”调查者可以加强概念的操作化，或给出一些具体的描述，辅助被调查者回答。

（四）诱导性提问

问题表述中流露出调查者的观点和态度，使问题具有诱导性和暗示性。诱导性提问将人为地增加某些特定回答的概率，从而产生较严重的偏差。例如，“您不吸烟，是吗？”“医生认为吸烟有害健康，您同意吗？”这就要求问卷中的每一个问题都是中性的，不带有任何倾向或诱导性。

（五）问题与答案不协调

对于封闭式问题，问题及其答案是一个不可分割的整体，必须相互协调，相互对应，不能答非所问。例如，“您认为您是否有恢复健康的可能性？①非常困难，②比较困难，③不确定，④比较容易，⑤非常容易”。

（李丽清　刘　利）

思考题

1. 论述结构式问卷、开放式问卷和半结构式问卷的优缺点，并举例说明在实际调查中如何选择适合的问卷类型。
2. 分析问卷设计中试投放、预测试的重要性。
3. 调查问卷中，问题和答案的设计分别应满足哪些基本要求？
4. 在设计调查问卷时，可以从哪些方面入手提升问卷设计质量？

第七章 现场调查组织实施与质量控制

现场调查组织实施与质量控制是整个现场调查流程的核心环节，连接着调查研究设计与成果报告，直接决定了现场调查能否高效、准确地获取高质量的数据，进而影响到研究结论的可靠性与科学性。本章深入剖析现场调查组织实施与质量控制的各个关键方面，详细阐述现场调查组织的准备工作，对现场调查组织的具体细化内容进行描述，保证调查组织工作的每一个环节都有章可循；并对现场调查实施以及质量控制进行介绍，描述现场调查的复杂性和挑战性，提供实用技巧以应对可能出现的问题。旨在为读者提供一个框架，加强调查工作的科学性、有效性和可靠性，提高相关课题现场调查研究的效率和质量。

第一节 现场调查组织

一、现场调查目的和原则

（一）现场调查的目的

现场调查是一种常见的研究方法，通过亲临现场观察和获取调查数据，主要目的在于了解事件真相，得出研究结论。具体就医学社会学现场调查这一领域而言，主要目的总结如下。

1. 探索疾病病因 对于病因不明的疾病，调查人员可以利用现场调查来测算疾病人群、时间、地区的流行病学三间分布，从而发现高危人群，并根据疾病在不同时空的分布，建立病因假设，收集病因线索和危险因素进行探讨，为加强实验验证研究及疾病防控提供有力现实证据。例如，在对某社区的成年人开展高血压危险因素调查时，广泛收集包括高钠饮食、超重与肥胖、紧张刺激程度、体育锻炼、饮酒、吸烟、遗传因素等资料，分析这些因素在高血压患者与正常人之间的分布，并进行比较，以此来确定该地区高血压人群的致病因素，采取针对性的防治对策。

2. 评价卫生服务需求及质量 通过现场调查对不同地区医疗卫生服务机构的人力、财力、物力现状及发展趋势进行研究，准确了解当前不同地区医疗卫生服务能否有效满足服务对象的健康需求，为医疗卫生资源的合理配置与利用提供科学决策依据。例如，通过对医疗卫生机构医务人员、患者、行政管理人员的满意度进行调查，评价当前卫生服务状况，为医疗改革方案的制订提供建议。

3. 制定卫生标准及法规 生产和生活环境中化学、物理及生物等有害因素的卫生学容许限量值及敏感人群的接触限值也可通过现场调查技术进行探究，对制定相关的卫生标准及法律法规，减少有害物质对人群健康所造成的直接或间接危害具有重要意义。例如，通过收集某城市空气样本、监测二氧化硫的浓度，并调查当地居民的健康状况，探究空气中二氧化硫浓度对居民健康的影响，为制定相应卫生标准提供借鉴。此外，现场调查还可以帮助识别和评估潜在卫生风险，如通过分析环境变化对健康的影响，为政策制定者提供科学依据。

4. 进行其他科学相关活动 现场调查技术在其他科学研究领域的应用也非常广泛。在营养学领域，现场调查技术可以被用于评估不同人群的营养供给是否满足其自身需求。例如，通过调查居民对食品营养标签的阅读行为及其影响因素，了解人群营养信息的认知和使用情况，对普及营养知识、提高公众健康意识具有指导意义。此外，现场调查技术还可以应用于调查健康不平等、健康和疾病的社会结构等宏观层面的问题，为理解健康差异的社会决定因素提供实证数据。通过这些多维度的现场调查，调查人员能够更全面地理解健康问题，为科学决策提供坚实的基础。

（二）现场调查的原则

为保证医学社会学现场调查工作顺利实施，调查结果准确、可靠，调查时需要遵循一定的调查原则。

1. 客观原则 在调查过程中，调查人员必须秉持客观公正的态度，探究和反映事物真实状态的准确信息。这意味着调查人员要正视事实，摒弃任何个人主观意愿或偏见，并且不受任何委托人或管理部门的影响，采取严格措施保障数据准确性和可信度，确保调查结果真实反映客观事实。

2. 科学原则 现场调查中的调查方案、研究问题、整理分析数据等都应当采取合理的科学方法进行设计，调查对象与有关现象之间的相互关系需要运用整体观点进行全面分析，从中提取准确的、有效的、可靠的科学信息。

3. 效益原则 调查研究在实践过程中应注意效益问题。在调查开始前需要充分做好调查准备工作（如方案制订、经费预算、人员培训、预调查等），制订好各类资源的使用和控制措施，对调查过程进行不断优化，避免不必要的人力、物力和财力浪费。

4. 群众原则 群众是调查人员在进行现场调查中获得第一手资料的主要来源。在调查研究中密切联系群众，取得群众的信任与协助，同时要善于倾听群众建议，了解群众想法，并以诚恳虚心的态度向群众学习，以便最大程度地获取可靠准确的调查资料。

5. 伦理原则 伦理道德是现场调查的根本原则。在调查过程中，所有调查设计、调查方案，调查人员都要严格遵守相关的道德伦理规范，不仅要尊重和保护调查对象隐私，对其资料进行保密，还要尽可能采取适宜措施保护调查对象，将现场调查对其身体、精神和人格的影响降至最低。在涉及个人隐私、敏感信息或可能对调查对象产生潜在影响的调查中，应当与调查对象签订“知情同意书”，以确保其人身权益不受侵犯。

二、现场调查组织的准备

现场调查组织是对调查研究活动中的人员和工作进行妥善安排，使其具有一定的系统性和整体性的过程，包括对现场调查研究全过程中的各个方面的计划、组织、指挥、协调、控制等一系列活动。一项完整的调研活动在正式开始前，就要组建合适的团队，并随着调查工作的深入开展而不断完善。调研团队要在调查前科学制订调查计划；合理划分调查区域和选择调查人群；落实预算和管理调查经费；合理选用、培训和配置调查人员；妥善安排后勤工作，保证科研人员的精力与体力；与调查对象所在的部门单位取得联系，争取他们的支持配合。对于现场调查组织的准备主要包括能力准备和条件准备两个方面。

（一）能力准备

从事现场调查研究必须做好相关准备工作。现场调查能力是完成调查目标的个人技能、工作习惯等因素的总和。

1. 知识准备 开展相关现场调查研究，必须具备相应的学科知识。首先，需要具备扎实的本学科知识，并且要追寻本学科的研究前沿，否则调查研究将无从谈起。其次，需要广阔知识面。不同学科领域的跨学科调查是现代科学研究创新的重要动力。跨学科的力度和广度，已逐渐成为影响科研创新，特别是原始科研创新发展的一个重要因素。因此，一个合格的科研人员除了要精通本专业知识外，还要对许多相关学科有所认识和了解，并且善于联合其他专业的调查人员进行合作探索。

2. 综合能力 在现代科研环境中，要成功地推动相关调查活动，科研者需要更为综合的能力，比如洞悉识别社会需求的能力、整合知识和资源的能力、良好的沟通协调能力等。首先，对社会需求的准确把握是科学调查成功的基础之一，科研工作应紧密结合社会发展需求，关注国家重大战略、民生问题以及行业发展的实际需求，并将这些需求与科学调查相结合，进而将科研成果更好地应用于解决实际问题，推动社会进步；其次，整合知识和资源的能力也是科研人员必备的能力之一。由于科学技术的发展已经呈现出跨学科、跨领域的趋势，科研人员需要具备整合不同领域知识的能力，形成更为全面的调查视角。同时，善于利用和整合各种资源，包括人才、设备、经费等方面的整合，也是推动科研进展的重要保障；此外，随着科学技术的发展、专业分工的细化、竞争的加剧，新的科学发现和重大进展仅靠单兵作战和简单合作已很难实现，团队协作攻关能够促使不同领域的专业知识得以有机结合，为创新性科研提供更为广阔的空间，已成为现代社会生产条件下科学技术调查活动的内在要求。科研人员需要具备有效的沟通和合作技能，以协同推动科研项目的进展。

（二）条件准备

现场调查工作的顺利实施开展，无法离开相应的调查条件，其中条件准备主要包括以下四个方面。

1. 获得资金支持　科研项目的开展需要经费支持，开展现场调研同样如此。无论是定量研究、定性研究或社会实验研究，都会产生调查费用、资料费用等，没有项目经费的支持，调查将难以顺利开展。

2. 争取社会资源　争取社会资源的支持是现场调查中不可或缺的一环。开展现场调查的科学研究在很多时候都需要各种社会资源的大力支持。例如，各级政府、社会组织等，若无相关部门的现场支持与协调，医学社会学的现场调研工作也会遇到更多的困难与阻碍。

3. 进行资料准备　充分的资料准备是现场调查的重要前提，包括前期文献资料分析、现场调查工具开发以及现场调查方案制订等步骤。开展现场调查之前，相关人员务必做好全面而充分的文献资料收集整理工作，广泛收集国内外相关领域的学术文献、专业书籍等资料，为自己调查确定合理的切入点与创新方向；在医学社会学调查中，调查工具的准备需要紧密围绕调查目的与对象特性进行精心设计与调试，主要包括调查表和访谈提纲等（第六章、第九章）；调查方案制订需综合考量多方因素，明确各个阶段的任务目标、时间安排、人员分工及质量控制措施等内容。

4. 组建调研团队　组建高效的团队是现场调查活动得以顺利实施的重要保障。通常，一个较为完善的团队包括领导小组、现场调查组以及后勤保障组等职能小组。领导小组作为整个项目的核心决策机构，负责制订现场调研的总体战略规划、确定调查目标与重点、协调各小组工作等，其成员往往由具有丰富科研管理经验、深厚专业知识背景以及较强组织协调能力的人员组成；现场调查组则是直接深入调查现场开展数据收集与调查工作的一线力量，需要具备扎实的专业知识、良好的沟通能力以及严谨的科学态度。现场调查组成员依据调查内容与方法又可进一步细分，如负责问卷调查的小组、进行访谈工作的小组等，各小组之间既分工明确又相互协作，共同完成现场调查任务；后勤保障组主要承担着为调查活动提供全方位后勤支持的重任，包括调查物资的采购、管理与调配，调查人员的生活保障安排，如住宿、餐饮、交通等。在整个组织机构中，实行组长负责制，即各个小组组长对本小组的工作全面负责，组织协调组内成员在现场的各项工作，确保每一位成员都能明确自身职责与任务，各环节工作都能紧密衔接、高效运转，从而为科研调查工作的顺利推进创造良好的组织条件。

三、现场调查组织的具体细化

（一）明确调查研究主题

调查研究主题的选择对于开展现场调查至关重要。调查研究主题的选择决定着现场调查的方案设计，制约着现场调查的全部过程，同时也决定了一项调查的成败和调查成果的社会价值。对于调查研究的选题需要遵循重要性、科学性、创新性、可行性、合适性等原则（第二章）。

（二）选定研究现场

首先，根据调查设计选择契合调查目标且具有实践经验的地区；其次，在选择调查现场时，要特别关注当地的社会学特征，如人口结构、经济状况、文化背景等因素，这些因素将影响到调查结果和结论的解释。此外，医学社会学现场调查涉及多方资源调动，为确保顺利展开相关调查，需要综合考虑资源调配能力，以确保调查高效进行。

（三）细化明确调查对象

调查对象应当具有明确的定义，具体的纳入和排除标准。例如，对于医院管理的调查，由于医院种类很多，包括公立医院和私营医院，三级、二级和一级医院，部队医院等。这些医疗机构之间存在的差异较大，管理的问题也有不同，因此很难把它们作为一个笼统的调查对象来开展相关调查。此外，调查对象可以是集体，也可以是个人或单位，但无论调查对象如何选择，都需要注意其代表性和均衡性。

（四）估算样本含量

在现场调查中，样本量的确定是一个至关重要的环节，它直接关系到调查的准确性和可靠性。样本量的大小应基于调查目的、调查设计、资源限制以及统计学等进行综合考量，以确保调查结果的科学性、可行性、代表性。

（五）确定调查研究内容

调查研究内容必须具体明确。比如对于医院人力资源管理的调查，需要将问题具体化，是调查某类医院对个体的激励？还是调查某类医院人力资源投资及其风险？或是调查某类医院的人才稳定与组织承诺？只有将调查内容具体化，才利于调查者开展调查，才能将相关问题研究得更加深入透彻。如果是大课题，在调查时可以将大课题拆分成若干子课题，然后再分工合作进行调查。总之，调查者要根据具体的调查研究问题，最大程度地达到本次调查所要达到的目的和价值。

（六）明晰调查方法

调查研究的具体情况（比如调查目的、调查范围、调查条件等）很大程度上决定着调查方法的确定。例如，横断面调查方法适用于了解一个事物的总体特征；而对于研究事物之间的相互关系、探索病因等可以采用合适的病例对照研究和队列研究；当调查目标的总体数量太大或趋向于无限时采用抽样调查，反之较小时可采用普查的方法；有足够的调查人员和科研经费时可采用面对面式的问卷调查，否则可以采用邮寄问卷调查或电话访谈的方式；如果需要快速得到结果时可采用小组调查方法，如头脑风暴法、核心小组法等。此外，对于调查方式的使用，即通过何种方式来收集资料还需要进一步确定，常用的收集资料的方式包括问卷法、访谈法、观察法和网络法等。

（七）制订调查量表

在现场调查工作中，调查量表的制订是关键的一环。其核心在于将众多复杂的调查项目，依据严谨且合理的提问逻辑顺序，有条不紊地列成清晰明了的表格形式，以便在正式开展相关调查活动时能够便捷高效地使用。其一，能将问题传达给被调查者。问题的语言应简洁明了，避免使用可能导致误解的复杂或模糊的表述。此外，问题的设置应与调查目的紧密相关，确保收集的数据能够直接回应研究问题。其二，能够使被调查者乐于回答。问卷的设计应考虑到被调查者的感受和反应，可以通过使用友好的语言、通俗易懂的问题设置以及适当的激励措施来实现。对于可能引起被调查者不适或敏感的问题，应采取谨慎的态度，设计得更加委婉，以减少被调查者的抵触或厌烦情绪（第六章）。

（八）控制调查质量

医学社会学现场调查质量的高低决定着现场调查的成效，贯穿于现场调查各个环节。此处将对现场调查组织的质量控制进行简单概述，有关质量控制具体内容详见本章第四节。在大型调查中，设计质量控制表对方便控制、调查管理和规范操作程序至关重要。质量控制表的设计一般需要做到以下三点：第一，明确责任分配与加强管理。在调查每个环节都必须明确责任人，该管理机制可以提高团队的执行力和效率，一定程度上确保所有调查员严格遵守调查流程和标准，从而有效减少误差和遗漏。第二，保留详尽的记录。通过保留每一步骤的详细记录，可以追踪调查过程中每一处细节，及时发现并解决问题，为后续数据分析和结果解释提供坚实基础。第三，制订规范的操作准则。在整个调查过程中，应制订一套明确、统一的操作准则，以提高调查的一致性和标准化，减少操作不当引起的调查偏差。

第二节　现场调查实施

现场调查资料的收集工作需要进行完善的组织和实施。总体来说，一项具体的现场调查在资料收集阶段的组织与实施工作包括以下几个步骤：调查的准备与宣传、调查工作人员的遴选、调查工作人员的培训、调查对象的联系、调查过程的管理。

一、调查的准备与宣传

调查对象填报数据的准确性和真实性关系到调查数据的质量。因此，调查工作人员在整个调查工作中承担着重要的任务，他们需要与调查对象和调查区域的相关部门建立良好的合作关系。其中，获取调查对象的充分信任与支持是调查工作顺利开展的关键环节。在现场调查实施前，需要进行充分的准备和宣传工作，以确保整个过程的顺利进行并得到相关方的支持。例如，与相关部门、组织或团体进行沟通和协调，向他们详细说明调查的重要性和目的，明白现场调查的意义，从而愿意提供必要的协助；制订详细的宣传计划，利用社交媒体、电子邮件等方式进行宣传。通过准备相关的宣传材料，如海报、传单等，广泛传播调查的信息。确保这些材料清晰、简明，并能够引起目标受众的关注等。总之，调查工作人员在医学社会学现场调查时，要保持真诚态度，用简洁清晰的语言进行宣传介绍，以此得到调查对象的配合与支持，保障调查数据的质量，推动整个调查研究顺利进行。

二、调查工作人员的遴选

在现场调查工作中，调查工作人员是调查研究中资料收集工作的主要承担者。遴选合适的调查工作人员也是研究人员在调查研究中的一项重要任务。组建一支素质良好、综合能力强的调查队伍，不仅要关注调查工作人员的个人素质，还要重视调查队伍组织结构的合理稳定。

1. 个人素质　正确选择调查工作人员，应首先考虑调查工作人员的个人素质。一般来说，合格的调查工作人员，应该具备以下几点基本素质。

（1）良好的政治素养：现场调查的根本目的是为人民谋利益。因此，强烈的使命感、较高的政治觉悟、坚定的理想信念、良好的道德品质、熟悉党和国家的方针政策，应该成为每个调查工作人员最基本的素质。

（2）脚踏实地的工作作风：坚持深入实际、求真务实，做到实事求是，是调查工作的生命线。要尊重客观实际，做到不唯上、不唯书，只唯实。

（3）基本的科学文化素养和积极的创新精神：调查工作人员要有一定的阅读能力、文字表达能力和数理知识，能适应填表格、作记录、会统计的需要。要有理论思维能力和综合分析能力，能发现问题，并运用理论思维和逻辑思维对已知情况进行归纳、提炼和总结。

（4）吃苦耐劳的精神和健康的体魄：现场调查是一项艰苦的工作，每一个调查工作人员都应该有吃苦耐劳的精神状态和良好的身体素质，要能适应流动性工作、生活条件和各种艰苦环境。

2. 组织结构　合理稳定的组织结构是调查队伍工作持续进行的首要前提。一般地说，组建一支好的调查队伍应该考虑以下几个方面的结构。

（1）职能结构：调查队伍应该包括具有丰富经验的组织管理者、实干精神的调查工作人员、扎实基础的统计人员和研究人员。

（2）知识结构：调查工作人员应该具备医学社会学现场调查的基本知识和能力，并且与调查课题的客观要求相适应，主要包括领导力、团队合作、问题解决和沟通等方面的能力。

（3）地域结构：如果调查涉及多个地区，应确保团队成员来自不同地域，外地人和当地人相结合以便更好地理解当地语言、文化习惯和其他相关因素。

三、调查工作人员的培训

调查工作人员在医学社会学现场调查中扮演听众、指导者、记录者的角色。值得信任的听众角色有利于指导被调查者放松自如、自然地回答，从而收集真实准确的资料信息。

1. 调查工作人员的培训 要组建一支好的调查队伍，不仅要正确地选择调查工作人员，还要对调查工作人员进行必要的培训。总体来说，调查工作人员的培训应该包括以下几方面。

（1）思想教育：调查正式开始前，应该围绕调查课题对调查工作人员进行教育，使每位调查工作人员都能认识到调查该项课题的目的和意义，从而激发调查工作人员的积极主动性。

（2）知识准备：要组织调查工作人员学习与现场调查课题有关的理论知识和实践知识，重点是所研究课题的基础知识，使调查工作人员能够理解相关专业术语，从而更好地与调查对象交流。

（3）技能训练：要根据现场调查的实际需要，对调查工作人员进行有选择、有重点的调查研究方法训练，包括面对面交流、采访技巧、倾听信息的有效沟通技能等；此外，调查工作人员还需要具备在紧急情况下采取适当措施的应急技能。

上述三方面培训内容是相互联系、相互影响的。其中，思想教育是先导，知识准备是基础，技能训练是关键。此外，关于医学社会学现场调查的步骤安排、规章制度等，也是调查工作人员培训的必要内容。

2. 培训方法 对于调查工作人员的培训常用方法，主要有以下几种形式。

（1）集中讲授：主要讲授有关医学社会学现场调查的基本知识，包括调查课题的目的、要求、内容、方法以及具体的调研工作安排等。根据实际情况邀请被调查地区或单位的工作人员介绍相关的历史和现实情况。

（2）阅读和讨论：主要是让调查工作人员阅读与调查课题相关的党和国家的方针政策、法律法规，以及调查方案、提纲、问卷等设计材料。为了更好地理解阅读材料，还可以组织调查工作人员就一些重要问题和疑难问题进行讨论和交流。

（3）示范和模拟：对于调查方法和技术方面的问题，不仅要进行讲解和阅读，还应当组织一些示范活动。此外，还可以进行一对一的模拟调查，即调查工作人员扮演调查者和调查对象进行模拟调查。

（4）预调查：组织调查工作人员到真实的调查地区或单位进行预调查。预调查是在真实的社会环境中进行，面对真实的调查对象，从而学习调查方法。在预调查结束后，及时总结经验教训，完善调查队伍和调查方案。

在正确选择和培训调查工作人员的基础上，还应该对他们进行正确、有效的组织、监督和指导，充分发挥每位调查工作人员的作用，形成一支良好的调查队伍。

四、调查对象的联系

如何顺利地使调查工作人员为调查对象所接受，是每一项调查研究都必须面临和解决的问题。结合研究调查的情况，可以考虑以下不同的途径。

1. 通过相关机构和组织 调查者可以通过相关机构如政府部门联系到调查对象。例如，通过国家卫生健康行政部门的联系，得到各级卫生健康行政部门的配合，便于样本抽取和调查对象接触。如果无法得到政府部门和相关机构的支持，调查者可尝试取得当地相关组织的许可和帮助。例如，与调查对象所在的居委会联系，获得他们的支持和配合，便于调查工作的顺利进行。

2. 通过非官方渠道　在无法通过正式机构或当地部门联系到调查对象时，调查者可以借助私人关系，寻求帮助，来取得与调查对象的联系。

3. 直接与调查对象联系　调查者可以直接与调查对象取得联系。在这种情况下，调查工作人员需要携带所在机构的证件和介绍信，展现出礼貌、友善的态度，并注意联系的时间，以确保与调查对象的沟通顺利进行。

五、调查过程的管理

在调查的实施阶段，除了要求调查工作人员严格按照调查计划的要求和进度安排开展调查工作外，作为现场调查管理者、指导者和质量监控者的调查工作人员还要对这一阶段中各个方面的工作进行全面的、及时地把握。其主要任务包括以下几个方面。

1. 合理组建调查队伍　调查开始前应该合理组织调查工作人员保质保量地按照调查者的计划要求开展调查工作。首先，在遴选好调查工作人员以后，要建立起相应的调查小组，并注意男女比例的搭配。同时，每个小组指定一名小组长，并以小组为单位布置和实施调查任务。

2. 建立管理监督制度　为了保证调查工作的顺利开展和调查资料的质量，在组建调查队伍的同时，还要制定好各种程序规定和管理制度来规范调查工作人员的工作。程序规定和管理制度包括调查进度控制措施、调查小组管理办法、调查指导和监督措施、资料复核与检查措施、调查小结与交流制度等。

3. 实地抽样的管理和监控　调查设计时，调查者可能已经设计好抽样方案，一些调查中也可能已经抽出调查的样本。但在许多情况下，实际样本的抽取一般由调查员在实地中进行。比如，在入户调查城市居民时，调查前的抽样工作可以比较容易地将样本量分配到居委会一级，可是从居委会中抽取居民户则是比较困难的一个环节。在得不到居委会的居民户口登记表的情况下，通常只能由调查工作人员根据事先设计的抽样方案和方法（比如街区抽样方法、楼房抽样方法、门牌抽样方法等）在实地进行抽样。为保证实地抽样的质量，除在调查前的培训中使每位调查工作人员了解具体的抽样规则和方法外，还要加强具体的实践指导。特别是在抽取最初的调查对象时，调查者要进行示范，并在调查结束后总结经验，完善调查步骤。

4. 问卷回收和实地审核的管理与监控　调查问卷收回的当天应当进行问卷资料的审核。要求每位调查工作人员在收回或完成一份问卷后，及时浏览和检查问卷填答情况，并在检查合格的问卷上面签署调查工作人员的姓名和时间。对于存在问题的调查问卷，应当在实地进行回访，查缺补漏。

第三节　现场调查质量控制

调查的目的是了解总体的真实情况，但调查结果常常出现误差。在设计阶段可较好地控制抽样误差。在实际调查工作中，应结合具体问题仔细考虑各阶段可能出现的误差，并采取有效措施控制调查质量。因此，应遵循以下一些基本原则。

1. 客观性原则　调查是集体合作的过程，受调查工作人员和调查对象主观因素的影响很大。但是，对调查质量的评价应是客观的，应以真实指标来衡量其整体质量，应当有明确的质量标准及其规范性的检验方法，不能因人而异，人为降低标准。

2. 全程性原则　调查质量的控制不仅表现为事后的检查验收，而且表现为对调查前的预防和调查实施中的抽查，做到调查质量的事前、事中、事后都得到有效控制，并构成一个完善的控制体系。

3. 综合平衡原则　控制调查质量的关键在于提高调查资料的系统性、准确性和及时性，使三者达到最佳的组合效果。这就需要认清这三者之间的相互制约关系，把握主要矛盾和关键环节，制定切实可行的控制方案和控制标准。正确处理好诸如调查经费、调查进度、调查时限、调查项目等要素的关系。

一、调查设计阶段

在准备阶段，误差主要源于理论不完善，设计方案不周密，测量仪器不精确，分类不规范，调查方式方法选择不当等。设计阶段的质量控制可从以下方面展开。

1. 明确调查目的 首先根据调查工作的需要，明确地写出调查目的，即通过调查要阐明什么问题，解决什么问题。不同的调查目的，所采取的调查方法不同，必须从实际出发严密设计调查的总体方案。

2. 确定调查对象和观察单位 根据调查目的确定调查对象，即正确划分调查范围避免遗漏调查对象或包含非调查对象而产生抽样误差。例如，调查社区居民就近就医的情况时，调查对象为社区常住人口，观察单位是社区中每一个人，总体是同社区同时间范围内的全部常住人口。调查应明确规定空间范围、时间范围和数量范围。例如，要调查哪一地区的事物，即空间范围；调查什么时间的现象，即时间范围；调查多少观察单位，即数量范围。

3. 正确选择调查指标 调查指标的选择不仅关系到调查的准确性和可靠性，更直接影响着对研究现象和问题的深入理解和解决方案的制订。选择调查指标要突出重点，一般采用客观指标和定量指标。

4. 确定调查项目和设计调查表 制定调查表是把调查项目按调查时提问的逻辑顺序列成表格，调查表设计是否合理，直接关系到调查资料是否准确、完整、科学。调查项目要具体、明确，避免主观偏向性，对于可能引起混淆的调查项目，必须给出明确的定义。调查项目的选取和调查表的形式确定需要通过文献检索、其他类似调查的经验，通过设计问卷后的专家咨询/专家讨论进行改进。在调查表设计过程中，应根据调查目的认真科学设计调查表，并提供填表说明，问题意思要明确且易懂，尽量采用封闭式问题，敏感问题应排在后面。

5. 明确调查方法 根据调查对象的特点选择恰当的调查方式，以保证调查质量。调查方法应根据调查对象的特点选择自填式还是访问式。例如，在调查农民工健康素养时，由于他们理解力较差，可能不识字，宜由调查工作人员逐一询问，并由调查工作人员填写问卷。而在调查有一定文化水平的群体时，可考虑采用自填的方式。

6. 选择合适的抽样方法 抽样方法直接关系到调查结果的代表性和普遍性，进而影响对医疗现象和社会问题的理解和判断。在选择抽样方法时，应当根据调查的具体目标和条件，考虑周密而审慎。例如，如果调查的是全国范围内的医疗资源分布问题，则需要采用分层随机抽样方法，以确保不同地域、不同层次的医疗资源都能被纳入调查范围。而如果调查的是某个特定医院或社区的医患关系，则更适合采用整群抽样或系统抽样。

7. 制订科学可行的调查计划 调查计划兼具科学性和可行性对于调查顺利实施至关重要。周密的调查计划是开展调查的关键步骤，合理安排调查流程可以最大程度地减少资源浪费，促进人力、物力、财力和时间的有效管理。翔实的调查计划应当包括组织领导、宣传动员、时间进度、业务分工、经费预算等。

8. 组织预调查 预调查是调查设计过程中不可缺少的重要环节。在正式调查前组织预调查是必要的，组织预调查的目的是检验调查设计工作的合理性和可行性。检验调查表的设计能否达到预期的目的，以及设计是否合理和可行，以便及时修改完善调查表。预调查可以分为两个阶段。第一个阶段建议在课题组内部进行，该形式有助于发现较为明显的问题；第二个阶段可以在 20～50 人的小样本对象中进行，该群体应当与正式调查中调查对象的特征相似，预调查的形式也应与正式调查相同。若经过两个阶段预调查后，调查表有较大幅度改动，建议考虑再组织一次问卷现场测试。

9. 建立质量考核制度 质量考核制度在现场调查中扮演着重要角色，不仅能够明确调查工作标准和要求，及时修正错误，还可以作为一种激励机制。例如，评估调查工作人员在现场调查工作中的表现，奖勤罚懒，调动调查工作人员的工作积极性，促使其更加关注和维护数据质量。

二、调查实施阶段

在资料收集阶段，误差主要来源于调查员和调查对象，如调查工作人员的工作态度不认真和业务水平不足；调查对象失访、拒绝回答、记忆不清等影响调查的准确性和应答率。

1. 正确选择调查员　现场调查是由调查工作人员来实施的，他们是资料收集的具体执行者，直接关系到调查的质量。因此，为提高数据收集质量，调查工作人员的遴选应从工作态度、专业知识、业务技能、身体素质、实际经验、沟通能力及对当地的文化熟悉程度等方面进行综合考虑。

2. 深入培训调查员　在调查工作人员的培训中，最好应用理论与实践相结合的培训方式。严格按照设计方案的要求，使调查工作人员明确调查的目的和意义、调查的方法内容、调查指标的说明或定义、调查工作进程及注意事项等。特别是，调查工作人员应对项目设计要有整体认识。培训最好采用面对面的形式，如条件不允许，则需要写出详细的书面指导，同时辅以线上培训。由于不同的调查工作人员对调查表或问题的理解不同，即使采用同一调查表进行调查，也可能会得到不同的结果。因此，在调查前应规定调查工作人员按标准的提问方式和速度进行提问，对不同调查工作人员之间的调查结果可采用一致性检验评价调查结果的一致性。培训的步骤：首先介绍调查项目概括、目的及内容，再讲解调查实施要求、指导指南及注意事项，并带领调查工作人员通篇审核调查表，对于需要特别注意或容易引起歧义的地方进行解释说明，之后由培训者模拟调查过程，并组织调查工作人员进行交流、讨论，以便及时发现调查过程中可能遇到的问题，给予及时的指导，以提高其调查水平和调查质量。

3. 提高调查对象的应答率　调查对象的理解和支持是调查取得成功的重要保证，提高调查对象的应答率是确保调查数据质量、调查有效性的关键环节。

（1）与社区或相关组织建立长期合作关系：通过持续开展一系列调查活动，让调查对象逐渐熟悉并信任调查团队，形成良好的互动模式。例如，在慢性病防控工作推进过程中，持续进行居民高血压、糖尿病等慢性病患病现状及健康管理依从性的调查，使社区居民对于调查团队的目的、流程以及意义有了更为深入的了解，知晓自身参与对于社区，乃至公共卫生事业有着积极推动作用，从而逐渐从被动接受调查转变为主动配合参与。

（2）调查前准备：对于确定为调查对象的家庭应通过组织和宣传发动说明调查工作的意义，取得群众的配合。若在入户调查时，连续三次遇到家中无人或被拒绝回答的情况，不应随意选择附近其他家庭作为替代调查对象。而应在制订调查计划时，提前考虑到这种情况，预先增加3%～5%的抽样户数作为备选调查户。若出现三次无法调查时，可以对候补调查户按顺序补充调查。调查完成率应在90%以上为宜。

（3）应答主体要求：在现场调查中应尽可能要求回答者本人在场并要求由本人回答，若本人不在场可由熟悉情况的人员代替回答。儿童应由母亲代替回答为宜，成人对象自己回答率不应低于70%，这可以作为考核工作质量的一项指标。

（4）调查工作人员要求：在整个调查过程中，调查工作人员既要善于做出有效的提问，又能正确解释和回应调查对象的疑虑；对于敏感问题或涉及隐私的问题，调查工作人员要注意保密，采取适当的措辞，避免引起调查对象的反感而拒绝回答问题。在开展涉及个人财务状况的调查时，为了在保护个人隐私的同时有效获取信息，可以采取更为委婉和间接的提问方式。例如，可以询问调查对象的收入水平大致处于所在地区或行业的哪个范围区间，或者与当地平均收入相比的相对情况。

（5）灵活安排调查时间与方式：充分考虑调查对象的生活和工作规律，灵活安排调查时间和方式。例如，对于上班族，可以选择在周末或晚上进行电话或线上调查；对于老年人，可以选择上门的面对面调查，并适当延长调查时间以适应老年人的节奏。同时，提供多种调查方式，如线上问卷、电话访谈、面对面调查等。

（6）激励措施：为了加强调查对象的配合，可以通过适当的激励手段提高其积极性和应答率，包括物质激励、精神激励等措施，具体措施需要根据不同调查对象群体特征选择。此外，在采取分发小礼品的物质激励措施中，需要尽量选择便携、实用、经济的礼品，也需要结合当地社会、经济、文化背景等因素综合考虑。

4. 提高调查对象回答的准确性 调查过程中保持中立态度，避免诱导性提问或暗示性提问。例如，避免使用“您认为吸烟是有害健康的，对吗？”此外，由于调查对象在回忆过去发生的事件或经历时，易出现记忆失真或不完整的情况，可通过培训调查工作人员、适当扩展收集资料的范围、采用客观指标收集资料等方法来控制。

5. 建立督导组 督导组不仅负责随时跟进调查情况，确保调查工作的规范性和准确性，还承担着定期例会讨论的重要职责，扮演着不可或缺的重要角色，是确保调查工作顺利进行的关键所在。在调查过程中，建立督导组可以更好地监督和管理调查过程，有助于提高数据质量和科研效率。

三、调查资料整理阶段

在资料收集过程结束之后，应对所收集的原始资料和数据进行科学合理的整理与归纳，并根据资料的性质和调查目的选用合适的统计方法进行数据分析。医学社会学领域现场调查主要是问卷调查，原始数据的审核、编码与录入均是资料整理阶段质量控制的重要环节，也是调查结果转化为计算机数据的关键环节。在资料的整理和分析阶段，要注意以下问题。

1. 明确组织计划 在资料整理分析时，要有计划地开展分工、人员安排与培训、时间进度安排、质量检查工作，这样才能使各方面协调一致，尽量减少差错。

2. 核校原始数据 在实施调查结束后，首先要审校每份调查材料的准确性和完整性，排除不符合要求、不完整的调查表。具体可通过专业检查、统计检查、人工检查等手段对资料逐表逐项进行全面、认真、仔细地核对。例如，检查现场的记录是否规范，字迹是否清晰，数据是否存在缺失值，答案之间的逻辑关系是否成立。发现问题应及时采取补救措施，对工作质量较低的调查员，需要进行再次培训。

3. 建立计算机数据库 在将数据录入计算机时，要严格控制录入质量。在条件允许的情况下，建议采用“双人双机”背靠背录入，即由两名人员各使用一台计算机独立地开展数据录入工作，经比对后完全一致后再进入数据分析环节。此外，可设计一定计算机程序，对已录入的数据做逻辑检查。例如，根据调查日期和出生日期计算年龄，并与所填写的年龄比较，检查是否一致。

4. 采用适宜分析方法 针对不同资料、不同设计类型、不同调查目的所采用的分析方法不同，应选择合适的统计学方法对资料进行分析。例如，在资料分析阶段，可通过常用率的标准化方法、分层分析法和多因素分析如协方差分析、多重回归分析等来控制混杂因素的影响。

四、调查总结阶段

总结阶段的主要任务是撰写调查报告、评估总结整个调查研究工作。调查报告是整个调查研究工作的结晶，凝聚了整个调查研究团队的全部心血，也关乎对调查研究课题成果的评价，撰写时应当注意以下四个方面。

1. 及时性 现场调查报告所要反映的内容多为日常工作中亟待解决的问题，是及时开展深入调查和做出决策的重要依据，所以调查报告必须在调查后迅速完成，保证其调查的时效性。

2. 真实性 客观真实是调查报告的基础，真实性是调查报告的本质所在。调查报告必须以调查所得到的客观资料为依据，经过严谨的分析研究，进行合理的推理，得出科学的结论。

3. 科学性 调查报告要遵循科学原理，符合客观实际，必须根据足够的和可靠的实验数据或现象观察作为立论基础，不能凭主观臆断或个人好恶随意地取舍素材或得出结论。

4. 实用性 调查报告或论文要具有实际应用价值，对社会、对学科有存在价值和推进的作用。具体地说，调查报告应对当前研究工作具有参考价值和指导意义。

评估和总结调查工作对于提高调查可信度、实用性和社会影响等起着关键性作用，是调查工作的关键环节，具体应包括以下三个方面。

1. 专家评估　通过专家评估调查报告的科学性和研究价值，进而对调查课题做出鉴定。在科学性方面，必须审视调查所采用的方法是否严谨合理，样本选取是否具有代表性与随机性，数据收集过程是否准确无误、遵循科学规范，数据分析处理是否运用了恰当的统计方法和逻辑推理，以确保整个调查研究过程符合科学研究的基本原则和标准；从研究价值角度来看，需要考量调查课题是否能够填补相关领域知识空白，是否对解决现实社会中的实际问题具有切实指导意义，或是否能为后续理论研究提供新的思路和依据。

2. 集体总结　以原设计方案为依据，全方位、系统性回顾梳理调查工作，总结和反思优缺点、经验与教训，为今后的调查研究工作提供正反两方面的经验。尤其是对于大型的调查研究课题，在总结经验教训的同时，还包括对在调查过程中做出突出成绩的单位和个人进行表彰，激励整个调查团队及相关合作单位的士气，营造积极向上、追求卓越的调查氛围，促进调查工作的持续健康发展。

3. 个人总结　回顾自己参加调查研究工作的全过程，深入自我反思所见所闻。例如，在实地调研中观察到的社会现象、人群行为特征等；所思所想，包括对调查中遇到问题的思考过程、对研究方向调整的个人见解等；所悟所得，如从与团队成员协作中学到的沟通技巧及自身在专业知识和实践能力方面的收获与成长。通过个人总结，提高调查研究能力和综合素质，为后续调查工作奠定坚实基础。

（白忠良　唐尚锋）

思考题

1. 请论述在现场调查组织筹备阶段如何开展有效的预调查。

2. 请结合医学社会学领域实际例子，阐述在现场调查实施中，对于不同类型的调查对象，应分别采用何种调查方法与技巧以获取真实有效的信息。

3. 请论述现场调查监督体系需要涵盖哪些内容，并分析如何通过监督体系及时发现质量问题并采取有效的纠正措施。

第八章 常用结构化数据资料收集方法与分析技术

常见的数据主要包括结构化数据（structured data）和非结构化数据（unstructured data）两大类。非结构化数据以质性研究中常见的文本形式、音频格式等类型的开放性资料为主（第九章）。结构化数据则主要以具体算术数值表示的资料为主，因此属于数值型资料。收集整理资料并进行系统的统计分析是揭示资料所包含信息并得出调查结论的重要一环。本章将围绕结构化数据资料的采集和统计分析策略展开论述，从结构化数据资料的基本概念切入，探讨其测量方式与数据特点，进而详细阐述描述统计与统计推断的运用，以及它们如何为现场调查提供精确的量化分析。通过本章学习，读者将理解结构化数据研究设计的严谨性、数据收集的标准化流程，以及统计分析结果的客观性，从而在实际研究中熟练运用这些方法，为卫生政策设计和管理决策提供科学依据。

第一节 概　述

结构化数据是遵循预定义结构或模型的数据。由于结构化数据是高度组织化的，因此可以很容易地被机器学习算法和人类处理。大多数时候，定量数据通常指以行列结构存储的结构化数据。定量调查所获得的主要是数值型资料/结构化数据。按照数值型资料的特点，一般将其划分为两类，即定量资料（quantitative data）和分类资料（categorical data）。两者的主要区别在于测量方式的不同，定量资料通常通过国际通用的某种计量单位对其进行测定，具有一定的尺度属性；而分类资料则根据被调查者的特定属性将其分类，以便于数量统计，具有一定的类别属性。两者间的联系将在本节后续详细介绍。

一、定量调查研究

1. 定量调查研究的概念　定量调查研究是针对一定数量且具备代表性的样本，开展封闭性或结构性的问卷调研活动，随后对调查所收集的数据进行计算机录入、整理及分析，最终形成调查报告的过程。

2. 定量调查研究的目的　旨在运用数据定量分析的结果，对特定现象进行阐释或说明，即将样本分析所得结论推广至所研究的总体范畴。在此过程中，所运用的大样本是由众多具有代表性的个体集合而成，通常运用统计分析手段来实现研究目标。

3. 定量调查研究的优点　①标准化；②易于操作；③揭示隐性问题；④易于制表与统计；⑤敏锐反映各子群之间的差异。

4. 定量调查研究的步骤　定量调查研究可以分为三个阶段：①在调查设计阶段，主要包括明确调查目的，根据调查目的提出假设，并将假设具体化为相关指标，确定被调查者，设计调查工具，确定资料收集方法以及遴选和培训调查人员等。②在现场调查实施阶段，主要包括对现场调查工作进行有效组织实施，推动调查工作顺利开展，并对调查质量实施严格把控等。③在数据整理分析及报告撰写阶段，主要包括对数据进行清理，核查资料的准确性与完整性，剔除不完整及可能影响问卷质量的数据，对有效数据进行编码处理；将数据录入计算机系统，并对录入数据的质量进行控制，开展资料分析工作，解释结果及撰写报告等。

二、结构化数据资料

（一）定量资料

定量资料又称计量资料（measurement data）或数值资料（numerical data），是指通过观测每个观察单位的特定指标的大小而获得的资料形式。其变量值是定量的，具体表现为具有明确的数值大小，并且通常具备相应的度量衡单位。根据观测值取值是否具备连续性，可将其进一步细分为连续型（continuous）和离散型（discrete）两种类别。连续型定量资料能够在实数范围内进行任意取值，比如年龄、体重、身高、温度、血压、时间、距离等；而离散型定量资料仅能取整数，比如家庭人口数、车辆数量、电话通话次数等。显然，任意一份定量资料，必然归属于连续型或离散型其中之一。定量资料具有可度量性、数值精确性、可统计性、可量化变化、可量化比较的特点。

1. 可度量性　定量资料可以通过数字来度量和表示，具有明确的数值含义。

2. 数值精确性　定量资料通常具有较高的数值精确性，可以进行精确的计量和比较。

3. 可统计性　定量资料可以进行统计分析，如均值、标准差等，以揭示数据之间的关系和规律。

4. 可量化变化　定量资料可以反映事物的变化和趋势，能够量化描述不同变量之间的关系。

5. 可量化比较　定量资料可以进行比较和对比，帮助人们更好地理解数据之间的差异和相似性。

（二）分类资料

分类资料又称定性资料（qualitative data）或计数资料（count data），是将被调查者按照某指标的性质进行分类后，按照类别统计其相同属性出现的个数。依据分类资料间的联系，可将其分为等级资料和非等级资料（又称无序分类资料、名义资料等）。其中，等级资料的特点在于各分类之间存在内在属性上的上升或降低趋势，比如受教育程度（无、小学、初中、高中、大学及以上），其各类间蕴含着学历水平的高低之分；而非等级资料各分类之间的关系则相对平等，比如性别（男性、女性），不同性别之间的关系是完全平等的状态，再如职业（学生、农民、工人、教师、医生等），尽管各类工作性质存在差异，但并无高低优劣的层级之别。在非等级分类资料中，较为特殊且常见的类型当属二分类资料，比如常见的生存结局（存活、死亡）、感染结果（阳性、阴性）等。因此，通常将分类资料划分为三类，即二分类资料（binary data）、多分类资料（nominal data）以及等级资料（ordinal data）。

（三）两类资料的常用描述方式

由于两类资料内在属性不同，因此对其描述方式也不尽相同。一般情况下，若定量资料符合正态分布，则采用算术平均数和标准差对其进行描述；若资料不符合正态分布，则采用中位数和四分位间距对其进行描述；分类资料通常采用频数和相对数（如构成比、率等）对其进行描述。

需要注意的是，并非所有分类资料都可以采用频数和相对数进行描述。比如在医学体检中常见的红细胞计数（RBC）、白细胞计数（WBC）等，若从个体层面来讲，此数据属于分类资料，但从群体角度来看，此数据类型则属于定量资料。因此在数据类型甄别过程中，需要综合考虑调查研究的目的和被调查者在研究设计中所处的状态。

另外，从严格意义上来说，定量资料应属于相对数。比如，我们常说某人的身高是173cm，实际上是因为其自然身长相对于国际标尺中 1cm 的长度进行对比之后所呈现的数据。如果国际标尺1cm 的长度出现增加或者缩短的情况，那么其身高所显示的数据也会相应发生变化。可见，相对是永恒的，绝对是暂时的。

（四）两类资料的关系

在了解定量资料和分类资料之前，我们首先需要了解两者的特点。由于定量资料采集了每个被调查者较为精确的指标数据，来反映被调查者在某方面特征的精确信息，比如甲的月收入为5750.8

元，其表达的信息量就比较清晰；就分类资料而言，在根据被调查者的某种特征将其进行归类后，这种归类的过程将会导致信息出现不可避免的损失。比如甲的月收入为5000～10 000元，作为读者，我们仅能知晓其收入区间，至于其月收入具体多少，我们便无从得知了。

由此可见，定量资料相对于分类资料提供的信息量要饱满很多。按照信息损益自上而下的原理，一般情况下可将定量资料转化成分类资料，其转化路线如图8-1所示。

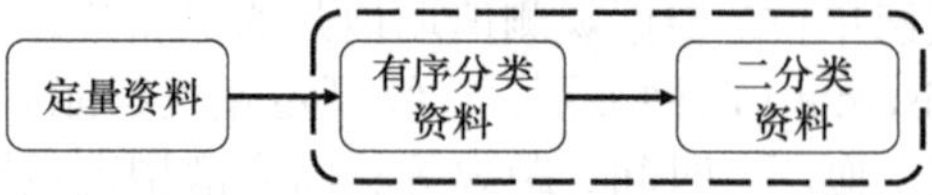

图8-1 资料转化关系示意图（按照调查研究需求也可以直接从定量资料转化成二分类资料）

一般将资料从定量转化成分类资料时，通常转化成有序分类资料或者二分类资料，很少将其直接转化成无序多分类资料。比如研究者可按照体质指数（BMI）的分类标准将被调查者分为消瘦（BMI＜18.5kg/m^2）、正常（18.5kg/m^2≤BMI＜24kg/m^2）、超重（24kg/m^2≤BMI＜28kg/m^2）、肥胖（BMI≥28kg/m^2），而不能将其分为消瘦或肥胖、正常、超重这三类。

对于逆向转化，即从分类资料转化成定量资料，近年来随着统计学技术的发展及统计思维模式的不断完善，也有学者进行过资料之间逆转化的相关研究，目前尚处于起步阶段，其所需信息、其他变量的相互支撑以及专业的可解释性等方面的要求较高。现举一例，以期起到抛砖引玉的作用。

例8-1 某三级甲等医院的医生收集了两千多个皮肤病患者的病例资料，根据患者复发情况将其分为两类，即复发和未复发。其采集到的数据变量基本信息如表8-1所示。

表8-1 病例基本信息

变量类型	变量名称	变量赋值解释
因变量*	是否复发	1=复发，0=无复发
自变量△	家族遗传史	1=有，0=无
	饮食习惯	无序多分类，如地中海饮食、清淡饮食等
	吸烟	1=有，0=无
	饮酒	1=有，0=无
	……	

注：*因变量，也叫应变量、被解释变量等，不同书籍的称呼可能有所不同。△自变量，也叫解释变量。

现研究者想对因变量是否复发进行连续化处理，请问该如何操作？对于此问题，我们以是否复发作为因变量，其他变量作为自变量构建二元逻辑斯谛（Logistic）回归模型，然后预测每个被调查者复发的概率，从而将二分类资料进行连续化处理。其结果是否可靠，还需要解决如下的一系列问题。

（1）定量化后的数据是建立在构建模型预测基础上预测拟合出来的数据，因此模型的优劣显得十分重要，本研究中构建的模式是否为最优模型还需要进一步检验说明。

（2）合理解读量化后的结果。

（3）选择预测指标及解释变量。由于上述所用方法是依据诸多自变量的预测结果对分类因变量进行预测并量化。因此，选择什么样的自变量对其进行建模则显得尤为重要，不同自变量集的量化结果可能存在较大的偏差。

总之，从分类指标向定量指标进行转换较为困难，其所需要的条件较高，上述论述仅限笔者的个人思考，不足之处不可避免，还望读者进一步思考并给予此类问题具有突破性的解决方案。

第二节 常用结构化数据资料采集流程和方法

医学社会学是从社会学角度研究医学问题的一门学科，而社会学是系统地研究社会行为与人类群体的科学。因此，医学社会学主要采集的数据应该包括宏观（群体水平）资料和微观（个体水平）资料。本节主要从宏观和微观两个视角阐述相应资料的采集流程和方法。

一、宏观资料

以群体角度为视野，采集代表群体性社会医学相关的指标，我们称之为宏观资料。例如，人群患病率、发病率、城市每一千人医院病床数、某区域的环境污染指数等。

（一）采集流程

由于宏观资料由政府企事业单位以及公益组织收集、存储和发布。相应的数据又分为公开和非公开数据。因此，对其采集应按照是否公开采取不同的采集流程。

1. 公开数据　由于公开数据是大众可自由获取和使用的，且无任何限制，其采集过程见图 8-2。

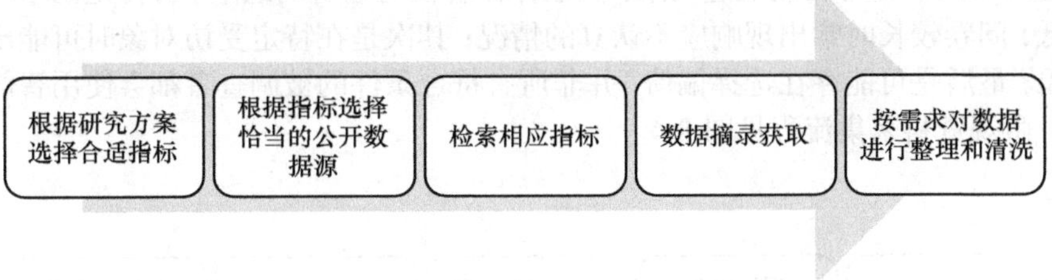

图 8-2　公开数据采集过程示意图

常见的公开数据来源有各级政府部门公布的数据资料如卫生统计年鉴、卫生行政管理部门公布的各类疾病、医疗资源配置等信息，环境监测部门公布的某地区的 $PM_{2.5}$ 等有害物质浓度的信息等，卫星监测数据如不同地区夜间灯光强度等。

2. 非公开数据　顾名思义，即不能随意公开使用的数据，此类数据的获取相对比较烦琐，需要征求数据拥有单位的同意后方能使用，且使用一般需要脱密处理或受限使用，其采集过程见图 8-3。

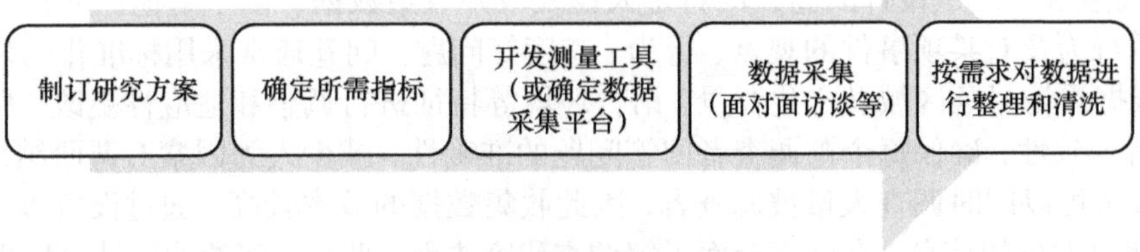

图 8-3　非公开数据采集过程示意图

在上述采集过程中，研究者经常会遇到由于各种原因，数据持有方无法提供相关数据的情况。若遇此种情况研究者需要重新审视原有指标，并选择其他指标替换之。或者再找寻其他可能的相关数据拥有方洽谈并获取数据。

（二）采集工具

由于宏观数据采集属于数据的二次摘录，不管是从纸质资料还是网络资料中摘取数据，在操作过程中尽量选择提前统一制定的表格采集工具。此种工具可以基于 Excel、SPSS、Access、EpiData 等软件制作，也可采用纸质版进行人工手动摘录，不管是哪种采集工具，在采集过程中为了质量控制常推荐两人独立检录，检录完后统一比对核对，以确保数据的准确性。

此外，在采集宏观资料时，采集工具应当比较翔实，其中包括采集数据来源、采集日期、采集卷宗编号、采集人员、需要采集信息列表等。

二、微观资料

从个体层面采集到的反映不同被调查者特征的基本信息称之为微观资料。例如，个体性别、受教育程度、收入水平、疾病状态等。一般采集个体信息时，在不降低数据质量的情况下尽量多纳入相关的变量指标，除了可从相关平台和资料（如病案系统、居民健康管理系统等）获取相关个体指标外，其余信息则需要通过特殊的采集工具按照面对面访谈的形式进行。

（一）采集流程

一般为了确保数据的准确性和质量的可控性，在采集过程中优推面对面的访谈策略进行，但是其受限于物力、财力、人力，大面积、广地域的个体信息采集很难施行。为了解决上述局限，近年来备受青睐的网络调查即可突破上述局限，但也存在着较为显著的缺陷。首先是网络调查数据的质量相对比较低，问卷较长时常出现响应不认真的情况；其次是在特定受访对象时可能出现回答者并非本人的现象；最后是可能存在选择偏倚，并非所有符合条件的被调查者都会使用智能端移动工具和电子问卷。微观资料采集流程见图 8-4。

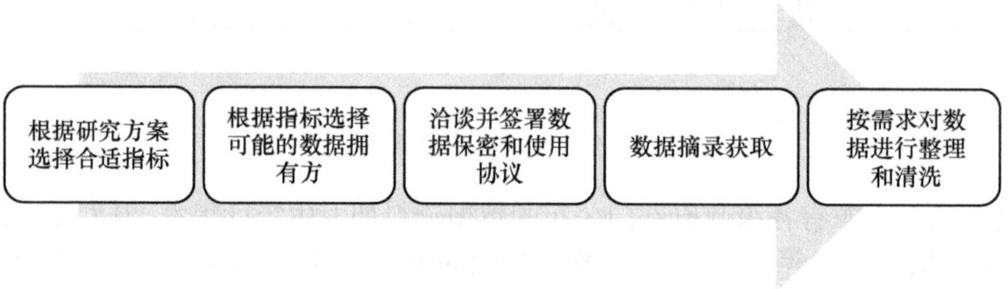

图 8-4　微观资料采集流程示意图

（二）采集工具和方法

常用定量资料收集方法包括问卷调查法、网络调查法、电话调查法等。无论哪种方法，在采集个体数据前需要制订对应的数据采集内容，最常用的即为调查问卷（第六章）。

1. 问卷调查法　通过设计问卷，向特定人群发放并收集数据，以了解他们的社会学特征、饮食习惯、生活行为及对某项事件的观点、行为、态度等问题。问卷通常采用标准化的格式和问题设置，但需要根据受访对象区域及文化背景、语言环境等特征进行调整和适应性更改，保证被调查者对问题的理解一致性，确保每个被调查者回答问题的准确性，减少人为因素对调研结果的影响。同时，问卷调查法可以同时调查大量被调查者，因此收集数据的效率较高。通过设置多个问题，问卷调查法可以获取大量的信息，有助于全面了解调查研究主题。此外，问卷的设计可以根据不同的调研需求进行灵活调整，适应不同的调查研究场景。

（1）问卷调查的特点

1）标准化：问卷调查法具有统一提问、回答形式和内容，对所有被调查者都以同一种问卷进行询问。这种标准化不仅使得调查过程更为规范，也使得收集到的数据更具可比性，方便后续的统计分析。

2）匿名性：问卷调查一般不要求被调查者在问卷上署名，这有助于减少被调查者的顾虑，特别是在涉及一些敏感性问题的调查时，能够更真实地反映被调查者的想法和态度。

3）效率高：问卷可以同时发放给大量的被调查者，因此能够在短时间内收集到大量的数据，大大提高调查效率。

4）信息量大：通过设计包含多个问题的问卷，可以收集到丰富的信息，从而更全面地了解被调查者的观点、态度和行为。

5）便于定量分析：问卷的标准化和结构化设计使得收集到的数据易于进行计算机处理，从而方便进行定量分析和比较。

然而，问卷调查法也有局限性。例如，问卷的设计需要较高的技术性，回收率可能受到多种因素的影响，以及可能存在被调查者理解偏差或回答不真实等问题。

（2）问卷调查法的数据采集过程和质量控制

1）问卷开发和信效度验证：若是调查研究目的可通过目前已经成型且经过国内验证，信效度良好的测量工具完成，则直接选择相应问卷即可，比如在评估社区人群认知情况时可直接选择简易智力状态检查量表（mini-mental state examination，MMSE）、蒙特利尔认知评估（Montreal cognitive assessment，MoCA）量表等量表；若是调查研究目的没有现成的问卷或量表可以使用，则需要自行开发相应的问卷或量表，并在完成小样本、大样本的评测和信效度的检验后方可使用。

2）调查人员招募并培训：根据调查研究目的招募具备相关专业技能的调查工作人员若干，并对其进行培训，讲解问卷内容、注意事项、统一题干理解、各类选项的定义等，并进行小范围的实战练习，在练习中发现问题并进行统一化标定，最终方可进行大范围的正式调查。

3）现场面对面访谈：由培训过的调查工作人员两人一组执行访谈，其中一人主问，另一人监督和提醒。同时在大调查中可设定十人不等的调查小队，由队长负责每天每一份调查问卷的核对和质量控制工作。对问卷中不合格或者存在疑问的数据由调查人员进行二次访谈核实。

4）数据录入、核对和清洗：若研究者采用的是原始的纸质问卷采集数据，在采集完毕后进行数据录入，一般为不同录入者的双录入，然后进行比对并进行原始数据的查阅，以免单人录入的个体失误。比对结束后的数据需要对其进行清洗，如异常值的处理、缺失值的填充、文本数据的量化、复合指标的计算等。若在调查过程中采用的是无纸化调查设备，则省去了数据录入的过程，整个数据即可进入后期的清洗和整理阶段。

2. 网络调查法 是利用互联网的交互式信息沟通渠道来采集资料的一种方法。一般在网络上发布相关的调查问卷，请求浏览其网页的用户填写电子问卷来参与调查。国内常用的网络调查平台，如问卷星、调研家、问卷网、飞猪调研、腾讯问卷等，可为研究者免费提供丰富的问答类型、逻辑跳转、数据分析和报告生成功能，以及支持中文界面和本地化服务等。其次还有电子邮件调查，此种方法在国内相对比较受限，普通居民使用电子邮箱的比例不是很高，因此采用电子邮件调查在我国可能会造成较为严重的样本选择偏倚。

（1）网络调查法的特点

1）高效性：网络调查可以快速地收集大量数据，节省时间和人力成本。

2）全球性：可以覆盖全球范围内的受访者，突破了地域限制。

3）匿名性：被调查者可以匿名参与调查，更有可能提供真实和诚实的回答。

4）成本效益：相较于传统的面对面或电话调查，网络调查的成本更低。

5）数据处理方便：通过网络调查收集的数据可以直接导入统计软件进行分析，便于数据处理和结果呈现。

然而，它也存在一些缺点，比如调查范围可能受到一定限制，至少在调查过程中需要被调查者具有一定的学历水平，这容易造成样本选择偏倚；而且在调查过程中有可能遭到计算机病毒的干扰和破坏等。

（2）网络调查的数据采集过程和质量控制

1）整个流程基本与问卷调查法相同，但由于网络调查均通过应答者自我回答采集数据，因此在问卷设计过程中要考虑到不同地域被调查者的生活习惯以及语言、用词习惯等，尽量所设题项简明扼要，避免造成题项阅读理解偏差。

2）由于数据采集过程中研究者无法掌控被调查者数据采集的准确性，因此可在调查问卷中通过前后设置一些陷阱式的题干和选项，以期在后续数据采集的质量控制中有针对性地进行筛选。除此以外，也可根据问卷量的大小评估出最佳的回答时间范围，以此作为基准对被调查者提供的信息进行质量控制。

3）在完成上述数据的采集和质量控制后，即可进行数据的清洗工作，过程同问卷调查法相应部分。

3. 电话调查法 是一种通过电话与被调查者进行交谈，以获取所需信息的一种调查方法。

（1）电话调查法的特点

1）电话调查法的优势在于其高效性和便捷性。由于电话调查不需要与被调查者面对面交流，因此可以在短时间内覆盖大量的样本，并且不受地域限制。

2）电话调查还可以节省大量的人力和物力成本，提高调查效率。

3）电话调查法具有匿名性。被调查者在电话中回答问题时，通常不需要透露自己的身份或其他敏感信息，这有助于消除他们的顾虑，使他们更愿意提供真实、详细的回答。

然而，电话调查法也有一些局限。

1）可能受到通话时间的限制，导致调查内容无法深入。

2）由于是通过电话交流，调查者无法直接观察被调查者的非言语信息，如表情、肢体语言等，这可能会影响对信息的全面理解。

3）电话调查还可能受到被调查者是否方便接听电话、是否愿意参与调查等因素的影响。

为了提高电话调查法的准确性和可靠性，调查者可以采取一些策略。例如，在调查前制订详细的问卷和计划，确保问题的针对性和有效性；在调查过程中，注意提问方式和语气，使被调查者感受到尊重和信任。同时，对收集到的数据进行仔细地分析和整理，以确保结果的准确性和可靠性。总之，电话调查法既弥补了网络调查法的缺点，也降低了问卷调查的成本，是介于问卷面对面调查和网络调查的中间态。

（2）电话调查的数据采集过程和质量控制

1）问卷编制：此部分同问卷调查法相应部分。但是由于电话调查的特殊性，在问卷编制过程中尽量缩减问卷篇幅，控制总题量。同时各个题项要简明扼要，简单易懂，选项易于区分。

2）电话访谈：由统一培训过的调查工作人员两人一组进行电话访谈，尽量在安静的环境中两人共享通话，一人主问，一人监督和提醒。值得注意的是，在通话电话号码的选择上，尽量和社区或者其他基层单位联系好，使用其座机进行访谈，可有效提升访谈的接受率。

3）数据整理和质量控制同其他调查方法相应部分。

4. 调查实验法 调查实验是通过调查方法实施的以个人为对象的实验，是嵌入调查的实验。因此，调查实验法具有调查和实验的双重特征：从调查的角度，采用概率或加权非概率抽样收集具有代表性的样本，保证外部效度；从实验的角度，允许研究者操纵处理变量、随机化分组，保证因果推断的准确性及内部效度。

（1）调查实验法的类型：根据其研究问题，调查实验法可以分为两种类型。

1）早期的调查实验包括列举实验（list experiment）、随机应答（randomized response）等随机实验。为了提升社会调查和测量方法精度、避免社会期许误差（social desirability bias）的影响，对于性取向、家庭暴力等一些被调查者倾向于做出符合社会期望的回答而非真实回答的敏感问题，调查实验通过随机化提问的方式保护受访人的隐私，以得到被调查者真实的回答。

2）近年的调查实验更多通过创造随机的虚拟情境，即情景实验（vignette experiment），来进行因果推断。

（2）调查实验法的特点

1）调查实验法利用随机化分组可以最大程度地满足非混淆假设，实现更准确的因果推断。

2）调查实验法可以针对一个国家或其他特定的人群进行概率抽样，以较低的时间和经济成本收集较大的样本。

调查实验法也有局限性，包括即使通过概率抽样实现较高的外部效度，但是仍受着问卷回收率、有效问答率等方面的制约；且在问卷形式的限制下，被解释变量大多为被调查者的主观态度等。

5. 快速调查法（rapid investigation method，RIM） 是一种能够迅速收集与社会群体健康状况、行为模式以及医疗需求相关的数据信息的方式。由弗雷里希斯（Freichs）在 1988 年提出，通过便携式计算机实现数据收集、抽样、分析及报告。他的团队在缅甸和泰国的免疫覆盖率调查中，仅用四天就完成了数据收集和分析，并向卫生官员提交了结果。这种方法能迅速获取并处理数据，但可能存在数据质量和深度的局限。我国的卫生工作者十分重视快速调查方法的研究与应用，1988 年和 1990 年在我国两次全国范围的计划免疫审评中，成功地应用了 WHO 推荐的标准组群抽样法（standard cluster sample survey）和批质量保证抽样法，并且对快速流行病学评价中的病例对照法进行了应用和模拟研究，对大肠癌有关因素的暴露率调查应用与模拟表明该方法在小范围区域调查评价中具有一定的使用价值。这充分说明快速调查法在我国已成为大规模公共卫生实践中的有力工具。

（1）主要的快速调查方法：目前，社会医学、卫生统计、卫生管理及流行病学工作者针对许多具体问题，成功地提出和应用了一些快速调查方法。

1）知识、态度和实践（knowledge，attitude and practice，KAP）调查法：采用问卷方式收集资料，对于有关卫生调查研究的社会信息收集是一种有效的方法。虽然这一方法所收集的信息需要经过其他方法（观察法、家庭调查法、小组讨论法等）进行验证，而且行为和态度数据的可靠性等方面存在缺陷，但仍被认为是卫生领域收集社会信息的主要技术。KAP 调查法步骤主要包括确定调查目标和被调查人群、设计问卷、预调查、随机抽样以获取代表性样本、问卷收集数据、分析数据、构建模型验证 KAP 关系、提出措施。

2）社区诊断（community diagnosis）：是一种系统的、综合性的调查方法，旨在了解社区居民的健康状况、生活条件、社会环境、资源分布等方面的现状。社区诊断是系统性调查，通过数据收集和分析揭示社区健康问题及其影响因素，指导健康干预。它依赖社区参与和多样化的数据收集方法，以确保结果的实际意义和准确性。社区诊断的优点在于其全面性，不仅关注健康问题，还涉及社会、经济、文化和环境等方面，提供综合视角。它能够根据社区的特定特征灵活调整，具有很好的适应性。

实际操作中，社区诊断可能面临参与偏差，某些群体如低收入者、少数民族、老年人可能参与不足，影响结果的真实性。此外，时间和资源限制可能导致部分居民无法参与，忽略某些需求。调查工具需要定制，但不当设计可能导致数据不准确或错误识别健康问题。

3）快速乡村评估（rapid rural appraisal，RRA）：是一种定性研究方法，通过小组讨论、访谈和参与式观察等手段快速收集乡村社会、经济、文化和环境信息。它旨在了解乡村问题，指导项目设计和政策制定，常用于农村发展等领域。与传统定量调查相比，RRA 资源需求少，成本低廉，能获得实地反馈，具有灵活性，可根据当地情况调整调查方法。

RRA 虽然灵活、深入，但也存在局限：无法提供精确统计数据，可能缺乏广泛代表性；受研究者主观性影响，数据收集和分析可能带有个人偏见；依赖当地知识，可能导致信息片面；受访者的背景也可能影响信息的真实性。

（2）调查方法的评价：针对不同问题，快速调查法提高了调查速度，且降低了调查成本，但可能牺牲了数据的有效性和可靠性，因此需要对调查方法进行评价。①设计效应：衡量特定抽样设计效率的统计量，比较特定抽样设计与简单随机抽样的方差，是评价调查方法的有效途径。②计算机模拟：模拟调查过程可验证抽样设计的可行性，如通过模拟验证扩大免疫规划（EPI）整群抽样方法的满意度。这些方法辅助评价工具，实际效果还需要实践验证。

三、宏观数据和微观数据的关联

若调查研究中既有微观资料，又有宏观资料，则需要将两者关联起来，常见的关联方式如下。

1. 按照居住地关联 若调查者采集了被调查者相应的群体社会学指标，比如社区的经济水平、健康教育普及程度、厂区环境污染指数等，可按照被调查者居住地、工作单位等信息和个体进行匹配。

2. 按照行政单位进行关联 若采集的宏观信息为被调查者所在县市或者省级单位，抑或是国家单位，则可按照被调查者的籍贯或者居住地的行政划分进行数据的匹配。

3. 按照地理信息进行关联 若采集的是空间相关指标，如卫星监测的夜间灯光强度、$PM_{2.5}$浓度等信息，则可通过地理位置信息，如被调查者所在地的经纬度与其关联。按照栅格数据的需求进行精确性的调整，一般常用的空间分辨率有 100m × 100m，300m × 300m，500m × 500m，1km × 1km，5km × 5km。

第三节　常用结构化数据资料的定量分析技术

本章我们介绍定量资料和分类资料，按照统计分析中的统计描述和统计推断两个方面分别对其进行介绍。

一、定 量 资 料

（一）统计描述

描述统计分析是变量分析的基础，用于描述数据的基本特征，按照定量资料的特性，通常从集中趋势和离散趋势两个方面进行描述。

1. 集中趋势指标 集中趋势常用的指标有算术平均数、几何平均数、中位数、百分位数。

（1）算术平均数（arithmetic mean）：又称均数（mean），是统计学中最基本、最常用的一种平均指标。直接计算法求算术平均数是将所有数据之和除以数据个数。具体来说，如果有一组数据 x_1，x_2，…，x_n，那么这组数据的算术均数 M 可以用以下公式表示，$M=(x_1+x_2+\cdots+x_n)/n$，其中 n 为数据的个数。算术平均数主要适用于对称分布的数据，尤其是那些呈现正态分布或近似正态分布的数据。算术平均数能较好地描述这类数据的集中趋势。然而，当数据存在偏态分布或极端值时，算术平均数可能不能很好地反映数据的实际情况，此时可能需要考虑使用中位数等其他指标来描述数据的平均水平。例如，在调查研究某医院患者的住院费用时，如果有少数患者因罕见病花费极高，这就会使算术平均数被拉高，而中位数则能更稳健地体现大多数患者的费用水平。

（2）几何平均数（geometric mean）：主要用于描述一组具有等比或近似等比关系数据的平均水平，如抗体滴度、投资风险等。与算术平均数不同，几何平均数是对各变量值的连乘积开项数次方根来得到的。换句话说，如果有 n 个数据，那么这 n 个数据的几何平均数就是这 n 个数据的乘积的 n 次方根。在实际应用中，几何平均数常用于计算平均增长率，因为它对于数据中的比例变化更为敏感。在使用几何平均数时，需要确保数据满足其使用条件，即数据应为非负数且具有等比或近似等比关系。如果不满足这些条件，那么使用几何平均数可能会导致误导性的结果。

（3）中位数（median）：是按顺序排列的一组数据中居于中间位置的数，能够将数值集合划分为相等的上下两部分。对于有限的数集，可以通过把所有观察值高低排序后找出正中间的一个作为中位数。如果观察值有偶数个，则通常取最中间的两个数值的平均数作为中位数。其特点在于不受极端变量值的影响，它常被用来衡量数据的中心趋势，尤其是在数据分布不对称或存在异常值的情况下。例如，当我们调查研究社区居民的收入水平时，如果有少数超高收入者，使用中位数可以尽量避免极端值的干扰，更符合实际地反映出中间水平居民的收入状况。

（4）百分位数（percentile）：主要用于描述一组数据的某个特定百分位置上的数值。简而言之，它将一组数据按照大小排序后，划分为 100 个等份，每个等份包含相同数量的数据点。第 p 百分位数表示的是这组数据中至少有 p%的数据小于或等于这个数值，而至少有（$100-p$）%的数据大于这个数值。例如，第 50 百分位数就是中位数，它表示数据集中有一半的数据小于或等于这个值，另一半数据大于这个值。第 25 百分位数和第 75 百分位数分别称为第一个四分位数和第三个四分位数，它们将数据分为四个等份。百分位数可以用于描述数据的分布特征，特别是在数据呈现偏态分布或存在异常值的情况下。通过比较不同百分位数的值，可以了解数据的离散程度和不同部分的相对位置。例如，在分析患者的康复时间数据时，如果数据呈现偏态分布，可以通过比较不同百分位数的值，更清晰地知晓数据的离散程度以及不同数据的相对位置。需要注意的是，在使用百分位数时，样本含量应该足够大，以确保结果的稳定性和可靠性。

2. 离散趋势指标　描述离散趋势常用的指标有极差、四分位数间距、方差、标准差。

（1）极差（range）：是一组测量值内最大值与最小值之差，又称范围误差或全距，用 R 表示。极差只能反映数据的波动范围，而不能衡量每个数据的变化情况。另外，极差受极端值的影响较大，在使用时需要注意数据是否存在异常值。极差没有充分利用数据的信息，特别是在样本容量较大时，可能无法准确反映数据的分布情况。因此，在实际应用中，极差通常与其他统计指标一起使用，从而更全面地描述数据的特征。

（2）四分位数间距（interquartile range，IQR）：是指上四分位数（Q3，即第 75 百分位数）与下四分位数（Q1，即第 25 百分位数）的差值。具体来说，就是将全部数值由小到大排列并分成四等份，处于第一个分割点位置的数值是下四分位数，处于第三个分割点位置的数值是上四分位数，二者之差即为四分位数间距。四分位数间距可以看作是中间 50%观察值的极差，其数值越大，说明数据的变异度或分散程度越大；反之，则说明变异度或分散程度越小。此外，由于四分位数间距不受两端个别极大值或极小值的影响，因此它比极差更稳定。四分位数间距并未考虑全部观察值的变异度，仅反映了中间一半观察值的波动范围。

（3）方差（variance）：是各个数据与其算术平均数的离差平方和的平均数。方差的重要性在于它提供了一个量化数据离散程度的指标。通过计算方差，我们可以了解数据点相对于其均值的波动情况。如果方差较小，说明数据点较为集中，离散程度低；反之，如果方差较大，则意味着数据点分布较为分散，离散程度高。

（4）标准差（standard deviation）：是方差的算术平方根，反映了组内个体间的离散程度，也可以被看作是每个数据点与平均数之间差异的平均值。平均数相同的两组数据，标准差未必相同。标准差越大，表示数据的离散程度越大，即大部分数值和其平均数之间差异较大；标准差越小，表示数据的离散程度越小，即这些数值较接近平均数。

上述指标较多，在实际应用过程中应如何选择？这需要根据资料的分布形态而定，若资料服从正态分布，通常选择算术平均数和标准差描述集中趋势和离散趋势；若资料不服从正态分布，则选择中位数和四分位间距描述集中趋势和离散趋势。

3. 正态分布检验　正态分布在许多统计分析和统计推断方法中起着重要作用，如 t 检验、方差分析、相关分析等。如果数据不符合正态分布，那么这些方法的效能可能会下降，假阴性风险也可能增加。正态分布检验常用方法包括夏皮洛-威尔克（Shapiro-Wilk）检验和科尔莫戈罗夫-斯米尔诺夫（Kolmogorov-Smirnov）检验，图形法如 P-P 图、Q-Q 图等可以辅助判断。

需要注意的是，单变量定量资料分析虽然能够揭示单个变量的分布特征和变化趋势，但无法直接揭示变量之间的关系。如果需要研究变量之间的关系，还需要进行多变量分析或相关性分析等方法。

（二）统计推断

定量资料的统计推断方法包括差异性分析、相关性分析。其中差异性分析主要检验不同组群之间某项指标是否存在较为显著的不同，而相关性分析则检验不同定量指标之间的数据关联程度。

1. *t* 检验　主要检验样本均值和总体均值，关注样本均值之间的差异是否具有统计学显著性。包括单样本 t 检验、配对样本 t 检验、独立样本 t 检验，根据调查研究设计的不同选择相应的方法。约束条件为样本资料服从正态分布，独立样本 t 检验需要两组资料独立且方差齐。例如，比较一种新的降压药和传统降压药对患者血压降低效果时，如果两组患者血压降低数据满足上述条件，使用独立样本 t 检验来判断新药是否比传统药有更显著的降压效果。

2. 方差分析　同样是用来检验均值之间差异，但大多数情况下多用于多组，即三组及以上均值的差异比较。常见方差分析的方法有简单随机样本的方差分析、随机区组方差分析、重复测量方差分析、析因设计的方差分析、拉丁方设计的方差分析等，除了简单随机样本方差分析以外，其他类型方差分析主要用于解决多因素、多水平的主效应及交互效应。方差分析的约束条件要求在各主要因素不同水平上变量的分布服从独立、正态、方差齐即可。

3. 秩和检验 *t*检验和方差分析都需要定量数据的分布服从正态性，或者不同组别间数据的方差要齐。若数据非正态或方差不齐呢？组间差异性的比较则不能使用*t*检验或者方差分析，可使用的方法即为秩和检验，主要包括单样本数据的符号秩和检验、配对设计数据的符号秩和检验、威尔科克森（Wilcoxon）符号秩和检验、克鲁斯卡尔-沃利斯（Kruskal-Wallis）检验、弗里德曼（Friedman）秩和检验等。

4. 皮尔逊（Pearson）相关分析 当两变量服从正态分布，可通过皮尔逊相关分析确定两个变量之间的线性相关程度。

5. 非线性典型相关性分析 其主要目的是确定两个或多个变量集合之间的相似程度，用于刻画不同变量集之间的非线性关系。

6. 布兰特-奥尔特曼（Bland-Altman）一致性分析 用来刻画两个定量变量一致性，该方法主要通过绘制 Bland- Altman 图进行评估。Bland-Altman 图是一个二维的散点图，图中每一个点对应一个测量对象，横坐标为该对象两次测量结果的均值，纵坐标为两次测量结果的差值。若大部分点都落在 95%一致性界限之内，并且其最大差值在专业解读上是可接受的，则认为两种方法具有较好的一致性。

7. 回归分析 用于研究因变量随自变量的变化而改变的情况。通过构建回归模型，可以估计自变量对因变量的影响程度，并预测因变量的取值。回归分析不仅可以揭示变量之间的线性关系，还可以揭示非线性关系。常用回归分析模型中主要包括简单线性回归和多元线性回归。前者仅有一个因变量和一个自变量，后者则有一个因变量和多个自变量。根据自变量筛选方法的不同分为最优子集法、前进法、后退法、逐步回归法等，根据处理共线性方法的不同分为岭回归、最小绝对收缩和选择算子（lasso）回归、主成分回归等，根据对因变量处理方法不同可进阶为百分位数法回归等。

8. Tobit 模型 又称截断回归模型，在社会学领域中经常会遇到截尾数据，比如大部分的被调查者两周就诊次数为 0，其他被调查者的最大值也可能最多为 10 次或者 14 次。当因变量为双侧截尾数据时，应当选择 Tobit 模型开展数据分析。Tobit 模型是一种特定类型的回归模型，主要用于连续数据，适用于处理有限依赖变量，尤其是当因变量在某一阈值下被截断或在特定点上存在集聚时。

二、分 类 资 料

（一）统计描述

分类资料又称定性资料。由于分类资料属于计数资料，在统计描述中常用频数、相对数。

1. 频数 又称“次数”，代表某种特征的被调查者出现的次数。比如在统计全班男女同学数量时，男生 13 人，女生 20 人，其中 13 和 20 即为频次，代表不同属性个体的数量。

2. 相对数 通过比较两个有联系的数量指标来反映事物的数量关系，从而揭示其内在的规律性。相对数主要可以分为以下几类。

（1）率：在医学统计学和流行病学中属于一种强度指标，描述在特定时间内，某一特定人群中新发事件的频率或速度的指标。它不仅关注新发事件的数量，还提供发生的时间范围和人群总体时间暴露量，提供了关于事件发展动态的详细信息。

（2）构成比：特指分子是分母的一部分的比值，用以表达部分与整体之间的关系，通常以百分比形式表示。比如男生的构成比，其分子为男生数量，分母为全体数量。

（3）相对比：指两种成分或量值之间的比值，不同于构成比和率，相对比分子和分母没有包含和被包含的关系。比如每千人口病床数，其分子为医院床位数，而分母为城市总人口。

（二）统计推断

分类资料的统计推断同样包括差异性分析和相关性分析。

1. 卡方检验 是分类资料进行差异分析较为常用的分析方法，常用的有独立四格表卡方检验、配对四格表卡方检验、$R \times C$ 列联表卡方检验、弗希尔（Fisher）确切概率法等。按照分类数据属性的不同以及分析目的的不同，并不是所有的分类变量在进行差异分析时都得选择卡方检验。比如在不同的资料中，行和列的属性均为有序资料，或者分析目的仅仅是检验结局在不同组间的分布情况，此类情形一般选择秩和检验的方法。

2. 秩和检验 详见定量资料相应部分。

3. 斯皮尔曼（Spearman）相关分析 是一种非参数统计方法，用于评估两个变量之间的相关性，特别适用于两个变量均为分类资料或者至少有一个变量不符合正态分布的情况。与皮尔逊相关不同，Spearman 相关系数不假设数据的正态分布和线性关系，而是基于变量值的等级（而非实际值）之间的相关性。

4. 列联系数 用于衡量两个名义尺度变量之间关联强度的统计量，基于卡方统计量（Chi-square，χ^2）来计算。

5. 回归分析 当因变量为分类资料时，简单线性回归的模式已不适用。根据因变量分类的不同，可选择的模型包括二元 logistic 回归（因变量为二分类）、条件 logistic 回归（因变量为二分类的配对设计）、有序 logistic 回归（因变量为有序分类资料）、无序 logistic 回归（因变量为无序分类资料）、泊松（Poisson）回归（因变量为二分类，但其中某一类所占的比例低于 5%）。

6. 零膨胀 Poisson 回归模型 又称 ZIP（zero-inflated poisson）模型，是一种用于处理计数数据中存在过多零值的统计模型。这类模型特别适用于实际观测中零计数多于预期泊松分布预测的零计数的情况，即所谓的“零膨胀”。ZIP 模型结合了泊松分布和二项分布的特点，以处理这种过多的零值问题，并且能更准确地描述数据的分布。

第四节 常用结构化数据资料的高级计量技术

由于医学社会学调查研究的混杂因素控制并不理想，极易造成研究结果在因果推断上处于不利地位。几乎所有学科调查研究的最终目的都是明晰兴趣事物的因果效应。如何在社会学调查研究中提升因果推断的能力则是现阶段亟待解决的问题之一。随着统计学技术的不断发展，特别是诸如反事实因果推断框架理论等基于真实世界调查研究中的统计学方法的提出，为解决上述问题提供了有力依据。

一、常见高阶统计方法

（一）结构方程模型与路径分析

结构方程模型（structural equation model，SEM）是一种重要的多元数据分析工具，它基于变量的协方差矩阵来分析变量之间的关系。这种模型不仅包含可观测的显在变量，也可能包含无法直接观测的潜在变量，使得它在处理复杂系统或研究问题时具有显著优势。结构方程模型允许研究者同时估计和检验多个变量之间的关系，包括直接效应、间接效应和总效应，从而提供更全面和深入的理解。

在结构方程模型中，变量之间的关系是通过一系列矩阵方程式来表示的。这些方程式描述了外生观测变量与外生潜变量、内生观测变量与内生潜变量之间的关系，以及潜变量之间的路径系数。通过这种方式，结构方程模型能够揭示变量之间的复杂网络关系，以及这些关系如何共同影响系统的整体行为。

此外，结构方程模型还容许自变量和因变量含测量误差，这是传统回归分析所无法做到的。在实际调查研究中，很多变量如态度、行为等往往含有误差，且不能简单地用单一指标测量。结构方程分析则能够处理这种情况，使得研究结果更加接近真实情况。

路径分析是一种用于研究变量之间因果关系的统计方法。可帮助研究者了解不同因素是如何影响特定健康结果的。但是其局限性也比较大，比如在确定路径时需要根据先验知识确定先后变量，变量之间的指向性在没有明确的知识支撑的条件下难以确定。路径分析允许同时考虑多个独立变量和中介变量对依赖变量（即健康结果）的直接和间接影响，提供了一种比传统回归分析更为复杂和全面的方法来分析变量之间的关系。

（二）中介效应模型与调节效应模型

1. 中介效应模型 主要用于探索一个变量（中介变量）如何在自变量和因变量之间传递或解释部分影响的机制。中介效应模型示意图见图8-5。

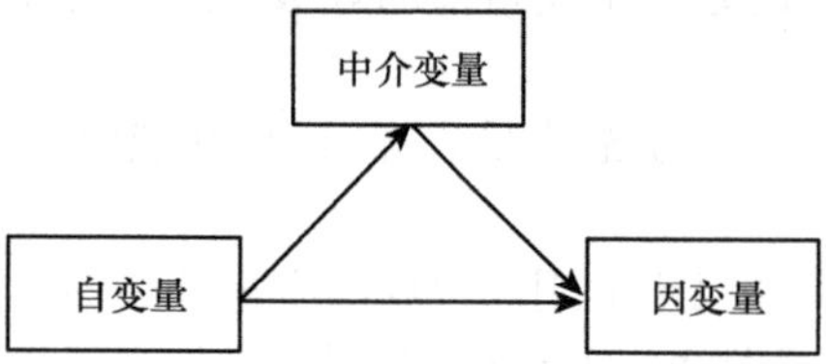

图8-5 中介效应模型示意图

中介效应模型主要包含以下部分。

路径a：从自变量到中介变量的效应。

路径b：从中介变量到因变量的效应。

路径c′：控制中介变量后，自变量直接对因变量的效应（又称直接效应）。

路径c：自变量对因变量的总效应（未控制中介变量）。

中介效应的大小通常由路径a和路径b的乘积（ab）来衡量。可使用索贝尔（Sobel）方法、自助（Bootstrap）法、结构方程法等进行中介效应的检测。

除了简单的中介效应模型外，近年来复杂中介模型不断涌出，如链式中介模型、平行中介模型等，可同时考虑多个中介因子。

链式中介模型（chain mediation model）用于分析和解释变量之间如何通过多个中介变量相互作用和传递效应的。链式中介模型扩展了简单的中介模型，允许研究者探索通过多个步骤或阶段传递的间接效应。平行中介模型（parallel mediation model）用于分析自变量（X）对因变量（Y）的效应是如何通过两个或多个中介变量（M_1，M_2，…，M_n）同时但独立地传递的。与链式中介模型不同，平行中介模型中的中介变量之间没有直接的先后关系。每个中介变量代表自变量对因变量影响的一个独立渠道或路径。

2. 调节效应模型 是用于探究一个或多个调节变量如何改变自变量和因变量之间关系强度或方向的模型。常用在心理学、社会科学、医学研究等领域，调节效应模型可帮助研究者理解在不同条件或特定情景下变量之间关系的变化。调节效应模型示意图见图8-6。

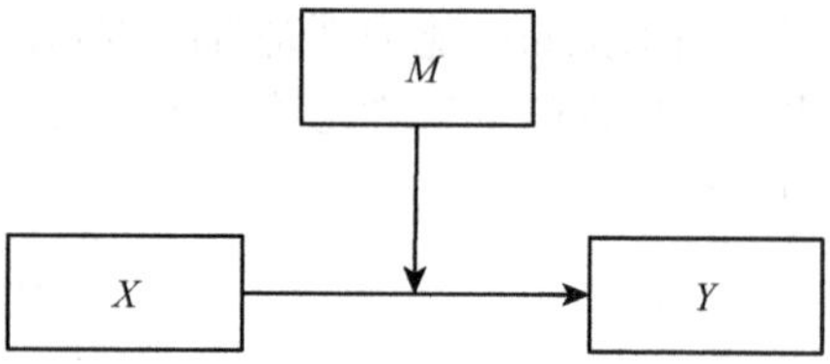

图8-6 调节效应模型示意图

（1）调节效应模型的关键要素：

自变量（X）：预测或解释因变量变化的变量。

因变量（Y）：研究中的主要关注点，其变化被自变量和调节变量所影响。

调节变量（M）：影响自变量和因变量之间关系强度或方向的变量。调节变量可为分类资料（如性别、种族），也可为定量资料（如年龄、BMI等）。

交互项（$X \times M$）：在模型中引入自变量和调节变量的乘积项，以考查调节效应。

（2）调节效应的检验：首先，确定自变量对因变量的直接影响，不包含调节变量；其次，在模型中加入调节变量；最后，在模型中加入自变量和调节变量的交互项。如果交互项具有统计学显著性，表明存在调节效应，即调节变量改变了自变量和因变量之间的关系。此外，调节效应和中介效应也可能同时出现在同一个数据检验中，由此派生了诸如具有调节效应的中介模型等，更深入详细的内容请参阅相关专业书籍。

（三）多水平模型

多水平模型（multilevel model）又称为混合效应模型（mixed effect model）、分层模型（hierarchical model）或嵌套模型（nested model），是一种在统计分析中处理具有层次结构数据的方法。与传统统计方法相比，多水平模型能更精确地反映数据的真实结构，尤其是当被调查者自然分布在不同层次中时。例如，村民分布在不同村子中，不同的村子隶属于不同的乡镇，乡镇隶属于不同的县等。以农村贫困家庭卫生服务调查为例，研究采用典型的多阶段分层抽样方法：首先抽取乡镇，然后从每个乡镇中抽取两个行政村，进一步研究农村贫困居民的健康和卫生服务状况。这种调查研究设计明显呈现出多层次结构，是多水平模型应用的典型案例。通过此模型，研究者不仅可以考察个体层面如家庭的卫生习惯的影响，还可以考察更高层次如所在村落的卫生设施对个体健康状况的影响。

当前，多水平模型在医学、公共卫生、社会科学等领域得到了广泛应用。例如，通过分析属于不同社会经济背景的个体在不同卫生条件下的健康影响，研究者可以更深入地理解健康不平等的根源，并为政策制定提供科学依据。多水平模型的优势在于它能够处理数据内在的层次结构，提供更为准确和深入的分析结果，从而为解决复杂的现实问题提供了有力的工具。

（四）关联分析模型

关联分析模型是一种重要的数据挖掘技术，旨在发现大数据集中不同项目间的关系，如频繁项集和强规则。最著名的案例之一是沃尔玛通过关联分析发现尿布与啤酒之间的销售关联，进而将这两种商品放在一起销售，显著提高了销量。关联分析的核心算法之一是 Apriori 算法，通过逐层搜索频繁项集的方法，来挖掘项集之间的关联规则。该方法虽然逻辑简单，但在处理大数据集时十分有效。关联分析的应用场景非常广泛，从零售行业的商品推荐到银行业的客户服务，再到信息安全的威胁预测，通过对大数据进行有效分析，关联分析能够帮助研究者洞察数据背后的关系，为决策提供支持。相信此方法在社会医学领域中也将会进一步得到广泛的使用。

二、定位因果推断的统计方法

（一）倾向评分匹配

倾向评分的概念最早由罗森鲍姆（Rosenbaum）和鲁宾（Rubin）在 1983 年提出，旨在通过匹配方法模拟随机实验的条件，减少观察性调查研究中的选择偏差。倾向评分匹配（propensity score matching，PSM）的实现步骤可以分为倾向得分的计算和匹配两大部分。首先，通过 logistic 回归等统计方法计算每个个体进入处理组的概率，即倾向得分；随后，利用这些得分将处理组和对照组中的个体进行匹配，以确保匹配后的组别在多个重要协变量上的分布尽可能一致。常见的匹配策略包括一对一匹配、多对一匹配及半径匹配等。分层匹配可以视作半径匹配的一个变种，旨在进一步优化匹配效果。

倾向评分匹配的有效性依赖于准确的倾向评分估计和恰当的匹配策略。即便在相同的数据和协变量下，不同研究者可能由于采取了不同的建模和推理方法，而得出不同的匹配结果。此外，倾向评分匹配虽然能够减少可观测变量上的偏差，但对于未观测变量的偏差则无能为力。

目前应用最多的倾向评分匹配为两个组别的数据匹配，对于多个组别的倾向评分匹配目前尚处于研究的起步阶段，应用相对较少。例如，想要比较接受过专业技能培训和未接受过专业技能培训是否对个人薪资水平有影响，研究者可将接受过和未接受过培训的个体按照若干协变量（如性别、年龄、教育背景等）进行匹配，随后分析匹配后个体之间的薪资差异。

（二）断点回归分析

断点回归分析（regression discontinuity design，RDD）主要用于估计政策或干预措施的因果效应。该方法通过比较在某个临界值或断点两侧的观测单位，来识别干预的因果影响。断点回归分析被认为是最接近随机实验的非随机实验方法之一，在因果推断领域具有重要地位。为了确保断点回归的有效性，必须确保在断点两侧的个体接受干预的情况类似于随机分配，这样才能得出可靠的因果关系结论。断点回归分析的优势在于它提供了一种清晰且易于检验的因果推论方法，尤其在政策评价和微观经济学领域应用广泛。

断点回归分析主要分为精确断点回归设计（sharp regression discontinuity design，SRDD）和模糊断点回归设计（fuzzy regression discontinuity design，FRDD）两种类型。SRDD 假设在断点处，个体接受处理的概率从 0 跳跃至 1，即所有达到阈值的个体都接受处理，而所有未达到阈值的个体都不接受处理。然而，在实际调查研究中，精确断点的情况较少，更常见的是模糊断点回归设计。FRDD 的特征是在断点处个体得到处理的概率有一个不连续的跳跃，但这个跳跃不是从 0 到 1，而是从一个较低的概率跳跃到一个较高的概率，即使个体的值超过断点，也不一定得到处理。

此外，进行断点回归分析的一个前提假设是，被研究变量（如此例中的考试分数）在断点处的条件密度应该是连续的。这意味着在断点附近，无论是刚好超过阈值还是略微低于阈值的个体，他们在没有受到政策或处理影响前应该是相似的，从而保证了调查研究的有效性。

断点回归分析最经典的案例是探讨学习成绩对于日后学生薪资水平的影响，假如研究者想要了解高考一本线对学生大学毕业后薪资的影响情况，假设高考一本线为 500 分，可将 490 分到 510 分的学生作为被调查者，了解其大学毕业后的薪资差异。其核心思想在于 490 到 510 分之间的学生在一本线附近属于拟随机的分布形式。

（三）多重差分法

双重差分（difference-in-differences，DID）法通过比较处理组（受政策影响的组）和控制组（未受政策影响的组）在政策实施前后的变化差异来估计政策的影响。DID 的基本假设是平行趋势假设，即假设在缺少政策干预的情况下，处理组和控制组的结果变量会显示出稳定的趋势差异。DID 模型通常包括两个关键变量，一个是实验组别变量（treated），用数字 0 和 1 表示控制组和实验组；另一个是时间项变量（time），用数字 0 和 1 表示实验前和实验后。研究的目标是评估实验组在实验后相对于实验前的变化，相比于控制组在同一时期的变化，以此来估计政策或干预的效应。在进行 DID 分析时，除了满足平行趋势假设外，还要注意可能的数据不平衡或实验设计问题。当平行趋势假设不成立时，可能需要使用其他方法如倾向评分匹配（PSM）或三重差分（DDD）法来处理数据，以获得更可靠的估计结果。

三重差分（DDD）法是在双重差分（DID）法的基础上发展而来，用于进一步研究和评估政策或项目实施效果的异质性差异。三重差分法在 DID 的基础上增加了一个维度，通常是时间、地区或其他分组维度，以进一步控制可能影响政策效果评估的外部因素。因此可以更准确地识别和评估政策效果的异质性，即不同子群体或条件下政策效果的差异。

（四）有向无环图

有向无环图（directed acyclic graph，DAG）是一种图形化表示方法，能够清晰地描绘出变量间的因果关系，是结构因果模型理论的核心工具。在那些旨在识别和控制混杂因素的调查研究中，DAG 具有较为突出的优势。通过构建 DAG，研究者能够更直观地识别哪些变量是需要控制的混杂因素，从而设计出更准确的研究方法和统计模型。

例如，在研究特应性皮炎（E）与睡眠质量（O）之间的关系时，通过构建一个包含从 E 到 O 箭头的因果 DAG，可以清楚地表示出研究假设，即睡眠质量的改变可能会受到特应性皮炎状态的影响。这种图形化的表示方法不仅有助于理解研究假设，也便于识别可能存在的直接或间接的因果路径。

总的来说，DAG 在社会医学调查研究，特别是流行病学调查研究中的应用，为研究人员提供了一种强有力的工具，以图形化的方式清晰地表示出变量间的因果关系，帮助识别和控制混杂因素，指导进行有效的因果推断。DAG 不仅增强了研究的准确性，也提升了研究结果的可信度。

三、综合评价

综合评价（synthetical evaluation）指基于特定的决策目标，从两个或多个方面收集相关信息，按照一定的评价标准，采用适当的方法和技术，对各备选方案的价值或优劣进行系统的评估，从而为决策提供有效证据。例如，某儿童的影响状况评价，就是综合分析所摄入的食物种类、数量、配比、吸收、疾病情况，以及身体发育、形态、功能、智力、遗传等有关因素，而得到的总的印象或总体评价。综合评价不同于多个指标分析的简单相加，而是在掌握有关历史资料的基础上，将各种有关因素的信息依据其内在联系进行适当的加工提炼，并密切结合医疗卫生工作实践，用数理统计方法构建合适的评价模型，从而对评价对象的类别及其优劣等级进行较为客观的判断，为医疗卫生工作决策提供依据。常用的综合评价的方法包括综合评分法、综合指数法、秩和比法、层次分析法、逼近理想解排序法、模糊综合评价方法、数据包络分析方法等。

（一）综合评分法

综合评分法是建立在专家评价法基础上的一种重要的综合评价方法。首先根据评价目的及评价对象的特征选定必要的评价指标，逐个指标确定评价等级，每个等级的标准用分值表示，然后以恰当的方式确定评价指标的权数，并选定累积总分的方案以及综合评价等级的总分值范围，以此为准则，对评价对象进行分析和评价，以决定优劣取舍。

常用的权重赋值方法有专家评分法、成对比较法、Saaty 权重法、模糊定权法、秩和比法、熵权法、相关系数法等。其中前三种为主观赋权法，后四种为客观赋权法。

（二）综合指数法

综合指数（synthetic index）是编制总指数的基本计算形式，它通过某一种计算程序，综合多个指标的监测数据和标准数据信息，定量地表达几个指标的综合平均变化程度。综合指数法的核心在于对评价对象的多维度指标进行无量纲化处理，以消除不同指标单位和量级之间的影响，使得评价结果更加客观和公正。

综合指数法的优势在于其能够提供一个量化的、易于理解的评价结果，帮助决策者从多个维度全面地了解和比较不同对象的性能。这种方法广泛应用于经济、社会、医疗等领域的综合性能评价中。

（三）秩和比法

秩和比（rank-sum ratio，RSR）法是一种非参数统计方法，通过秩的转换和比值的计算，可以对评价对象进行排序和比较。这种方法在医学、生物学等领域有广泛应用。主要包括整次秩和比法和非整次秩和比法两种计算方式，其中整次秩和比法因其计算公式的特性被更广泛使用。秩和比法的一个关键步骤是使用 Probit 值作为自变量，通过回归模型拟合得到 RSR 分布值。

秩和比综合评价方法的优势在于其能够兼顾多个指标，避免了因依赖单一指标而可能导致的评价偏差。由于是基于排名而非原始数值进行计算，这种方法对数据的精度要求不高，也不易受到异常值的干扰。

（四）层次分析法

层次分析法（analytic hierarchy process，AHP）是用系统分析的方法，对评价对象根据评价目的所确定的总评价目标进行连续性分解，得到各级（各层）评价目标，并以最下层评价目标作为衡量总评价目标达到程度的评价指标。基于相对测量理论，计算各指标的权重，最后，依据综合评分指标对评价对象进行评价，依其大小来确定评价对象的优劣排序。

层次分析法能够使复杂问题系统化，将决策过程规范化。不仅将以人的主观判断为主的定性分析定量化，而且可以帮助研究者保持思维过程的一致性和有效性，是目前应用较为广泛的一种综合评价方法。

（五）逼近理想解排序法

逼近理想解排序法（TOPSIS）是一种逼近理想解的排序方法。TOPSIS 基于对原始数据同趋势化和归一化后的数据矩阵，找出有限方案中的正理想解（最优方案）和负理想解（最劣方案）。将正理想解和待评价方案视为空间上的点，计算各待评价方案与正理想解、负理想解之间的距离（常用欧氏距离），并基于求得的距离计算评价对象与正理想解的相对接近程度，最后依据接近程度的大小进行优劣评价。

（六）模糊综合评价方法

模糊综合评价方法是一种基于模糊集理论的综合决策方法，旨在处理存在不确定性和模糊性问题的场景。它通过考虑多因素的影响，为某种目的对事物做出综合性的决策，特别适用于那些难以用传统数学方法量化的复杂问题。模糊综合评价与传统综合评价最大的不同在于处理多因素关系的方式。它采用模糊逻辑和模糊数学模型来综合评估多种因素的影响，有效处理了不确定性和模糊性，而传统方法往往通过数值化的方式（如权重和排名）来处理这些因素。这种基于模糊逻辑的方法能够在信息不完全确定的情况下，提供有效的评价和决策支持。

实施模糊综合评价的步骤主要包括确定评价指标和评价集、确定权重向量矩阵与构造权重判断矩阵，以及构建模糊综合评判矩阵。这一过程的核心在于如何准确地反映各因素之间的模糊逻辑关系，并通过模糊数学模型进行合理的综合评价。

模糊综合评价方法已广泛应用于环境评价、资源管理、经济决策、医疗保健等领域，展现了其在解决实际复杂问题中的强大能力和广泛适用性。

（七）数据包络分析方法

数据包络分析（data envelopment analysis，DEA）方法是根据多项投出指标和多项产出指标，利用线性规划的方法，对具有可比性的同类型单位进行相对效率（relative efficiency）评价的一种数量分析方法。其基本思想是通过观察 n 个决策单元的 m 项输入和 s 项输出数据，由公理假设建立相应的生产可能集（production possibility set），判定决策单元是否位于生产可能集的生产前沿面（production surface）上，以确定该决策单元 DEA 是否有效。所谓生产前沿面是指生产可能集包络面的有效部分。

（李江平　赵冠岚）

思　考　题

1. 医学社会学分析定量数据资料的采集流程和方法是什么？
2. 因果关系与相关关系有什么区别和联系？
3. 找三篇医学社会学领域的期刊文献，看看它们采用了哪些统计分析方法？

第九章　常用非结构化数据资料收集方法与分析技术

社会结构与社会关系、个体心理与行为、卫生政策实施等问题通常难以通过标准化、结构化的定量调查开展研究，需要借助非结构化数据与资料的收集与分析技术。非结构化数据指没有固定格式或结构的数据资料一般以文本文件、音频文件、视频文件、图像文件等定性资料形式呈现。本章主要围绕以文本形式为主的定性资料进行介绍，在对定性调查研究的特点、理论基础及一般操作流程进行介绍的基础上，探讨了观察法、访谈法、焦点小组访谈法、信息摘录法等常用的非结构化数据资料收集方法和内容分析法、扎根理论、定性比较分析等常用的非结构化数据资料分析方法。学习本章有助于读者运用科学、系统的方法收集并分析理解难以量化的社会现象与个体经验，揭示健康行为、医疗卫生实践等背后的逻辑与动因。

第一节　概　　述

一、定性调查研究

（一）定性调查研究及其特点

定性调查研究是与定量调查研究相对应的一种基本研究范式，指的是以研究者个体作为研究工具，在自然情境下采用多种资料收集方法，对社会现象展开整体性研究。在此过程中，借助归纳法分析资料和形成理论，通过与研究对象的互动，对其行为模式及内在意义建构获得解释性理解的一类研究活动。

定性调查研究具有以下特点。第一，从研究环境来看，定性调查研究侧重于在自然环境而非人工环境中开展研究。第二，从研究者角色来看，定性调查研究强调以研究者本人作为核心研究工具，研究者需要深入到调查现场实地开展研究，并对现场和样本中获取的信息进行理解、解释与进一步的理论建构。第三，从资料收集方法来看，多采用访谈法、观察法等方法收集资料，通常较少使用量表或其他定量化的测量工具。第四，从资料分析方式来看，针对定性资料的分析主要遵循归纳式的逻辑脉络形成研究结论。另外，定性调查研究是基于研究双方的互动去解读研究对象的行为和意义，因此在定性调查研究中需要审慎考量研究者与被研究者之间的伦理道德规范以及相应的权利义务关系。

（二）定性调查研究的理论基础

当研究者选择使用某一种研究方法时，往往会自觉或者不自觉带有较强的哲学基础及理论预设倾向。每一种研究方法背后，蕴含了本体论、认识论、方法论等内涵。本体论聚焦于“现实的本质是什么”这一根本问题，认识论则主要关注“研究者与研究对象之间存在什么关系”，方法论所关注的是“研究的过程是怎样的”。定量研究的哲学理论基础是实证主义，而定性研究在当前的哲学理论基础上主要涵盖后实证主义、阐释主义及批判理论等多元思想体系。其中，后实证主义与阐释主义在医学社会学、卫生管理学等专业领域中应用相对广泛，也对应了不同的定性研究方法。

1. 后实证主义

（1）理论内涵：后实证主义秉持经验事实具有主观性的观点，认为人类仅能部分认识客观实在，进而否定了自然科学方法作为唯一科学方法的绝对地位。在本体论层面，后实证主义以科学解释学和社会建构论为基础，将现实世界视作由基本单位、相互作用规律以及理论边界描述所共同构成的复杂体系；在认识论维度，尽管后实证主义对实证主义追求绝对客观真理的理念提出了批判，但依然继承了其追求真理的精神内核，试图借助科学方法来逐步趋近客观真理；在方法论范畴，后实证主义强调科学方法的应用，即便认可经验事实的主观属性，但仍然主张通过科学方法来探索和阐释世界的运行机制与内在逻辑。

（2）对应方法：与后实证主义理念相契合的具体研究方法通常包含叙事研究、定性比较分析以及实证主义的案例研究等。这些方法通过对具体事件的细致描述、不同案例的比较分析以及对实践经验的系统梳理，在充分考虑主观因素影响的前提下，运用科学的逻辑推理与分析手段，力求揭示现象背后潜藏的规律与本质，从而在一定程度上实现对客观真理的不懈追求与逐步逼近。

2. 阐释主义

（1）理论内涵：阐释主义强调人类通过赋予所观察到的事物以特定的意义，从而积极主动地对自身的经验世界进行阐释与解读。从本体论视角来看，阐释主义将现实世界视为人类针对不同行为与状况所作出解释的产物，认为现实的真相并非客观既定，而是由人类的思想通过主观的认知与解读过程构建而成，突出了人类主观意识在塑造现实过程中的核心地位；在认识论层面，阐释主义对传统追求客观真理的观点提出了深刻质疑，认为现实世界中广泛存在的复杂文化现象和社会情境往往在过于理性化、秩序化的认知框架下被简化或忽视，强调了知识的相对性、情境性及文化特异性；在方法论维度，阐释主义更加关注个人经验与主观理解的重要性，认为语言作为人类表达与交流的媒介，以及个体的阐释行为在理解世界的过程中扮演着不可或缺的关键角色，倡导通过挖掘个体的主观体验、文化背景及意义赋予过程，来全面揭示现象背后的深层内涵与本质特征。

（2）对应方法：阐释主义所对应的具体研究方法通常包括民族志、扎根理论及诠释主义的案例研究等。这些方法强调深入特定的文化或社会情境中，通过长期实地观察、与研究对象的深度互动以及对其语言和行为的分析，来理解和阐释他们赋予生活经验的独特意义，进而构建出关于特定现象的理论解释，充分体现了阐释主义从个体主观经验出发来理解和解读世界的核心理念。

二、定性调查研究的一般过程

一般定性调查研究可大致划分为五个阶段，即选择研究背景、进入现场与建立关系、定性资料收集、定性资料整理与分析、报告调查结果。以某省卫生健康委委托某高校评估紧密型医共体改革实施成效的现场调查为例。

（一）选择研究背景

研究背景的选择本质上聚焦于研究现场的确定，而这一过程需要综合权衡多维关键因素。第一，研究问题或主题是确定研究现场的核心导向。研究现场务必与研究问题紧密相关，能够直接观察到与问题相关的现象、行为或情境。第二，研究对象的特征和分布也是确定研究现场的重要依据。调查对象通常具有特定的社会、文化或地理背景，这些背景因素会影响研究现场的选择。第三，研究资源的可获取性与研究实施的可行性同样是重要考量因素。调查者必须充分考虑自身所拥有的时间、资金、人力等资源的可获取性，以及进入调查现场并顺利开展研究工作的可行性。基于上述原则，鉴于紧密型医共体已在该省范围内铺开推广，为提升评估结果的代表性，调查人员采用随机抽样方法，在该省 11 个地级市中各随机选择一个县作为研究现场开展调查研究。

（二）进入现场与建立关系

在确定研究现场之后，调查者随即面临着如何顺利进入现场并与研究对象建立良好关系的关键问题，这涵盖了进入现场前的准备工作、获取进入的恰当途径、选择进入现场的方式及确定合适的沟通交流模式等环节。进入现场前的准备工作主要包括了解当地的权力结构、人员关系及当地认可的行为规范等背景知识；获准进入是指调查者在正式进入现场之前，需要依托所在单位或上级主管部门开具的正式介绍信，或者借助熟人、朋友等非正式关系的引荐，从而得以顺利进入调查现场。在此过程中，调查者需要向调查对象进行自我介绍，还需将调查研究内容和目的、对调查对象的期待及研究结果的预期去向等关键信息如实告知调查对象，同时也要向其阐明自愿参与原则和保密原则，以消除调查对象的顾虑。此外，考虑到被调查者的语言习惯、文化背景等因素，调查者必须选择恰当的沟通方式。由于此次调查研究受省卫生健康委的正式委托，在确定调查现场后，省卫生健康委已经向接受调研的县出具了调研函，课题组在进入现场前与各县卫生健康委提前进一步沟通，明确调研时间、调研形式，以及参与调研人员等关键事项。

（三）定性资料收集

定性资料是指调查工作人员从实地调查中所得到的各种观察记录、访谈记录，以及其他类似的记录材料。在调查人员进入被调研的县现场后，通过多种途径展开资料收集工作。

1. 与县政府主管副县长、县卫生健康委、医保局、财政局、县级医院等单位的主管领导及乡镇卫生院代表、村卫生室代表举行座谈会。
2. 从县级医院、乡镇卫生院、村卫生室中抽取医务人员进行一对一深度访谈。
3. 对县级医院、乡镇卫生院、村卫生室的日常运行情况进行实地观察。
4. 对县域医共体的制度建设文件、日常管理资料及运行情况记录等相关文件材料进行查阅。

（四）定性资料整理与分析

在完成资料收集工作后，首要工作是对定性资料进行初步整理。定性资料的整理工作主要包括三个步骤，即资料审核、资料分类及资料汇总和编辑。定性资料审核具体包括真实性审核、准确性审核及适用性审核，旨在消除所收集资料中可能存在的虚假信息、数据差错、内容短缺及冗余部分等问题，从而确保资料的真实性、可信度、有效性及完整性；定性资料分类则要求调查者依据特定标准对资料进行组织，按照资料相同特质将其归为较大的类属范畴，再根据资料之间的差异点将其进一步细分为较小的类属，逐步构建起具有明确从属关系和不同等级层次的资料体系；定性资料汇总与编辑是指在完成资料分类的基础上，按照特定的逻辑结构对资料进行有序编排整合，在这一过程中需要严格遵循完整系统和简明集中两个基本原则，以确保资料的系统性和可读性。调查工作人员在调研工作结束后的较短时间内，对获取的资料进行全面整理，对资料的真实性、准确性及适用性进行审核，并进一步结合调查目的，要求各县卫生健康委对部分材料进行补充。在此基础上，调查工作人员对照国家与该省紧密型医共体建设的相关政策文件要求，从“紧密型、同质化、促分工、提效能、保健康”五个维度对 11 个县的紧密型医共体建设情况进行了系统评估分析，探究各县在建设过程中存在的共性问题，并挖掘其中可供推广的经验措施。

（五）报告调查结果

与定量调查报告相比，定性调查报告的撰写更具灵活性，需要根据不同的研究场景与应用需求，选择对应的撰写方法。一般而言，调查报告的撰写通常包括以下部分：①研究标题，简洁明了地概括研究核心主题。②摘要，简要提炼调查研究的关键内容及重要结论等信息。③导言，需明确研究背景信息、研究问题界定及研究目的与意义。④研究设计，包括文献回顾与评述、研究方法的选择与运用及调查现场的基本情况概述等。⑤研究结果，涵盖理论建构、研究结论等内容。⑥讨论与政策建议，包括对研究结果做进一步讨论及提出相应政策建议。⑦参考文献，列出研究过程中涉及的参考书籍、文章等文献目录。⑧附录，包括研究过程中所用的问卷、量表及某些计算公式的推导过程、数据计算方法等研究信息。在完成上述资料分析评估工作的基础上，调查工作人员撰写了《某省紧密型医共体建设调查评估报告》，并经过专家论证后，正式提交至省卫生健康委进行深入研讨与最终验收。

第二节　常用非结构化数据资料收集方法

在探讨复杂社会现象和深度剖析人类行为时，定性调查研究至关重要。定性调查研究以收集非结构化数据资料为主，这些资料以丰富的文本、图像、音频和视频等形式存在，能够深入挖掘参与者的观点、感受和行为模式。在定性调查研究领域，常用的定性资料收集方法包括观察法、访谈法、焦点小组访谈法以及信息摘录法。

一、观　察　法

（一）观察法的定义

观察法（observational method）是指调查者在一定时间内有目的、有计划地在研究现场凭借自身感官直接感知，或借助一定辅助设备，对处于自然状态下的被调查者或某种社会现象的各类外在表现予以观察和描述，以此进行资料收集的一种研究方法。

（二）观察法的类型划分

1. 按照观察者身份划分　可分为参与式观察和非参与式观察。参与式观察（participatory observation）是指调查者参与到被观察对象的活动中，并成为其中的一员；非参与式观察（non-participatory observation）则是指调查者不参与到被观察对象的活动与生活中，而是以局外人的身份进行观察活动。

2. 按照观察方式结构化程度划分　可分为结构式观察和非结构式观察。结构式观察（structural observation）要求调查者根据研究问题与研究目的，确定观察具体内容、程序与规则，并设计标准化程度较高的观察记录文件（一般是表格形式）；非结构式观察（unstructural observation）具备更强的灵活性，无须事先设计严密的观察计划与观察工具，而是根据现场实际情况灵活调整观察内容和方式。

3. 按照观察环境划分　可分为自然观察与实验观察。自然观察（natural observation）是指在调查对象自然发生与发展的情境中开展观察活动；实验观察（experimental observation）则是指在人为创造的环境中进行，该环境既可以是封闭的实验场所，也可以是相对开放的特定环境。在实验观察过程中，调查者通过制造特定的环境条件，旨在探究特定事物之间的内在关联，然而，这种人为创设的环境可能致使被调查者呈现出与在自然环境下有所差异的行为表现。

（三）观察法的内容

观察内容的选择与其研究目的、现场观察的可行性以及观察类型等因素有关，其中，最重要的是研究者的研究目的，其在观察方案的整体设计与具体实施中发挥关键的指导作用。梅里亚姆（Merriam）和蒂斯德尔（Tisdell）指出，在不同场景中，通常包含以下几类观察内容。

1. 物理场景/实体场景（physical setting）　涉及研究现场的物理环境特质，以及在该场景中所存在的主体、可利用的资源以及所运用的技术手段等要素。

2. 参与者（participant）　明确场景中所涉及的参与者身份信息，以及他们各自所承担的角色和发挥的作用。

3. 活动与互动（activity and interaction）　关注在特定场景中正在发生的事件或活动情况，探究这些活动是否遵循某种可界定的顺序或模式，同时分析人们与活动之间的互动方式，以及参与者彼此之间的互动关系与行为表现。

4. 对话（conversation）　聚焦于场景中对话的具体内容、参与对话的人员构成，以及倾听对话的人员情况等方面。

5. 微小细节（subtle factor）　指代那些不太显著但对现场观察具有潜在重要价值的细节信息，

包括非正式和计划外的活动、词语所蕴含的象征性意义（symbolic）等。

6. 研究者自身行为（own behavior） 鉴于研究者作为研究场景的一部分，需要审视其自身在研究过程中的角色定位，即仅仅作为单纯的观察者，还是同时兼具参与者的身份，以及这种角色定位可能对研究场景产生的影响效应。

（四）观察者的角色

按照参与（participation）和观察（observation）程度的不同，观察者角色可划分为完全参与者、作为观察者的参与者、作为参与者的观察者以及完全观察者。在实际的研究情境中，要实现绝对的完全参与或完全观察是极为困难的，对于观察者角色的选择通常取决于研究过程中所面临的难题、待观察的群体或个人可能给予的配合程度，以及伦理道德层面的综合考量。此外，观察者的角色并非固定不变，而是会随着调查者对观察对象的熟悉程度而发生相应转变。

1. 完全参与者（complete participant） 是指调查者全身心参与到现场活动中，而被观察者并不知道调查者的真实身份。

2. 作为观察者的参与者（participant as observer） 是指调查者的身份是公开的，被观察者能够意识到自己正在被观察，同时，调查者密切参与到研究现场和观察对象的活动中。

3. 作为参与者的观察者（observer as participant） 是指调查者的观察活动对于观察群体来说是已知的，但调查者自身并不实质性参与或很少参与到被调查群体的活动中，而是以“边缘性成员”的角色参与进去。

4. 完全观察者（complete observer） 是指调查者的角色局限于观察行为，并且被观察者并未意识到自己成为观察对象。

（五）观察法的操作步骤

1. 确定观察问题 观察问题是从属于研究问题的次级问题，具有更强的具体性和操作性，其目的在于为观察计划及观察提纲的制订提供指导方向。

2. 制订观察计划 在制订观察计划时，通常需要综合考虑以下因素。观察的具体内容、对象以及范围；观察的地点；观察的时刻、持续时间长度及观察次数；观察的方式和手段等。此外，还需要充分考虑到观察实施过程中可能遇到的困难与挑战，以及研究过程中涉及的伦理道德问题。

3. 设计观察提纲 观察提纲一般需要包括以下六方面的内容，即“谁”“什么”“何时”“何地”“如何”“为什么”。需要注意的是，观察提纲是一个大致的框架，为观察活动的开展提供方向指引，在实际观察过程中，可根据现场具体情况进行适度调整。

4. 进入现场 方式通常包括公开进入、逐步进入和隐蔽进入三种类型。公开进入是指在调查者正式进入现场前，告知观察对象有关调查工作人员、研究目的等相关信息；逐步进入是指在进入现场的初期阶段，调查者并不向观察对象完全介绍研究内容和研究目的，避免因过早透露过多信息而导致观察对象产生抵触情绪，不愿配合调查工作。随着调查者与观察对象之间的熟悉程度逐渐加深，再逐步向其介绍完整内容；隐蔽进入是指调查者在不暴露自己真实身份和目的的情况下，以某种伪装或假身份进入研究现场。这种进入方式通常适用于研究课题涉及敏感话题，或需要避免研究对象受到干扰的特殊情况。

5. 进行观察 在观察开始的初期阶段，调查者需要秉持开放的心态，对观察现场进行全方位、整体性的感知与观察，在这一过程中，观察记录应以全面、详细的描述为主，尽可能完整记录下所有看到、听到和感知到的信息。随着研究工作逐步深入推进，在调查者对观察现场有了整体认识后，便需要依据研究问题和观察问题，对观察重点进行针对性聚焦。

6. 记录观察资料 记录在观察法中占据非常重要的作用。记录的完整性与丰富性是记录的首要原则。

（1）记录方式：主要包括同步性记录和观察后记录两种方式。同步性记录是指调查者在进行观察的同时，实时将所观察到的内容记录下来，这种方式能够有效减少回忆偏差，但在某些需要隐蔽进入现场进行观察的情况下，同步性记录可能会因暴露研究目的而不适用；观察后记录是指调查者在完成观察活动后，凭借记忆对观察内容进行记录。采用这种方式时，一方面要求调查者在观察过程中尽可能地进行充分记忆，另一方面则需要在完成观察后的较短时间内及时进行回忆并记录，以保证记录的完整性和准确性。

（2）记录程序：首先，需要对观察现场进行整体性描述，可通过绘制一张观察现场图，并附上相关的文字说明，以直观、清晰地呈现观察现场的基本情况；其次，在记录过程中，应当遵循时序性原则，即按照事件发生的先后顺序进行记录，这样有助于完整保留具体的情境信息，从而更好地理解事件发生的逻辑顺序和内在关联。同时，在记录过程中，不仅要对观察现场进行记录，还需要充分记录下调查者在观察过程中所产生的想法、思考及初步的分析判断等主观内容，以便为后续资料整理与分析提供更为丰富、全面的信息素材。

（3）记录格式：有学者提出了一种相对结构化的记录格式。第一种是实地笔记，主要用于记录调查者所直接观察到的事实性内容；第二种是个人笔记，用于记录观察者在观察过程中的个人感受、情感体验以及由此引发的思考和想法等主观性内容；第三种是方法笔记，用于记录调查者在观察过程中所使用的具体方法；第四种是理论笔记，用于记录调查者在观察过程中基于所获取的信息而产生的初步理论分析和概念构建等内容。具体示例见表 9-1。

表 9-1　实地观察记录表示例

实地笔记	个人笔记	方法笔记	理论笔记
9:30 医院门诊大厅大约有 300 人	我感觉很拥挤	数字是估计的	周一上午似乎比其他时间上午就诊人数要更多
9:35 医院门诊大厅有 7 个志愿者帮助进行导诊	志愿者能帮助那些对医院不熟悉的患者	计数	医院中的志愿者在维持就诊秩序中发挥了非常重要的作用
……	……	……	……

二、访　谈　法

（一）访谈法的定义

访谈（interview）是一种研究性交流形式，是调查者通过对话的方式从被调查者处获取第一手资料的研究方法。访谈法旨在挖掘调查对象的想法等内在隐性信息，包括价值观念、情感体验、行为规范等，了解调查对象过往亲身经历、耳闻目睹的事件以及他们对此类事件的意义解释等。此外，该方法有助于调查者构建对调查对象更为全面和整体性的认知视角，同时促进调查者与调查对象增进熟悉度与信任感，进而建立良好的人际关系。

（二）访谈法的类型划分

1. 按照访谈结构划分　可分为结构化（structured）访谈、半结构化（semi-structured）访谈以及非结构化（unstructured）访谈。

（1）结构化访谈：又称标准化访谈，是指访谈者按照事先设计的访谈提纲或问卷向被访者提问，且要求被访者遵循特定要求进行回答。在该访谈模式下，访谈对象的遴选标准和方法、访谈中提出的问题、提问的方式和顺序、被访者回答的方式以及访谈记录的方式等均需统一规范。

（2）非结构化访谈：又称非正式访谈，是指访谈者围绕特定主题或一定范围，与被访者进行自由交流对话。访谈者可能会准备一份简略提纲作为提示，但实际访谈进程往往是比较发散的。访谈过程中，访谈者运用开放式问题，不对回答设置过多限制，允许和鼓励被访者进行充分陈述。

（3）半结构化访谈：是指介于结构化访谈与非结构化访谈之间的一种访谈方式，其结合了结构化访谈的规范性与非结构化访谈的灵活性，是当前访谈中应用较为广泛的方法。半结构化访谈通常以问题提纲为指导，提纲的制订相对聚焦和集中，同时又保有一定自由度，能够深入挖掘被访者的深层次信息和观点。

2. 按照访谈人数划分　可划分为个别访谈（individual interview）和集体访谈（group interview）两类。个别访谈是访谈法中最基础且常用的类型，指的是访谈者对每位被访者逐一进行单独的访谈交流；集体访谈则是由访谈者邀请若干被访者，通过集体座谈方式或集体回答问题的形式收集资料，在此过程中，访谈者负责协调讨论的方向与节奏。

按照访谈结构与按照访谈人数划分两种访谈方式的比较见表 9-2。

表 9-2　按照访谈结构与按照访谈人数划分两种访谈方式的比较

划分标准	访谈类型	特点	适用场景	优点	不足
按照访谈结构划分	结构化/标准化访谈	在设计、实施和资料分析的过程中都展现出高度的标准化，问题固定、顺序一致	大规模、重复性调查	访谈结果便于量化和分析	缺乏灵活性，限制访谈者和受访者之间的主观能动性，降低互动交流深度
	非结构化/非正式访谈	访谈者紧紧围绕一定主题或一定范围，访谈者与被访者进行自由交谈	适用于那些需要自由交谈和深入探讨的场合	访谈形式灵活，弹性大，能够提升访谈者与受访者之间的交流深度和广度，有利于产生新思路或发现新问题	费时，研究规模有限，访谈结果难以量化分析，资料整合分析难度大，对访谈人员的素质、经验和访谈技巧要求高
	半结构化访谈	以问题提纲为指导，提纲的制定相对聚焦和集中，同时又有一定自由性，能够深入挖掘到被访者的深层次信息和观点	适用于探索性研究和对特定问题的深入了解，帮助理解特定案例或问题的本质，探索被访者的内心世界和行为动机	结合了结构式访谈的规范性和非结构式访谈的灵活性	标准化程度相对结构化访谈低，访谈深度低于非结构化访谈
按照访谈人数划分	个别访谈	访谈者对每一个被访者逐一进行单独访谈	深入了解个体的观点、感受和经历；涉及隐私或敏感信息的话题	有助于被访者详细、真实表达看法与感受；灵活调整访谈问题和方式；访谈更加深入	耗时较长
	集体访谈	访谈者邀请若干被访者，通过集体座谈方式或集体回答问题方式搜集资料	用于收集意见等决策方面的访谈，使被访者能够在互动中更深入地探讨和分享观点	相互启发和集思广益，能在较短的时间内收集更全面的信息	被访者易受其他人影响；人数众多，发言机会有限，可能导致信息遗漏

3. 其他分类方式

（1）按照访谈者与受访者接触的方式：可划分为直接访谈（direct interview）和间接访谈（indirect interview），前者是指访谈双方进行面对面访谈；后者则是借助相关通信工具开展访谈，在一定程度上能够降低成本。

（2）按照访谈次数进行划分：可分为一次性访谈和多次性访谈，前者访谈内容一般较为简单，多用于收集事实性信息；后者则用于追踪调查或深入探究事件背后的机制。

（3）按照访谈的正式化程度：可分为正式访谈和非正式访谈，前者是双方事先约定好时间、地点以及访谈问题等；后者则主要是在不影响受访者工作的前提下进行较为随意和自由开放的访谈。

（三）访谈前的准备工作

1. 明确访谈主题内容 根据研究目的及性质，确定访谈主题及范围。综合考量研究时间、经费投入以及研究人员数量等要素，合理确定访谈对象数量规模，同时充分重视访谈群体的代表性问题，进而确定与之适配的访谈具体形式。

2. 协商确定访谈相关事宜 在确定访谈对象后，应在条件允许的情况下，尽可能地了解访谈对象的有关背景情况，比如性别、年龄、职业、学历、专长、经历、性格、爱好等，然后进行相应准备，从而选择恰当的访谈方式，拉近双方距离和促进双方信任。确定访谈的时间与地点时，通常应以遵循访谈对象的意愿并充分考虑其便利性为首要原则。在初次接触访谈对象之前，应提前就访谈的时间安排、地点选择以及访谈次数等事项与对方进行充分沟通与协商，以实现时间和地点的合理规划。对于较为复杂或深入的资料收集需求，可能需要安排多次访谈或预留较长的访谈时间；而针对较为敏感或涉及隐私性的问题，则应挑选相对僻静、不易受干扰的环境，且以单独访谈的形式为宜，确保访谈对象能够在安全、舒适的环境中畅所欲言，提供真实、可靠的信息。

3. 访谈提纲的设计 以应用较为广泛的半结构化访谈为例，其提纲的制订通常涵盖以下五个步骤。

（1）确定使用半结构化访谈的前提条件，确保该研究应当使用半结构化访谈这一方法收集材料。

（2）检索与回顾相关主题的既有知识（文献或相关研究），为半结构化访谈提纲的制订提供内容与方法上的指导。

（3）制订初步的半结构化访谈提纲。半结构化访谈提纲的问题设置包含两个层次的问题：主要问题和后续问题。主要问题涵盖了研究主题的主要内容，并鼓励参与者在其中自由表达他们的看法和经历。后续问题旨在帮助参与者更好地理解主要问题，并引导对话走向研究主题。

（4）选择试点对提纲初稿进行测试与检验。

（5）修订完善形成完整的半结构化访谈提纲。

（四）访谈中的技巧

1. 访谈的问题 派顿（Patton）提出能够在访谈中适宜采用的六种问题类型。第一种是经验和行为问题；第二种是观点和价值问题；第三种是感受类问题；第四种是知识性问题；第五种是感知性问题；第六种是背景/人口学问题。

另外，还有一些类型的问题在访谈中需要避免：第一类是多重问题，即表面是一个问题，但是存在多个问题需要被访者回答。第二类是导向性问题，指访谈者带有自身预设观点的一些问题，可能会误导被访者。第三类是否类问题，这类问题给访谈者提供非常少的信息量。

2. 提问的技巧 访谈的具体方式受到了很多因素影响，包括访谈内容的性质（敏感或公开）、访谈双方自身的特征（性格、年龄、社会地位等）、访谈双方的关系、访谈的具体情境等，因此访谈者需要做到随机应变，灵活应对。

（1）提问技巧：访谈者需要尽可能自然地、结合被访者当时具体情况开始谈话，可以进行一些较为简单不相关的交谈来活跃访谈气氛，拉近双方距离。访谈者提问的方式、词语的选择以及问题的内容需要适合被访者的知识水平和谈话习惯，访谈问题应当具体化，避免出现深奥的专业术语和歧视性语句。注意不要给被访者倾向性暗示。

（2）提问时机：在访谈过程中有新的问题应当先记录下来，等被访者说完再进行提问。在被访者就某个问题发言完成或停顿、间歇时可以提问，或者在对方偏离主题时或过分叙述不必要细节时可借助提问将问题引回主题，控制访谈方向和进度。另外，如被访者对问题沉默较长时间，可以通过提问类似“您对此有什么其他想法？”等问题鼓励被访者继续表达。

（3）追问技巧：在追问中，最基本的原则是使用被访者自己的语言和概念来询问被访者自己曾谈到过的看法和行为。追问包括直接追问、迂回追问和延迟追问。访谈者需要注意追问的时机和策略：一般在访谈最开始的阶段不适宜进行追问，而是应当由被访者充分表述自己的观点后再择机进行追问。

另外，追问还需要适度，如果追问的问题较为敏感和尖锐，往往采用迂回的形式从侧面进行追问。

3. 倾听与回应的技巧 访谈中的倾听涉及行为、认知和情感三个层次。

（1）行为层次上的倾听：强调访谈者应该"积极地听"，将注意力放在被访者身上，而不是"表面地听"或"消极地听"。

（2）认知层面上的倾听：强调访谈者需要避免将被访者的表述和观点本能纳入自己的认知结构或习惯中，应当准确和全面理解被访者想要表达的内容。

（3）情感层面上的倾听：强调访谈者要"有感情地听"（访谈者有感情流露，并接纳受访者的情绪反应）和"共情地听"（换位思考与被访者共情，理解其情绪产生的原因）。

访谈中的"回应"是指在访谈过程中访谈者要对被访者做出一定的回应，包括进行观点交流或者采用点头、微笑及眼神交流等非语言行为，主要是传递对受访者的尊重和认同，进一步提升其表达意愿。

4. 记录的技巧 在访谈过程中，有当场记录、事后记录两种记录方法。在实际操作中，记录时尽量使用简洁明了的语言，可以使用缩写或关键词来记录关键信息，以提高记录效率。同时可结合录音记录，确保访谈中的每句话都被保存下来用于分析。在记录之前需要征得被访者同意，告知被访者录音的用途与存储方式，并要做出保密承诺。

三、焦点小组访谈法

（一）焦点小组访谈法的含义

焦点小组（focus group）访谈法是集体访谈的一种形式。通常由一位具备丰富经验且训练有素的主持人，采用半结构化方式（即预先设定部分访谈问题的方式），与一组具有典型代表性的被调查者展开交谈，由主持人引导小组围绕研究主题进行深入讨论，从而获得信息的一种调查方法。焦点小组能够在相对较短的时间内获取丰富的定性信息，是一种十分有效的定性资料收集方法。

焦点小组访谈法的优势在于能够针对研究问题展开更加深入且全面的探讨。在焦点小组中，参与者之间的互动交流能够达到相互启发、彼此补充及相互纠正的效果，有助于挖掘新的观点、独特想法和深刻见解，相较于个别访谈，其在信息的深度和广度上具有显著优势。此外，焦点小组访谈本身也能够作为研究对象。由于焦点小组中的参与者之间存在交流互动行为，调查者不仅可以观察个体的语言表达和非语言行为表现，还能够对参与者之间的互动关系进行观察分析。

然而，焦点小组访谈法也存在一定的局限性，集中表现在可能引发群体压力和从众心理现象，这可能导致部分重要的意见和观点遭到忽视或压制。另外，焦点小组讨论的质量和效果在很大程度上依赖于主持人的专业能力和沟通技巧。如果主持人缺乏经验或技巧不足，可能会导致讨论偏离预定主题或无法达到预期效果。

（二）焦点小组的构成要素与人员选择策略

1. 人数适宜 与个别访谈类似，焦点小组应采用目的性抽样方法，纳入对研究主题了解最为深入的人员。尽管对于焦点小组的适宜人数没有绝对固定、严格的规定，但多数学者普遍建议人数范围应控制在 6～10 人。人数过少会限制信息的多样性和丰富度，不利于广泛收集信息；而人数过多则可能导致讨论秩序混乱，难以保证每个参与者都能充分发表意见，不利于开展深入、细致的讨论。

2. 人员同质性 在挑选参与者时，需要注意其同质性特征，即参与者对探讨主题应有相应关联性，且在个人背景（如年龄、社会地位、教育背景等）、生活经历等方面均较为相似。需要注意的是，此处强调的同质性并非意味着参与者之间的观点或态度必须一致，而是指在与研究主题相关的背景特征上具有相似性。当然，如果研究主题旨在探究不同群体之间的观点差异，那么人员选择则应遵循异质性原则，以确保能够充分反映不同群体的视角和观点。

3. 非熟识关系 参与者之间以陌生人关系为宜，彼此互不熟悉。这样的人员构成能够减轻群体压力，使得参与者在相对宽松、自由的氛围中坦率、真实地发表自己的看法和观点，避免因熟人关系而产生顾虑和约束。

除此之外，参与者还应表现出对讨论主题的浓厚兴趣和积极参与的意愿，并具备基本的沟通交流能力和清晰表达自身观点与感受的能力，以保障焦点小组讨论的顺利进行和高效开展。

（三）焦点小组访谈法的操作步骤

焦点小组访谈法的实施可以分为访谈前准备、开始访谈、进行访谈、结束访谈四个主要环节。

1. 访谈前准备 ①明确研究团队与分工：主持人主要是带领组员进行讨论，只能记录下关键的观点，这时需要观察员来协助，观察员需要全面记录讨论的过程，做好录音工作，维护现场秩序和负责好后勤工作。②安排好访谈场地与相关访谈物资：包括硬件（桌椅、文具、录音笔等）和文档（组员名单和联系方式、访谈提纲、签到表、观察记录表等）。③确定空间安排：可以将座位安排为圆圈形状以示平等，在访谈开始前请组员自由就座，就座选择在一定程度上可以反映组员的个性。

2. 开始访谈 开始正式访谈前可以由主持人讲一个幽默故事活跃气氛，或者请所有参与者依次介绍自己，使组员间能够有初步的互相了解。接下来，研究者可以对研究项目做一个简单的介绍，包括研究问题、研究目的、自愿原则、保密原则等。主持人需要向参与者介绍焦点小组讨论法和交流的规则，一般包括：①每次由一位成员进行发言，不要在其他人发言时打断以及保持倾听。②所有人都有发言机会。③参与者可以自己组织讨论，不必等主持人介入。④讨论的问题应该尽可能集中在研究主题范围内。⑤尽量使用自己的日常用语。⑥每位成员的发言没有“好坏”之分，欢迎不同意见的发表，但是尽量不要批评。

3. 进行访谈 访谈过程中，话题开始比较宽泛，然后逐渐聚焦，转换话题应当较为自然流畅，追问时应当尽量使用组员自己提供的概念线索。当参与者对一个事件进行描述时，尽可能让对方讲述具体的情境和事件的细节。

4. 结束访谈 访谈结束时，主持人可以请每一位参与者简单总结自己的观点和看法，或者自己想表达但是没有机会说的话。另外，关于主持人在结尾时是否进行总结和评价，不同学者持有不同观点，有学者认为如果进行概括性评价可能会毁掉“去权威”的气氛，本书认为当意见较为集中时可以进行总结，但是不要发表结论性意见。除此之外，结束时还需要再次向参与者强调保密原则以及向参与者表示感谢等。

四、信息摘录法

（一）信息摘录法的含义

除去观察法和访谈法（包括焦点小组访谈法）两类定性数据收集方法外，从现有文件或资料中提取研究者所需要的资料和素材也是一种重要的资料收集的方法。这些资料通常记录了研究环境的历史、过程和现状，提供了关于研究对象、事件或行为的详细信息。通过仔细分析这些文件，研究者可以揭示出隐藏在其中的模式、趋势和意义，进一步丰富研究内容。

（二）文档资料的分类

常见的文档包括政府文件、官方档案、信件、报纸报道、历史记载、日记、自传、博客等，这些文档可以存在于物理环境中，也可以存在于网站上，或者两者兼有。有学者将定性研究中使用的文档分为六类：公共记录、个人文档，这两类是最常用的两种，其他包括流行文化文档、视觉文档、人工制品与物质资料、研究者产生的文档。公共记录是社会活动的官方、持续进行的记录，包括政府文件、官方档案、各类年鉴、统计记录、项目文件、会议记录等。个人文档指的是任何以第一人称叙述的文字资料，包括日记、信件、自传、个人博客等。流行文化文档是指大众媒体形式，如电视、电影、广播、报纸、文学作品、摄影、卡通和互联网等产生的资料。视觉文档包括电影、视频、摄影等视觉资料。人工制品与物质资料是研究环境中发现的实体对象，包括日常生活中的工具、器具、用具和仪器。研究者产生的文档是在研究开始后由研究者或参与者为研究准备的文档。

（三）文档资料的使用

首先研究者需要根据研究主题对文档资料进行寻找，在这个过程中研究者应当追踪线索、对新见解保持开放态度以及对数据保持敏感，对任何可能性持开放态度。一旦找到文档，就必须评估其真实性（authenticity）与准确性（accuracy）。研究者有责任尽可能多地了解文档及其来源、撰写原因、作者以及撰写文档的背景等信息。收集相关文档之后，对资料进行归类与编码，运用合适的分析技术开展分析。

（四）文本挖掘技术

随着网络技术的不断进步和社交媒体等平台的兴起，海量在线文本数据已经成为定性研究中重要的资料和数据来源。在线文本数据具有实时性、多样性、交互性以及非结构化等特点，在理解相关人群的态度和观点、评估公众对某个事件或政策的看法、发现人际关系网络等场景具有独特的优势。

1. 在线文本的收集　可以使用网络爬虫自动抓取互联网上的文本数据，爬虫可以根据预设的规则和策略，从网站、论坛、社交媒体等平台收集文本信息，但要注意避免触犯相关法律法规。另外，许多在线平台和应用提供了应用程序接口（application programming interface，API），允许开发者通过编程的方式获取文本数据。这种方法通常比网络爬虫更加稳定和高效。

2. 在线文本的清洗与预处理　在进行分析之前，需要对收集的文本数据进行清洗和预处理，包括去除无关字符、标点符号、停用词等，以提高分析的准确性。

3. 在线文本的分析　较为常见的在线文本的分析方法包括词频分析、情感分析、主题建模和主题分析等。词频分析是指通过统计文本中各个词汇的出现频率，揭示文本的主题和关键词。情感分析是通过分析文本中的情感词汇、语气和表情符号等，判断文本的情感倾向，如积极、消极或中立，情感分析模型通常采用机器学习或深度学习方法，如朴素贝叶斯、支持向量机、神经网络等。主题建模和主题分析是一种基于机器学习和自然语言处理技术的文本分析方法，旨在从大规模文本数据中发现隐藏在文本数据中的主题。主题是指在一组文本中频繁出现的一些词语和短语的集合，反映了这些文本的关键特征和主要内容。主题分析常用的方法包括潜在语义分析（latent semantic analysis，LSA）和潜在狄利克雷分配（latent Dirichlet allocation，LDA）等。

第三节　常用非结构化数据资料分析技术

一、内容分析法

（一）内容分析法的含义

内容分析（content analysis）是一种对定性资料进行系统、客观和量化描述的研究方法。1952年，美国传播学家伯纳德·贝雷尔森（Bernard Berelson）将内容分析法定义为“一种对具有明确特性的传播内容进行的客观、系统和定量描述的研究技术”，具体可分为解读式、实证式两类内容分析法。

1. 解读式内容分析法（hermeneutic content analysis）　源于20世纪70年代的人类学研究，研究者首先对定性资料进行充分阅读和理解，进而依靠自身的主观感受理解、体会和分析，对资料中的信息进行判断与解读，在这个过程中研究者的主观分析占据主导地位。

2. 实证式内容分析法（empirical content analysis）　当前主流的内容分析法，是一种后实证主义的定性研究方法，即对文本数据进行系统的整理和解读，从具体的资料中提炼出主题或模式，形成基于数据的类型学；利用这些归纳出的类型，将数据进一步分类，并统计每个主题或类别在数据中出现的频率。这种方法有助于研究者从大量的文本数据中提取有意义的信息，并对这些信息进行深入的分析和解读。

（二）内容分析的应用

1. 特征分析 通过对某一研究对象在不同问题或场合中的资料进行量化处理与分析，发现其中稳定的和突出的因素，进而对该研究对象的特征进行判断。

2. 趋势分析 关注某一研究对象在不同时期和阶段中的资料，通过对这些资料进行量化处理分析，研究者可以判断出该研究对象的发展趋势特征。

3. 比较分析 针对某一特定研究问题，研究者选择不同研究对象或不同来源的样本资料，通过对这些资料的量化处理，研究者可以对它们进行比较判断，对差异或趋同的原因进行分析。

（三）内容分析法的操作步骤

1. 提出研究问题或假设 研究问题来自研究者关心的实际问题、既有文献研究、现有材料等。

2. 确定总体和抽取样本 待分析的文本，以及因此定义的用于指导研究的文本集合，构成了待抽样的"总体"。进一步确定要用于研究的样本，文本的抽样总体上仍遵循目的性抽样原则，选择那些有利于研究目的的实施、信息含量大、具有连续性、内容体例基本一致的文本作为样本进行研究。

3. 确定分析单元（analysis unit） 分析单元是指在对文本进行阅读判断时的最小单元，分析单元可能是单个的词语、句子、段落、篇章或整个文本，研究者可以根据材料性质与研究设计具体进行选定。

4. 建立分析内容类目（content categories） 内容分析的核心问题在于建立分析内容的类目系统，这种系统的构成随着研究主题的不同而变化。分析内容类目一般是基于研究问题，并结合已有的理论或文献研究来确定。不过在当前部分研究中，也存在一级类目由理论指导确定，二级类目基于文本材料归纳形成。在有效的类目系统中，所有的类目都应具有互斥性和完备性。互斥性是指一个分析单位只可以放在一个类目中；完备性是指所有分析单元都应有所归属，类目中必须有适合每一个分析单元的位置。

5. 编码（coding） 分析类目确定后，实际上也就形成了一个编码表（coding schedule），在编码过程中需要保证编码信度（reliability），内容分析具有多个信度指标，如霍斯提（Holsti）公式、斯科特（Scott's）π 指数、科恩卡帕（Cohen's Kappa）指数、克里彭多夫（Krippendorff）α 系数等，一般认为相关信度指标高于 0.7 是可接受的。可以通过选取 30 个左右分析单元进行预编码，计算信度指标，确保信度大于 0.7 后进入正式编码，在正式编码过程中，也可随机抽取一定数量分析单元，进行正式的信度指数计算。

6. 分析数据 运用频数计量法等进行统计分析。在采用计算机处理数据的情况下，首先要对分析单元进行编码，把文字语言转变成计算机识别的符号，再使用统计分析方法统计各类别出现的频数、语义强度或空间数量。对统计分析结论做出合理的解释和分析。

二、扎根理论

（一）扎根理论的含义

扎根理论（grounded theory）是由格拉泽（Glaser）与施特劳斯（Strauss）在 1967 年所提出的研究方法，旨在弥合当时理论研究与经验研究之间的二元对立，这种研究方法的核心在于从资料中生成理论，而不是事先设定理论框架再进行验证。扎根理论强调对资料的深入分析，以发现其中的模式、概念和关系，从而构建出对研究现象的理解和解释。扎根理论在因素识别类问题、过程解读类问题、分析不易掌握的问题、新生事物探索性问题等问题情境中得到了较为广泛的应用。

不同学者基于对扎根理论的不同理解，形成了经典扎根理论（classical grounded theory）、程序化扎根理论（proceduralised grounded theory）及建构型扎根理论（the constructivist's approach to grounded theory）三种类型。三者在认识论、方法论、编码过程等均存在一定差异，当前程序化扎根理论方法由于其研究流程的可操作性最强，应用范围也最为广泛。

（二）扎根理论的特点

虽然不同版本的扎根理论之间存在着大量差异，但作为一种方法，甚至方法论，仍具有其核心特征。

1. 遵循“归纳-建构”逻辑　主张以逐级归纳的方法从经验材料中创造出理论，而不是从既有的知识体系中演绎出理论命题。避免在研究中出现预置的研究框架和研究问题，这是确保“扎根”有效性的重要原则。

2. 文本材料为主　扎根理论所处理的主要是实质性的文本材料，包括以访谈记录、观察记录、政策文本等为代表的文字材料。

3. 逐级编码　对文字材料进行编码，逐级提炼出理论概念与过程机制，编码是扎根理论分析的核心要素。

4. 迭代式研究策略　在数据搜集与数据分析中遵循一种相互嵌入、循环往复的滚动过程，在扎根理论方法中这种迭代是必备的方法论特性。

5. 理论抽样　使用理论抽样而非统计抽样来选择研究对象。要研究什么样的案例是由理论引导的，需要研究者在研究过程中不断地做出判断。

6. 持续比较　扎根理论将“持续比较法”作为最重要的分析手法。研究者不仅可以对研究中的事件与范畴进行同类和交叉比较，还可以从该研究的外部如文献和日常经验中来选择比较对象。这种做法有助于充分发现研究对象的特质以实现概念化，有助于发现理论范畴的变化尺度，从而找到理论的适用范围和适用条件。

（三）扎根理论的操作步骤

1. 研究问题的确定　扎根理论中的研究问题可以是研究者预先确定的比较明确的研究问题，或者研究者开始时通常带着对某一领域或现象的兴趣和好奇心，而非一个明确的研究问题，随着研究者对某一领域或现象进行深入探索的过程中逐渐“涌现”出来。随着研究的深入，研究者会开始注意到一些反复出现的主题或模式，这些可能与研究者的初步假设或预期不同，这些主题或模式会逐渐形成研究的核心问题或焦点。

2. 资料收集　通过参与观察法、访谈法等，收集与研究问题相关的原始资料。同时，政策文本、档案记录、新闻报道等都可以作为扎根理论运用的原始资料。

3. 编码　程序性扎根理论编码分为开放性编码、主轴编码和选择性编码三个步骤。

（1）开放性编码（open coding）：是编码的第一阶段，主要任务是通过原始资料进行拆解，然后先后进行概念化与范畴化分析。概念化是指研究者对拆解后的原始资料进行“贴标签”，为其赋予一个概念化的名称。范畴化是指研究者对概念化阶段所得到的概念进行反复对比分析，将可以聚类的概念进一步归纳为新的副范畴（初始范畴）。

（2）主轴编码（axial coding）：此阶段的工作是针对开放性编码阶段得到的副范畴进行提炼，并寻找初始范畴之间的内在逻辑关系，进一步将这些副范畴归纳为具有一定理论内涵的主范畴。这些主范畴能够更清晰地体现出研究问题的具体内涵，并为构建理论框架奠定基础。

（3）选择性编码（selective coding）：在此阶段，研究者需要从主范畴中发掘出核心范畴，首先通过分析性术语对研究现象进行总体描述，形成一条故事线（storyline），在此基础上对核心范畴和主范畴及其他范畴之间的相互关系进行分析。进一步结合经验证据，考察通过上述过程得到的理论是否可靠，并通过理论抽样填补遗漏的细节。通过这一分析过程，研究者能够建立起实质性的理论框架。这个理论框架不仅解释了研究问题的核心要素，还揭示了这些要素之间的相互作用和联系。

在整个编码过程中，研究者需要保持开放的心态，不断对原始资料进行深入分析和比较，以确保编码的准确性和有效性。同时，研究者还需要不断校验和充实副范畴和主范畴，以确保编码与研究问题的一致性。与此同时，建议研究者在编码过程中撰写分析性备忘录。为了提升编码效率，许多研究者采用计算机辅助工具来处理大量质性数据，计算机辅助分析软件能够有效提升编码的效率，常用的质性分析软件包括 Nvivo、MAXQDA、ATLAS.ti 等。

4. 理论饱和度检验　“饱和”（saturation）是指即使不断地增加新的数据，也并不能形成新的类属使已经形成的概念密度得到增加，即被视为理论饱和。通常是使用额外样本（或预留一部分样本）进行标记、编码和概念化，并未发现更新的概念出现，已有的范畴之间也并未出现新的关联，那就意味着研究达到了饱和状态，可以停止对原始资料的分析。有时研究者还会采取其他方法，如随机参访相关领域的专家，对专家访谈的内容进行对比分析，进一步验证理论饱和度。

5. 理论构建与分析　进一步对上述理论模型进行完善，并做阐释与分析。

三、定性比较分析

（一）定性比较分析方法的含义

定性比较分析方法（qualitative comparative analysis，QCA）是一种研究复杂社会现象的有效工具，该方法由社会学家查尔斯·拉金（Charles Ragin）在 1987 年率先提出。QCA 是一种案例导向的研究方法，将每个案例视为条件变量的“组态”（即不同条件的组合），通过对多案例的比较分析，寻找条件组态与结果之间的因果关系。定性研究能够对案例进行整体和深入挖掘，但是存在外推性不足的问题；定量研究基于对大样本的分析，能够实现研究结论的外推，但是对个案的独特性和深度分析不足。QCA 可以开展较大样本案例的分析（定量分析的优势），并在案例层面上开展条件组态的整体分析（定性分析的优势），QCA 能够实现对定性分析方法和定量分析方法优势的有机整合。

（二）定性比较分析方法的基本原理

QCA 以集合论和布尔代数（Boolean algebra）算法为研究基础，认为某一变量（或条件）对结果的影响不是独立的，而是取决于与其他变量（或条件）的组合，因此 QCA 分析将研究对象看作是多个条件变量不同组合方式的组态（configuration），也即是多种条件下共同产生的结果，而非定量研究中关注的某一变量对结果的净效应问题。QCA 方法内含了条件间是相互依赖（inter dependence）这一假定，与社会现象的真实情况更加相符。在 QCA 方法中具有三个重要假设，分别是“并发因果关系”“等效性”和“非对称性”。

1. 并发因果关系　QCA 认为原因条件不是独立的，而是相互依赖的，不同组合构成了多重并发因果关系（multiple conjunctural causation）。比如原因条件 A 和 B 同时出现导致结果 Y 的产生，C 和 D 同时出现也能导致结果 Y 的出现，可以表示为 A*B+C*D=Y①，即同一个结果的产生可能是由多个不同的原因组合所致。例如，行政领导重视（A）、经济发展水平高（B）这样一组条件会导致地方政府医改创新行为（Y）的产生，地理区位好（C）、城市行政级别高（D）这样一组条件也导致地方政府医改创新行为（Y）的产生。

2. 等效性（equifinality）　多种条件组成的路径（组态）可以产生同一结果，意味着实现某一期望结果的路径是多样的，并不存在唯一路径或唯一解。例如，在社会情境 B 下，原因条件 A 出现可能导致 Y 的产生，即 A*B=Y；在社会情境 D 下，原因条件 A 不出现也可能导致 Y，即 a*D=Y。

---

① 表示某条件发生或存在时，变量用大写字母来表示，取值为 1；反之，表示某条件不发生或不存在时，变量用小写字母或–来表示，取值为 0（其中，小写字母表示不发生，–表示不存在）。+代表“或”，*代表“和”，→及=均代表“导致”。比如 A*B=Y 表示 A 和 B 同时发生导致 Y 的发生。

也就是说，同一个原因条件的发生或不发生与不同的社会情境相结合，都能产生同样的结果，即 A*B+a*D=Y。例如，在经济发展水平高（B）的情景下，行政领导重视（A）可能会导致医改创新行为（Y）的产生；在城市行政级别高（D）的情景下，行政领导重视程度一般（a），也可能会导致医改创新行为（Y）的产生。

3. 非对称性（asymmetry） 导致期望结果出现与不出现的原因是不一样的，即研究者不能从 A=Y 直接推断出 a=y。例如，行政领导重视（A）可能会导致医改创新行为（Y），但是行政领导重视程度一般（a）并不能直接推断出医改创新行为不出现（y）。反之，研究者既可以分析社会现象发生的原因（Y），也可以分析其不发生的原因（y）。分析 Y 时，y 对应的数据并不纳入分析过程，反之亦然。

QCA 的分析单位是条件组合而非案例，研究者以所有的条件组合作为分析的基础，根据布尔代数（Boolean algebra）算法简化条件组合。布尔代数算法最基本的运算逻辑是寻找不同组合的共同点：如由 A*B+A*b=Y 可以得到 A=Y，即如果两个不同的原因组合 A*B 和 A*b 同时导致结果 Y 的产生，并且这两个组合当中有且仅有一个原因条件的取值不同（如本例中的 B 和 b），则原因条件 B 是冗余的。

在实际应用中，QCA 根据数据赋值和分析操作的不同，可分为清晰集（csQCA）、模糊集（fsQCA）和多值集（mvQCA）三种分析法。清晰集定性比较分析对变量的类型有特定要求，即变量的赋值需要有 0 和 1 的划分。然而，并非所有变量都能通过二分法划定隶属关系，因此模糊集和多值集分析法的出现，使得 QCA 在处理更为复杂和多样的数据时具有更大的灵活性。

（三）定性比较分析方法的操作步骤

不同类型的 QCA 方法在操作流程上基本一致，在处理数据和分析的具体步骤上存在一定差异，整体上来讲 QCA 的实施可以分为三个阶段。第一阶段是前 QCA 阶段，也是研究设计阶段，主要是依据相关理论和证据指导案例和条件的选择、条件和结果的校准。第二阶段是 QCA 分析阶段，包括条件的必要性分析、组态的充分性分析、研究结果的稳健性检验三个部分。第三阶段是后 QCA 阶段，对研究结果进行阐释与深入讨论。

1. 案例和条件的选择

（1）案例选择：QCA 方法中案例的选择基于“目的性抽样”原则，即能够为回应研究者问题提供最大信息量的案例。一是明确研究结果，研究结果的清晰界定是选择案例的前提条件，明确了案例选择的边界。二是为了结论的外部有效性以及案例间的充分比较，案例选择还应当追求案例间的最大异质性。

（2）条件选择：涉及条件选择的依据和条件数量的确定。条件选择的主要依据是理论和经验知识，条件选择的数量应当保持在一个适当的水平上，过多的条件数量很容易导致组态个数超过观察案例个数，从而出现案例的“有限多样性”问题。条件数量要限制在一定范围内（建议 4～7 个）。条件数量过少会导致模型过于简约，而较多的条件也增加了模型解释难度。同时，QCA 模型中的条件数量应与案例数量保持一定比例，如在 csQCA 中，n 个因素可以组成 $2n$ 个组态，相应的样本量达到 $2n–1$ 个即可。

2. 条件和结果的校准 所谓校准是指给案例赋予集合隶属分数的过程，包括对条件的校准和结果的校准。在清晰集定性比较分析中，条件与结果的校准主要基于明确的分类和界限，对其赋予 0 或 1 的值。相比之下，模糊集定性比较分析则允许条件与结果之间的隶属度存在一定的模糊性。它允许数据在多个类别或集合之间具有一定的重叠，并通过隶属度函数来表达案例对某个条件的隶属程度。对于模糊集校准，现有研究主要使用两种校准方法。一是间接校准法，研究人员利用他们的判断为每个条件分配多个介于“0”和“1”之间的值。二是直接校准法，研究人员基于理论和实践提出三个定性锚点：完全隶属、完全不隶属和交叉点，然后使用软件提供的算法进行校准。其中，直接校准法运用了统计模型，是最为常用的校准方法。

3. 条件的必要性分析 “必要条件”意味着该条件总在结果存在时出现，换言之，没有该条件，结果就无法产生。研究人员可使用软件提供的程序进行必要性分析，评估结果集合和条件集合的子集关系。通常认定必要条件需要达到 0.9 的一致性分数，并且具有足够的覆盖度。

4. 组态的充分性分析 包含真值表完善和标准分析两个子步骤。首先，研究人员要设定相关的门槛值以初步筛选真值表行。其次，在保留满足三个分析标准的行之后进行标准分析，软件会输出复杂解、简约解和中间解三种类型解。复杂解基于原始数据，不经过任何反事实分析，通常包含更多组态和前因条件。简约解经过了简单和困难反事实分析，组态和条件数量最少。中间解只考虑了简单的反事实分析，纳入符合理论方向预期和经验证据的逻辑余项。合理有据、复杂度适中的中间解通常是 QCA 研究中汇报和诠释的首选。

解释研究结果的一种常用方法是使用中间解来确定导致结果的组态数量和这些组态的包含条件，然后利用简约解的结果来确定对给定组态较为重要的核心条件。出现在简约解中的条件被称为给定组态的核心条件，表明与所关注的结果之间存在很强的因果关系。出现在中间解但没有出现在简约解的其余条件称为边缘条件，与结果之间因果关系较弱。

5. 研究结果的稳健性检验 检查研究结果的稳健性是 QCA 研究的关键步骤。QCA 的稳健性检验包含多种方式，常用的方法是合理调整相关参数的设定。例如，校准依据、最小案例频数和一致性门槛值，然后对调整后的数据再次进行分析，比较组态的变化以评估结果的可靠性。如果参数的调整没有导致组态的数量、组成部分以及一致性和覆盖度的实质性变化，那么可以认为分析结果是可靠的。

6. 研究结果阐释 首先，需要从充分性组态的拟合参数和因果复杂性的潜在假定两个方面去阐释充分性组态。进一步，需要与理论展开对话从而检验、完善理论；而且还能实现经验相关性的要求，即与案例展开对话从而支撑、挑战已有理论，以及开发新的理论论断。

（崔兆涵）

思考题

1. 请简述定性调查研究的过程。
2. 基于访谈结构，访谈法可以划分为哪些类型，分别具有怎样的特点。
3. 请简述程序化扎根理论方法的三级编码过程。

附 半结构化访谈提纲示例见附表 9-1。

附表 9-1 半结构化访谈提纲示例

访谈提纲
1. 您好，我了解到您对自身健康非常关注。请谈一下您目前的健康状况。
2. 您是出于何种动机开始学习有关健康方面的知识？
3. 请您详细描述一下，为了更深入地了解自己的健康状况，您采取了哪些具体行动？（比如最初采取了什么措施？）
4. 您通常从何处获取有关健康信息？
5. 能分享一次因学习健康知识而对您的生活产生积极影响的经历吗？
6. 因为学到某些健康知识，您在生活中做出哪些改变以管理自己的健康？
7. 除本次访谈外，您还会与谁讨论有关个人身体状况问题呢？
8. 请介绍一下目前与医务人员的互动情况。
9. 您通常是如何追踪个人身体状况变化情况呢？
10. 除此之外，还有其他方法来管理个人身体状态吗？
11. 在您尝试开展自身健康管理的时候遇到过什么挑战或障碍吗？
12. 您是否还有其他与健康知识学习相关的情况想与我们分享？

第十章　医学社会学调查数据管理

数据管理是社会学调查研究中不可忽视的一环。通过实施有效的数据管理策略，可以显著提高数据处理的效率。本章将详细介绍数据管理的模式，常用的数据管理工具及数据整理与清洗的方法，并设计实操案例，介绍如何使用数据管理工具。以期调查者能够依据调查需求，选择合适的数据管理模式及工具，并依据调查数据特征对数据进行整理。

第一节　概　述

医学社会学是一门探究健康与疾病背后的社会因素及其影响的学科。该学科的研究视角和理论基础根植于社会学，而研究对象则聚焦于医学领域中的基本概念及其相互作用。因此，医学社会学研究数据的获取及质量保证能够帮助研究者更有效地组织和分析数据，进而提升研究的质量和效率。医学社会学数据管理涵盖研究数据收集、存储、整理、分析和共享的全过程。数据来源主要包括调查问卷、访谈录音、观察记录和文献资料等。医学社会学数据可分为两大类，一类是宏观数据，涉及整体社会活动的数据，如国家或地区的发病率和死亡率等；另一类是微观数据，涵盖个体或特定单位的数据。例如，家庭和个人的详细社会活动数据，包括年龄、BMI、血压和家庭收入等。无论是宏观数据还是微观数据，在数据管理上都遵循相似的模式，主要包括数据的采集方法和途径、数据预处理、异常数据的识别与处理、缺失数据的识别与补充，以及数据的常规维护和更新等环节。

第二节　医学社会学调查数据管理模式

一、宏观数据管理

（一）传统数据管理模式

宏观数据管理通常以国家、省份、城市或特定地区为单位进行，涉及的数据包括但不限于该地区的发病率、患病率、每千人病床数、死亡率及特定疾病的新发病例数等，这些集成了该地区整体的健康数据。通常情况下，各个单位会在统一的数据报告平台上提交本单位的数据，最后在最高级单位处汇总以代表该地区总体的健康情况。由于该数据类型一般由行政行为或者行业行为产生，因此在脱敏或非涉密的情况下，可以通过年报、行业报告或新闻发布等形式对外公开。在社会医学调查领域，相关公开资料包括卫生统计年鉴、中国卫生健康事业发展统计公报等。宏观数据的获取形式主要通过数据摘录、拷贝、网页爬取等形式完成，获取后的数据将被统一录入预先设计好的表格或数据库中进行整理和管理。在数据的管理过程中要保证数据的一致性，因此提取后的数据需要至少两名管理者进行核对，以确保数据的准确性。

由于这些数据通常由行业或政府机构审核后发布，除了可能存在部分数据缺失的问题，一般不会出现可疑的个案数据。在数据整理过程中，还需要保证数据外部标识的完整性，以确保后期与微观数据匹配时能够准确配对。外部标识可能包括地区信息、时间信息等，具体内容依据研究设计而定。

（二）公开共享数据管理模式

除了上述宏观数据的获取形式外，网络时代为大数据的存储和应用提供了极大的便利和可能。因此，部分行业组织针对宏观数据构建了不同形式的数据平台，部分数据介绍如下。

1. 全球疾病负担（Global Burden of Disease，GBD）　提供了 1990～2021 年长达 30 年的

全球疾病、伤害和风险因素的详尽数据。它涵盖了约 350 种疾病和伤害，覆盖 84 个国家及地区。GBD 数据库还内置了分析工具和可视化功能，方便用户轻松探索和解读数据背后的深层含义。

2. 人口与健康调查（demographic and health survey，DHS） 是一项具有全国代表性的住户调查，为人口、健康和营养领域的广泛监测和影响评估指标提供数据。调查通常每 5 年进行一次，以便进行时间序列比较。调查内容包括贫血、儿童健康、教育、环境卫生、计划生育、生育率和生育偏好、性别暴力、家庭暴力等。

3. 国家人口健康科学数据中心（National Population Health Data Center，NPHDC） 自 2010 年起向社会开放，提供数据资源支撑和共享服务。已集成涉及生物医学、基础医学、临床医学、药学、公共卫生、中医药学、人口与生殖健康等方面的科学数据资源。

4. 遥感卫星数据 遥感卫星通过探测地球地表物体对电磁波的反射及其发射的电磁波，提取物体信息，完成远距离识别物体，并将这些电磁波转换为可视图像，即卫星影像。目前，已发布许多高质量的卫星数据，包括国家环境信息中心（National Centers for Environmental Information，NCEI）、美国国防气象卫星计划线性扫描系统（Defense Meteorological Satellite Program Operational Linescan System，DMSP/OLS）、国家极地轨道伙伴计划卫生搭载的可见光红外成像辐射数据（National Polar-orbiting Partnership Visible Infrared Imaging Radiometer Suite，NPP-VIIRS）、国家地球系统科学数据中心等，通常存储为 tiff 格式的栅格数据，部分存储为 nc 格式。遥感卫星数据中，每一个像元中储存着一个数据测量值，如 30m × 30m 像素的全球夜间灯光数据中，每个像元中储存着一个灯光值。如果获得某个体的家庭所在的经纬度，然后将经纬度数据和夜间灯光数据匹配，该家庭的点落在某个像元中，则可估计出该个体所受的夜间灯光暴露值。

上述数据库运行模式不尽相同，下载后的数据需要自己根据相应的方法进行提取和整理。有的则整理得相对比较规整，可直接使用分析，如 GBD 数据。一般共享数据在开源前对其数据的质量已经进行了较为系统的处理。因此研究者需要根据自己的研究目的确定是否存在可能的异常值等。

二、微观数据管理

（一）传统数据管理模式

在社会医学研究领域，微观数据主要指的是研究个体相关的医学、社会学等数据，如医疗卫生机构通过电子病历构建了一个大型的病历数据库，包含了由诸多个案条数，即微观个体组成的庞大数据库集。此类数据库由于受到保密法及相关规章制度的约束，一般情况仅供本机构的研究者和合作方在合理合规的情况下使用。例如，医院临床工作者收集病例数据开展自己的课题研究，疾控研究者通过"中国疾病预防控制信息系统应用门户"收集个体疾病信息开展研究。

微观数据根据数据来源的不同，其管理过程也不尽相同。比如医疗卫生机构提供的数据，由于其在前端通过门诊、住院或者其他活动的形式已经将数据录入系统中，在后续工作中只需要对数据进行整理、查重、预处理等。而自我采集的数据则包括前期数据来源的确定、数据采集工具的制作验证、数据的采集、数据的管理、数据的整理、数据分析等流程。

（二）免费公开共享数据管理模式

一些高校或机构联合开展大型人群健康调查，将调查数据整合为数据库，建立官方网址并公开共享该数据库，且实时更新。研究者只需要实名制注册即可使用，常见的免费公开数据库有以下几种。

1. 中国家庭追踪调查（China Family Panel Studies，CFPS） 由北京大学中国社会科学调查中心实施，旨在通过跟踪收集个体、家庭、社区三个层次的数据，反映中国社会、经济、人口、教育和健康的变迁。自 2008 年和 2009 年进行两轮预调查，2010 年进行基线调查，后续在 2012 年、2014 年、2016 年、2018 年、2020 年共进行了五轮追踪调查。调查内容主要包含基本信息、教育、工作、与子女和父母的关系、社交、健康、行为和认知等。

2. 中国健康与养老追踪调查（China Health and Retirement Longitudinal Study，CHARLS） 由北京大学中国社会科学调查中心实施，旨在收集代表中国 45 岁及以上中老年人家庭和个人的高质量微观数据，用以分析我国人口老龄化问题，推动老龄化问题的跨学科研究。2008 年在甘肃和浙江两省开展预调查，2011 年开展全国基线调查。后续在 2012 年进行甘肃和浙江两省的追踪调查，2013 年、2015 年、2018 年、2020 年开展全国追踪随访调查。调查内容主要包含基本信息、健康状况、养老、收入支出、住房情况等（第十五章）。

3. 中国老年健康影响因素跟踪调查（Chinese Longitudinal Healthy Longevity Survey，CLHLS） 由北京大学健康老龄与发展研究中心/国家发展研究院组织，调查范围覆盖全国 23 个省、自治区、直辖市，调查对象为 65 岁及以上老年人和 35～64 岁成年子女。调查问卷分为存活被访者问卷和死亡老人家属问卷两种。存活被访者问卷的调查内容包括老人及家庭基本状况、社会经济背景及家庭结构、经济来源和经济状况、健康和生活质量自评、认知功能、性格心理特征、日常活动能力、生活方式、生活照料、疾病治疗和医疗费承担等内容；死亡老人家属问卷的调查内容包括老人死亡时间、死因等内容。该调查项目在 1998 年进行基线调查后，分别于 2000 年、2002 年、2005 年、2008～2009 年、2011～2012 年、2014 年、2017～2018 年进行了跟踪调查。

4. 中国健康与营养调查（China Health and Nutrition Survey，CHNS） 由美国北卡罗来纳大学人口中心与中国预防科学医学院联合进行的开放队列国际合作项目，旨在研究健康的影响。自 1989 年开展基线调查，后续在 1991 年、1993 年、1997 年、2000 年、2004 年、2006 年、2009 年、2011 年、2015 年开展了追踪随访调查。调查内容涉及健康学、营养学、社会学、人口学、经济学、公共政策等学科，数据内容包括社区调查、家庭户调查、个人调查、健康调查、营养和体质测验、食品市场调查及健康和计划生育调查。

5. 美国国家健康与营养检查调查（National Health and Nutrition Examination Survey，NHANES） 收集了有关美国家庭人口健康和营养信息，是一项基于人群的横断面调查，旨在评估美国成人和儿童的健康和营养状况。这项研究的独特之处在于结合了调查和身体检查。该调查自 1999 年成为一项持续计划，每两年进行一次。NHANES 包括人口统计特征、社会经济、饮食和健康相关的问题。检查组件包括口腔科、生理测量，以及实验室检测。

（三）付费公开共享数据管理模式

在某些情况下，数据库的管理模式与免费共享的公开数据库相似，但需要支付费用以下载数据，这些数据通常具有更高的质量。例如，英国生物样本库（UK Biobank）在 2006～2010 年，从英国各地招募了 50 万名年龄在 40～69 岁的志愿者。这些参与者接受了全面的身体测量，提供了关于他们生活方式和病史的详细信息，捐赠了血液、尿液和唾液样本供未来分析，并同意通过与他们的健康记录关联来跟踪他们的健康状况。总之，不管是宏观数据还是微观数据，其数据管理模式及流程大致如图 10-1 所示。

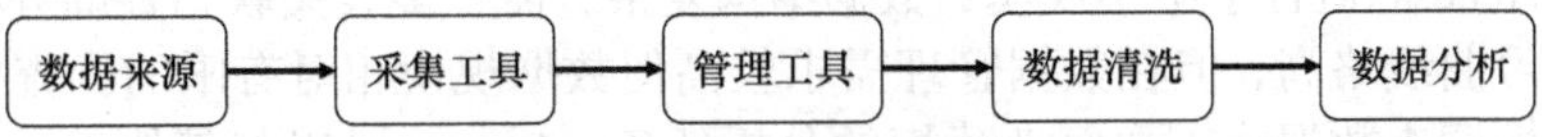
数据来源
采集工具
管理工具
数据清洗
数据分析

图 10-1　数据管理模式及流程

第三节　医学社会学调查数据管理工具

工欲善其事，必先利其器，好的数据管理工具能够使社会调查数据管理工作事半功倍，数据管理工具是社会调查数据管理执行的必要保证，用以提高数据管理效率，保障数据质量，维护数据安全使其不被泄露。依据调查数据规模及数据管理需求的不同，可以选取不同的数据管理工具。本节将从常用结构化数据管理工具及常用非结构化数据管理工具两方面展开。

（一）常用结构化数据管理工具

1. Excel 是微软公司提供的一款表格软件，其数据管理功能易用而全面。Excel 集成了许多便捷且有用的函数，并将函数集成到软件菜单面板当中，可用于计算、分析或管理表格中的数据，被广泛应用于社会学、经济学、统计、工程、办公事务等各领域的数据管理工作当中。下面介绍 Excel 在调查过程中可以提供的数据管理支持。

（1）数据采集：在数据采集阶段，研究者可以利用 Excel 的数据验证功能，如限制输入数据的范围或数据类型，以对采集的数据进行初步验证，确保录入数据的质量和格式符合规范。

（2）数据整理：Excel 提供了多种数据整理函数，包括查找和删除重复值、规定数据格式、检查日期、检测异常值等。研究者在数据输入后，可以利用这些函数对数据进行进一步的整理和分类，并创建相应的编码字典，以便后续的数据检索或共享。

（3）数据分析：Excel 内置了数据透视表功能，能够实现数据的动态分析和汇总。其扩展的图表功能可以快速对数据进行可视化展示，内置的 SUM、MEAN 等函数则能够快速计算数据的统计学特征。

（4）数据安全：作为 Office 办公套件的一部分，Excel 提供了文件加密功能，并支持隐藏行列和数据脱敏等方法，以保护数据安全和隐私，支持修订历史跟踪功能，确保数据管理的可追溯性。

Excel 因其易用性和全面的功能性，在中小规模的调查中得到了广泛应用，在各类研究工作中发挥着重要作用。然而，面对超大规模数据集时，Excel 的处理效率较低，极易出现卡顿或崩溃的现象，且在多人协作编辑时也不够稳定。因此，Excel 更适合作为数据预处理和结果展示的辅助工具，特别是在数据规模较小且变量较少的情况下，能够快速完成数据管理任务，为使用更专业的数据分析工具打下基础。

2. Access 是一种关系型数据库管理系统（RDBMS）。与 Excel 相比，Access 能够更有效地处理复杂的数据结构和较大的数据量。在需要进行多表关联分析的场景中，Access 通过其强大的数据存储、查询和分析功能为调查数据的管理提供技术支持，其主要功能如下。

（1）数据采集：Access 允许用户创建数据库，设计数据表，并定义字段名称、数据类型和约束，并提供直观的表单设计功能，使数据录入过程简便友好。它还支持字段级别或表级别的数据验证规则，能在数据录入时完成自动验证，提高验证效率的同时保证了数据质量的可靠性。

（2）数据整理：通过定义数据表之间的关系，Access 可将问卷不同模块或者不同性质的数据集进行分块存储，如将参与者基本信息与随访记录关联起来，从而在数据存储时有着更高的灵活性。

（3）数据分析与可视化：研究者可以在 Access 的界面中使用图表功能，直观展示数据分布与趋势，Access 同样支持数据透视表功能，用于大规模数据的动态汇总和多维分析。

（4）数据安全与权限管理：Access 提供多层次的数据保护机制，包括用户账户权限分配和数据库加密功能，以及数据备份与恢复功能，确保数据的安全性。

总体而言，Access 适合于中小规模、数据结构复杂、需要多表关联和查询分析的医学社会学调查。尽管其学习曲线略高，但在数据管理需求较高但数据规模相对有限的调查中，Access 表现出色。对于大规模调查数据或需要复杂建模的分析任务，Access 可以与其他工具结合使用，作为数据管理和预处理的重要工具。

3. EpiData 是一款专为流行病学和临床研究数据管理设计的开源软件，在医学社会学调查中，相较于传统的数据管理工具，EpiData 更适合需要高精度数据验证和复杂统计分析的医学社会学研究。

（1）数据录入：EpiData 提供灵活的项目管理功能，允许研究者创建项目、定义数据表结构，并支持手动输入和批量导入数据，便于整合来自不同来源的数据。逻辑检查和数据校验工具，能够定义逻辑规则、自动检测潜在错误，并提供修复建议，同时具备重复数据检查功能。

（2）数据管理：该软件集成了多种统计工具，支持描述性统计、交叉分析和高级统计建模，可以直接在软件内进行分析或将数据导出至其他统计软件。EpiData 还提供数据备份、版本控制和用户权限管理功能，以确保数据的安全性和隐私保护。

（3）数据导出与报告：软件支持数据导出和报告生成，方便数据共享和结果展示。

（4）数据加密：软件提供数据加密和细粒度访问控制，减少数据泄露风险。

总体而言，EpiData 适合于中小规模、对数据质量要求高的纵向研究项目。尽管 EpiData 具有一定的操作门槛，需要用户具备一定的数据库和统计知识，但在数据管理、校验和分析方面，EpiData 提供了高精度的支持。对于大规模或复杂的分析任务，EpiData 可以与其他软件结合使用，成为数据管理和分析的重要工具。

4. REDCap（research electronic data capture） 是一款专为医学研究和大型调查项目设计的安全、灵活、可扩展的数据管理系统。它在学术、医疗卫生机构、非营利组织和制药公司的研究项目中得到了广泛应用，适合中大型规模的流行病学和社会学调查。REDCap 支持高效的数据采集、管理、分析，注重数据的安全性和隐私保护，适合需要多用户协作、复杂数据结构和严格质量控制的调查项目。

（1）数据录入：REDCap 允许创建调查项目和设计数据表单，支持网页界面数据输入和批量导入外部数据，并具备实时数据验证功能。用户可以定义逻辑检查和范围验证规则，REDCap 提供数据清理工具和重复数据检查功能。

（2）数据管理：REDCap 支持数据汇总和统计分析，包括描述性统计和交叉表分析等，同时支持数据导出至其他统计软件进行深入分析。REDCap 提供数据备份、版本控制和权限管理功能，适合多方协作的大型调查项目。

（3）数据导出：REDCap 支持报表生成工具，允许自定义报告格式，并能够与其他数据可视化工具结合。

（4）数据安全：REDCap 使用加密传输协议，提供严格的访问控制，符合《健康保险可移植与责任法案》（Health Insurance Portability and Accountability Act，HIPAA）等行业标准。

REDCap 是一款适用于中大型规模调查项目的数据管理工具，具有可扩展性，灵活高效。尽管其学习成本和协作成本相对较高，但它支持从项目设计、数据采集、验证、清理到分析和报告的全流程管理，适合涉及多方协作、复杂数据结构和严格数据质量控制的大规模医学社会学调查。在面对超大规模数据集和高复杂度的分析需求时，REDCap 能够提供必要的支持，并与其他高级数据分析工具无缝集成，提升研究效率和数据质量。

综上所述，Excel 以其易用性和全面的功能覆盖，适合基础的数据录入、整理和分析，但在处理大规模数据集和多人协作时可能会遇到性能瓶颈。Access 作为关系型数据库管理系统，擅长处理复杂数据结构和较大数据量，但学习曲线较陡，且在超大规模数据处理上有所不足。EpiData 是一款开源软件，专为流行病学和临床研究设计，适合需要高精度数据验证和复杂统计分析的项目，但需要用户具备一定的数据库和统计知识。REDCap 安全、灵活、可扩展，更适合中大型调查项目，支持多用户协作和复杂数据结构，但学习成本和协作成本较高。四者特点如表 10-1 所示。

表 10-1　不同数据管理软件的管理能力和特点对比

软件名称	数据管理能力	特点
Excel	基础数据处理和管理，适合小规模数据	界面直观，易学易用，适合个人和小团队使用
Access	功能强大，支持完整的关系型数据库功能，包括表、查询、窗体、报表等	易学易用，集成方便，但数据容量有限，不适合大规模应用
EpiData	强大的数据管理和分析工具，适用于流行病学和公共卫生研究	开源免费，界面简洁，功能强大，适合数据录入、管理和分析

续表

软件名称	数据管理能力	特点
REDCap	为医学研究和大型调查项目设计的安全、灵活、可扩展的数据管理系统	支持从项目设计、数据采集、验证、清理到分析和报告的全流程管理，适合涉及多方协作、复杂数据结构和严格数据质量控制的大规模医学社会学调查

（二）常用非结构化数据管理工具

除数值型数据之外，在医学社会学调查中产生的非结构化数据/定性数据（如访谈、焦点小组讨论、开放式问卷回答数据等）同样需要良好的数据管理，协助调查者对数据进行编码和主题发现，从而提高定性资料分析效率，Nvivo、ATLAS.ti 和 Lumivero 都是目前广泛使用的定性数据管理工具，各具特点，适用于不同的研究需求。调查者应根据自身的调查目标和数据特性，选择最适合的工具进行数据的管理和分析。

1. Nvivo 是定性数据分析软件，广泛应用于社会科学、健康研究、市场研究等领域，软件支持多种数据格式的处理，包括文本、音频、视频、图片和 PDF 文件，最终将其转录为文本格式，并具有词频图、词云、比较图等对数据进行快速可视化的功能。在最新版本的 Nvivo15 中，软件还提供基于人工智能驱动的自动编码功能，可快速识别并标记重复的名词短语，并将其进行分配。

（1）数据导入：支持将来自各种来源的文本、音频、视频、电子邮件、图像、电子表格、在线调查结果、网页内容和 Word 文档直接导入软件的分析界面当中，并将多种不同格式的数据进行集成，以文本的形式进行展示，避免了手工输入和格式转换的麻烦。

（2）数据管理：软件提供的数据组织和管理功能非常灵活，调查者可以根据研究主题、研究问题或数据来源来创建不同的项目文件夹，以便更好地组织数据。Nvivo 提供的“节点”功能，可以将分析的人员、地点和核心指标组织成案例，便于后续的追踪与引用，软件还能将案例链接到属性值（如年龄和职业），以便后续比较数据中的不同组。

（3）数据分析：Nvivo 提供了包含词频分析、情感分析、话语分析等分析方法，使用特定的查询算法寻找新兴主题和情绪，同时，Nvivo 提供了可视化工具，如词云、树状图、矩阵图等，使得数据分析结果更加直观。

（4）数据安全：软件提供了多种保护措施，包括数据加密、备份和恢复等功能。研究者可以设置项目的访问权限，确保只有授权人员才能访问或修改数据，最大程度地保护数据的机密性。

Nvivo 是一款功能全面，应用广泛的定性数据管理工具，适用于各类定性研究，适合用来分析中小型调查项目中产生的访谈记录、焦点小组讨论、开放式问卷数据等。

2. ATLAS.ti 支持在非结构化数据主体内定位、编码/标记和注释特征，旨在帮助研究人员组织、管理和分析复杂的定性数据，软件支持在深度访谈、焦点小组讨论及文本分析中产生的多种数据格式，如文本、音频、视频、图片及地理信息系统（GIS）数据等，通过 XML 格式导出，广泛应用于社会科学、教育学、心理学、健康学等领域。

（1）数据导入：可导入多种数据格式，包括文本文件、图像、音频和视频等，通过简单的拖放操作，调查者可以将不同类型的数据文件导入到项目中进行管理。其数据导入过程简便快速，并且支持批量导入文件，数据处理效率高。

（2）数据管理：支持项目文件和数据的多层次组织。研究者可以通过“文档”和“段落”来组织数据，将每一段数据对应特定的主题或问题，并为其添加标签和注释。用户还可以通过文件管理系统对文档进行层次化管理，方便对不同数据源进行分类和对比。

（3）数据分析：有丰富的数据分析工具，可以进行编码、模式识别、主题分析等操作，软件还提供“网络视图”和“图形视图”等可视化功能，帮助研究者直观展示数据之间的关系，进一步揭示研究问题的深层含义。

（4）数据安全：数据的安全性与保密性较高，支持项目数据的加密处理。同时提供了完善的数据备份和恢复功能，调查者可以定期对数据进行备份，确保在出现意外时可以快速恢复数据。

ATLAS.ti 是一款功能强大的定性数据分析工具，适合各类定性研究，适合需要处理复杂数据、进行深度分析的医学社会学调查项目。在处理长篇访谈录音、长时间的焦点小组讨论及大规模的文献分析时具有优势。

3. Lumivero 可为研究者提供分析工具和灵活的数据管理功能，支持从多种来源导入数据，包括文本、图像、音频和视频等，并能够与其他数据管理平台进行兼容。Lumivero 更强调其人工智能驱动的数据分析功能，尤其在自动编码和趋势预测方面表现较为突出。

（1）数据导入：数据导入接口简便，用户可以通过拖放操作将数据导入系统中。其数据整合功能可以将来自不同平台的数据汇聚到一个项目中，方便进行统一分析。

（2）数据管理：可灵活对数据进行分类和标记。研究者可以为每一段数据添加标签、注释和分类，方便后续的分析与查找。其项目管理功能也非常强大，可以支持团队成员之间的数据共享与协作。

（3）数据分析：有较强的数据分析功能，尤其在自动编码和趋势预测方面表现突出。它能够利用人工智能技术对数据进行自动化分析，发现潜在的模式和趋势。此外，它还提供了情感分析、关键词提取和网络分析等功能，帮助研究者从数据中提取有价值的信息。

（4）数据安全：数据安全措施较严格，包括数据加密、权限设置和定期备份等功能。研究者可以根据需求设置数据的访问权限，确保只有授权人员才能查看或编辑数据，软件还提供云存储功能，方便研究者随时访问和更新数据。

Lumivero 是一款功能更为前沿，设计更加新颖的定性数据管理工具，适合需要进行大规模数据分析的医学社会学研究项目，软件内置的人工智能助手使得其更适合需要处理大量非结构化数据的研究。

本节介绍了三款定性数据管理工具，不同软件各自具备不同的特点和优势，适用于不同类型的定性研究。Nvivo 是一款功能全面的定性数据分析软件，其优势在于操作简单，便于上手。其缺点是价格较高。ATLAS.ti 是一款历史悠久、功能强大的定性数据分析软件，在文本分析和图像数据处理方面表现突出，适合处理长篇访谈记录和焦点小组讨论等定性资料，但界面设计相对复杂，新用户需要时间适应。Lumivero 是一款相对新颖的定性数据分析工具，强调人工智能驱动的数据分析功能，软件的自动编码和趋势预测功能使得调查者能够快速发现数据中的模式和趋势，提高分析效率。Lumivero 适合需要大数据分析、跨学科合作或自动化分析的项目，但相较于 Nvivo 和 ATLAS.ti，它在深度分析和可视化方面的功能可能不如前两者。以上三种软件数据管理能力及软件特点的比较见表 10-2。

表 10-2 不同定性数据管理软件的数据管理能力和特点对比

软件名称	数据管理能力	特点
Nvivo	强大的多层次数据组织和分类能力，支持文本、音频、视频等数据格式的导入	适用于多种数据类型的分析，提供丰富的可视化工具和编码功能，便于上手
ATLAS.ti	灵活的数据组织和分层管理，支持文本、图像、音频等格式	适用于深度文本和图像分析，数据管理灵活，适合长时间的访谈录音和焦点小组分析
Lumivero	自动化的数据分析，支持跨平台数据整合，适合大规模数据处理	强调人工智能驱动的分析，适合大数据分析和自动化趋势预测，支持跨学科合作

（三）在线数据管理工具

除了前述几款常用的数据管理软件，互联网技术的迅速发展也催生了众多在线数据管理平台。

这些平台基于互联网提供数据管理服务，用户可以通过网页或在线应用程序访问和使用数据收集、存储、处理、分析和共享等功能，用户无须安装任何软件即可进行操作。在此列举一些常用的在线数据管理平台：

1. Google Sheets 是由谷歌（Google）提供的一种在线电子表格服务，允许用户创建、编辑和共享电子表格。该服务支持数据录入、计算、图表绘制和数据分析等功能。

2. Airtable 是一种在线数据库和项目管理平台，提供类似电子表格的界面，但具备更丰富的数据管理和协作功能，适合团队协作和项目跟踪。

3. Zoho Creator 是卓豪（Zoho）提供的一种在线应用开发平台，用户可以利用它创建自定义的数据库应用程序。该平台支持数据收集、处理、分析和报告等功能。

（四）结构化数据管理软件实操：以 EpiData 3.1 为例

1. 软件组成 两个主要模块 EpiData Entry 和 EpiData Analysis，分别用于数据录入、数据管理和数据分析，读者可以在 EpiData 所在官网（https://epidata.dk/download.php）下载所需软件（图 10-2）。

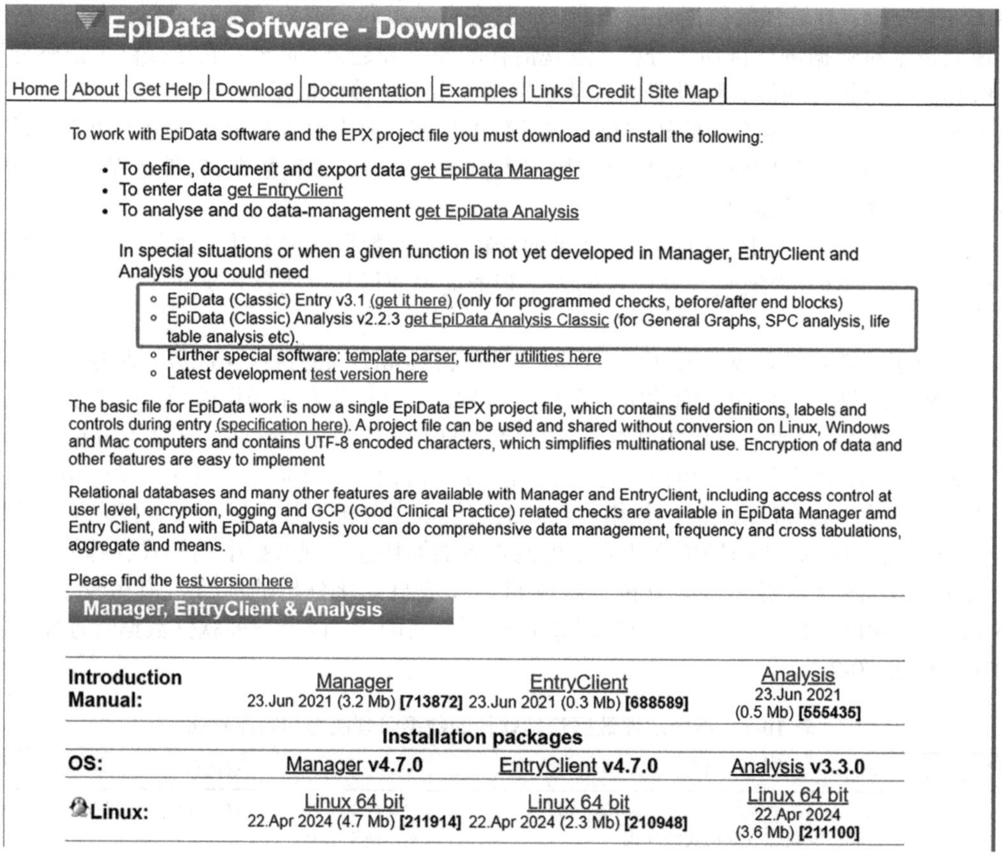

图 10-2 EpiData 官网下载页面

官网提供了多语言版本的完善的软件使用流程图供读者下载参考。本段内容主要介绍 EpiData 的数据管理功能，故在实操演示时以 EpiData 3.1 为例，EpiData 3.1 主要包含三类文件，分别是调查表文件（.QES）、数据文件（.REC）和数据核查文件（.CHK），分别对应软件的调查表设计、数据录入与管理和数据核查功能，更多功能教程请查阅官网指南。

打开软件，其进行数据管理的主要步骤如图 10-3 所示。

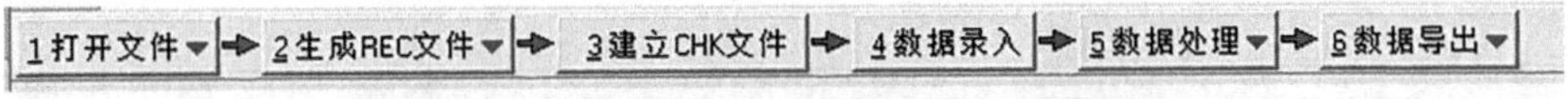

图 10-3　EpiData 软件导航栏操作流程图

2. 数据导入　EpiData 操作简便，能够帮助用户快速导入调查数据。其步骤主要如下。

（1）创建新项目：启动 EpiData 软件，在软件顶部工具栏选择“文件”选项，选择“生成调查表文件（QES 文件）”，输入项目名称并选择保存路径（图 10-4）。

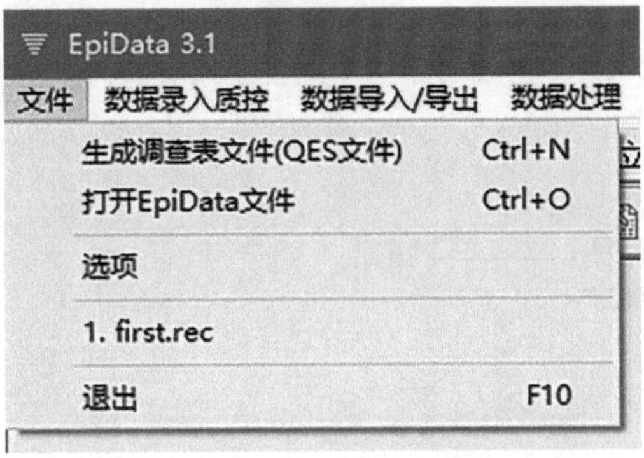

图 10-4　EpiData 软件生成 QES 文件

（2）数据项定义：生成调查表文件后，调查设计者可以通过数据项定义功能创建不同的数据字段，如姓名、性别、年龄等。每个数据项可以设置数据类型（如数值型、字符型）及允许的值范围。其格式为“变量标签{变量名}变量编码”，此外，软件规则要求变量名第一个字符一定为字母（A～Z），之后可含字母（A～Z）和数字（0～9），变量名最多 10 个字符且不能是中文。EpiData 常见变量类型及变量编码见表 10-3。

表 10-3　EpiData 常见变量类型及变量编码

变量类型	变量编码
ID 号码	<IDNUM>
数值型	一个或多个#号，可以包含小数点。例如，###或者###.##
字符型	一个或多个下划线，1 个中文=2 个字符 例如，____
布尔逻辑型	<Y>
日期型	<yyyy/mm/dd>或者<mm/dd/yyyy>或者<dd/mm/yyyy>
其他类型	其他不常用的变量类型

在编辑好调查表的内容后，调查设计者可以通过文件选项或界面中的表格图形对调查表进行预览（图 10-5、图 10-6）。

预览结果如图 10-7 所示。

在确认调查表预览情况无误之后，调查设计者可在软件顶部导航栏处选择文件，选择“关闭数据表”，或者使用热键对预览表进行关闭（图 10-8）。

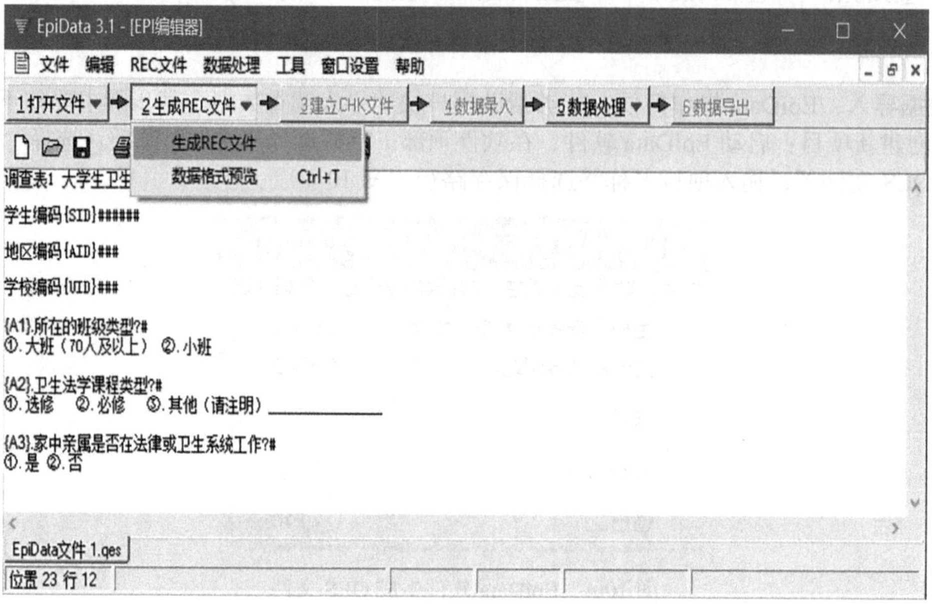

图 10-5 EpiData 软件导航栏操作流程图（方法一）

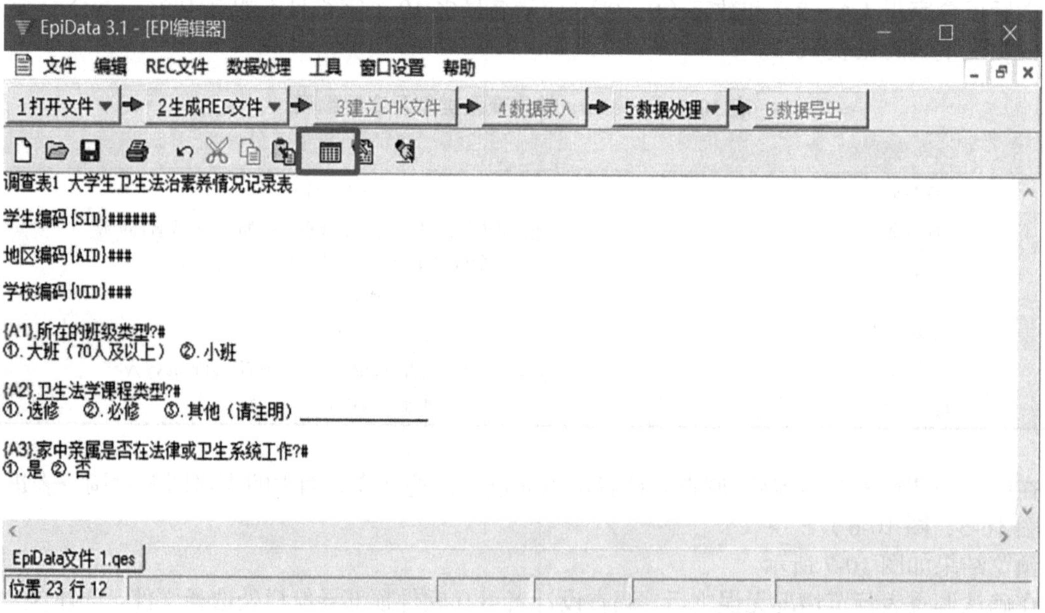

图 10-6 EpiData 软件导航栏操作流程图（方式二）

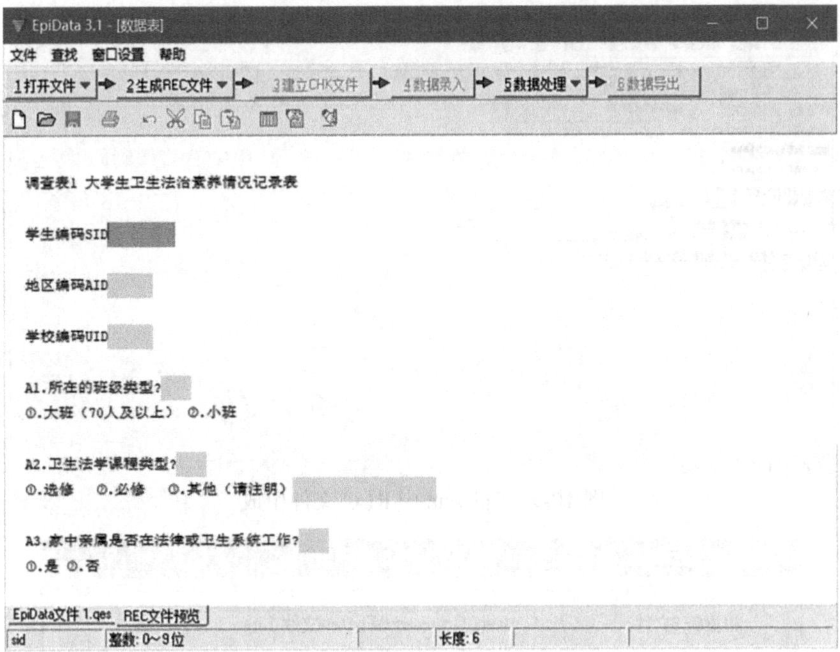

图 10-7 EpiData 中 REC 文件预览

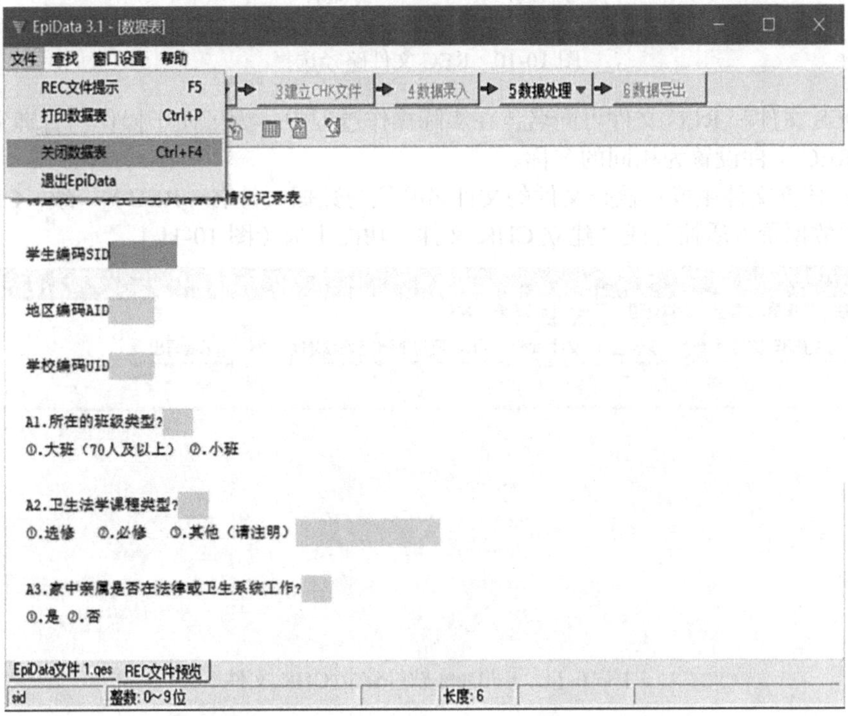

图 10-8 EpiData 中 REC 文件预览关闭指示

（3）REC 数据文件生成：确认调查表信息准确无误之后，调查设计者可在软件上方导航栏选择生成 REC 文件，点击“生成 REC 文件”并分别设置 REC 文件和 QES 文件地址（图 10-9、图 10-10）。

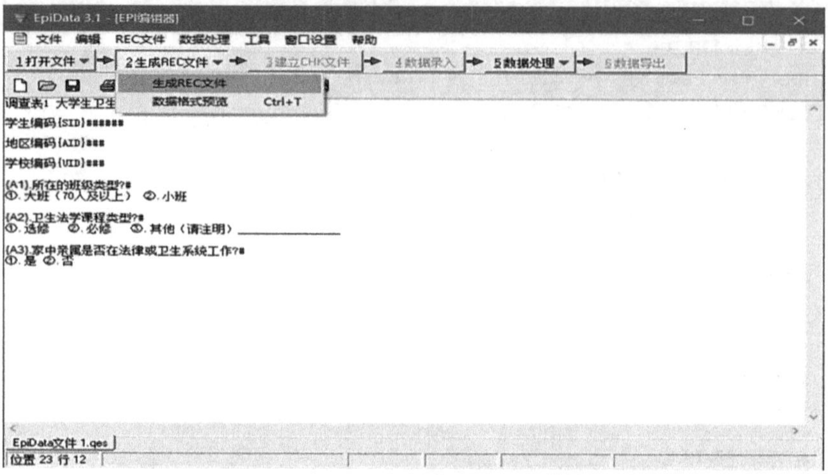

图 10-9　EpiData 中 REC 文件生成

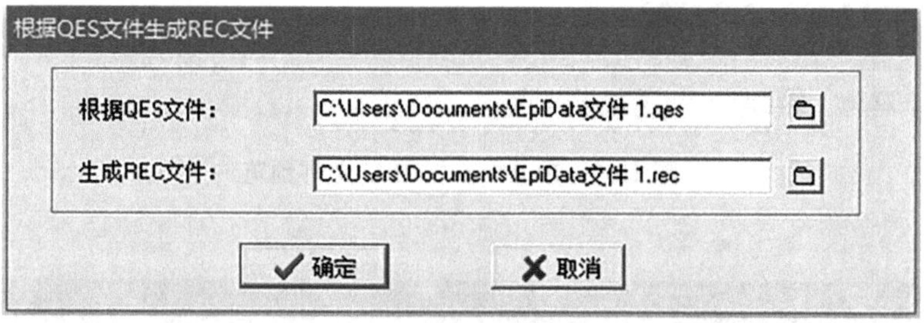

图 10-10　REC 文件路径选择

其中，QES 文件和 REC 文件可同名，在实际操作过程中，为了便于操作与管理文件，建议将 QES 文件与 REC 文件设置为相同的名称。

（4）CHK 核查文件生成：核查文件的文件名必须与数据文件名（REC）一致，CHK 文件可通过导航栏的“数据录入质控”或“建立 CHK 文件”功能生成（图 10-11）。

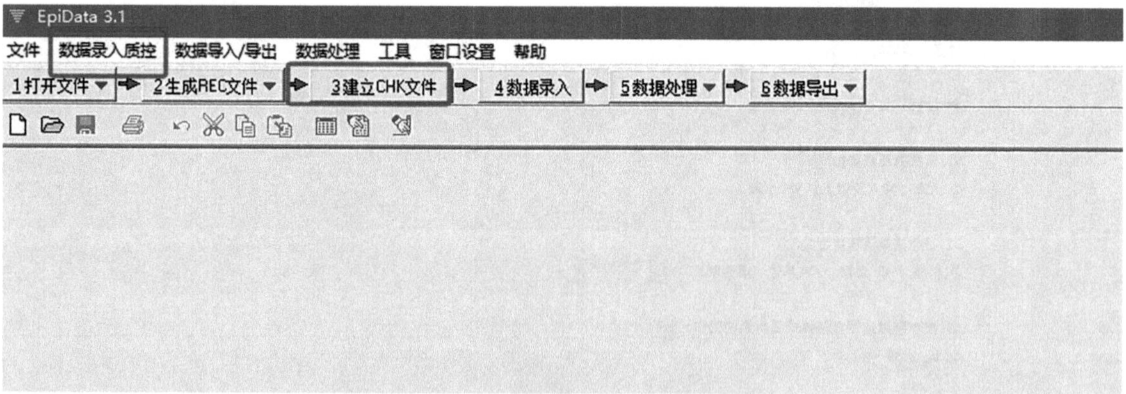

图 10-11　EpiData 软件建立 CHK 文件

CHK 文件构建后，EpiData 会弹出问卷预览以及核查编辑窗口，调查设计者可以在编辑窗口对每道题目的数据范围、跳转逻辑、是否设置在录入时重复、是否必填、值标签等属性进行设定。此外 EpiData 自带的编辑窗口，仅列出了比较常用的几个数据核查功能，其他更为复杂的功能需要点击“编辑”按钮，以文本编辑方式打开 CHK 文件来编写 CHK 命令，关于命令的更多信息，读者可以查阅 EpiData 的官方使用手册进行获取（图 10-12）。

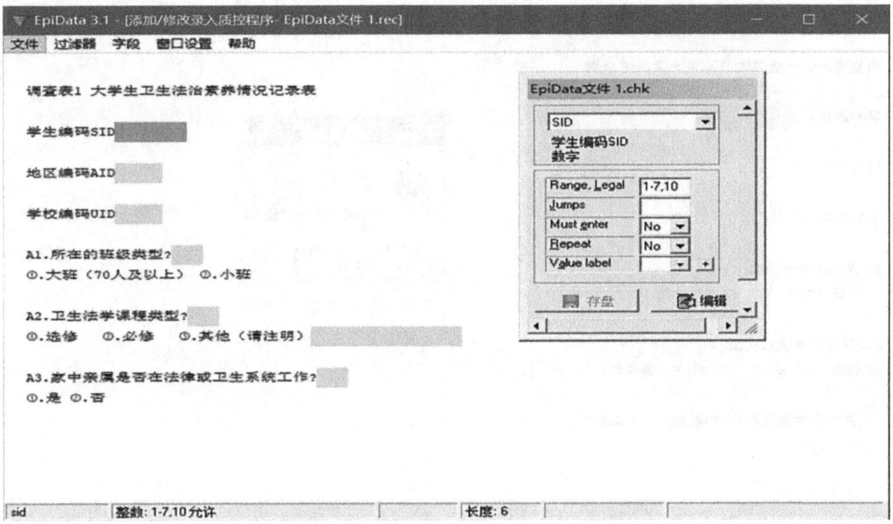

图 10-12　EpiData 软件 CHK 文件设置

（5）数据项范围设置：在定义数据项时，用户可以设置字段的各种属性，如字段类型、最大值、最小值、默认值等，帮助用户规范数据格式。为了避免错误数据的输入，可以对输入字段的范围进行限制，对应的 CHK 命令为 Range 和 Legal，Range 限定的是字段数值的“允许范围”，如键入“1-10”，代表该字段的数值是从 1 到 10 且连续的 10 个数值（图 10-13）。

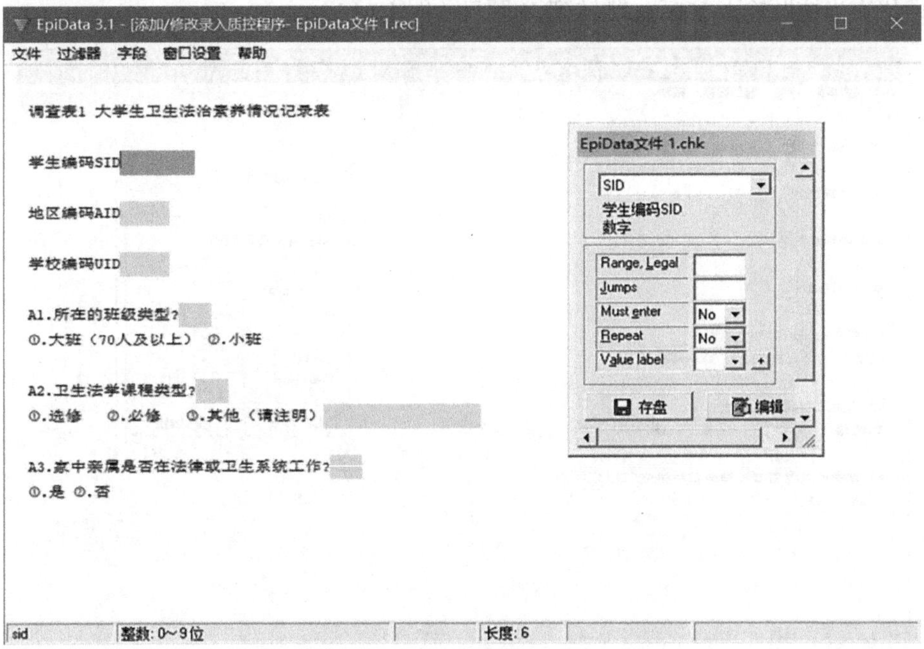

图 10-13　EpiData 软件数据项范围设置

而 Legal 则限定字段的允许数值，对于上面这种情况，用 Legal 命令的话，我们需要键入“1，2，3，4，5，6，7，8，9，10”，如果实际情况是既有连续的数值，又有不连续的，那这两个命令可以一起用，比如键入“1-7，10”，表示这个字段共允许 7 个数值，如果录入时输入了“8”，系统会报错，提示“非法录入 1-7，10 是合法值”，同时还提示应该输入的允许数值（范围）（图 10-14）。

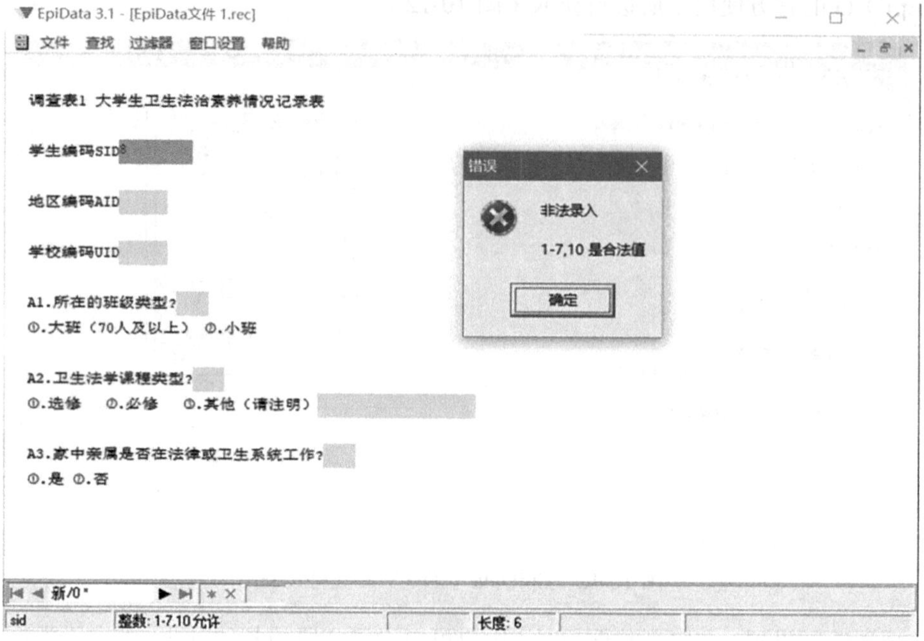

图 10-14　EpiData 软件数据核查功能展示

（6）数据的跳转：在实际调查中，调查设计者可在问卷中加入跳转逻辑以提高调查效率，即在录入时，如果录入的值符合条件，则跳转到条件中设定的字段处进行录入。在某个选项处选择“Y>X”，即代表当该题输入 Y 后，跳转到 X 题目（图 10-15）。

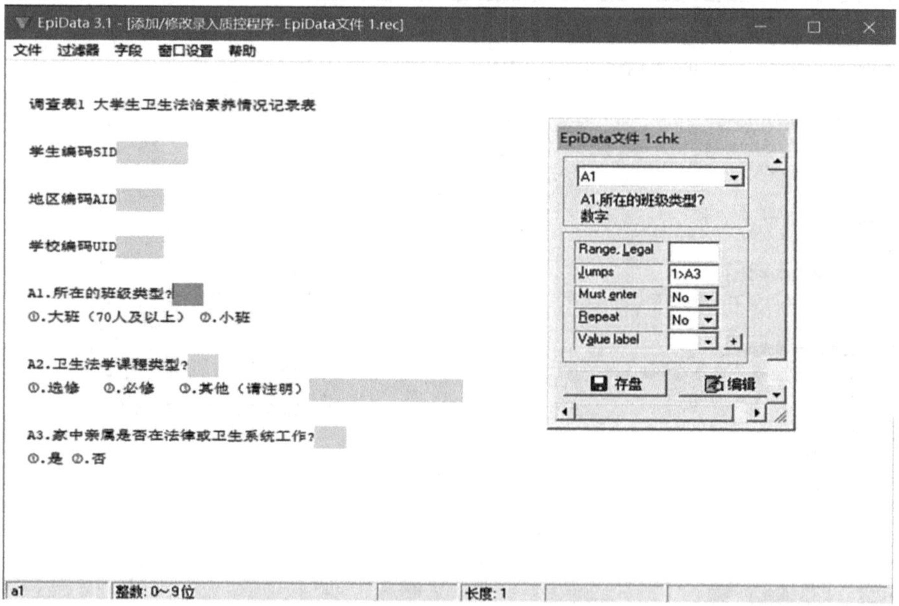

图 10-15　EpiData 软件跳转功能展示

当我们需要输入多个跳转逻辑时，可以用逗号隔开，如“Y>X，3>SID”。

设置数据是否为必选项。在录入时，如果设置了 Must enter（默认是“No”，不设置），则该字段必须录入数据，即不能为空（系统不会校验输入内容的正确性）（图 10-16）。

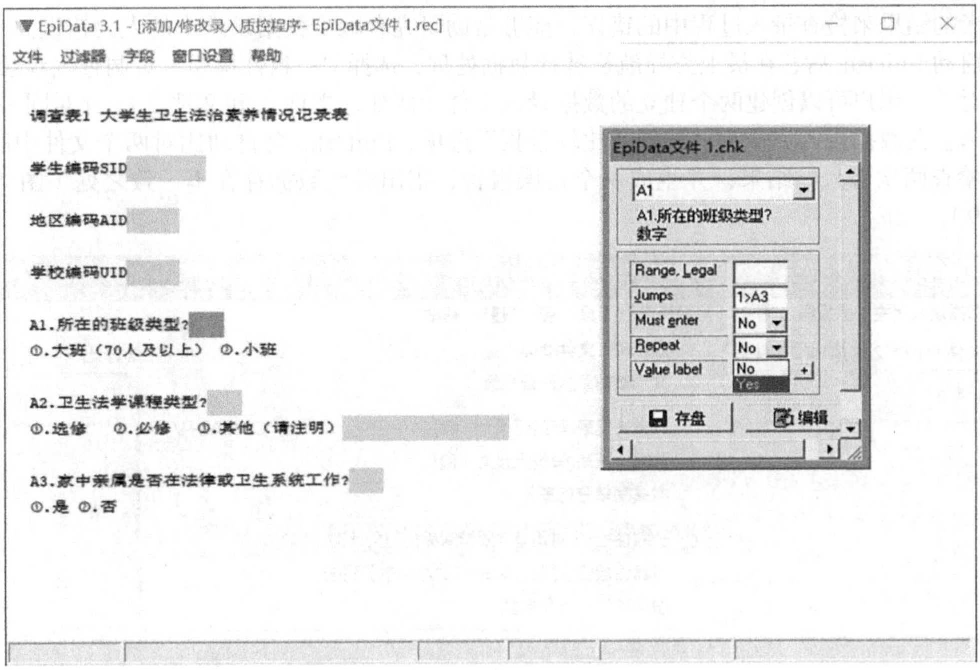

图 10-16　EpiData 必选项设置功能展示

（7）数据重复：命令主要用于字段值几乎不变的情况。例如，调查表中需要对被调查者的民族进行调查，调查范围是武汉市，大多数的被调查者的民族都是汉族，那么调查设计者可在民族一题中设置 Repeat 属性为“Yes”，那么在数据录入一条之后，下一条的民族仍会沿用上一条信息的值（图 10-17）。

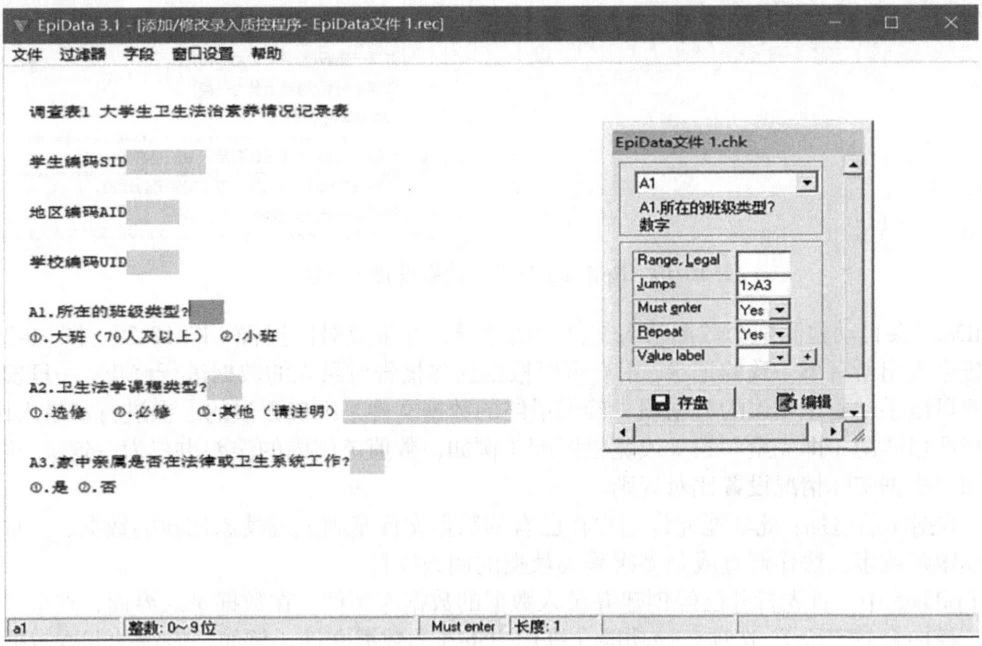

图 10-17　EpiData 重复录入功能设置

（8）双录入的比较：双录入（double data entry）是一种数据质量控制方法，广泛应用于需要确保数据准确性的调查研究中。双录入的基本原理是由两名不同的人员分别输入相同的数据，并通过比对两者的结果来检查录入过程中的错误，能够帮助研究者减少数据录入中的人为错误。

在启动 EpiData 后，在最上方导航栏选择数据处理，选择“一致性检验（对调查表双录入后的差异比对）”。用户可以创建两个独立的数据录入文件（例如，文件 1 和文件 2），并对同一份数据进行录入。在数据录入完成后，选择“比较数据”选项，EpiData 会自动比对两个文件中的数据。软件会检查两次录入的结果，并生成一个错误报告，指出哪些数据存在不一致之处（图 10-18、图 10-19）。

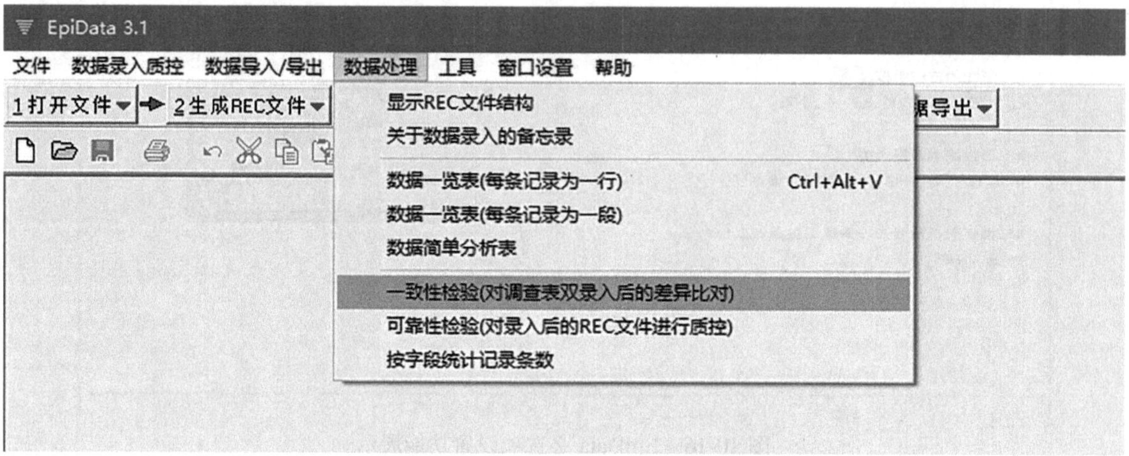

图 10-18 EpiData 双录入功能设置（方法一）

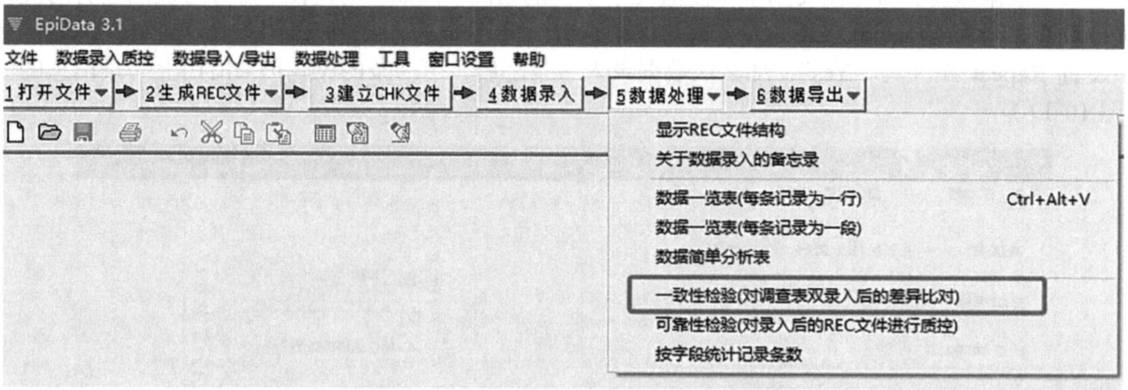

图 10-19 EpiData 双录入功能设置（方法二）

EpiData 会自动检测两个数据录入文件中的差异，并生成对比报告（图 10-20、图 10-21）。

报告会列出所有不一致的记录，用户可以根据这些报告对录入的数据进行修正。一旦发现不一致，用户可以手动更正错误的数据项，确保最终的数据文件是准确无误的。在进行双录入比对时，可以选择严格匹配（即完全一致）或宽松匹配（例如，数值范围内的误差也视为一致）。这种灵活性允许用户根据实际情况设置比对规则。

（9）数据库的追加：此功能允许用户在已有的数据文件基础上继续添加新的数据，非常适用于需要长期跟踪或多人协作调查或是多次采集数据的调查项目。

在 EpiData 中，首先打开已经创建并录入数据的数据库文件。在数据录入界面，点击“纵向追加记录（横向合并字段）”选项。该功能允许用户将新的数据文件（例如，后续的调查数据）合并到现有数据库中。在进行数据追加前，用户需要确保新的数据项与现有数据库中的数据项格式一致。数据项的名称、类型、取值范围等必须匹配，才能避免结构不兼容的错误。追加完成后，EpiData 会将新录入的数据行追加到原始数据库的末尾，保存并生成新的 REC 文件（图 10-22～图 10-25）。

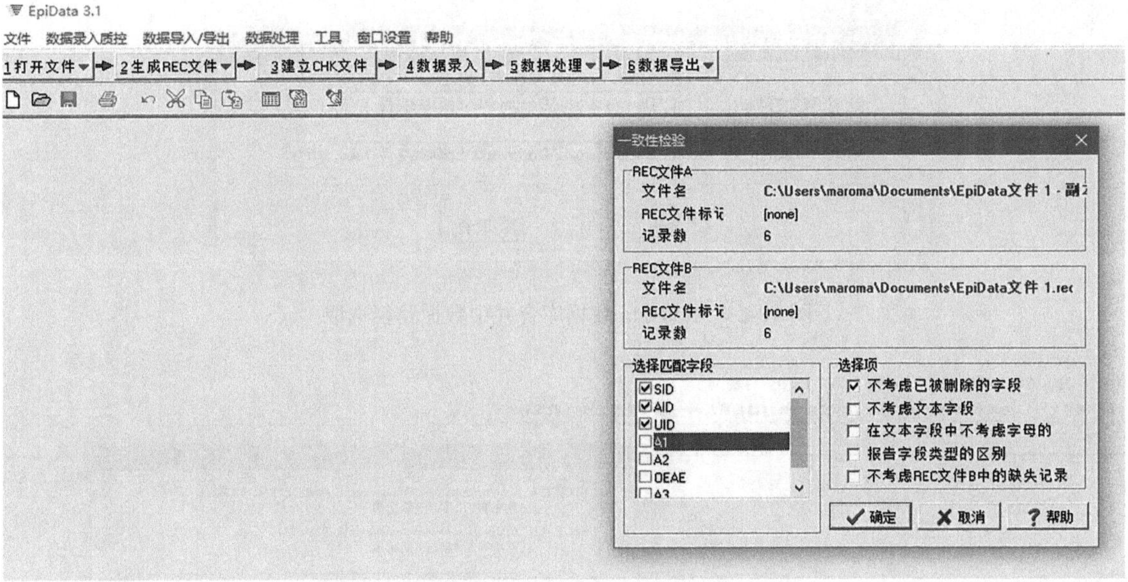

图 10-20 EpiData 一致性检查

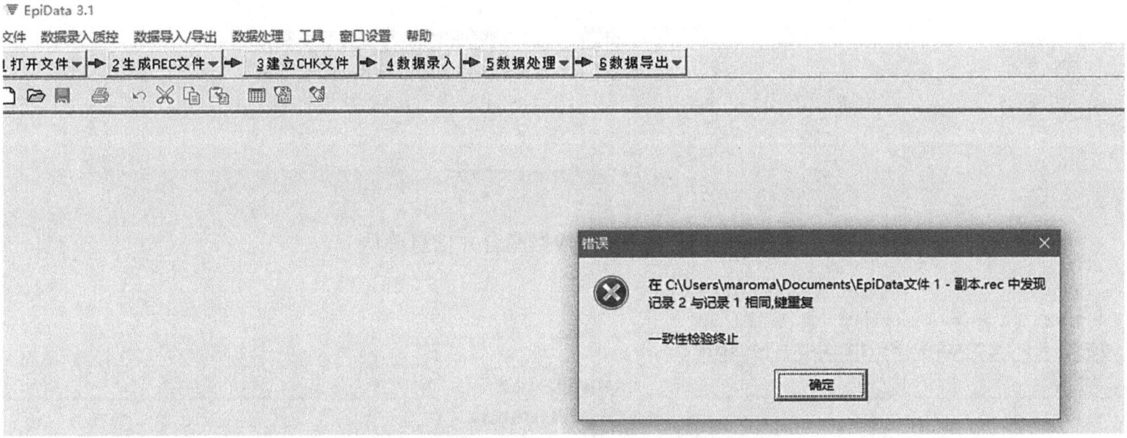

图 10-21 EpiData 一致性检查结果报告

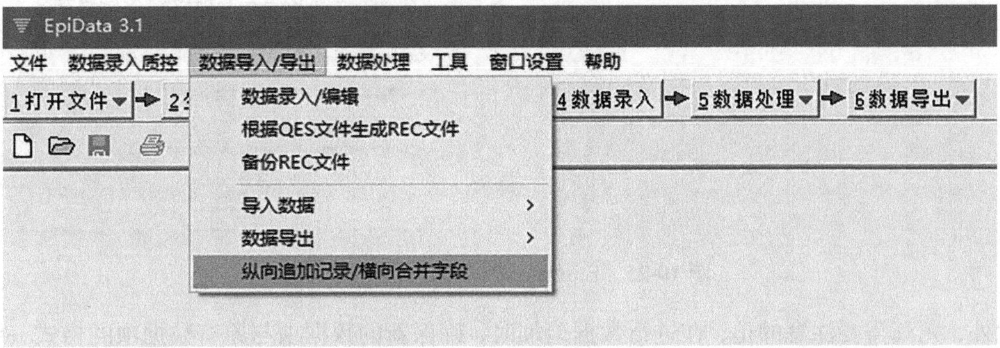

图 10-22 EpiData 数据库合并

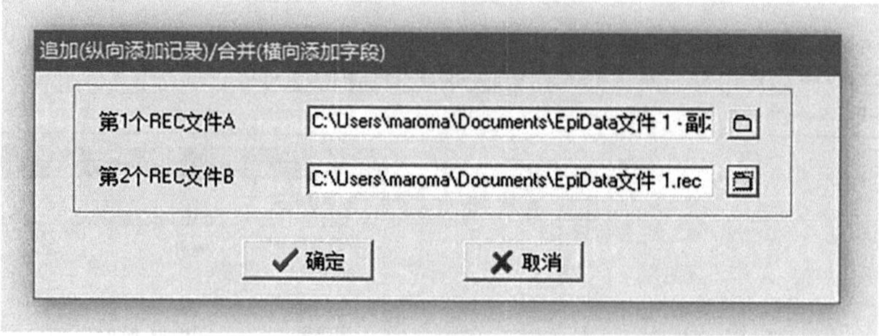

图 10-23 EpiData 数据库合并中数据路径选取

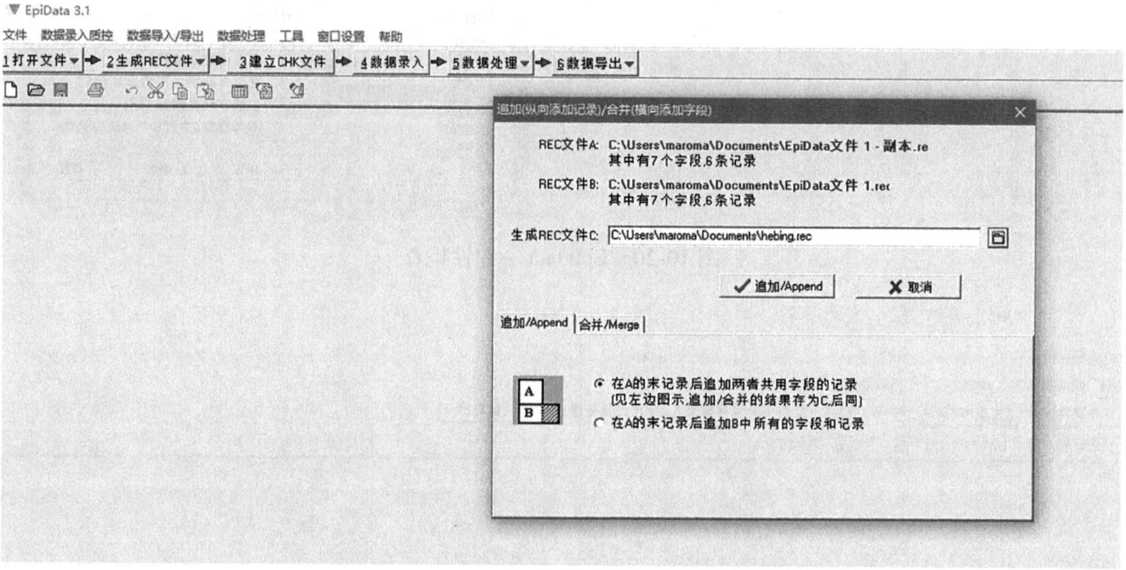

图 10-24 EpiData 数据库合并信息确认

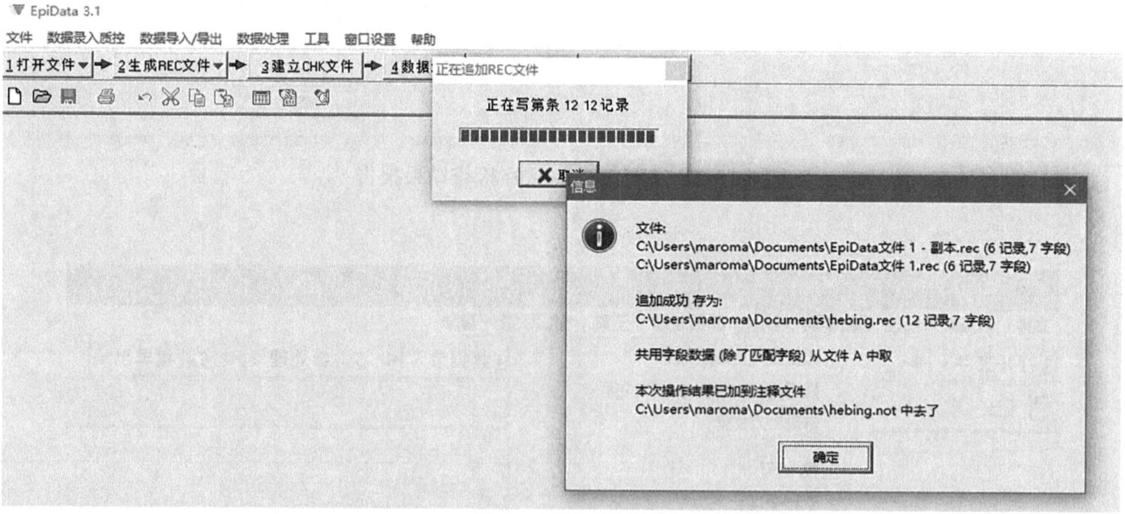

图 10-25 EpiData 数据库合并结果报告

此外，尤其需要注意的是，在进行数据追加时，确保新的数据项与原有数据项的格式一致，避免因格式不一致导致数据丢失或错误。

因此调查者在数据追加前，可以先进行一次检查，确保新数据与已有数据不重复。EpiData 也提供了重复值检测工具来帮助排查数据。

（10）数据的输出：功能允许用户将数据从 EpiData 中导出为多种文件格式（如 Excel 格式.xlsx、CSV 格式.csv、SPSS 格式.sav 等），以便于进一步分析或报告撰写。在 EpiData 中，打开已录入的数据库或已完成的分析结果，选择"6 数据导出"功能。EpiData 支持导出包括 xlsx、csv、sav、dta 等格式，在导出数据时，用户可以选择导出所有字段或仅导出部分字段，具体依据研究需求进行选择。完成选择后，选择文件保存路径并完成导出（图 10-26）。导出的文件可以用于其他统计分析软件或报告中。

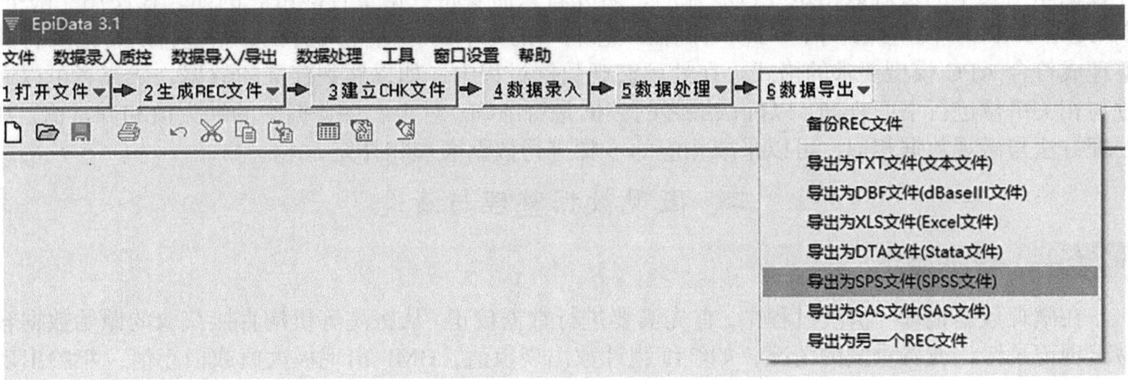

图 10-26　EpiData 数据导出

（11）数据的加密：数据加密是 EpiData 保障调查数据安全的重要方式，特别是在涉及身份证、地理区位信息等敏感信息的情况下，使用数据加密功能能够有效保护数据免受未经授权的访问。在 EpiData 中，打开数据文件后，在变量设置时选择<E>作为变量类型即可实现加密功能。加密变量是一种特殊的字符型变量。加密变量的内容以可读的形式显示在屏幕上，但经过 AES 加密后保存在磁盘中。详情可查阅网站。

加密后的文件只能通过设置的密码解锁，所以在传输文件时，调查者需要确保密码以安全的方式共享，另外，加密文件在备份时应特别注意安全存储，避免密码丢失导致数据无法恢复。

3. EpiData 与 Epi Info 的异同　EpiData 和 Epi Info 均源自 Epi Info DOS 软件，它们分别沿不同方向发展，以满足现场调查研究的不同需求。EpiData 继承了 Epi Info DOS 的功能、流程和界面，擅长快速建立录入数据库，尤其适用于疾病暴发时的数据管理。Epi Info 则发展成为一个综合软件，不仅支持现场调查，其统计分析和绘图能力也得到显著提升，能够处理更复杂的流行病学研究。

EpiData 在创建问卷的简易性方面表现突出，而 Epi Info 在分析处理混杂因素方面更为强大。在实际应用中，若数据量较小（样本量＞100，变量数＜30），使用 EpiData 反而不会显著提高工作效率，此时可以考虑使用 Excel 进行数据录入。若数据量小但需要专业流行病学分析，建议直接使用 Epi Info。对于大型流行病学调查，EpiData 适用于数据录入和管理，而 Epi Info 则适合进行深入分析。当数据量较大时，可以利用 EpiData 建立录入数据库，并进行质量控制，同时确保变量格式与 Epi Info 兼容。数据录入和逻辑检查完成后，可以结合 EpiData Analysis 进行初步分析，或将数据导出至其他统计软件进行分析，也可以使用 Epi Info 读取 EpiData 的 REC 数据库进行流行病学分析。

第四节　数据整理和清洗

数据清洗是对原始数据进行处理、清洗和转换的过程，其目的是提升数据质量并为后续分析提供可靠基础。直接从医院等机构获取的微观数据通常存在许多问题，如缺失值、异常值、重复记录，甚至错误数据。若将这些存在问题的数据纳入研究并进行统计分析，会降低统计效能，对研究毫无裨益，甚至影响研究的结论。因此，规范且科学地清洗数据，能够保证数据的准确性和有效性，为后续的分析效果和最终结论的准确性提供必要保障。

一、宏观数据整理与清洗

宏观数据的获取通常遵循传统模式，其样本量相对较小。在面对数据中的缺失值或异常值时，可以追溯核查数据源，确保数据的准确性。数据确认无误后，研究人员需要将其整理成符合分析要求的标准格式。若数据来源于公开共享数据网站，下载数据后需要检查数据分布，通常情况下，公开数据库中共享的宏观数据是经过验证的，研究者只需要将数据整合即可。例如，在使用年龄-时期-队列（APC）模型探讨午睡习惯对高血压患病率的影响时，研究人员在数据整合后，需要将其整理成符合 APC 模型要求的格式。在处理宏观数据过程中，如果遇到存疑的数据，研究者可以通过与相关单位进行书面查询，以确认最终的数据是否准确。对于宏观数据中的缺失值和异常值，其处理方法与微观数据相似，可以采取相应的步骤进行数据清理和补充。

二、微观数据整理与清洗

（一）数据校正

在微观数据整理与清洗过程中，首先需要进行数据校正。从医院等机构直接获取的原始数据容易出现记录错误或者重复的情况，如红细胞计数出现负值，BMI 出现极大值或极小值，年龄出现极大值或负值，同一个体的记录被重复记录多次等。关于数据记录错误的解决方式大致分为两种：第一，对于像年龄和 BMI 这样能够通过其他变量（如身份证号、身高、体重）进行推算的指标，研究人员可以借助这些相关数据进行校正。第二，对于红细胞计数、身高和体重等无法借助其他变量推算的指标，则需要回到数据收集的源头，重新核对数据记录，或在无法获取更多信息的情况下，适当填补缺失值，具体方法将在后续部分进一步探讨。

关于数据重复记录，研究人员可选定合适的唯一标识符去检查。例如，在有的医疗机构患者多次入院的病例号是相同的，而在有的医疗机构患者多次入院的病历号不同。如果仅将病历号作为标识符去重复值，可能会漏掉很多有价值的数据，相反如果仅以身份证号作为标识符检查重复值，也会遗漏很多数据。因此，在检查重复的数据时应该结合病历号、身份证号、入院时间和入院科室等，根据研究目的科学处理多次入院的情况，以确保数据的完整性与可靠性。

（二）数据描述

校正完数据之后，研究人员需要对数据进行描述性分析，确认数据的分布特征包括最大值、最小值、四分位数、缺失数据的比例等。基于此，得到数据的缺失量和某些变量出现的离群值，为后续的数据分析做好准备。

（三）缺失值处理

1. 缺失值产生的原因 缺失数据的产生机制通常可以分为三种类型。第一类，完全随机缺失（missing completely at random，MCAR），这种缺失的发生与已观察到的数据和未观察到的数据都无关。例如，医生忘记测量某患者的身高，这不取决于任何变量，也与患者的特征无关。第二类，随机缺失（missing at random，MAR），缺失的发生仅与已观察到的数据有关，而与它自身的值无关，这时可以利用已有的信息进行插补。例如，年纪越大的患者越可能忘记自己的详细病史，那么疾病史中的信息缺失将依赖于年龄这个变量，因此可以根据患者的年龄对缺失进行更为合理的插补。第三类，非随机缺失（missing not at random，MNAR），缺失的发生与缺失值本身有关。例如，健康的人往往不知道自己的血压值，那么在问卷调查中，变量血压的缺失值依赖于血压值本身。

2. 缺失值处理方式 针对不同类型的缺失值，研究者应根据缺失的原因、缺失的比例和数据的特点选择合适的方法，且选择的方法应该比较简单且给数据集带来的偏倚尽可能小。常用的缺失值处理方式有删除法和插补法。

删除法是处理缺失值最简单的方法，一般应用在 MCAR 的数据中。在较大样本量时使用删除法简单快捷，且影响较小。而当数据量较小时，插补法处理缺失值更为合适。最简单的插补法是用含有缺失变量的非缺失数据的中位数或均值来代替缺失值，这种方法一般适用于 MCAR 机制。但是，此方法会减少数据的变异度，忽略了变量之间的联系。

线性回归法是常见的插补方法之一，它以缺失的变量为因变量，其他数据作为自变量，通过线性回归预测缺失值。多重插补法（multiple imputation，MI）是一种蒙特卡罗方法，数据分析方法复杂，在样本量较大时，计算量也较大。具体包括三个步骤。第一步插补，用任意的插补方法对缺失值进行插补，生成至少两个完整的数据集。在多个完整的数据集中，未缺失的数据是相同的，缺失的数据必须是不同的，在这种情况下，均值和中位数插补不能作为多重插补的方法，因为它们插补会得到固定的插补值。此处常用的插补法有链式方程、贝叶斯方法等。第二步分析，对多个完整的数据集分别进行分析，得到多个结果。第三步综合，综合多个分析结果。

在实际应用中，应当对插补后的数据和原始数据都进行分析，综合比较分析结果。若结果一致，说明缺失的数据对结果影响不大，或者选择插补的方法较合理。若分析结果差别较大，则应慎重考虑缺失机制，再次选择合适的处理方式。

（四）离群值的识别与处理

1. 离群值产生的原因　通常分为人为离群值、自然离群值两大类。人为离群值通常由人为因素引起，包括测量误差、实验误差、数据处理错误等。自然离群值则源于自然原因，如某地区某天的臭氧含量极高。以下主要讨论人为因素导致的离群值。

2. 离群值的识别　基于以上对数据的了解和描述，研究人员通常使用四分位距离法检测离群值，四分位数将一组数据顺序四等分，上下四分位数分别称为 Q_1 和 Q_3，中位数记为 Q_2，四分位数的范围称为 IQR（即：$Q_3 \sim Q_1$）。为了识别离群值，通常通过计算内限来实现。内限是指 $Q_3+1.5 \times \text{IQR}$ 和 $Q_1-1.5 \times \text{IQR}$ 之间的区间。处在内限以外的点称为离群值。

3. 离群值的处理　离群值通常有以下几种处理方法。第一，删除法。第二，均值替换法，计算非缺失正常数据的均数、中位数或众数替换离群值数据。第三，回归替换法，以离群值的数据为因变量，其他正常的数据作为自变量，建立回归模型预测离群值。第四，多重替换法，类似于缺失值处理的多重插补法，基于重复模拟处理异常数据。

（五）数据关联

数据关联是指将两个或多个数据集中的数据进行整合，通过数据关联，研究人员能够在一个分析框架下充分利用多个数据源，提升分析的广度和深度。常见的数据关联方法包括合并、子查询、模式匹配和键值映射等。下文将对这些常见方法进行介绍。

1. 合并（merge）　合并方法是最为常见的数据整合方式，通常分为按行合并和按列合并。按行合并是通过共享共同标识符（如 ID 或键）将两个数据集按行进行连接，从而确保每一行数据的正确匹配。按列合并则是将两个数据集的列按顺序连接，通常用于扩展已有数据集，添加新的变量或属性。例如，遥感卫星数据和个体个案数据的关联就是典型的空间关联，研究人员可以通过卫星数据的空间坐标与个体数据的坐标进行匹配，或使用空间插值技术将卫星数据中的信息映射到个体数据的位置上，进而进行分析。此外，属性关联也是常见的方式，若个体数据和卫星数据共享某些共同属性（如日期或地理标识符），则可以根据这些属性进行关联。

2. 子查询（subquery）　是通过在一个查询中嵌套另一个查询的一种方法，子查询能够在不同数据集间建立复杂的关联结构，并根据一个数据集中的结果作为另一个数据集的查询条件，从而形成更加灵活和有深度的数据融合方式。

3. 模式匹配（pattern matching）　主要用于处理非结构化数据，尤其是文本数据。基于文本模式或特定规则对数据集中的文本数据进行匹配，实现数据之间的关系建立。例如，通过匹配邮件地址或产品描述，可以在不同数据集中找到对应的关联信息。

4. 键值映射（key-value mapping） 是一种数据组织方式，它通过键（key）和值（value）的配对来存储和管理数据。这里的“键”可以看作是数据的标识符或索引，而“值”则是与该键相关联的具体数据。这种方法通常用于构建字典或查找表，将一个数据集中的键映射到另一个数据集中的值。例如，在班级的年龄表中包含学号与年龄，这个年龄表中的“学号”是键，它唯一标识了数据集中的每个人；“年龄”是值，它关联到每个学号的具体信息。在数据处理时，通过键值对的方式实现不同数据集间的快速关联，便于数据集成和后续的分析。

（六）文本数据转化为数值

将文本数据转换为数值数据通常涉及将文本类别或标签转换为相应的数值编码，以便进行分析和建模。以下是一些常见的文本数据转换为数值数据的方法。

1. 独热编码（one-hot encoding） 对于没有序列关系的类别型文本数据，One-Hot 编码是一种实用且普遍的转换方法。它将每个类别表示为一个二进制向量，在该向量中，只有一个元素为 1，其余元素均为 0。例如，假设有“低”“中”“高”三个类别，One-Hot 编码会将它们分别转换为[1，0，0]、[0，1，0]、[0，0，1]。这种方法非常适合用于分类变量的编码，尤其是当类别之间没有顺序关系时。

2. 标签编码（label encoding） 对于具有内在顺序关系的类别型数据，标签编码是一种合适的方式。在标签编码中，每个类别都会被映射为一个唯一的整数值。例如，若数据包含“低”“中”“高”三个有序类别，它们可以被分别编码为 1、2、3。标签编码能够保留类别之间的顺序关系，适用于具有等级关系的分类变量。

3. 自然语言处理（NLP）技术 对于包含自然语言文本的数据，可以使用自然语言处理技术将文本转换为数值特征。这包括词袋模型（bag of words model）、词频-逆文件频率（term frequency-inverse document frequency，TF-IDF）等方法，将文本转换为向量表示，每个维度表示某个词是否出现，而 TF-IDF 则通过考虑词频与文档频率，赋予不同词汇不同的权重，从而更好地反映文本中的重要信息。

4. 词嵌入（word embedding） 是一种将每个词转换为一个高维空间中密集向量表示的一种方法，这些方法通过分析大量文本数据，将语义相似的词映射到相似的向量空间位置，从而实现更加精细的语义表达。这种表示方法通常在深度学习模型中使用，如 Word2Vec、GloVe 等。

5. 手动映射 对于一些具有特定含义的文本数据，可以手动进行映射。例如，将“男”和“女”分别映射为 1 和 0，将“是”和“否”分别映射为 1 和 0 等。

6. 文本特征提取 除了直接对文本进行编码外，研究者还可以从文本中提取数值特征。例如，可以计算文本的长度、词汇数量、句子数量等，作为数值特征进行分析。这些简单的统计特征可以帮助研究人员捕捉文本的基本结构，并为后续分析提供支持。

7. 其他编码方法 还有一些其他的编码方法，如哈希编码（hash encoding）、频率编码（frequency encoding）等，可以根据具体情况选择使用。

（七）计算和生成新变量

在一些研究中，所需要的变量可能并非直接来自原始数据，而是通过二次运算得到。这些运算通常包括简单的数学运算，如计算 BMI[体重（kg）/身高 ^{2}（m^2）]，以及基于统计学方法的复杂计算，如生存时间的计算或空气污染指数的构建。简单的运算通常较为直接，调查者可以依据已知的公式快速生成所需要的变量。而涉及统计学方法的运算，则需要依据具体研究设计进行相应计算，这类变量的生成往往更为复杂，并可能涉及更高级的统计分析技术。这些通过计算生成的新变量，有助于研究者在数据分析中获得更具实质性的信息，进而推动研究的深入。

（八）"排版"数据

数据"清洗"干净后，调查者需要根据待使用的统计方法将数据整理成目标格式。使用简单的线性回归、*t* 检验、卡方检验、相关分析等统计方法时，数据通常需要整理成一种常见的格式，即每个变量占一列，每个个体占一行。如果收集到的数据是重复测量资料，所需的数据格式可能会有所不同。例如，分布滞后分析时，在 R 软件中，需要将数据整理为宽型数据，广义估计方程分析时在 STATA 软件中，需要将数据整理为长型数据。调查者在分析时，根据统计方法和软件包的要求进行长宽数据的转换。

（李　超　李江平　唐尚锋　董　衡）

思　考　题

1. 宏观数据和微观数据的区别是什么？
2. 医学社会学中调查数据管理的流程是什么？
3. 在大数据时代，如何高效利用宏观和微观数据？
4. 数据管理是否具有统一的模式？

附录

公开数据库基本信息

1. GBD 数据库（https://www.healthdata.org/research-analysis/gbd）
2. 人口与健康调查（DHS）（https://www.dhsprogram.com/）
3. 国家人口健康科学数据中心（National Population Health Data Center，NPHDC）（https://www.ncmi.cn/）
4. 遥感卫星数据（https://www.cpeos.org.cn/dataSearch3D/#/standardProduct）
5. 中国家庭追踪调查（China Family Panel Studies，CFPS）（https://www.isss.pku.edu.cn/cfps/index.htm）
6. 中国健康与养老追踪调查（China Health and Retirement Longitudinal Study，CHARLS）（https://charls.pku.edu.cn/）
7. 中国老年健康影响因素跟踪调查（Chinese Longitudinal Healthy Longevity Survey，CLHLS）（https://chads.nsd.pku.edu.cn/sjzx）
8. 中国健康与营养调查（China Health and Nutrition Survey，CHNS）（http://health.ruc.edu.cn/zwwz/sjzy_x/dcsj/a21c8d3e496245329eb3b023ee950195.htm）
9. 美国国家健康与营养检查调查（National Health and Nutrition Examination Survey，NHANES）（https://www.cdc.gov/nchs/nhanes）

第十一章 医学社会学调查报告撰写

医学社会学调查报告是系统呈现调查成果的重要载体，是将复杂的社会现象调查转化为科学结论的重要途径。通过全面学习调查报告的撰写过程，有助于增强调查成果表达的准确性、科学性与规范性，推动调查成果从理论走向实践应用。本章介绍了调查报告的内涵、特点、撰写目的以及不同类型报告在研究中的应用，详细描述了调查报告的撰写步骤，系统探讨了应用性与理论性调查报告的一般结构与常见布局，总结了在撰写过程中应注意的问题，以帮助读者掌握从结构设计到具体写作的系统性技巧。

第一节 概 述

调查报告是调查过程结束后撰写的正式文件，目的是向读者提供关于调查活动的全面信息，包括调查的背景、目的、过程、结果以及建议或结论。调查报告既是展示调查结果的载体，也是推动健康公平、改进医疗体系和促进跨学科合作的重要工具。

一、内涵与特点

（一）内涵

调查报告（survey report）是对通过特定研究方法所收集的资料进行分析、讨论，以探讨、验证或反驳研究假设或问题，展示调查研究过程与成果的一种综合性文档。医学社会学调查报告主要围绕健康相关社会现象或问题展开，关注医疗实践、患者经历和健康政策的社会影响及其背后的社会因素。

根据不同的目的与应用场景，不同领域与学者对“调查报告”的表达不同。例如，在侧重学术目的的情况下，人们更多地将其称为“研究报告”；在关注社会问题时，它常被表达为“社会调查报告”。本书更强调其在现场调查中的作用与呈现方式，因而在行文中主要使用“调查报告”一词。

（二）特点

1. 结构化的跨学科视角表达 调查报告通常遵循标准结构进行呈现，旨在确保报告的清晰性、逻辑性和易理解性，尤其注重对社会学、公共卫生、医学等学科理论和方法的跨学科应用，以及对社会因素的深入讨论。

2. 实证基础 调查报告强调通过收集和分析资料来支撑研究结果，侧重于利用实证资料探究健康与社会因素之间的关联，因为这种方法能够提供客观、可靠和精确的依据，确保研究的有效性和可信度。

3. 目的导向 调查报告旨在明确传达研究目的、发现和意义，注重揭示健康现象背后的社会决定因素，并提出推动健康公平的政策建议，为特定的读者群体提供有价值的见解和建议。

二、撰 写 目 的

理解调查报告的撰写目的，可以帮助研究者把握报告撰写的核心原则和价值，有助于提升研究成果服务于科学、社会和决策过程的有效性。撰写调查报告一般包括提供系统总结、拓展知识边界、指导未来研究、提供决策支持等目的。

（一）提供系统总结

撰写医学社会学调查报告通常将研究结果放在更为广泛的社会学理论和实践背景中进行解释，旨在从调查设计、资料收集到资料分析和最终研究发现的每一个阶段全面总结调查研究，从而确保报告的读者如行业工作者、学者、公众等，能够清楚地理解研究的过程和结果。

（二）拓展知识边界

撰写调查报告的核心目标之一是拓展知识边界，即通过充分论述和呈现新知识、新见解或新方法，揭示此前不了解或完全未知的现象、模式或关系。无论是一般的调查报告还是专门领域的医学社会学调查报告，均强调调查研究工作对推动科学和实践领域进步的重要贡献。这些报告不仅提供了对现有问题的新理解，也为解决这些问题提供了理论依据，促进知识的应用和解决方案的创新。

（三）指导未来研究

调查报告通过识别研究中遇到的限制、挑战及尚未完全解答的问题，为后续研究提供明确方向，包括需要进一步探索的具体问题、待改进的研究方法或技术、新的研究假设、不同的资料分析策略等。尽管不同领域或不同类型的报告在指导未来研究方面所采取的策略和侧重点不同，但总体上均遵循这一思路。

（四）提供决策支持

调查报告的撰写目的之一是直接影响和指导政策制定与实践改进，这体现在报告如何将调查发现转化为具体的建议和策略上，包括解决调查识别的问题，优化现有的程序或实践，提出创新的解决方案或思路等。医学社会学调查报告在影响政策和实践方面具有更加特定和明确的目的，往往强调通过推动公共健康政策、医疗体系改革和社会干预措施落地，缓解健康不平等现象并提高医疗服务的公平性和可及性。

三、报 告 类 型

医学社会学调查报告和其他调查报告一样可以根据多种分类标准被细分为不同的类型。这些分类标准包括调查目的、应用场景及所采用的研究方法等。

（一）根据调查目的划分

1. 探索性调查报告　是指对调查研究对象的初步印象与了解情况进行梳理与整合，为更深入的研究所进行的一种可行性与可能性论证。探索性调查报告还可以作为一种先导性材料，促进形成关于研究对象的初始命题或假设。例如，研究一个城市的居民医疗问题，首先可以形成一个探索性报告，了解居民医疗存在哪些主要问题，从而确定后续调查研究工作从哪些方面入手。

2. 描述性调查报告　旨在详细描述特定现象、过程或群体的特征。描述性调查报告的另一种表现形式是评估性调查报告，专注于评估特定健康干预、政策或程序的效果，以及这些干预措施在不同社会群体中的有效性。例如，通过描述城乡居民的慢性病患病率，明确特定疾病在人群中的分布特征和流行模式；通过评估我国城乡居民基本医疗保险制度的实施效果，考察其在减少因病致贫和因病返贫方面的作用。

3. 解释性调查报告　旨在解释特定社会现象背后的原因和机制。例如，通过调查比较低收入群体和高收入群体间的健康差异，分析经济收入、教育水平、职业地位等社会经济因素对个体健康影响的作用机制，从而揭示健康不平等的根源问题与形成过程。

4. 预测性评估报告　指基于已有数据，利用分析模型对未来可能发生的变化进行科学预测和评估。例如，基于人口统计数据对未来的人口变化趋势（包括老龄化速度和人口结构的变动等）进行预测，进而评估这些变化对疾病负担、公共卫生系统和政策等的影响。

（二）根据应用场景划分

1. 应用性调查报告 主要关注解决特定的实际问题或改善特定领域的实践操作。例如，对某一地区的社区卫生服务满意度进行调查，并分析影响满意度的因素，为改进社区卫生服务的质量提供具体建议。

2. 理论性调查报告 更加侧重于理论的探索、验证和发展。这类报告的主要目的是增进对医学社会学现象的理解，提供新的见解，或对现有理论进行批评和拓展。例如，同样是调查社区卫生服务满意度，理论性调查报告更加关注社会支持在提高患者满意度方面的调节作用，进而拓展社会支持理论在健康领域的解释力和应用范围。

（三）根据研究方法划分

1. 定性调查报告 使用非数值资料（如访谈、观察、文本分析）来深入阐释社会现象，揭示人们的行为动机和意义构建过程。例如，通过深入访谈了解慢性病患者的就医体验，以理解他们在寻求医疗帮助时的情感反应、对医务人员的期望，以及如何应对就医障碍，从而为改善慢性病患者的就医体验提供深层次的见解。

2. 定量调查报告 主要依赖数值资料和统计分析来量化现象，识别变量间的关系和模式。例如，通过问卷调查让慢性病患者评价就医体验，利用统计方法分析影响就医体验的主要因素，并识别这些因素间的关系，为改进医疗服务提供可靠的量化证据。

3. 混合方法调查报告 通过结合定性方法和定量方法，获得更全面的信息和更深入的理解。例如，结合上述定性调查与定量调查，对慢性病患者的就医体验展开综合性研究，可以先通过定量问卷调查分析患者的就医体验评分与关键影响因素，再通过深度访谈进一步了解这些关键影响因素背后的具体原因；也可以先通过深度访谈识别潜在的理论维度和变量，修正并完善初始的理论框架，再将该理论框架操作化为可测量的指标，进行定量调查以验证理论的有效性及适用性。

第二节　调查报告的撰写步骤

医学社会学调查报告的撰写与一般调查报告的撰写步骤相同，学习调查报告撰写步骤有助于研究者更系统地整理和呈现研究发现，提升报告的逻辑性和可信度，从而更有效地呈现研究成果。

一、调查报告撰写步骤与其他调查步骤的关系

撰写调查报告需要对整个调查研究过程进行逻辑化和系统化呈现，和其他研究步骤共同构成从“问题探索”到“知识呈现”的连贯研究过程，也正是它们之间这种密切相关且相互依赖的关系，使得很多对调查过程理解不足的学习者在实际操作中感到步骤间的边界模糊。因而，在学习调查报告的撰写步骤之前，需要先正确理解其与其他调查步骤之间的辩证关系（图 11-1）。

（一）相互依赖

调查报告的撰写不是一个孤立的过程，而是紧密依赖于调查的整体过程。从确立主题与定义研究问题、理论或视角构建、调查设计与方法选择、资料收集、到初步资料分析与结果解释，每一步都为报告的撰写提供了必要的基础和素材。同样地，报告撰写也要求对这些步骤进行逻辑化和系统化的呈现，以确保报告在反映调查结果的同时，也能体现调查过程和深度。

（二）逻辑连续

撰写报告要求对整个调查过程进行逻辑化和系统化的呈现，不仅包括结果的展示，还涉及对调查设计的合理性、资料收集的严谨性和分析的准确性论证。这种逻辑连续性要求调查者在调查的每一步都必须进行深思熟虑的决策，并在报告中清晰阐述这些决策如何提高了调查研究的有效性和可

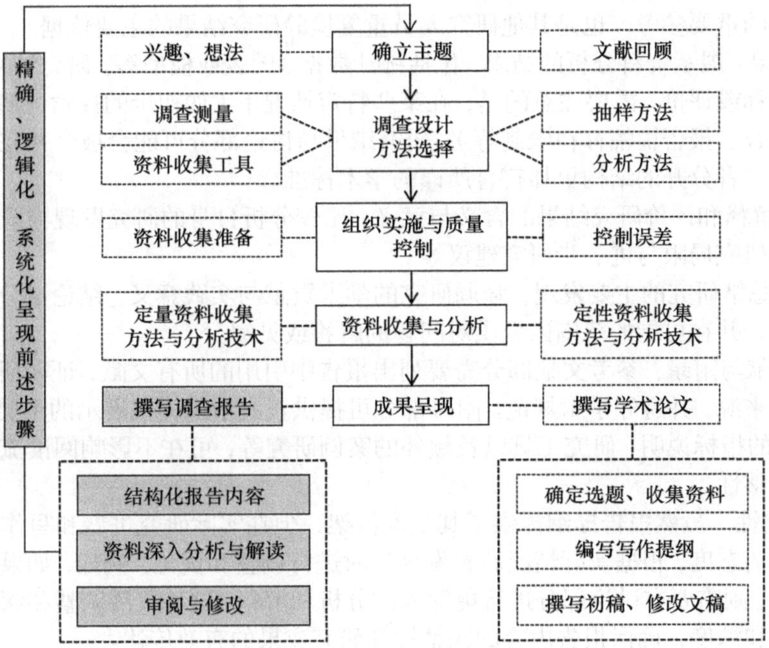

图 11-1　调查报告撰写步骤与其他调查步骤间的关系示意图

靠性。需要注意的是，报告撰写技巧仅针对如何更好地表达和呈现调查过程与成果，它不能无中生有，也不能掩盖其他调查步骤中的各种偏差问题，这些其他阶段的问题需要在研究局限里进行详细列明。

（三）动态循环

报告撰写与其他调查步骤之间存在动态反馈循环机制。一是撰写报告可以揭示调查设计和实施中的不足，提示未来研究可改进的方向；二是撰写和分享报告可能激发新的研究兴趣与想法，推动研究者回到研究过程的起点，开始新的探索。

二、调查报告撰写的一般步骤

学习调查报告撰写的一般步骤有助于调查者系统组织调查过程，从而提升调查效率和质量。整体而言，调查报告撰写的一般步骤包括结构化报告内容、逻辑化呈现调查研究过程、资料深入分析与解读和审阅与修改。

（一）结构化报告内容

1. 确定一般结构与内容安排　调查报告一般会以标题、引言、文献综述、研究方法、研究结果、讨论、结论的结构来呈现（在实际报告撰写过程中，可以根据具体需要进行调整），结构化报告内容阶段的重点是为后续各部分的完善与深入讨论提供一个整体的结构框架，而不是要完美呈现每部分内容，也就是列明报告提纲。各部分的基本内容如下。

（1）标题：提供研究的精确概述，应简洁、明确、具有描述性，要能够吸引目标读者的注意力，并准确反映研究的核心内容和范围。

（2）引言：介绍研究的背景，明确研究问题和目的，也可以包括对研究重要性和理论框架的简要概述。引言部分旨在为读者提供足够的背景信息，使其理解研究的背景和被研究的问题。

（3）文献综述：回顾相关领域的现有研究，识别研究空白，建立研究的理论基础。文献综述部分应展示研究者对现有知识体系的理解，以及研究问题在现有研究中的定位。

（4）研究方法：详细呈现研究设计、样本选择、数据收集和分析方法。此部分是读者评估报告科学性和有效性的重要参考，也是其他研究人员重复检验研究结果的主要依据。

（5）研究结果：展示资料分析的结果，包括统计数据、图表或模型等。研究结果的呈现应客观，避免过早做出解释或评价。需要注意的是，在某些特定情况下（如初步的探索性研究、一些针对性较强的应用性调查、报告篇幅存在限制等），研究结果与讨论部分可能会被合并在一起，但从科学性的角度来看，二者分开的结构更加符合严谨的学术标准。

（6）讨论：解释和评价研究结果的含义与意义，比较分析自身的研究发现与既往理论和研究结果的关系，讨论研究局限与进一步研究建议等。

（7）结论：总结研究的主要发现，强调研究的学术贡献与实践意义。结论部分应简洁明了，直接回应研究问题，并在可能的范围内提供对问题的解答或见解。

（8）参考文献与附录：参考文献部分需要列出报告中引用的所有文献，证明研究的可靠性，帮助读者追溯信息来源，并遵守学术规范。附录部分可提供正文中未详细展示的重要材料，如复杂的数据表格、详细的指标说明、研究工具以及额外的案例研究等，可在不影响阅读流畅性的情况下确保报告内容的完整性。

2. 动态调整性 虽然报告提纲提供了其基本框架，但在实际研究进展和写作过程中，研究者应对提纲保持灵活态度，根据实际情况和新发现适时进行调整和优化。例如，如果研究结果揭示了预期之外的发现，则需要在讨论部分进行更深入的分析和解释。这种灵活调整和深化变动有助于提高报告的准确性和深度，确保报告内容的完整性和研究成果的有效传达。

（二）逻辑化呈现调查研究过程

逻辑化呈现调查研究过程阶段主要是对标题、引言、文献综述和研究方法几个部分进行完善，它是调查报告撰写的基础步骤与关键环节。撰写调查报告之前，调查过程中的各个步骤可能处于不清晰或未完全定型的状态，报告的撰写不仅是对这些步骤的记录，也是一个明确化、系统化和反思的过程，可以显著改善和提升研究的清晰度和深度。这一过程主要包括逻辑化和系统化呈现确立主题与定义研究问题、完善理论框架或研究视角、严谨阐述研究设计与方法选择与翔实记录资料收集过程等调查研究内容。

1. 确立主题与定义研究问题 研究初期可能存在主题定义得过于宽泛或过于模糊、研究问题不够具体等问题。在撰写报告的过程中，研究者需要重新审视和精确化研究主题和问题，使之更加聚焦和可操作，通过进一步明确研究范围和目标，提高调查报告针对性和有效性。此类内容常呈现于标题和引言部分。

2. 完善理论框架或研究视角 理论框架初步构建时可能缺乏足够的深度和广度，或与研究问题的对接不够紧密。在报告的撰写中，研究者应深入探讨和阐述理论框架与研究问题的关联，以及理论对研究设计和结果解释的指导作用。这个过程多呈现于引言和文献综述部分。

3. 严谨阐述研究设计与方法选择 研究初期的一些调查设计和方法选择更多是基于一般性的理解，缺少对具体需求和挑战的充分考虑。报告撰写过程中，研究者需要详细描述选择特定的研究设计和方法的原因，包括方法的优势和局限性。这种自我解释和辩护的过程有助于提升研究设计的合理性和方法选择的适应性，一般对应呈现于报告中的研究方法和讨论部分，如有必要也可以添加对应附录。

4. 翔实记录资料收集过程 资料收集过程中可能遇到各种非预期问题，研究者需要在撰写报告时详细记录这些困难和采取的应对措施。这有助于提高研究过程的透明度，同时也展示了研究者解决问题的能力，可以增强研究的可信度，一般对应呈现于报告的研究方法部分，也可以根据需要添加附录。

（三）资料深入分析与解读

资料的深入分析和解读不仅是形成报告核心论点的基础，也是确保研究报告具有学术价值和实践意义的关键环节。具体包括以下关键步骤和注意事项。

1. 基于“初步资料分析与结果解释”筛选深入分析资料 在撰写阶段必须考虑如何从所收集到的大量资料中识别出最具影响力和相关性的信息放入调查报告中。研究人员需要根据初步资料分析和结果解释，筛选与研究问题和假设直接相关的资料，并评估这些资料的质量（可靠性、有效性和代表性），以确保所选定的资料能够支持研究结论。

2. 执行深入的资料分析 基于研究问题和资料类型进一步确认适宜的分析方法和工具，并根据分析结果，识别关键趋势、模式和关系，或迭代修正模型。该部分内容应呈现在报告的研究结果部分，如果结果较丰富，可添加至附录部分展示。

3. 组织论证和讨论 研究者不仅需要展示资料分析的结果，还应深入探讨这些结果对研究领域的意义、对社会实践的启示，以及对未来研究方向的影响。对研究结果的有力论证和深度讨论是调查报告吸引读者和产生影响的关键所在。

（四）审阅和修改

审阅和修改阶段是至关重要的调查报告撰写步骤，其目的是通过细致的审查和必要的修改，提高报告的质量，使其达到发布或提交的标准。主要方式与内容包括自我审阅、同行审阅、格式和风格审阅、语病和错字检查四个方面。

1. 自我审阅

（1）内容检查：仔细检查报告的每一部分，确保所有信息都是准确的，并且对应分析和论述都是基于资料展开的。

（2）逻辑连贯性：确保报告的结构合理，各部分之间逻辑连贯，论点明确，论证充分。

（3）清晰度和简洁性：检查语言表达的清晰度和简洁性，避免冗长和复杂的句子，确保专业术语和概念已被正确解释。

2. 同行审阅

（1）征求反馈：将报告草稿提交给同行、导师或专家，请求他们提供反馈意见，以帮助识别报告中可能忽略的问题或不足之处。

（2）整合反馈：仔细考虑和辨别同行的所有反馈意见，进行相应的修改。

3. 格式和风格审阅

（1）遵循指南：根据目标期刊的要求、学术规范或委托方要求，检查报告的格式，包括参考文献的格式、图片和表格的标准，以及其他格式要求。

（2）一致性检查：确保报告中的术语使用、缩写、数字和单位等的一致性。

4. 语病和错字检查 进行细致的语病和错字检查，这一过程可以利用专业的校对软件进行辅助，但其不可替代人工校对。

第三节 调查报告的结构与写作

应用性调查报告和理论性调查报告是最常见的两种调查报告类型，它们既有相似的报告结构与写作要点，又有着不同的侧重点，理解这些异同能够帮助报告撰写者更好地展示研究发现。因此，本节将以对比应用性调查报告和理论性调查报告的异同为论述角度展开相关知识介绍。

一、概　述

（一）应用性调查报告与理论性调查报告的关系

应用性调查报告的主要目的是将调查研究的发现应用于解决实际问题。例如，通过分析特定人群的健康行为、疾病模式或医疗系统运作方式，提出改进措施、政策建议或干预策略，以提升健康公平、卫生系统的效率和响应能力。

理论性调查报告则致力于通过系统的实证研究，拓展以社会学视角分析医学与健康问题的知识边界，加深对相关社会结构和过程的理解，包括检验与发展相关社会理论、影响与支持社会实践和政策制定，推动医学社会学领域知识的积累和传播等。

理论性调查报告和应用性调查报告之间存在着紧密且互补的关系。它们各自侧重的角度和目的不同，但共同贡献于知识的增进和实际问题的解决。因而理论性调查报告虽然更侧重于理论和知识的探索，但其核心目的也包括通过理论洞见来影响和改善公共健康政策、医疗实践和健康服务。

（二）应用性调查报告与理论性调查报告的特性

1. 应用性调查报告的特性 应用性调查报告强调理论与实践的紧密结合。与纯理论性调查报告相比，应用性调查报告更注重实践应用和操作性建议，它们通常直接针对特定的社会问题或公共健康挑战，提出具体的解决方案或改进措施。这种独特的焦点使得应用性调查报告在促进健康政策变革、提升医疗服务质量以及增强社区健康能力等方面发挥着不可替代的作用。

比如面对人口老龄化带来的挑战，理论性调查报告往往关注如何从理论层面深入挖掘老龄化现象背后的原理和规律，而应用性调查报告则会更关注当前老年人对健康服务的需求及其满足程度。通过深入了解当前老年人的健康需求、使用健康服务的障碍和偏好，应用性调查报告倾向于提出具体、可操作的策略和措施，如增加老年人健康服务可及性的方法、提供具体的家庭医疗服务以及开发具体适应老年人需要的健康教育项目，这些建议旨在提高当前老年人的健康水平和生活质量，展示了应用性研究对社会政策和健康系统改革的直接贡献。

2. 理论性调查报告的特性 理论性调查报告以其理论深度、研究方法的多样性和严谨性以及批判性分析与创新，在医学社会学和更广泛的公共健康研究领域内占据着重要地位。它不仅增进了人们对医疗与健康现象背后的社会根源性问题的理解，也为构建更加公平、有效的健康政策和医疗实践体系提供了坚实的学术基础和理论支撑。

（1）理论深度：理论性调查报告注重对理论的深入探讨和应用，旨在通过实证研究检验理论假设或提出新的理论模型。例如，在研究社会经济地位对健康影响的课题中，理论性调查报告往往会通过收集和分析社会经济数据，深入探讨收入、教育、职业等因素与居民健康状况之间的理论关联，从而完善对健康不平等的理解。

（2）研究方法的多样性和严谨性：由于研究领域的跨学科性，理论性调查报告在研究方法的选择上通常具有多元性，并且强调方法与所研究问题的适配性，在这一过程中还十分注重对新技术、新方法的应用与发展。例如，研究某地区居民的医疗服务利用情况时，理论性调查报告更倾向于使用复杂的统计模型进行数据分析，并通过深度访谈收集关于居民就医动机和其对相关制度理解的质性资料，以揭示现象背后的复杂因果机制。

（3）批判性分析与创新：理论性调查报告鼓励对现有知识的批判性反思和分析，不断追求新的理论和实践视角，以促进学科领域的知识创新和理论发展。例如，在对医保政策的研究中，理论性调查报告可以运用社会资本理论，对现行医保制度进行批判性分析，通过对现有文献的深入回顾和理论检验，指出医保改革在缩小不同收入群体的健康不平等方面的不足之处，并结合新的理论框架（如福利混合理论），提出应如何在医保政策的设计中更好地平衡社会支持与个人责任，进而丰富现有理论在医疗保障领域的应用，为后续研究提供新的理论视角和实证依据。

二、报告结构

医学社会学调查报告的结构与一般调查报告的结构相似，本书对此部分的介绍将围绕着应用性调查报告如何在各部分中更好地体现其应用目标和实践导向特性，以及理论性调查报告如何凸显理论性、严谨性与创新性两个聚焦点。

（一）引言

1. 应用性调查报告的引言　整体上，应用性引言的任务是明确研究所要解决的公共健康问题，并阐述研究的应用目标，使其紧密围绕实际应用需求，建立研究的实践相关性和紧迫性。引言可以有不同的布局方式，以适应不同的研究需求和实际应用场景，常见的布局方式有两种，分别是从描述问题到明确目标、从引入政策/干预措施背景到分析问题。

（1）从描述问题到明确目标：首先，通过引用统计数据或描述现状等方式，展示所要研究的问题对社会群体的影响及其紧迫性。然后，进一步说明研究希望通过哪些具体手段来解决该问题，强调研究的实践导向和潜在的实际贡献。例如，"近年来，偏远地区的慢性病管理面临着严峻的挑战。数据显示，这些地区的高血压患病率高达30%，但控制率仅为10%，显著低于全国平均水平，这不仅增加了居民的健康负担，还导致公共健康的不平等加剧。本研究拟通过系统评估健康教育推广、社区卫生工作者培训及患者自我管理技能提升等系列干预措施，来确定这些手段在提升偏远地区慢性病管理水平上的可行性和有效性，为制定更有效的健康管理政策提供科学依据"。

（2）从引入政策/干预措施背景到分析问题：引言还可以从相关政策/干预措施的背景入手，简要分析现行政策/干预措施的实施情况及不足之处，引出具体的公共健康问题及研究目标。例如，先介绍基本医疗保险制度的推行情况，指出其在流动人口保障方面面临的挑战，接着进一步提出本研究的目标是评估政策在这些特定人群中的实施效果，并提出改进建议。

2. 理论性调查报告的引言　特别强调研究问题的学术重要性和理论贡献。即对于理论性调查报告而言，在引言中不仅需要明确提出研究要解决的具体问题，还需要阐述该问题在理解医学与社会的关系上有何深层次意义。同时，理论性调查报告特别注重理论框架的构建，需要明确展示所做研究如何拓展了既有理论或提出了哪些新的理论见解。常见的布局方式有两种，分别是从陈述问题到明确研究目标、从理论框架到研究假设。

（1）从陈述问题到明确研究目标：首先陈述当前领域中的具体问题，明确该问题的现实和理论重要性，然后逐步引出研究的目标。例如，首先描述当前老年人慢性病高发、健康需求复杂，老年人的健康管理已经成为公共卫生领域中的重要挑战；接着说明现有理论忽视了老年人的社会资本在健康管理中的重要作用，存在解释力不足的问题；最后明确研究旨在探讨老年人的社会资本如何影响其健康管理水平，以提高相关理论的解释力与指导力。

（2）从理论框架到研究假设：通过简要介绍与研究主题相关的理论来建立学术背景，然后提出具体的研究假设或研究问题。例如，首先对社会资本理论进行简要介绍，重点说明其在健康领域的适用性和作用机制；再指出现有研究缺乏对"社会资本对低收入群体健康影响的作用机制"的关注，限制了理论的解释范围；接下来提出明确的研究假设"社会资本对低收入群体的健康影响是否同样显著"；最后明确研究目的"通过实证检验这一假设，研究旨在评估社会资本理论在不同社会经济背景下的适用性，并探讨其在低收入群体中的作用效果，以进一步拓展理论的应用范围和解释力"。

（二）文献综述

1. 应用性调查报告的文献综述　应注重识别和分析与特定实践问题直接相关的既往研究和现行的政策/干预措施。这部分的特性在于强调已有研究和政策/干预措施对解决目标问题的贡献与不足，为提出新的应用性建议提供依据。常见的应用性调查报告的文献综述布局方式有两种，分别是从识别实践问题到回顾干预措施成效、回顾政策/干预措施背景与实施成效。

（1）从识别实践问题到回顾干预措施成效：当引言是从特定公共健康问题入手时，文献综述部分应从明确特定问题的挑战开始。例如，"农村地区的老年慢性病患者在医疗服务可及性方面存在诸多障碍，包括信息获取不充分和医保政策的知晓度低"。然后系统回顾已有研究对相关干预措施的评估结果，明确成绩与不足，如"已有的社区健康教育项目显著提高了居民对医保政策的知晓度，但也有研究指出其在农村偏远地区的覆盖率仍然较低"。最后，提出本研究的改进方向，如"本研究将通过调查进一步分析干预措施在不同地区的效果差异，提出提升覆盖率的方法与建议”。

（2）回顾政策/干预措施背景与实施成效：如果引言是通过描述政策/干预措施背景来引出问题，那么文献综述应首先对相关的政策/干预措施进行详细回顾，介绍其历史背景、实施目的、目标群体及覆盖范围等信息。与上述布局一样，接着回顾已有文献对这些政策/干预措施实施效果的研究，明确本研究需要解决的问题。

2. 理论性调查报告的文献综述 不仅需要概述该领域的关键研究和主要发现，更要通过深入的理论分析和批判性思考，探讨这些研究在理论上的意义和局限。此类文献综述通常结构更为严谨，从问题背景到理论支持和实证验证、从核心理论到实证成果、从实证成果到理论检验三种布局方式最常见。

（1）从问题背景到理论支持和实证验证：如果引言是从陈述具体问题来逐步明确研究目标，则文献综述首先应承接引言中对具体问题的陈述，从问题背景出发，描述该问题的形成和发展过程，并从理论角度介绍当前问题的学术背景。在明确理论基础后，再系统性回顾与该问题相关的已有研究成果，论述重要发现、局限性或研究空白。最后，明确本研究将如何补充现有研究的不足及创新点。

（2）从核心理论到实证成果：如果引言提出理论框架和对应的研究假设，文献综述部分可以先对研究主题相关的核心理论进行详细介绍，包括其发展历程、核心概念和理论假设等内容，建立研究的学术框架。接着详细回顾已有文献中关于该理论的实证研究成果，展示理论在不同情境中的应用、进展与不足。最后明确本研究如何完善不足之处。

（3）从实证成果到理论检验：理论性调查报告的文献综述也可以先系统性地回顾已有的实证研究成果，描述这些研究如何应用某一理论并取得了哪些重要发现。然后通过引入核心理论，对这些实证研究进行理论层面的检验，指出理论在不同研究情境中的适用性和局限性。最后，明确本研究将如何拓展或检验理论。

（三）研究方法

1. 应用性调查报告的研究方法 应用性调查报告在方法部分需要详细说明如何通过定量调查、定性访谈或案例研究等方法，收集与分析对解决实践问题有用的资料。其特性体现在方法的选择和设计完全围绕着其对实际问题的直接解决效果，即更倾向于使用已经被证明有效的方法来收集和分析资料，因此可能较少关注方法论创新或尝试新的分析技术。需要注意的是，这种倾向并不绝对，随着新技术方法的高速发展，很多应用性报告也会通过方法创新寻找新的解决问题思路。从调查研究设计到资料收集与分析方法、从样本选择到资料收集与调研过程、从工具开发到资料收集与分析方法是常见的布局方式。

（1）从调查研究设计到资料收集与分析方法：当调查研究的整体设计较为复杂或涉及多个阶段时，应首先清楚地说明调查研究设计的总体结构；然后再详细说明不同设计部分所对应的资料收集方法，包括样本选择过程、资料收集工具及操作步骤等内容；最后阐述资料分析方法，包括资料的整理过程、分析方法与软件使用等。

（2）从样本选择到资料收集与调研过程：当报告更强调实地调研的样本代表性时，可以先阐述样本的选择标准和抽样方法，再描述资料的收集过程与实地调研的具体步骤，最后介绍资料的分析方法。

（3）从工具开发到资料收集与分析方法：当调研使用了新的工具时，可以首先描述研究工具的开发过程，如问卷的设计依据、指标选择及其科学性来源等；然后再描述具体的资料收集与分析方法。

2. 理论性调查报告的研究方法 除了需要覆盖应用性调查报告的全部内容以外，还需要更为详细地说明调查研究的方法学设计，包括样本选择、资料收集和分析方法等，其对严谨性和透明度的高要求可提高研究过程的可靠性和结果的有效性，体现学术性研究的标准。

（1）方法学设计的严谨性：在理论性调查报告中，样本选择不仅关注代表性，还需要结合理论假设的需求进行精细化抽样，如“为了验证‘社会资本在不同社会经济地位群体中对健康的影响是否存在差异’的假设，本研究采用理论驱动的分层抽样方法，确保样本涵盖低收入、中等收入和高收入群体，以便深入检验社会资本的作用机制和其跨群体的异质性效应”。

（2）资料收集和处理的高透明度：一方面，数据收集的规范性与一致性对理论性调查报告至关重要，如“调查工作人员在资料收集前接受了两轮系统培训，第一轮涵盖如何解释问卷/访谈提纲中的理论概念和术语，第二轮包括情景模拟练习，确保不同调查工作人员在执行调查时具备一致的解释和记录能力。所有访谈与问卷均进行了现场录音和完整记录”。另一方面，对资料质量的控制和对系统性偏倚的评估同样重要，如“在本研究中，数据输入采用双人独立录入法完成，并随机抽取10%的数据进行一致性检查，以防止人为错误导致的数据失真。此外，为了减少因选择偏倚导致的影响，本研究在分析阶段通过倾向得分匹配技术来控制可能的混杂因素”。

（3）分析方法的高标准、严谨性与创新性：理论性调查报告的高标准性通常体现为采用复杂的统计模型和先进的推断技术来深入探究变量之间的关系，从而确保研究结论的科学性和可靠性。在严谨性方面，理论性调查报告一般会在研究方法部分表明采用何种统计指标或方法对模型的拟合优度、稳健性和推断的可能性进行评估。此外，理论性调查报告还注重方法的创新，通常会融入先进和前沿的分析方法来解决复杂的研究问题，以推动相关领域发展。

（四）研究结果

1. 应用性调查报告的研究结果　应用性调查报告不仅展示了资料分析的发现，还需要思考如何在后续的讨论与结论中将这些发现转化为具体、可操作的政策和实践建议。其特性在于结果需要和建议紧密对应，以确保研究成果能够被直接应用于解决实际问题。

（1）从描述性统计到推断性分析：首先报告调查对象的基本特征和主要变量的描述性统计结果，如“被调查者的平均年龄为（45.6 ± 12.3）岁，其中男性占55%，女性占45%。超过70%的被调查者表示他们在过去一年内曾使用医保服务”。接下来报告统计推断结果，展示各主要变量之间的关系，如“多元线性回归分析结果显示，经济收入与医保利用频率显著相关（β=0.45，$P<0.01$），收入较高的被调查者会更频繁地利用医保服务”。

（2）从总体趋势到分组对比：先展示样本的整体趋势，如“65%的被调查者对医保服务的满意度表示‘较满意’或‘非常满意’，15%的被调查者认为医保目录覆盖不足，未能满足就医需求”。接着可以将样本按照特定特征（如城乡、年龄、收入等）进行分组，报告组间差异，如“城市居民的医保服务满意度显著高于农村居民（χ^2=12.34，$P<0.05$）”。

（3）定量与定性结果相结合：可以根据调查研究设计，系统性地展示定量与定性结果。例如，先呈现量化数据的分析结果，再呈现定性结果支持或补充定量分析的结果，如“定量数据分析表明，65%的受访者认为医保政策的实施降低了其经济负担，收入（β=0.35，$P<0.01$）和受教育水平（β=0.28，$P<0.05$）是影响政策利用率的重要因素。通过深入访谈发现，受访者普遍反映医保政策复杂、理解难度较大”。

（4）从关键结果到次要结果：首先呈现与研究问题最直接相关的结果，如“多元回归分析结果显示，参保者对医保政策的满意度与其健康状况之间的相关性最为显著（β=0.45，$P<0.001$）”。然后报告次要的结果，或其他值得注意的发现，如“此外，年龄也是影响医保满意度的显著因素（β=0.25，$P<0.05$）”。

2. 理论性调查报告的研究结果　理论性调查报告应通过详尽的资料呈现和严密的逻辑推理展示研究发现，其特性在于需要探索如何将实证结果与理论框架相结合，验证理论或提出新的理论观点。相比于应用性调查报告，理论性调查报告在研究结果部分的撰写中具有以下独特性。

（1）结构化报告的假设验证：如果前文明确提出有理论假设，研究结果就应逐条展示调查资料如何支持或拒绝这些假设。例如，假设为“社会资本对老年人的健康有显著正向影响”，则对应的结果可以为“结构方程模型结果显示，社会资本对老年人健康有显著的正向影响，标准化回归系数为 0.42（$P<0.001$），支持假设。模型的比较拟合指数（CFI）为 0.95，非规范拟合指数（TLI）为 0.94，近似误差均方根（RMSEA）为 0.04，均达到良好适配标准”。

（2）呈现逐步建模的结果：如果研究设计利用了一些复杂的模型，则可以遵循建模步骤，逐步展示各变量加入后对模型的影响。例如，“初始模型（仅包括性别、年龄和教育水平等控制变量）结果显示，年龄对健康有显著的负向影响（$\beta=-0.30$，$P<0.01$），而教育水平对健康有显著的正向影响（$\beta=0.15$，$P<0.05$）。在第二阶段模型中加入了社会资本变量后，模型的解释力明显提升（R^2 从 0.20 增加到 0.32），社会资本对健康的标准化回归系数为 0.40（$P<0.001$），显示其对健康有显著的正向影响”。

（五）问题分析与解决方案/讨论

1. 应用性调查报告的问题分析与解决方案 应用性调查报告的问题分析部分应基于调查结果，分析当前医疗或社会问题的根源，并对所提出建议可能面临的挑战和限制进行批判性反思；解决方案的提出需要针对调查中发现的问题，提出切实可行的政策建议或实践应用方案。特性在于将研究结果放在更广泛的社会、经济和政策背景中考量，探讨如何实现建议的持续实施和效益最大化。

应用性调查报告在问题分析与解决方案部分通常会先对本研究结果背后的问题根源进行深入分析。例如，“研究显示，经济负担和交通不便是老年慢性病患者获得适时医疗服务的主要障碍，这是影响我国医疗服务质量与可及性的重要因素”。其次，提出相关建议。例如，“建议进一步增加对慢性病管理的经济补助，并对偏远地区的老年患者提供免费交通服务”。最后，反思建议的实施难度。例如，“虽然增加经济补助和交通服务可以有效缓解患者的困难，但这些措施可能面临财政压力，因此在实施中需要做好平衡”。

2. 理论性调查报告的讨论 理论性调查报告的问题分析与解决方案部分通常以讨论的形式呈现，探讨研究发现对现有理论和方法的学术贡献及对实践的潜在影响，强调调查研究的独特性和创新点，并明确对未来研究方向的启示。

理论性调查报告的讨论部分一般会先解释研究结果如何支持或挑战了现有理论。例如，“研究结果显示，社会资本对老年人健康的影响在低收入群体中不显著，这与传统的社会资本理论假设不完全一致，提示经济状况可能对社会资本的健康效应起到了调节作用。该发现与张某等（2015）的研究结果一致，他们同样发现，在经济弱势群体中，社会资本对健康的影响存在显著减弱的现象。因此，本研究的发现——低收入群体在利用社会资本改善健康方面面临诸多经济障碍——对现有理论提出了质疑”。接着，提出新的理论见解，如“未来的理论应当更多地考虑将经济条件作为一个调节变量，来解释不同社会经济群体中社会资本对健康的影响差异。这种观点与林某（2023）相一致，他也指出社会资本的效用在不同的社会经济背景下有着显著差异。这提示我们，社会资本与健康之间的关系并非简单的线性关系，其往往受到多重社会经济因素的共同调节”。最后，指出研究的局限性和未来研究方向，如“由于本研究采用的是横断面数据，因此无法确认因果关系，建议未来研究采用纵向设计来进一步验证社会资本对健康的影响路径”。

（六）结论

1. 应用性调查报告的结论 应用性调查报告的结论部分需要总结研究的主要发现和其对实践的贡献，重申报告在解决特定公共健康问题中的应用价值。特性在于明确指出研究对提高健康政策制定、医疗服务改进和公共健康促进等方面的具体贡献。

通常会先总结主要发现。例如，“本研究通过对老年慢性病患者的调查，发现经济资源匮乏和交通不便是患者健康管理中的主要障碍”。然后，明确干预方向。例如，“基于研究结果，应优先改善老年慢性病患者在医疗服务上的经济和便利方面的障碍”。最后，提出改进措施。例如，“建议政府和社区在偏远地区建立更加便捷的医疗服务网络，并通过增加针对老年慢性病患者的经济补助来减轻其经济负担，以提高他们的健康管理水平”。

2. 理论性调查报告的结论　理论性调查报告不仅需要总结调查的主要发现，还需要对研究的学术意义及其对医学社会学领域的贡献进行深入反思，这凸显了理论性报告在推动学科发展中的重要作用。

理论性调查报告结论同样会先总结主要研究成果。例如，“本研究检验了社会资本对老年人健康的作用，结果表明，在低收入群体中，社会资本对健康的正向影响不显著，这与传统的社会资本理论部分相悖。相反，在高收入群体中，社会资本与健康之间具有显著的正向关系”。其次，阐述理论上的贡献。例如，“这一发现对现有的社会资本理论提出了补充，提示经济状况在社会资本影响健康的过程中具有重要的调节作用。因此，未来对社会资本理论的应用应更多地考虑社会经济地位的调节因素”。最后，总结学术意义。例如，“通过验证社会资本与健康之间的关系，本研究不仅丰富了社会资本理论在健康领域的应用，也为进一步理解社会资本在不同经济背景下的健康效应提供了实证支持”。

以“城市环境对居民心理健康影响”为调查主题，应用性调查报告与理论性调查报告对比见表 11-1。

表 11-1　应用性调查报告与理论性调查报告对比

应用性调查报告示例	理论性调查报告示例
一、引言 阐述城市化进程中居民心理健康问题的紧迫性和研究的预期应用场景。明确报告的目标，即识别城市环境因素对居民心理健康的具体影响，以便制定有效的公共卫生政策和干预措施	一、引言 介绍研究背景，指出心理健康问题在城市中的普遍性和重要性。明确研究目的，即探索城市环境特征如何影响居民的心理健康状态
二、文献综述 简要回顾相关研究，特别是具有明确应用结果和政策建议的研究。侧重于已在实践中被证明有效的干预措施和政策	二、文献综述 综述现有研究，如城市环境因素（如噪声污染、绿地面积、社区互动）与心理健康之间的关系。分析先前研究的理论框架、主要发现和研究间的差异与不足。提出本研究的独特视角与见解
三、研究方法 描述采用的实用方法，如社区调查或公共健康记录分析。说明样本量及其代表性	三、研究方法 详细描述研究设计（横断面研究或纵向研究等）、样本选取（包括抽样方法、样本量、样本特征等）、资料收集方法（如问卷调查、深度访谈等）和资料分析策略（如结构化数据/定量资料分析方法、非结构化数据/定性资料分析方法）等内容
四、研究结果 直接报告与政策制定和实践干预相关的关键发现。使用图表和易于理解的方法展示结果，减少非专业读者的阅读障碍	四、研究结果 呈现资料分析的结果，包括统计学指标、图表和模型分析结果等。同时还要列明评估研究结果可接受性的“效度指标”
五、问题分析与解决方案 基于研究结果，分析政策制定和实践干预相关发现背后的根源因素，讨论对当前城市规划和公共卫生政策的具体影响。提出基于证据的干预建议，如增加城市绿地、改善居住环境质量等	五、讨论 详细解释城市环境因素与居民心理健康状况之间的关系。对比既往理论与研究发现，解释研究结果的意义。讨论研究的局限性，提出未来研究的可能方向
六、结论 总结报告的关键发现和对政策制定的实际意义。强调通过实施特定的城市环境改进措施，可以显著提升城市居民的心理健康水平	六、结论 总结研究的主要发现和学术意义。强调其对医学社会学领域的贡献和对未来研究的启示

在本节的学习中，需要注意以下三点：一是受限于篇幅，本节仅展示了一些通用的、常见的布局结构，在实际写作中，作者应根据自身的调查设计、报告目标、研究重点等因素灵活调整和完善具体的结构和细节。二是此节中各种分类别的介绍是为了使表达更加清晰，但在实际写作中，这些类别的边界往往并不绝对，有时可能存在重叠或交叉的情况，撰写者应根据实际情况灵活处理。三

是本章中的所有示例仅为结构布局或撰写方式的示范，内容并不完整，且示例中的观点和相关引用并不代表真实的文献，请不要将其作为研究报告撰写的唯一参考或正式引用的依据。

三、写作要点

撰写调查报告是一项复杂且富有挑战性的任务，以下是应用性和理论性调查报告的写作要点。

（一）应用性调查报告的写作要点

1. 明确目标和受众

（1）确定报告目标：明确报告想要解决的具体社会医学问题，以及期望通过报告达成的目标，如影响政策制定、改善公共健康实践等。

（2）识别目标受众：考虑报告的主要读者是谁，可能包括政策制定者、医疗专业人士、社区组织或公众等。不同受众对信息的需求和理解能力可能不同，应在写作风格和内容呈现上加以区分。

2. 关注实际应用与政策建议

（1）提出可行的建议：基于研究发现提出切实可行的政策建议或实践方案，重视建议的实际操作性和可实施性。

（2）讨论实施挑战和可持续性：在讨论部分评估研究所提出的建议在实际操作中可能面临的挑战，探讨如何确保方案的可持续执行。

3. 简洁明了、易于理解

（1）清晰的表达：使用简洁明了的语言，避免不必要的专业术语和复杂的表述，使报告能够被非专业读者理解。

（2）有效使用图表和附录：合理运用表格、图像和附录等辅助材料来展示复杂的资料和信息，提高报告的可读性和吸引力。

（二）理论性调查报告的写作要点

1. 明确理论贡献 理论性调查报告必须清晰地阐述其对医学社会学或更广泛社会科学理论的贡献，包括利用研究结果支持、质疑或扩展现有理论，或提出的新理论视角或框架。理论贡献的明确性要求研究者深刻理解研究领域的理论背景，并能够清晰指出自己的研究如何填补了理论上的空白，或新发展出了哪些新的理论观点。

2. 展现批判性思维 理论性调查报告应展现作者的批判性思维，不仅要对已有研究和理论进行批判性评价，也要对自己的研究方法、资料分析结果和解释、结论进行反思。这意味着要在报告中明确指出研究的局限性，讨论可能的偏差和未探索的变量，以及这些因素如何影响研究的解释和适用性等。

3. 参与学术对话 有效的理论性调查报告不仅是单向的知识传播，还是一种参与广泛学术对话的过程。研究者应在报告中引用和讨论相关领域内其他研究者的工作，展现自己的研究如何与既往研究相关联，以及自己的贡献集中于何种学术议题之中。这要求研究者具有广泛的文献阅读和理解能力，以及将自己的工作定位于更大的学术讨论场中的能力。

第四节　撰写调查报告应注意的问题

本节将详细讨论撰写调查报告时应注意的问题，旨在引导读者如何辨别和解决这些问题，提高报告的整体质量与影响力。

一、结构安排需要合理

结构安排是影响调查报告整体质量的首要问题，它不仅关乎信息的呈现方式，还涉及逻辑流程、易读性和说服力。

（一）问题表现

1. 混淆引言与背景 引言部分应简洁明了地介绍调查研究的目的和重要性，而不是详细讲述广泛的背景信息，后者可能会影响读者对研究核心问题与目标的快速获取。比如，一个研究城市化对公共健康影响的调查报告，如果在引言部分过多地讨论城市化的历史背景，而不是直接指出具体的研究目的和重要性，可能会让读者感到困惑，不清楚报告的研究焦点。

2. 未明确区分研究方法与研究结果 研究方法部分应清楚地描述资料收集和分析的过程，而研究结果部分则应专注于展示这些方法得出的资料分析结果。将这两部分内容混在一起，会使读者难以区分研究是如何进行的以及实际发现了什么。比如，在每个结果后解释资料的收集方式或分析过程，这样的结构会使读者难以专注于结果本身。

3. 未恰当分离讨论与结论 讨论部分应深入分析研究结果、探讨其含义、检验假设、指出研究的限制及提出未来研究的方向，结论部分则应总结研究的主要发现和贡献。如果讨论和结论被混为一谈，可能会减少报告的说服力和清晰度。比如，一个调查报告在讨论部分忽视对研究结果背后的可能原因与意义的探讨，只强调主要研究发现，会使整个报告缺少解释力。

（二）改进建议

1. 清晰定义各部分内容和目的 在调查报告的提纲中明确每个部分的预期撰写内容和撰写目的，有助于必要信息的逻辑性呈现（本章第三节已经详细论述过不同结构应阐述的重点内容，此处不再赘述）。

2. 使用明确的标题和小标题 在报告的各个部分使用明确的标题和小标题，可以帮助撰写者更清晰、有序地组织段落内容，增强报告的可读性。例如，在研究结果部分，使用描述性统计结果、回归分析结果、分组比较结果等小标题将不同的结果类型分开呈现；在讨论部分，使用主要发现的解释、研究局限性、政策建议等小标题，其中，主要发现的解释也可以被细分为多个小标题，使讨论结构更加清晰。

3. 分节讨论关键点 在讨论部分，使用不同的小节来分别讨论研究结果的不同方面，有助于清晰地展示研究的深度和广度。例如，结果的实际含义、与现有研究的关系、理论和实践意义、局限性和未来研究方向等。

二、应有清晰的主题句

缺乏清晰的主题句是调查报告撰写中的常见问题，它会显著影响报告的组织结构和内容的可理解性，主题句在段落中扮演着指引读者理解段落核心内容和主旨的角色。

（一）问题表现

1. 读者难以追踪主旨 缺乏清晰的主题句会使读者难以抓住段落的重点，尤其是在阅读复杂的资料分析和理论解释时，读者可能会迷失在细节之中，无法理解这些细节如何支撑报告的总体论证。

2. 信息组织混乱 缺少明确的主题句指导时，段落中的信息更可能显得组织混乱，缺乏逻辑性。例如，在一个旨在探索社区健康服务如何影响老年人社交活动的调查报告中，如果缺少明确的主题句揭示核心观点及论点间的关联，论述便很可能会开始于列举老年人参与的社交活动类型，之后跳转到讨论社区服务的可用性，然后再转向讨论老年人对社交活动的满意度，让人无法理解论述逻辑。

3. 论证弱化 缺少清晰主题句的段落往往难以提供足够的支持来证明其论点。在上一段的举例中，对应资料和分析看起来就像是随机的信息堆砌，而不是有目的的论证。

（二）改进建议

1. 前期规划 在撰写报告前，研究者要对每个段落的主旨进行规划，确保对每个段落想要传达的核心信息有清晰的认识，这有助于在写作时构建出具有明确主题句的段落。

2. 多种方式提炼主题句

（1）从总体到具体的提炼方式：这种方式首先会提出一个广泛的观点或论断，然后逐步细化，最终指向段落的具体内容，适用于需要从一个较大的背景或概念框架中引出特定讨论点的情况。例如，“医学社会学揭示了健康与社会因素之间的复杂联系，特别关注对低收入群体中健康不平等现象的分析”。

（2）从具体到总体的提炼方式：与第一种方式相反，其开始于具体的例证或数据，通过逐渐构建观点或思想，最后形成一个总结性的主题句，适用于需要通过具体案例来揭示更广泛趋势或结论的段落。例如，“通过调查农村地区的健康服务可获得性问题，发现社会经济地位是影响健康服务获取公平性的关键因素”。

（3）从问题到解答的提炼方式：首先指出一个问题或挑战，然后提出解决该问题的方法或方向作为主题句，适用于目的在于探讨问题解决方案或策略的段落。例如，“农村地区面临着巨大的健康服务获取困难问题，需要在改善基础设施和提高医务人员配置上做出努力”。

（4）关注因果关系的提炼方式：明确指出因果关系的主题句提炼方式，适用于讨论某个现象、事件或行为的原因和结果的段落。例如，“社会经济地位的低下导致了健康服务获取的不平等，主要包括对高质量医疗资源的获取困难和延迟就医”。

（5）对比和对照的提炼方式：当段落的目的在于展示两个或多个概念、理论、事件或现象之间的对比和对照时，可以以此为思路提炼主题句。例如，“相比于城市居民，农村地区的居民更容易因资源分配不均而延迟就医”。

3. 修订和编辑 在完成初稿后，仔细审阅每个段落，特别是检查段落开头是否有清晰的主题句。如果发现某些段落的主旨不明确或与主题句不符，应及时进行相应的修订，确保报告的每个部分都有助于推进整体论证。

三、恰当使用专业术语

在调查报告中，过度使用专业术语或缺乏对这些术语的解释十分常见，尤其是当报告的目标读者包括非专业人士或来自不同学科背景的研究者时，该问题会更为突出。

（一）问题表现

1. 降低报告的可理解性 使用大量专业术语可能会让非专业的读者感到困惑，限制报告的影响力。例如，如果一个报告频繁使用诸如健康社会决定因素（SDH）理论、社会经济地位（SES）梯度等术语但却不进行解释，非相关专业背景的读者可能会难以理解这些概念的含义和重要性。

2. 弱化跨学科交流 在跨学科合作调研项目中，过度使用专业术语可能会阻碍团队成员之间的有效沟通。例如，在一个包含社会学家、临床医生和政策制定者的研究团队中，成员可能不熟悉某些专业术语，或对同一术语有不同的理解。

（二）改进建议

1. 恰当使用专业术语并提供定义 调查报告应使用精确、清晰且适当的专业术语，正确和一致的术语使用能够在最大程度上降低概念歧义、语义模糊与理论观点混淆。撰写者可在报告首次出现专业术语时提供清晰的定义和解释，以增强报告的可读性和读者对报告理解的准确度。例如，当首次提及“健康社会决定因素理论”时，可以简短地解释它强调的是“那些直接导致疾病的因素之外的，由人们的社会地位和所拥有资源所决定的生活和工作的环境及其他对健康产生影响的因素”。

2. 使用通俗的语言来解释复杂概念 尝试用非专业术语解释复杂的概念或理论，使之更易于被广泛的读者群体理解。例如，解释“社会经济地位梯度”时，可以说“人们的社会经济地位越低，他们遇到健康问题的风险通常越高，这种现象在不同社会群体中呈现出一种‘梯度’分布状态”。

3. 提供术语表 对于包含大量专业术语的报告，应考虑在文档末尾添加一个术语表，列出报告中使用的专业术语及其定义，以便非专业背景的读者快速查找和理解这些术语的含义。

四、资料分析结果和解释须一致

在撰写调查报告时，确保资料分析与解释之间的一致性是至关重要的。不一致的分析和解释不仅会混淆读者，还会削弱报告的可信度和有效性。

（一）问题表现

1. 解释超出了资料分析结果所能支持的范围 研究者可能会基于个人的偏好或预期对资料进行过度解释，提出超出资料分析结果支持范围的结论。例如，资料仅显示了某个社区的疾病发病率略有上升，但研究者却在解释中断言这是更广泛的地区共有趋势。

2. 忽略对资料分析结果的多角度解释 在解释分析结果时，研究者可能会选择只论述支持其假设的某种解释，忽略其他的合理解释。例如，研究者可能发现低收入群体中慢性病的发病率显著高于高收入群体，如果研究者仅论述低收入是健康状况恶化的原因，则忽视了“健康意识较差”“生活环境较差”或“无法获取优质医疗服务”等众多其他可能导致健康状况较差的合理解释。

（二）改进建议

1. 保持客观和谨慎 所有的结论都应直接基于资料分析结果，需避免做出超出资料支持的断言。这要求研究者在解释资料时保持客观和谨慎，控制个人的期望或偏好对结论的影响，分析时做到有据可依。

2. 考虑解释的多样性 在解释资料分析结果时，应当尽量全面地给出各种可能的解释。这一方面体现了研究的严谨性，另一方面也能促进读者更准确地理解研究结果。

五、需讨论研究的局限性

讨论研究局限性是科学研究报告中的一个重要组成部分。缺少对研究局限性的讨论可能会给读者留下该研究结果无懈可击的错觉，而实际上，任何研究都存在一定的局限性，这些局限性可能会影响结果的解释和应用。

（一）问题表现

1. 绝对化的结论 不讨论研究的局限性可能会让研究结论看起来比实际更有信服力，这种绝对化的结论可能会误导政策制定者和实践者，导致基于这些结论的决策或实践措施的有效性与预期不符。

2. 忽视改进的可能性 不承认或不讨论研究的局限也意味着放弃了从当前研究中学习和改进未来研究方法和设计的可能性。识别和讨论局限性是科学进步的重要步骤，它可以指导未来的研究更加精确地定位问题和优化设计。

（二）改进建议

1. 诚实地识别和讨论局限性 研究者应诚实地识别自己的研究中可能存在的任何局限性，如样本选择的偏差、资料收集方法的局限、资料分析的局限等，并在报告中进行讨论。例如，如果研究主要依赖于自我报告的资料，研究者需要讨论这种方法可能带来的记忆偏差或社会期望偏差。

2. 讨论局限对研究结论的潜在影响 不仅要列出研究的局限，还应讨论这些局限可能如何影响研究结果的解释和应用。例如，如果样本量较小，就可能限制研究发现的普遍适用性，研究者应该明确指出这一点。

3. 提出未来研究的方向 在讨论研究局限的同时，提出针对这些局限的未来研究方向。这不仅表明了研究者对自己的研究具有深刻的理解，也为后续的研究提供了有价值的建议。例如，如果调查报告中的资料主要来自城市地区，研究者便可以提出“为了更全面地理解问题，未来的研究应该扩展到农村地区”。

六、结论需有针对性

结论部分不仅要总结研究的主要发现，还应该明确指出研究的意义、应用前景及可能的政策或实践建议，过于宽泛或不具体的结论会削弱报告的影响力。

（一）问题表现

1. 缺乏对主要发现的明确总结 如果结论仅仅重复了报告中的一些观点，而没有清楚地概括调查研究的主要发现，便会让读者难以理解研究的核心贡献。

2. 未明确指出研究的实际意义和应用价值 结论应该突出研究对现实世界的具体影响，包括对政策制定、实践改进或后续研究的启示。一个过于泛泛的结论可能会遗漏这些重要信息，使得研究看起来缺乏应用价值。

（二）改进建议

1. 清晰总结关键发现 结论部分应使用具体而准确的语言直接概括调查研究的最重要发现。例如，不应简单地说“我们的研究提高了对问题X的理解”，而应该具体说明是如何提高的理解，如“我们的研究发现，因素Y和Z是影响问题X的关键决定因素，这一发现挑战/发展了某传统观点”。

2. 强调研究的具体实践意义 在结论中明确指出研究结果对现实世界的具体影响，包括对相关政策、实践方法的具体建议或改进建议。例如，“基于研究发现，建议卫生政策制定者重新评估针对青少年的健康促进计划，特别是在学校环境中增加对因素Y的干预”。

3. 提出具体的未来研究方向 结论中还可以提出基于当前研究结果的具体未来研究建议。例如，“尽管我们的研究揭示了因素Y在问题X中的作用，但如何通过社会干预有效地改变因素Y仍是一个开放性的问题，值得进一步探索”。

（单凌寒）

思考题

1. 如何根据不同研究目的和应用场景选择适合的调查报告类型？
2. 应用性调查报告和理论性调查报告在撰写结构上有什么关键区别？
3. 在调查报告的撰写过程中，有哪些常见的问题？如何避免这些问题？

第十二章　医学社会学学术论文撰写与投稿

学术论文撰写与发表是研究交流传播与创新发展的重要载体。本章将探讨学术论文的本质和特点，通过对不同分类标准的分析，揭示学术论文的多样性及其内在逻辑。此外，还将详细讨论学术论文的撰写过程，深入剖析中英文学术论文的框架结构，介绍投稿过程中应关注的细节，以确保研究成果的顺利发表。通过对本章的系统学习，读者不仅将全面理解学术论文的写作方法和范式，更将为未来的学术写作和成功发表打下坚实的基础。

第一节　学术论文及其类型

一、学术论文的定义和特征

（一）学术论文的定义

"学术"是指专门化、深入且系统的学问，它涉及对主观世界中的客观事物及其发展规律进行科学性的论证。所谓"论文"，是指对各学科领域进行观察、分析及解决问题的文章。因此，"学术论文"特指在某一学科领域中对特定现象或问题进行深入研究，旨在揭示其本质特征和发展内在规律，并对研究结果进行科学记录和总结的学术成果。

根据《学术论文编写规则》（GB/T 7713.2—2022）的规定，学术论文的官方定义是"对某个学科领域中的学术问题进行研究后，记录科学研究的过程、方法及结果，用于进行学术交流、讨论或出版发表，或用作其他用途的书面材料"。从定义可见，学术论文并非对既有知识的简单复述，而是在对某一学术课题进行实验、理论探索或价值预测，得出的新发现、新成果、新见解或新进展，抑或是建立在原有理论基础上的新结论。

（二）学术论文的特征

1. 科学性　是学术论文的核心特征，也是其学术价值的关键评判标准，主要体现在内容和形式两方面。在内容方面，论文的实验数据、研究方法、研究结论都建立在事实和资料的基础上。论文能真实地揭示客观事物的本质及其发展规律，反映科学研究的新理论、新技术、新方法、新发现。在形式方面，则要求论文的结构完整、推理严谨、方法科学。

2. 创新性　是学术论文的本质特征，反映学术探索的核心价值。学术论文需要在现有知识基础上推陈出新，体现作者独到见解，而非对已有共识的重复。创新性主要体现在选题、材料、方法、理论框架、结构等方面的创新，以及纠正通说、提出新发现。创新不仅是论文本身亮点，更将为未来相关领域研究提供宝贵启示。

3. 专业性　学术论文应体现相关学科专业理论知识，可属于本学科研究领域，也可跨学科或移植其他学科理论方法，但须与所处专业及其研究方法密切相关。此外，专业性还体现在读者受众群体上，学术论文的受众是以某一专业领域或具有某一方面学术专长的学者和科研工作者为主的群体。

4. 实用性　是评价学术论文价值的重要特性，体现在理论层面解决专业领域某些理论问题的学术价值，以及在实践层面解决特定领域亟须解决的难题，以期产生社会与经济效益，推动科研发展。因此，作者从选题到整合论点、论据和论证，再到提出策略、措施、方案、结论都要反复推敲，以实现实用性的最大化。

5. 简明性 在撰写学术论文中，作者要用简明的语言通俗易懂地表达复杂的科学道理。主要体现在两个方面，一是言简意赅，要求文从字顺，力求表达清晰、准确，避免晦涩和冗长，使读者用较短的时间获得更多的信息；二是深入浅出，学术论文是使用专业术语讨论复杂的、抽象的原理，只有深入浅出地阐述深奥的概念才容易为人们所理解。

6. 规范性 学术论文的规范性主要体现在以下三个方面。一是结构编排遵循“提出问题、分析问题、解决问题”的逻辑顺序；二是内容和语言要严谨规范，论文中呈现的数据和结论必须有充分论证支持，使用准确的专业语言表达研究内容；三是格式要规范，包括字数限制、参考文献格式、插图表格排版等。

二、学术论文的类型

（一）按照学科领域分类

学术论文可依据所属学科领域划分为自然科学论文与哲学社会科学论文两大类。自然科学论文可以进一步细分为物理类、化学类、生物类、医药类、地质类、天文类、计算机科学类等学科论文。哲学社会科学论文涵盖文学类、语言类、艺术类、历史类、哲学类、教育类、政治类、经济类等学科论文。选择恰当的学科领域对论文研究的成功至关重要，它不仅决定了研究的问题背景和理论框架，还影响研究的目标、方法和结果的应用价值。特别是在医学社会学领域，跨学科研究尤为重要，其能够揭示复杂现象背后的多重因素，从而提供更全面的解决方案和政策建议。

（二）按照资料来源分类

学术论文可按照资料来源划分为原著论文和编著论文两大类。原著论文又称原始论文，是作者经过具体选题后进行研究、实验或调查所得到的新的成果，属于作者自己的一手资料。编著论文主要以已发表的资料为基础，由作者结合个人研究和经验，整合来自多种渠道的、分散的、无系统的，甚至相互矛盾的资料，按照个人观点和体系进行编撰，使读者能够快速了解某一学科领域或专题的发展水平和趋势。例如，研究者对过去十年乙肝治疗依从性的研究文献进行系统综述，分析不同研究的结果、方法和局限性，总结出影响依从性的主要因素，基于这些分析结果所撰写的论文即为编著论文。

（三）按照研究方法分类

1. 理论型学术论文 往往通过理论推理、数学推导或实验观测，质疑现有理论、拓展理论边界或提出新理论，构建新理论体系。理论型学术论文可划分为两类。一类聚焦于纯粹的抽象理论，通过严密的理论推导、数学运算及实验观测，验证论点的正确性；另一类在调查客观事物和现象、考察所得观测资料及已有相关文献资料数据的基础上，对有关资料进行分析、综合、概括、抽象，并运用归纳、演绎、类比等逻辑方法，提出新的理论和见解。

2. 实验型学术论文 核心在于严谨的实验设计、精确的实验操作及对实验结果的深入分析和讨论。此类论文普遍遵循标准化的结构，包括引言、材料与方法、结果、讨论等部分。有时根据研究内容的具体情况，结构也可简化为实验材料与方法、实验结果、分析与讨论三个部分。在进行人为干预实验后，研究者必须对所得实验结果进行严密分析与论证，以揭示问题或现象的核心本质和潜在规律，并在此基础上提炼具有创新性和实用价值的结论与观点。

3. 观察型学术论文 以自然和社会存在的客观事物和现象为研究对象，以考察、观测和分析为主要研究方法，以描述、说明和比较为主要表达方式，目的在于向读者介绍新发现的具有科学价值的某一客观事物、现象或测量结果。观察型学术论文的结构通常较为固定，由描述和讨论两大部分组成。描述部分要求准确真实地刻画出对象的主要特征，善于抓住特征进行比较；讨论部分要求文字简略，基于必要的理论分析得出有价值的结论。

第二节 学术论文撰写步骤

一、学术论文写作前的准备

（一）确定学术论文的选题

1. 在热点、焦点问题中选择研究题目 学术论文应聚焦于社会广泛关注且亟待解决的重大问题，这些问题不仅具有深远的社会影响和紧迫性，而且其研究成果能够满足社会需求并提供显著的经济或社会效益。研究者需要通过政策文件、新闻报道、学术期刊、专业会议、论坛及大数据技术等渠道搜集信息，并结合个人的专业背景、研究兴趣和可用资源，选择在理论和实践层面均具有重要意义的题目，确保研究成果的深度和广度。

2. 基于创新视角选择研究题目 过去的学者对同一问题的研究通常受限于其所处的特定时空环境、当时的认知水平和个人观点。然而，随着时间推移、历史进展、视野拓展、研究方法改进以及观念更新，后人可基于新视角重新审视同一问题并开展研究。例如，流行病学研究从生物医学单一视角扩展至更广泛的社会生态模型，将个人健康行为置于更广泛的社会环境和结构中进行分析。

3. 在冷门领域中选择研究问题 所谓冷门题目是指某一时期很少引起人们关注或完全被忽视的问题。在发现冷门问题时，需要评估其研究价值，判断该问题能否补充现有知识体系不足或对传统观点提出挑战。同时，研究者还应考虑该问题是否具有潜在社会影响力，或者能否为政策制定、实践改进或理论发展提供新视角。此外，评估冷门问题的研究价值还应关注其可行性和创新性，确定是否具备充分资源和数据支持进行深入探究。值得注意的是，并非所有冷门问题都具备研究价值，研究者必须谨慎辨别，部分问题可能因缺乏实际意义或难以获取数据而不适宜作为研究主题。

4. 在批判性阅读相关文献后选择研究题目 通过深入研读学科领域权威期刊上发表的文献，掌握当前领域的最新研究成果。这一过程包括细致识别和评估他人假设和论点，分析证据的可靠性和研究设计的合理性，寻找文献间的不一致性与研究差距，批判思考作者观点和研究局限性。基于相关分析提出问题，最终将这些问题精炼为清晰的、可行的、能够对现有知识体系作出贡献的研究问题。

（二）收集并处理相关资料

1. 文献资料的收集和处理

（1）文献检索的基本方式：文献检索方法多样，研究者需根据学科特性、研究目的和文献类型，选择合适的检索方式。基本方法包括以下三种：第一，直接检索法。根据自身的选题需求，通过数据库、搜索引擎或图书馆目录等途径，利用关键词、主题词或分类号检索相关文献。第二，追溯检索法。该方法根据已有文献参考文献目录，对所列参考文献进行追溯，继而以这些文献引用的其他文献为线索继续查找其他文献，如此循环不已，层层深入。这种方法可以帮助发现特定主题领域内的重要文献，以及进一步扩展文献资源。第三，综合检索法。该方法涉及多种检索工具和方法的结合使用，包括数据库检索、图书馆目录检索、互联网搜索引擎检索等手段，以获得尽可能全面的文献资源，此方法适用于需要广泛收集资料的大型研究项目。

（2）文献的处理：资料阅读和整理应贯穿文献资料收集全过程，合理的方法可以提高研究效率和成果质量。阅读文献主要采用略读、选读和研读三种方法。略读是对文献材料进行快速浏览的过程，目的是迅速把握文章的总体内容和结构，了解文章的主旨大意，以便快速筛选出与研究主题密切相关的文献；选读是针对已经确定的相关文献，选择性阅读特定部分，如摘要、方法和结论，目的是高效提取关键信息或数据，为研究者提供支持其研究论点的直接证据；研读是深入细致地阅读文献，目的是深入分析和评估作者的观点、论据及结构。此方法适用于那些对研究主题至关重要的文献，需要全面理解其内容和贡献，并进行批判性分析和评估。资料比较和分类整理方法包括观点统领法、项目分类法和阶段分类法等。

2. 数据资料的收集和整理 数据资料整理是研究过程中的关键步骤，直接影响后续统计分析的准确性和可靠性。通常指根据研究目的和基本设计，对收集到的数据进行科学处理，使其系统化、条理化，以便进行后续统计分析。在选择统计分析方法时，存在三个关键要素。第一，考虑问题与数据结构，在决定采用何种统计分析方法之前，研究者需要对数据有一个全面而深刻的认识，包括数据类型、分布、异常值及潜在数据关系。第二，考虑统计分析目的，研究者应根据具体分析目标选择最合适的统计方法，如描述性统计、统计推断或是预测性分析等不同统计方法。第三，考虑数据集特性与拟选用的统计分析方法的前提条件是否匹配，包括数据的正态性、方差齐性、独立性等统计假设，以及样本量是否符合特定统计检验的要求。

（三）编写写作提纲

1. 提纲的要求

（1）紧扣主题：学术论文必须有明确的中心论点，即论文的主题，这是评价文章思想内容与质量的主要依据，对构建学术论文结构具有引领作用。在撰写提纲时，应紧密围绕文章主题展开，以中心论点为基础筛选材料，剔除与主题无关或关系不密切的材料。

（2）内容完整：一个完整的提纲应包括题目和分标题，写作目的、中心论点及隶属于其中的各分论点，各个分论点下的具体小论点，每个小论点所依据的论据材料，以及各层次采用的论证方法和结论等。尽管内容繁多，仍需要确保提纲清晰明了，凸显主旨，并完整传达作者观点。

（3）详略得当：意味着在撰写学术论文时，作者需要根据研究重点和论文目标，合理安排每个部分的内容深度和广度。整篇论文的篇幅应与研究的复杂性和深度相匹配，既不要因为篇幅限制而牺牲内容的完整性，也不要因为过度扩展而使论文显得冗余。

2. 编写写作提纲的方法

（1）标题式提纲：是通过简洁的标题来展示论文的结构和主要内容，它通常包含一级和二级标题，用于概括论文的各个部分。这种提纲形式有助于作者在写作前整理和规划材料，明确论文框架和主要论点。以下是针对“乙肝患者治疗依从性的影响因素研究”的标题式提纲示例。

1. 引言
    1.1 研究背景
    1.2 研究目的与意义
2. 文献综述
    2.1 国内外治疗依从研究现状
    2.2 治疗依从性的影响
3. 研究方法
    3.1 研究设计
    3.2 数据收集方法
    3.3 样本选择和样本量确定
4. 结果
    4.1 描述性统计分析
    4.2 影响因素分析
5. 讨论
    5.1 影响因素的解释
    5.2 研究结果与现有研究的比较
    5.3 研究局限性
6. 结论
    6.1 研究的主要发现

6.2 研究意义和政策建议

7. 参考文献

（2）提要式提纲：把标题或提纲中每一内容的要点详细展开，对论文的整体内容做概要性构思和叙述。具体而言，提要式提纲应包括大纲（一级标题或主要论点）和具体纲目（二级、三级标题或称从属论点）。在这一过程中，适度补充各部分准备使用的论据和论证方法，有助于清晰地勾勒出论文的框架和逻辑。以下是针对“乙肝患者治疗依从性的影响因素研究”的提要式提纲示例。

1. 引言

1.1 研究背景

1.1.1 乙肝的流行病学特征描述

1.1.2 治疗依从性对患者预后的影响

1.2 研究目的和意义

1.2.1 明确本研究旨在探讨影响乙肝患者治疗依从性的因素

1.2.2 讨论研究结果对临床实践和公共卫生政策的潜在影响

2. 文献综述

2.1 国内外研究现状

2.1.1 梳理国内外乙肝治疗依从性研究

2.1.2 总结研究进展与不足

2.2 治疗依从性的影响作用

2.2.1 分析依从性对乙肝患者预后的影响，包括病毒学应答、长期健康结果

2.2.2 影响乙肝患者治疗依从性的相关因素分析

3. 研究方法

3.1 研究设计

3.1.1 描述研究类型、设计及其合理性，如横截面研究或队列设计

3.1.2 研究质量控制措施，贯穿研究全过程，并从不同研究主体等角度加以说明

3.2 数据收集方法

3.2.1 说明数据来源与收集流程

3.2.2 变量定义与操作化工具介绍

3.3 样本选择和样本量计算

3.3.1 介绍样本纳入和排除标准

3.3.2 描述样本量计算的方法和依据

4. 结果

4.1 描述性统计结果

4.1.1 样本患者基本特征描述，如年龄、性别、教育水平和经济状况

4.1.2 样本治疗依从性水平描述性统计，包括集中趋势与离散趋势指标

4.2 影响因素的统计分析

4.2.1 采用单因素分析方法筛选潜在影响因素，如 t 检验、卡方检验

4.2.2 运用多因素回归模型确定独立影响因素，如多元线性回归或 Logistic 回归

5. 讨论

5.1 影响因素的深入分析

5.1.1 解释影响乙肝患者治疗依从性因素，包括社会、心理和医疗系统因素

5.1.2 讨论相关因素如何影响患者的依从行为

5.2 研究结果与现有研究的比较

5.2.1 将本研究结果与现有文献进行比较，讨论一致性和差异性

5.2.2 分析可能的原因，包括研究设计、样本特征和文化差异

5.3 研究局限性

5.3.1 讨论研究的局限性，如样本选择偏差、信息偏差和混杂因素

5.3.2 提出潜在解决方案和未来研究的方向

6. 结论

6.1 研究主要发现

6.1.1 总结研究发现，强调治疗依从性对乙肝患者预后的重要性

6.1.2 讨论研究结果对临床实践的意义，如患者教育和治疗策略的改进

6.2 研究意义和政策建议

6.2.1 提出研究结果意义，如改善患者依从性的干预措施

6.2.2 提出政策建议，以促进乙肝患者的治疗依从性和健康结果

7. 参考文献

一般而言，提纲并无固定格式，详细程度也不受特定规定约束。因此，学术论文的提纲采用哪种方式应根据作者的具体情况进行具体分析。无论采用标题式提纲还是提要式提纲，都有助于提高论文写作效率，帮助作者有效谋篇布局、设立层次和保持逻辑连贯。

二、撰写初稿

（一）撰写初稿的方法

1. 顺序写作法 按照学术论文的规范结构或拟定提纲的次序，逐步撰写论文。从引言、本论到结论，按照前后次序对材料和数据逐次展示，并分析研究结果，最终得出明确的研究结论。

2. 分段写作法 适用于作者已明确论文的中心论点及提纲结构的情况。这种方法将论文划分为若干相对独立的部分，作者可以优先撰写构思成熟、内容明确的段落。对于那些内容尚未完全确定的层次或段落，可以暂时搁置，待进一步分析和思考后再进行撰写。

（二）初稿的写作

1. 引言和结论的撰写

（1）学术论文的引言：引言又称概述、介绍、绪论，处于文章起始部分，其核心目的在于阐明研究的动机，即为何开展当前研究。这一部分的主要功能是介绍该研究领域的现状和存在问题，以及本研究旨在解决的具体问题。一个优秀的引言应包括对现阶段国内外最新研究成果的简洁而精辟的综述，并清晰地概述本研究的必要性和对现阶段研究工作的潜在贡献。优秀的引言不仅要逻辑清晰，还应建立层次分明的递进关系，确保论文从总体到细节都呈现出条理性和连贯性。

引言部分以回答下述四个问题为主要目标。第一，本研究领域的研究背景包括哪些方面？第二，研究本课题的意义是什么？第三，回顾前人研究，点明本研究领域存在的问题是什么？第四，本研究是如何进行深入研究的？因此，引言撰写内容主要涵盖三个方面：第一，论文的写作背景及该领域中前人的工作。写作背景应明确问题产生的原因和环境，介绍前人在该问题上做了哪些工作以及存在哪些待完善之处。第二，论文的研究问题、目的和解决问题的方法途径。研究问题是就某一论点提出问题，并对其进行深入地阐述。写作目的则是结合研究背景和论点解释撰写本文的动机。解决问题的途径即研究方法，通常根据研究问题和目的选择适当的定量或定性研究方法。第三，论文的写作意义，即对研究的理论价值与现实价值进行探讨，揭示研究的重要性与必要性。

（2）学术论文的结论：此部分是文章的精华所在，它既需要与引言相呼应，又需要对全文凝练总结。结论部分撰写应聚焦于两个方面：第一，结论应全面总结并精炼作者的学术观点。概述研究结果对问题阐释的贡献，得出的结论及对现有理论的贡献。这一部分要求作者简洁且深刻地分析和评论论文的核心要点。如有必要，可逐一列举关键发现，以增强结论的说服力。第二，结论部分应重申研究成果的准确性和可靠性，明确指出研究所依据的数据和材料的可信性。同时，作者应以谦

逊的态度点明研究局限性，指出尚未解决的问题。

2. 本论的撰写 本论，即论证部分，是论文的主体部分。学术论文的论点、论据和论证都在本部分展开。其中，论点代表作者对所研究课题的观点和主张。在这里需要强调的是，论点与选题不同，选题是作者计划深入研究的问题，而论点是作者对这一问题的看法；论据是支撑作者论点的原因和根据；论证则是利用论据来证明论点的推理过程与方法。简言之，论点回答“需要证明什么”；论据回答“用什么证明”；论证回答“该如何证明”。因此，论证构建了论据和论点之间的逻辑桥梁，只有将这一桥梁架设得科学且严密，才能准确揭示论点与论据间的必然联系，实现以理服人的目标。

学术论文中常见的论证方法包括以下几种。

（1）归纳法：是指通过从特殊的事例中归纳出普遍性、一般性结论的推理方法。其特点在于进行从特殊到一般的推导，从认识多个特殊事物逐步扩展至一般事物以寻找共性，从而归纳出论点的普遍性结论。

（2）演绎法：其特征就是进行从一般到特殊的推导。通过运用已知的、公认的原理来证明个别性论点的论证方法，从普遍性上证明论点的正确性。

（3）例证法：是指通过运用典型的事实、数据、实验结果、图表作为论据来支持论点的一种论证方式。在使用这一种方法时，特别需要注意避免过于草率的概括，不能仅凭极少数或个别的情况就断然得出一般性结论。

（4）引证法：是引用具有科学性、公认性的经典言论、科学定理、法规、政策条文等来支持论点的方法。在学术论文的写作中，为了增强论证的说服力，常引用一些具有代表性的、精炼的、有价值的文献资料或权威人士的观点，以此来证明观点的正确性，从而增强论证的说服性。

（5）类比法：是从已知事物或现象的某些属性，来推导另一种事物或现象的属性的论证方法。

（6）反证法：即从反面间接证明论点的方法。通过证明与自身观点相悖的观点的错误性，间接支持自身观点。

值得注意的是，在论证过程中，作者应根据具体的论点和论据，灵活运用论证方法进行合理分析。这要求作者时刻保持辩证思维，掌握正确的逻辑方法，坚持以论点为核心，选择充分且正确的论据。同时，为了更好地理解和掌握这些论证方法，作者还应结合具体学术论文的阅读，通过分析优秀论文的论证过程，不断提升自身的论证能力。

（三）撰写初稿时的注意事项

1. 结构完整，详略得当 论文的基本结构模式是“提出问题（引言）——分析问题（本论）——解决问题（结论）”。在这一框架中，引言和结论部分虽然重要，但它们并非论文的主体，因此，对这两部分的篇幅需要适当控制。引言部分应简洁明了，其主要作用是向读者阐明研究背景和目标，为进入本论部分作好铺垫。应避免过于冗长，以免分散读者对论文主体部分的关注。结论部分撰写需要精炼，避免过多的细节描述，以便读者迅速把握研究贡献和意义，而不会对本论部分的深入分析和论证造成干扰。本论部分是论文的核心，它包含了对引言所提出问题的深入分析和科学论证。因此，论文的大部分篇幅和精力应当投入本论部分，以确保论文的深度和说服力。

2. 层次清晰 无论采用何种论证方式，关键在于保持论点和论证的一致性，并在此基础上逐步深入展开讨论。论证要求层层展开，由表及里、由点及面、由因及果，确保整个论证过程条理分明、逻辑严密。在这一过程中，必须客观地分析和探讨事物之间的矛盾和发展趋势，避免频繁更改论点或匆忙得出结论，保证论文的严谨性和说服力。

3. 符合学术规范 写作时所涉及的摘要、引用、文本注释、表格、参考文献等文本信息，必须遵循学术论文写作的体例要求。除了文本信息的排列方式外，学术规范还涉及标题（文题、文内大小标题）、正文的字体和字号，以及学术伦理问题。

三、修改文稿

修改是学术论文写作中不可或缺的环节，它有助于深化研究者对初稿的理解并优化表达，从而提升论文的科学性和严谨性。修改范围主要涵盖以下三个部分。

（一）内容的调整

学术论文内容的修改主要涉及以下三个方面。第一，论点的修正与优化：包括修正和深化论点。因此，需要对原有观点推陈出新。第二，论据的增删：审查初稿时，如发现论据失实、冗赘或不完整等问题，作者都应对其进行修改。过多的论据会导致文章臃肿，而过少的论据会使立论缺少支撑。第三，调整论证：审阅论文初稿论证过程，确保围绕中心论点展开，避免论点与论据相悖的情况，要保证推理的严密性，避免模糊推断，确保因果关系明确。

（二）语言文字上的修改

修改语言文字一般是指：①检查语言文字的使用是否符合相关标准与规范，如作者名、地名、书刊名、专业术语等专有名词、计量单位的使用等。②文字表述不仅要准确，还要推敲文字所表述的意思是否到位。根据目的精确表达一个概念，删除不相关的内容，让整篇文章简洁明了。③检查句子间、段落间的逻辑关系，避免过度跳跃，保持表述逻辑的连贯性。

（三）按照目标期刊格式进行修改

严格遵守目标期刊的格式要求是成功发表论文的前提。因此，选刊工作应始于文献调研阶段，并贯穿整个科研过程，避免论文完成后在选刊和按期刊要求修改上花费大量时间。

第三节　学术论文的基本结构

国内外学术期刊论文写作格式的要求存在差异，但基本结构通常都包括前置部分（标题、作者信息、摘要、关键词及其他项目等）、正文部分（引言、主体、结论）和后置部分（致谢、参考文献、附录等），下面将简要介绍中英文学术论文的基本结构。

一、中文学术论文的基本结构

（一）前置部分

前置部分包括标题、作者信息、摘要、关键词及其他项目等。

1. 标题　又称题目或题名，是对学术论文核心内容的高度提炼和概括。标题反映论文中重要特定内容，主要包括研究范围、研究对象和研究主题；应使用标准术语、全称学名或通用名称，数字使用阿拉伯数字，但作为名词或形容词的数字则仍需用中文表示；中文标题一般不宜超过 25 字，为便于国际交流和利用，应附有英文标题；通常不使用副标题，出现下列情况允许有副标题：当标题语义未尽、分阶段的研究结果需要用不同副标题区分内容，其他有必要用副题名作为引申或说明的情况。

2. 作者信息　①作者是对论文有实际贡献的责任者，包括参与选定研究课题和制订研究方案、直接参加全部或主要部分研究工作并做出相应贡献，以及参加论文撰写并能对内容负责的个人或单位；②集体的研究成果，需要列出全部作者的姓名，按贡献的大小排列名次（主前次后），如果作者来自不同的单位，则在姓名右上角和工作单位前标注“1”“2”等加以解释；③中国作者姓名的标注详见国家标准《中国人名汉语拼音字母拼写规则》（GB/T 28039—2011）规定，外国作者则需要尊重其姓名拼写规则，作者单位的全称以单位公章为准，电子邮件是最常见的通信方式，投稿时需要留下通讯作者的电子邮箱。提供作者信息的主要目的是作为拥有著作权的声明，从法律角度保护作者的成果，明确作者对论文所负的法律、科学和道义上的责任；提供联系作者的渠道，便于后续的学术交流与探讨。

3. 摘要　是对论文的内容不加评论和补充解释的简短陈述，是论文要点的浓缩与精华，通过阅读摘要就可以获得论文的必要信息，内容通常包括研究目的、方法、结果和结论。此外，摘要作为论文的高度浓缩，对于快速传播研究成果、促进学术交流具有重要作用。

要求：①应符合国家标准《文摘编写规则》（GB/T 6447—1986）的规定，一般不使用术语缩略语、非公知公用的符号等，若必须出现缩略语，在摘要中首次出现时应注明全称或解释。②通常分为一段式与四段式两种，一段式将目的、方法、结果和结论置于一段中介绍，而四段式则是分为四段介绍。其中，目的或背景应适当突出拟解决问题的重要性与现有不足，方法要阐述所用的理论、设备、材料、技术、方法/处理/条件、算法、程序等内容，结果主要陈述研究结果，结论或讨论则针对本研究结果贡献、应用价值及局限性进行概括。③推荐用第三人称的写法，不宜使用“本文”“作者”等作为主语。④为利于国际交流，宜附英文摘要，英文摘要应置于中文摘要之后。

4. 关键词　一般应从论文标题、摘要或正文部分选取，用以表示论文主题内容的词或词组。中文关键词数量一般为 3～8 个，置于摘要之后。选择关键词时，应考虑其对论文主题的覆盖度及其在相关领域研究中的通用性。

要求：①应符合《学术出版规范 关键词编写规则》（CY/T 173—2019）的规定，选择明确表达论文主题的词或词组、本学科领域内公认的规范术语，科学技术名词应符合《学术出版规范 科学技术名词》（CY/T 119—2015）的规定；②关键词可分为主题词和自由词两类，主题词为规范化的关键词，选择可以参考《汉语主题词表》等标准主题词表，自由词为未经规范化的自然语言，使用自由词要严谨；③按照重要性排序，表达核心主题的关键词在前；④作品名称作为关键词时应加书名号，特定含义的词语作为关键词应加双引号，如“一带一路”。

5. 其他项目　指的是论文前置部分要求、建议或允许标注的项目，如基金资助项目产出的论文，应标注基金名称及项目编号。

（二）正文部分

正文是论文的核心部分，通常包括引言、主体和结论三个部分。

1. 引言　又称前言，是论文的引论部分。内容通常包含研究背景和知识空白、待解决的问题、预期结果及其意义和价值等内容。引言部分应该从广泛的研究背景过渡到具体的研究问题，阐述研究问题是如何从现有研究中自然衍生出来的，并明确指出本研究的创新点和学术贡献。

要求：①要切合主题，言简意赅；②突出研究的重点和创新点；③实事求是，如实介绍自己的研究成果，客观评价前人的研究；④引言篇幅不宜过长，应详略得当，层次分明，可采用漏斗式结构进行写作。

2. 主体　此部分是论文的核心，论文的论点、论据和论证均在此部分阐述，具体内容包括国内外研究现状即文献综述、对象、方法、结果和讨论等。国内外研究现状为学术论文提供了研究背景和理论基础，指导研究对象的选择和研究方法的确定；研究方法用于探索和验证研究对象，进而产生研究结果；而这些结果又在讨论部分中与现有文献和理论相联系，以评估研究的意义、局限性，并指导未来的研究方向，形成了一个从理论到实践、再从实践回到理论的循环过程。

（1）国内外研究现状：是在开展具体研究之前，通过回顾已有的相关研究文献，了解此前的研究成果。

要求：①选取与研究主题、对象或方法紧密相关的文献，确保综述的针对性和深度；②言简意赅，文献综述应简洁而深刻，不仅要总结文献的研究内容和结论，还要分析其贡献和影响，指出研究领域的空白，并提出新的研究切入点，避免仅仅是文献的简单罗列；③综述过程中，必须遵守学术诚信的原则，正确引用他人成果，不得抄袭或歪曲原意，确保文献综述的客观性和准确性。

（2）对象：医学社会学领域的研究对象指的是在某一特定领域内研究者所关注的现象、问题、理论等，是研究中需要探索的主要内容。

要求：①尊重研究对象，无论是人类还是非人类研究对象，都应明确界定纳入标准和排除标准，确保研究样本进入的公正性和科学性。②涉及人类的研究必须获得相应伦理审查委员会的批准，并从研究对象或其亲属、监护人处获取知情同意，保障研究的伦理性。③尊重研究对象自由参加或退出的权利，对于涉及个人隐私信息的统计研究工作，不得擅自公开他人信息。④以动物为研究对象时，应遵循科技部出台的《关于善待实验动物的指导性意见》，保证遵循人道主义原则对待实验动物，体现科研活动中的伦理关怀。

（3）方法：是指发现新现象、新事物，或提出新理论、新观点，揭示事物内在规律的工具和手段。

要求：①研究方法必须明确标注出处，尤其是当方法具有创新性时，应详细阐述其创新之处，这有助于读者理解方法的新颖性和适用性。②研究方法选择应基于研究问题的具体需求，即根据研究目的、资料类型、样本大小等选择正确适宜的方法，并且详细描述选择该方法的原因及其适用范围。③在使用统计或作图软件时，必须注明软件的全称及版本号，这有助于其他研究者复现研究结果，反映了研究的严谨性。

（4）结果：是论文的精华部分，直接反映了研究成效与价值。

要求：①研究结果必须基于实际数据，真实准确地展示研究发现。描述主要的研究结果时，需要阐明这些结果与研究问题或假设之间的联系，并提供科学依据支持，避免不准确地推断。②客观解释结果，不能随意删除或伪造结果，确保结果的真实性和严谨性。③尽量使用文字说明结果，但当文字过于冗长的时候，可选用清晰易读的表格、图形或图像等表达形式。④结果的呈现方式应根据数据类型等灵活进行选择。针对结构化数据/定量数据，文字描述适用于数据量较小、变量关系简单的情况；表格适用于数据量较大、多变量或需要对比的情况；图形适合直观展示数据分布、趋势、关联性和差异。非结构化数据/定性数据通常通过文字叙述展示，如访谈记录、观察笔记、文本分析等，必要时辅以图表。混合数据综合选用文字、表格和图形的形式全面展示。

格式：①论文中使用量和单位的名称、符号、书写规则都应符合《国际单位制及其应用》（GB 3100—1993）、《有关量、单位和符号的一般原则》（GB/T 3101—1993）等的规定。②表格应直观清晰，需要具有编号、表题和表头，编排应符合《学术出版规范　表格》（CY/T 170—2019）的规定。③图的类型可包括坐标曲线图、构造图、示意图、流程图、地图、照片等，具体格式要求可参考国家标准化管理委员会最新发布的《学术论文编写规则》（GB/T 7713.2—2022）。

（5）讨论：作为论文写作难度最大的部分，不仅是对结果的进一步阐释，也是对整个研究工作的深入反思和评价。

要求：①选择性地对部分关键结果进行深入分析，解释这些结果的意义和价值，以及它们如何回答研究问题或验证研究假设。一是与预期目标的比较，若实际结果与预期目标不符，要如实陈述并提供可能的原因分析；二是与国内外相关文献的比较，对出现相同或相似的部分进行佐证，并指出本研究的创新点、优势或特色。②明确指出研究结果的理论意义，即研究如何填补知识空白、支持或挑战现有理论。讨论研究结果的实际应用价值，包括对政策制定、实践改进或未来研究的潜在影响。③简要总结目前研究的局限性以及可能会对研究结果造成的影响。研究者应用积极的态度看待研究的局限性，将它们视为未来研究的出发点，提出后续可能的改进方向和新的研究设想。

3. 结论　是论文正文的最后部分，需要高度提炼和概括论文研究结果和论点，一般6～8句话即可。结论的内容主要包括作者对研究课题的结论性看法、探讨性意见和研究中尚未解决问题的预想。保持客观和尊重前人研究的态度，注意不轻率否定或批评他人结论。

（三）后置部分

后置部分包括致谢、参考文献、附录等。

1. 致谢　作者对为论文作出贡献的组织或个人表达感谢的文字记录，明确非论文作者对论文的贡献，语言应恰当且诚恳。一般按照贡献大小排序，说明被致谢人具体贡献或岗位内容，获被致谢人同意后方可署名，必要时需要征得书面许可。

2. 参考文献　论文写作过程中，凡引用他人的文献、观点或研究成果，均应按照学术规范在文中明确标注出处，以尊重和保护知识产权。

要求：①应当与论文研究主题密切相关，不应罗列无关文献、来源不明或内容存疑的文献等；②通常应引用较新的文献，以反映该领域的最新研究进展，但在学术领域具有代表性和权威性的文献除外；③引用需要统一格式，目前期刊引用一般采用顺序编码制，按照参考文献首次出现的先后顺序，使用阿拉伯数字依次连续编号；④参考文献的著录格式、在正文中的标注法等，可以参考国家标准化管理委员会发布的《信息与文献　参考文献著录规则》（GB/T 7714—2015）。具体参考文献类型和标识代码见表 12-1。

表 12-1　参考文献类型和标识代码

文献类型	标识代码	文献类型	标识代码
图书	M	计算机程序	CP
会议录	C	电子文献	EB
汇编	G	档案	A
报纸	N	舆图	CM
期刊	J	数据集	DS
学位论文	D	其他	Z
报告	R	磁带	MT
标准	S	磁盘	DK
专利	P	光盘	CD
数据库	DB	联机网络	OL

3. 附录　该部分是对正文有关内容进行的补充说明，对理解论文内容至关重要，但放入正文会干扰正文流畅性的补充信息。例如，包含原始数据表格、额外的图表、算法的详细描述、问卷副本等。附录的使用应当谨慎，仅当其对论文内容有实质性补充时需要考虑加入。

二、英文学术论文的基本结构

一篇英文学术论文通常由 title（标题）、abstract（摘要）、introduction（引言）、method（方法）、result（结果）、discussion（讨论）、conclusion（结论）、reference（参考文献）和 declaration（作者声明）九个部分组成，不同期刊结构要求存在差异。为避免赘述，第二部分将从写作技巧出发，介绍英文学术论文的基本结构。

（一）前置部分

英文学术论文前置部分主要包括 title（标题）和 abstract（摘要）。

1. 标题　*Nature* 期刊主编杰克·利明（Jack Leeming）曾用“ABCDEF”六个英文字母总结撰写标题的要求，具体含义为准确（accurate）、简练（brief）、清楚（clear）、陈述式说明问题（declarative）、吸引人（engaged）和专注（focused）。

要求：①标题可分为陈述式标题、描述式标题和提问式标题三种类型，选择哪种类型的标题取决于学术论文的主题、内容、方法和结果等；②需要准确和清晰地表达出论文的研究问题，要求词汇信息丰富和具体，方便读者进行检索；③标题靠前的位置应介绍论文中最重要的信息，以激发读者阅读兴趣；④标题常见的形式是“短语+冒号+副主题”，该结构有助于快速传达研究的核心内容。标题可以使用逗号、引号、问号和冒号等，但应避免使用分号和斜线，以保持标题的简洁性和易读性；⑤标题单词的大小写应遵循投稿英文期刊的具体要求。

2. 摘要 一般包括研究目的或背景（background）、方法（method）、结果（result）和结论（conclusion）。

要求：①不同期刊对摘要部分的要求不同，通常分为一段式和四段式两类，前者将各部分融合在一起，后者则会明确标出“background”“method”“result”和“conclusion”。②“background”用1～2句话概括研究领域现状和存在的问题，“method”简要说明研究对象和研究方法等，“result”介绍主要结论，“conclusion”是对研究价值和意义的总结。③研究目的的表述通常用动词不定式短语，研究方法、结果和结论部分通常用完整的句子表达。④摘要通常情况下使用一般现在时和一般过去时。一般现在时用于描述公认的理论和研究结果，一般过去时则用于描述研究方法和结果。⑤摘要可以采用主动语态和被动语态，主动语态强调研究者主动性，被动语态强调重要结果。语态的使用需根据具体情况而定。

（二）正文部分

正文部分主要包括 introduction（引言）、method（方法）、result（结果）、discussion（讨论）和 conclusion（结论）。其主要内容与中文学术论文对应部分一致，由于写作语言不同，国内学者可积累经典句式以提高写作的流畅性和准确性。在此，为读者提供由英国曼彻斯特大学约翰·莫莱（John Morley）博士所创办的英文学术论文写作的词句模板库 Academic Phrasebank（网址：https://www.phrasebank.manchester.ac.uk/），读者可访问该网站获取引言、方法、结果描述等经典例句，此处不再赘述。

（三）后置部分

后置部分主要介绍 reference（参考文献）和 declaration（作者声明）如致谢、作者贡献、利益冲突声明、数据可用性声明和伦理审批等。

1. 参考文献 常用的格式包括哈佛格式（Harvard system）、温哥华（Vancouver）格式、芝加哥（Chicago）格式、MLA（Modern Language Association of America）格式和 APA（American Psychological Association）格式，医学社会学领域研究常选用温哥华格式，但实践中需要根据期刊的官方指南或投稿说明进行选择。

（1）哈佛格式：多用于自然科学领域，参考文献要素包括姓氏、名字首字母、出版年份、文章标题、期刊、卷（期）和页数，文内引用格式通常包括作者的姓名（仅姓氏）和出版年份。若论文中已给出原作者的姓名，则括号中只需要写出版年份。

（2）温哥华格式：多用于医学、自然科学和工程技术等领域，参考文献要素主要包括作者名字、引用文献的标题和发表信息，文内引用格式使用作者—编号体系，即方括号[ ]内包含一个数字，数字对应文末参考文献列表中的引用条目。

（3）芝加哥格式：参考文献要素主要包括作者、引用文献的标题和出版信息，文内引用格式方面，自然科学和社会科学领域常用作者-日期（author-date）形式。

（4）MLA 格式：多用于文科类论著，根据 MLA 引用格式指南，参考文献各要素应按以下顺序列出：作者、来源标题、出版物名称、其他贡献者、版本、编号、出版社、出版日期和地点，文内引用格式使用“（作者 页码）”。

（5）APA 格式：多用于社会科学领域，APA 格式的参考文献通常包括作者、出版日期和标题等信息，文内引用格式为“作者，年份，页码”。

2. 作者声明 主要包括致谢（acknowledgement）、作者贡献（author contribution）、利益冲突声明（conflict of interest statement/competing interest）、数据可用性声明（data availability）、伦理审批（ethical approval）。

（1）致谢：致谢部分应包括研究资助来源、提供帮助的个人或单位，特别是那些未被列为作者的。也可以感谢编辑和审稿人。通常控制在20～150字。

（2）作者贡献：作者对学术论文的贡献是指从学术论文的研究设计到最终发表过程中的相关具体工作，大部分英文期刊都要求作者在首次投稿的时候提交该部分内容。以 *Elsevier*（爱思唯尔）期刊为例，作者贡献撰写采用 CRediT（贡献者角色分类法），主要分为 conceptualization（概念化）、methodology（方法）、software（软件）、formal analysis（形式分析）、data curation（数据管理）、writing-original draft（写作–原始初稿）、writing-review & editing（写作–审查与编辑）、supervision（监督）、funding acquisition（资金管理）等类别，具体定义详见 *Elsevier* 期刊官网。

（3）利益冲突声明：为了避免出现学术不端的情况，作者投稿时需要准备好利益冲突说明，包括支持资金来源、论文所有作者的经济利益说明等，一般为 10～30 字。

（4）数据可用性声明：是指文章结果数据的获取方式，如数据是否可在公共平台获取或向作者申请。若数据因第三方、商业，或者隐私等限制而无法共享，必须说明限制理由。

（5）伦理审批：如果研究涉及人或者动物，期刊通常会要求作者提供伦理审查委员会或机构审查委员会的名称以及批准编号，其中涉及人的研究还需要获得研究参与者或亲属、监护人的书面知情同意书，若只有口头形式的知情同意，则需要说明没有书面知情同意书的原因。

第四节　期刊收录与投稿注意事项

一、学术期刊收录

学术期刊作为传播学术信息的主要平台，对于广大科研人员来说至关重要。国外期刊或国际会议论文集一般以科学引文索引（Science Citation Index，SCI）、工程索引（Engineering Index，EI）、科技会议录索引（Index to Scientific & Technical Proceedings，ISTP）三大检索系统收录为准。经济管理领域则常参考社会科学引文索引（Social Science Citation Index，SSCI）和商业摘要索引（Abstract of Business Index，ABI）等检索系统。

期刊评价体系主要包括中文期刊评价工具，如“中国科技期刊卓越行动计划入选项目”期刊信息、中文核心期刊要目总览、中文社会科学引文索引（Chinese Social Sciences Citation Index，CSSCI）期刊目录、统计源期刊目录等；外文期刊评价工具则包括期刊影响因子、期刊引证报告（Journal Citation Report，JCR）期刊分区等。

（一）中文学术期刊引文索引

1. 中文社会科学引文索引（Chinese Social Sciences Citation Index，CSSCI）来源期刊　简称南核或 C 刊，由南京大学中国社会科学研究评价中心组织评定，是教育部重点研究项目。就影响力而言，其级别属同类划分中国社科领域最权威的一种，入选难度较高。

2. 中国科学引文数据库（Chinese Science Citation Database，CSCD）来源期刊　由中国科学院文献情报中心创建于 1989 年，是我国第一个引文数据库。该数据库由国家自然科学基金委员会和中国科学院共同资助，因其历史悠久、专业性强、数据准确规范、检索方式方便多样的特点而被誉为“中国的 SCI”。

3. 北大核心　中文核心期刊（又称“北核”）是除南核（CSSCI）、中国科学引文数据库（CSCD）以外最具学术影响力的一种。《中文核心期刊要目总览》是由北京地区高等院校图书馆期刊工作研究会和北京大学图书馆根据杂志期刊的引文率、转载率、文摘率等指标进行编制和出版的。

4. 中国人文社会科学期刊（AMI）综合评价指标体系　以中国社会科学评价研究院自建引文数据库、国家哲学社会科学文献中心学术期刊数据库、中国知网等为数据基础，对不同期刊主要从吸引力（attraction power）、管理力（management power）和影响力（impact power）三个方面进行评价。

5. 其他收录

（1）《中国科技论文统计源期刊》：又称“中国科技核心期刊”，由中国科学技术信息研究所通过严格的同行评议和定量评价进行选定，学科范畴主要为自然科学领域。

（2）《中国人文社会科学核心期刊》：由中国社会科学院文献信息中心以期刊在学科中的影响力为主导线，从期刊被运用的情况来评价和挑选期刊。秉持以使用率深入分析为前提的统计基本原则，注重学科特点。

（3）《中国人文社科学报核心期刊》：由高等教育出版社出版。中国人文社科学报核心期刊与中国人文社会科学核心期刊的区别在于其收录的是一些优秀的大学学报。

（4）《中国核心期刊（遴选）数据库》：涉及了我国文献计量单位中科技类核心期刊和社科类统计源期刊，以中国数字化期刊为根基，结合多年建设的中国科技文献数据库、中国科技论文与引文数据库及其他相关数据库中的期刊条目部分内容形成的，是核心期刊测评和论文统计分析的数据源根基。

（5）中国科技期刊卓越行动计划：由中国科学技术协会、财政部、教育部、科技部、国家新闻出版署、中国科学院和中国工程院联合实施。该计划是中国在科技期刊领域实施力度最大、资金最多、范围最广的重大科技期刊发展支持专项。

（二）英文学术期刊引文索引

1. 科学引文索引（Science Citation Index，SCI） 是目前国际公认具有权威性的科技文献检索工具，主要收录自然科学领域的基础研究论文。由美国科学信息研究所（Institute for Scientific Information，ISI）于 1961 年创立，覆盖多个学科。1997 年 ISI 推出了基于网页的 ISI Web of Science 数据库检索系统，包括 SCI 的网络版数据库 Science Citation Index Expanded（SCI 扩展版，简称 SCIE）。自 2000 年起，中国的 SCI 论文统计已改用 SCI-E 检索，即 SCI 和 SCI-E 均认可。

2. 社会科学引文索引（Social Sciences Citation Index，SSCI） 是 SCI 的姐妹篇，用于统计分析不同国家和地区的社会科学论文数量。社会科学引文索引也是由美国 ISI 提供的数据库，收录全球主要的社会科学期刊论文。该数据库的特点是不仅能够检索文章被引用的情况，还可以检索原文中所有的参考文献，该数据库是人文及社会科学研究领域具有权威性的数据库。

3. 艺术与人文科学引文索引（Arts & Humanities Citation Index，A&HCI） 创刊于 1976 年，是艺术与人文科学领域重要的期刊文摘索引数据库，覆盖考古学、建筑学、艺术、文学、哲学、宗教、历史等社会科学领域。

4. 工程索引（The Engineering Index，EI） 是全世界最早的工程文摘来源，主要报道工程技术各学科的期刊、会议论文、科技报告等文献。目前是全球最全面的工程领域二次文献数据库，侧重提供应用科学和工程领域的文摘索引信息，涉及核技术、生物工程、交通运输、化学和工艺工程、照明和光学技术等领域以及这些领域的子学科。

5. 基本科学指标（Essential Science Indicators，ESI） 由 ISI 于 2001 年推出的衡量科学研究绩效、跟踪科学发展趋势的基本分析评价工具。ESI 是基于 SCI 和 SSCI 所收录的全球 11 000 多种学术期刊的 1000 多万条文献记录而建立的计量分析数据库。高被引论文是根据 ESI 统计被引频次排在相应学科前 1%以内的论文，ESI 高被引论文数是衡量科研影响力的重要指标之一。

6. 其他收录

（1）科技会议录索引（Index to Scientific & Technical Proceedings，ISTP）：创刊于 1978 年，由美国情报科学学会编辑出版，会议录收录生命科学、物理与化学科学、农业、生物和环境科学、工程技术和应用科学等学科，其中工程技术与应用科学类文献约占 35%。

（2）社会科学及人文科学会议录索引（Index to Social Science & Humanities Proceedings，ISSHP）：创刊于 1979 年，ISSHP 是一种专门收录世界各种重要的社会科学及人文科学的会议文献检索工具，覆盖社会科学、艺术及人文领域的所有会议文献，包括心理学、社会学、公共卫生、管理、经济、艺术、历史等学科。

（三）期刊分区及影响因子

1. 中国科学院文献情报中心期刊分区 《中国科学院文献情报中心期刊分区表》简称期刊分区表，是中国科学院文献情报中心科学计量中心的科学研究成果。期刊分区表自2004年开始发布，延续至今，其功能和特点是对JCR自科版（Science Citation Index Expanded，SCIE）和社科版（SSCI）全部期刊进行分区，提供大、小类两种学科分类体系的分区数据，提供便捷的分区数据检索和浏览功能，方便用户快速获取所需信息。

2. JCR分区 自1975年由ISI出版的一种年度索引。JCR的主要功能是统计和运算SCI和SSCI收录期刊之间的引用和被引用数据，并提供包括影响因子（impact factor）在内的多种指数。以下是JCR的一些主要用途：①识别学术影响力，即确定特定学科领域内学术影响力最大的期刊；②引用分析，识别期刊论文被引次数，了解学术热点话题；③趋势分析，分析了解期刊文献“自引”情况；④期刊评价，帮助鉴别和评论期刊质量；⑤选稿习惯比较，比较期刊的选稿习惯；⑥影响因子计算，计算期刊影响因子，了解期刊影响因子5年中的变化趋势；⑦相对影响分析；⑧有效地管理馆藏文献。

3. 影响因子 是国际上广泛使用的期刊评价指标，用于评估期刊相对重要性，尤其适用于比较同一学科领域中的期刊。影响因子是美国ISI创始人尤金·加菲尔德（Eugene Garfield）于20世纪60年代提出的一项期刊计量指标。影响因子计算方式为期刊在统计年份前两年发表的论文在该年份被引用的总次数与该期刊前两年发表论文总数的比值，也可以理解为该期刊前两年发表论文的篇均被引率。以2024年某期刊影响因子为例，计算公式即“该刊前两年发表论文在统计当年被引用的总次数”除以“该刊在统计年的前两年发表论文的总数”。例如，某期刊2022年和2023年发表的论文总数为1000篇，以上论文在2024年被引用的总次数为1780次，该期刊2024年影响因子即1.78。影响因子包括三个方面：总体影响因子、学科影响因子和他引影响因子，分别反映期刊在整体学术领域、学科内和对其他期刊的影响。

二、投稿注意事项

（一）杜绝学术不端

1. 学术不端的定义 学术不端是指违反学术规范、学术道德和科研伦理的任何行为。国家自然科学基金委员会将学术不端定义为“科研不端行为，是指发生在科学基金项目申请评审、实施、结题和成果发表与应用等活动中，偏离科学共同体行为规范，违背科研诚信和科研伦理行为准则的行为。具体包括抄袭、剽窃、侵占；伪造、篡改；买卖、代写；提供虚假信息、隐瞒相关信息及提供信息不准确；通过贿赂或者利益交换等不正当方式获取科学基金项目；违反科研成果的发表规范、署名规范、引用规范；违反评审行为规范；违反科研伦理规范；其他科研不端行为”。学术不端行为不仅损害学术界的诚信和公信力，也对社会造成负面影响。

2. 常见的学术不端行为

（1）一稿多投：指作者同时或先后将同一篇论文（或稍作修改的版本）提交给多个期刊；或在首次投稿约定通知期间内，或在没有确认被正式拒稿前，将同一篇论文（或论文稍作修改后）再次投给其他期刊的情况；作者将多篇差别微小的论文同时投给多个期刊，或将自己已发表的论文原封不动或稍作修改后再次投稿。上述情况均属于一稿多投。

（2）不当署名：指论文作者署名的不准确，即署名和作者不符合其对论文的实际贡献，或者虚假标注论文作者信息。主要表现形式为将对论文所涉及的研究有实质性贡献的人排除在作者名单外；将未对论文所涉及的研究有实质性贡献的人在论文中署名；未经他人同意擅自将其列入作者名单。

（3）伪造和篡改数据：在实验数据、图表分析中，随意编造数据或有选择性地采用数据来证明自己的论点，或在没有实验依据的情况下编造数据造假。

（4）剽窃和抄袭：在论文、调查报告、著作等科研成果中未经授权抄袭剽窃他人的实验数据、图表分析，甚至大段的文字描述。

（二）选择适宜期刊

稿件能否录用发表，除文稿质量外，选择合适的投稿期刊也十分重要，作为投稿者必须做到心中有数，有的放矢才能百发百中。目标期刊选择建议如下。

1. 定位相关领域 选择与研究主题相关的专业期刊作为候选。

2. 评估论文质量水平 与期刊相匹配，确定目标期刊。可以利用期刊的影响因子、出版速度等指标来判断。

3. 了解目标期刊档次水平 确定投稿优先次序。

（三）调整文章格式

在确定目标期刊时，作者还可通过访问期刊官方网站，了解投稿指南、投稿要求和截止时间等。在投稿指南（读者须知）中，对论文最基本的要求是按照期刊格式要求对论文进行调整。一般包括正文结构，按要求修改标题、分页、字号和字体等；图表格式，按要求修改字体、数码和符号等；参考文献；是否需要提交相关医学伦理证明。

（四）选择投稿方式

投稿方式主要通过在线投稿系统、邮箱投稿和纸质版投稿，目前在线投稿系统、邮箱投稿的应用范围更广泛。在线投稿系统具有直观、迅速、方便等特点，一般包括作者投稿功能、专家审稿功能、编辑审稿功能、编辑交流功能、信息发布功能、稿件信息统计功能、来稿自动查重功能等；成功投稿后，系统会显示稿件的处理进度及反馈信息并同步发送到作者的注册邮箱中，基本上从投稿到最后见刊等一系列环节，都可通过投稿系统进行查阅与交流。

（五）撰写投稿介绍信

投稿信，英文名称为 cover letter，是指在论文投递时附带的一封内容简短的信件，主要功能是为编辑提供便捷快速浏览论文核心内容的渠道。投稿信通常包括以下关键部分。

1. 信头 包括作者姓名、职位、工作单位、单位地址、联系电话、电子邮箱及日期等。

2. 文章介绍 包括文章标题、类型（如文章、简讯、综述等）、简介（研究背景、重要发现、适合投稿本刊原因），叙述应简洁地道，避免烦琐冗长，不可重复论文摘要或引言等段落。

3. 各项声明 包括原创性声明、利益冲突声明、资金来源声明等。

4. 作者信息 一般此处为通讯作者姓名、所属机构、通信地址等。

5. 推荐/回避审稿人 若投稿流程中暂无收集研究者对审稿人建议的环节，且研究者存在对审稿人的特殊要求（如推荐纳入或建议回避特定审稿人等），也可以在投稿信中进行相关说明，并提供该审稿人的相关信息（通常包含姓名、职位、工作单位、电子邮箱等信息）。

6. 感谢与期待回复 真诚致谢，表示期待编辑回复。

（六）关注动态，及时反馈

关注投稿动态过程中，需要特别注意的是，中英文期刊的投稿消息接收方式有所不同，大多数中文期刊可由第一作者进行注册，并在投稿网站中接受最新文章处理通知，但是大多数英文期刊则是通过通讯作者进行联系，第一作者需要联系通讯作者获得反馈消息。

1. 状态未更新 不同期刊审稿时间为 2 周到几个月不等，如果投稿 2 周后仍没有收到稿件状态更新，可通过 Email 邮件、电话或在线系统咨询等方式向编辑部咨询。

2. 未审退稿 如果论文不符合期刊主题或投稿要求，会在未送审的情况下退回稿件，实则是拒稿的一种情况。此外，如果论文存在较多错误或质量太差，期刊编辑初次审稿后也可能选择直接拒稿。

3. 建议改投其他期刊　如果编辑认为论文不适合本期刊主题方向，但论文质量及学术水平尚可，可能会推荐作者转投同一出版社的其他期刊。此时，如果作者同意，编辑则会进行内部转投。选择内部转投对于作者来说可能更省时省力，但期刊选择是有限的，若推荐作者转投不同出版社的期刊，则由作者意愿决定是否转投。

4. 直接接受　该情况是指论文投稿后无须修改，直接被期刊接受。但是，此类情况可能性极小，通常大多在资深专家约稿时会出现这种情况。

5. 稿件退修　当稿件达到这一阶段，作者邮箱或投稿系统中通常会收到原稿、审稿专家意见和编辑退修信。收到退修材料后，应对审稿意见秉持尊重态度。即使修稿意见要求作者修改相关表述和格式、压缩论文篇幅、提高图片清晰度、订正语法错误等细节，并不代表修改稿文章被接收发表，最终仍需看修改后的版本是否能达到审稿专家和编辑部的要求。一般稿件退修可分为四种情况，即“小修”“大修”“修后拒稿”和“拒稿”。

（张持晨　刘文彬）

思考题

1. 学术论文有哪些类型？请结合具体例子论述每种类型的学术论文特点。
2. 完成论文初稿后，如何系统地修改文稿？
3. 如您正撰写一篇医学社会学领域的学术论文，请根据论文结构要求，简要列出各部分内容要点。
4. 何为学术不端行为？学术论文投稿时如何避免学术不端的发生？

第二篇 专 题 篇

第十三章 慢性病现场调查技术

慢性病已成为威胁我国人民群众生命健康的重要公共卫生问题。通过科学严谨的现场调查技术来全面掌握慢性病的分布特征，探寻影响慢性病的危险因素，探究慢性病的自然史，不仅对预防控制慢性病、促进全民健康具有较大的现实意义，也是推动健康中国建设、实现可持续发展目标不可或缺的一环。本章将详细介绍慢性病现场调查技术的具体内容，包括调查设计与实施、资料分析与报告撰写以及信息化技术在其中的应用等，为相关专业人员提供全面的知识和实用的指导，为政府制定更加科学合理的公共卫生政策提供有力支持，推动慢性病防控体系的不断完善和优化。

第一节 概 述

一、慢性病的基本原理

（一）慢性病的定义与特点

非传染性慢性疾病（non-communicable chronic disease，NCD）简称“慢性病”，不是特指某种疾病，而是对一组起病时间长，缺乏明确病因证据，一旦发病即病情迁延不愈的非传染性疾病的概括性总称。WHO 将对人类健康危害较大的 4 种慢性病称为重大慢病，主要有心脑血管疾病（如高血压、心肌梗死和脑卒中）、癌症（如肺癌和胃癌）、慢性呼吸系统疾病（如慢性阻塞性肺疾病和哮喘）及糖尿病。慢性病的流行病学特点如下。

1. 病程漫长，发展缓慢 不同于传染病那种快速发作、短期内症状显现的特点，慢性病往往在数年，甚至数十年内逐渐积累病变。这些疾病早期症状可能不明显，患者长期在不良生活习惯或环境因素的影响下，逐渐演变为慢性状态。由于其发展缓慢，往往在早期未被发现时，就已造成器官损伤或功能衰退。

2. 非传染性，病因复杂 慢性病的发病原因复杂，往往与遗传、环境、生活方式等因素密切相关。比如肥胖、缺乏运动、不良饮食习惯和长期精神压力等因素都可能促使慢性病的发生。相比之下，传染病的发生则主要通过病原体的传播与宿主的接触传播，病因相对明确，容易通过疫苗接种、隔离等方式进行预防。慢性病的防治更侧重于改善生活方式和环境因素，减少危险因素的暴露，因此预防手段更为多样。

3. 长期管理，治疗困难 慢性病的治疗通常需要长期管理，且往往无法完全治愈。患者需要进行长期的药物治疗、定期检查及生活方式调整。与传染病通过短期药物等治疗手段可以迅速控制不同，慢性病的治疗依赖于患者的自我管理和坚持，且治疗目标通常是延缓病程、缓解症状、提高生活质量。

（二）慢性病的主要危险因素

慢性病的主要危险因素包括生物遗传因素、环境因素、心理行为因素和医疗卫生服务因素四大类。

1. 生物遗传因素

（1）发育和衰老：生长发育和衰老过程也与某些慢性病的发生有关。在不同的年龄阶段，人们可能面临不同的疾病风险。婴幼儿时期的慢性病威胁主要来自器官发育异常性疾病，如先天性心脏病等；而老年时期的慢性病威胁主要来源于代谢性和退行性慢性病。

（2）直接遗传因素：一些慢性病具有遗传性，这意味着可以通过基因从一代传递到下一代。这类疾病通常具有家族聚集性，如高血压和糖尿病。

（3）免疫因素：免疫系统错误地攻击自身组织可能导致自身免疫病，如类风湿关节炎和系统性红斑狼疮等慢性病。

（4）生物感染因素：某些细菌、病毒的长期感染也可能导致慢性病。例如，乙肝、丙肝病毒慢性感染可能导致肝炎、肝硬化、肝癌等疾病。

2. 环境因素 影响人类健康的环境因素主要包括自然环境危险因素和社会环境危险因素。

（1）自然环境危险因素：自然环境中空气污染、水源污染、土壤污染以及噪声污染是导致慢性病发生的主要危险因素。①空气污染：空气中的有害物质主要包括颗粒物（如 $PM_{2.5}$、PM_{10} 等）、二氧化硫、氮氧化物、臭氧及挥发性有机化合物等，长期暴露于这些污染物中，可能对人体的呼吸系统、心血管系统、神经系统等产生损害，进而增加患慢性病的风险。②水源污染：水源中的有害物质包括重金属（如铅、汞、镉等）、化学物质（如农药、化肥残留等）。长期饮用被污染水源的水可能导致慢性肾病、胃肠疾病和重金属中毒等。③土壤污染：土壤中的有害物质（如农药、重金属、工业废弃物等）可能通过食物链或直接通过皮肤接触进入人体，长期暴露于这些有害物质的环境中会增加癌症、内分泌系统疾病和重金属中毒的发生风险。④噪声污染：长期暴露在噪声污染环境中，尤其是在工业区、交通繁忙区等地方，会对心血管系统和神经系统造成负面影响，与高血压、心脏病、睡眠障碍等慢性病相关。

（2）社会环境危险因素：社会环境中的危险因素对慢性病的发生和发展有着重要影响，主要的社会环境危险因素包括四大类。①经济因素：较低的收入水平可能导致人们无法获得足够的健康食品、医疗保健服务和健康促进资源，从而增加慢性病的发生风险。②社会支持：缺乏社会支持和社交网络的人群及家庭功能不健全或缺乏家庭支持的人群更容易感到孤独和压力，这与心理健康问题和一些慢性病（如心血管疾病）的发生有关。③教育因素：较低的教育水平可能与健康知识缺乏、健康意识薄弱有关，导致人们采取不健康的生活方式，如吸烟、饮酒、不健康饮食等，从而增加慢性病的发生风险。④文化因素：一些文化习俗可能与不健康的生活方式相关，如某些地区的饮食结构以高盐、高脂、高糖为主，这种不健康的饮食习惯与慢性病的发生密切相关。

3. 心理行为因素

（1）压力与心理负担：长期的心理压力、焦虑、抑郁等情绪会显著影响身体健康，导致免疫系统功能下降、内分泌紊乱、炎症反应增多等，从而促使慢性病的发生或加重。

（2）饮食行为：高盐、高糖、高脂肪、低纤维、倾向于暴饮暴食的饮食习惯会增加患心脑血管疾病、糖尿病、肥胖症等慢性病的风险。

（3）身体活动：根据 WHO 的定义，通常一周内总活动时间不足 150 分钟称为身体活动不足。身体活动不足是肥胖症、2 型糖尿病、心脑血管疾病等慢性病的独立危险因素。

（4）睡眠行为：睡眠质量差和睡眠不足会对健康产生负面影响，长期睡眠不足或不规律的睡眠模式与高血压、糖尿病、肥胖症等慢性病存在较强的关联。

（5）吸烟饮酒：吸烟与多种癌症、心脑血管疾病和呼吸系统疾病相关，酗酒则与肝病、心脑血管疾病、精神障碍等相关。

4. 医疗卫生服务因素

（1）医疗资源可及性：基层医疗卫生机构和社区卫生服务能力欠缺，医疗卫生人员的数量不足，城市与农村地区之间的医疗资源不均衡，都会导致居民难以获得有效的预防服务、及时的治疗服务。

（2）医疗技术和服务质量：现代医学技术的进步使慢性病的早期筛查、早期诊断和治疗更加精准有效。高质量的医疗服务能够提高慢性病患者的依从性，提升治疗效果。

（3）健康政策与制度：国家和地区层面的慢性病防控战略如定期健康检查、慢性病筛查项目等对降低慢性病的患病率和死亡率起到重要作用。完善的健康保险制度可以降低慢性病患者的医疗费用负担，提高医疗服务的保障水平。

二、慢性病现场调查的定义与目的

慢性病现场调查，通常是在指定的社区、区域或特定人群中，通过实地收集与慢性病相关的各类数据，以评估慢性病的流行状况、影响因素及防控效果的调查活动，旨在获得真实、全面的健康信息，并为慢性病的防控、干预、政策制定及学术研究提供数据支持。慢性病现场调查的目的主要体现在以下几个方面。

（1）分析慢性病的流行现状：提供慢性病的流行病学数据，了解不同区域或人群中慢性病的分布特征、流行趋势和高危群体。

（2）识别慢性病的危险因素：分析慢性病的主要危险因素，为制定健康干预策略提供依据。

（3）评估慢性病防控效果：通过长期的监测与评估，了解慢性病防控政策和干预措施的实施效果，及时调整防控策略。

（4）推动健康促进：通过调查结果，采取有针对性的健康教育与行为干预措施，提高人群对慢性病预防的认知和自我管理能力。

（5）支持公共卫生政策：为政府和公共卫生机构提供决策依据，推动科学的政策制定和资源配置。

三、慢性病现场调查的组织与管理

现场调查的组织和管理是为了完成调查计划，达到所要求的调查目的，对调查活动进行的一系列协调和指导。现场调查是一项专业性和社会实践性都很强的系统工程，严谨的科学组织和管理能够充分调动调查团队的积极性，发挥成员特长，确保调查工作的顺利实施。组织与管理贯穿于整个现场调查，包括建立组织领导机制、组建现场调查专业队伍、明确现场调查质量控制管理制度、提供经费支持和保障服务以及协调各部门关系等。

（一）建立组织领导机制

卫生行政部门的支持不仅能为现场调查提供有效的保障，还能更好地履行政府公共职能，提高行政管理能力。我国目前大型的慢性病调查的组织领导单位一般都是卫生行政部门，具体组织实施的执行单位主要是疾控中心等专业机构。现场调查工作应根据工作的具体需要筹划相应的组织构架，包括组织领导小组、技术指导小组、专家咨询委员会等。涉及多级别的现场调查工作，各级均应组建相应的领导与工作组织（如国家级、省级与区/县级工作组），具体实施单位还要成立调查队伍与专班，确保现场调查工作的顺利开展。

1. 组织领导小组 负责调查工作的总体领导和协调，通常由卫生行政部门分管领导和主要职能部门负责人组成，主要职责为调查工作的领导、组织、协调、监督、保障等工作。

2. 技术指导小组 负责提供专业技术支持，通常由疾控中心、技术支持医院、高校等领域的专业技术人员组成，主要职责包括制订调查方案、设计问卷、制订工作手册、人员培训、物资准备、现场调查督导与质控、数据统计分析、出具工作报告等。

3. 专家咨询委员会 由相关领域专家组成的委员会，负责提供专业指导和意见，解决调查中遇到的专业问题，确保调查工作的科学性和准确性。

（二）组建现场调查专业队伍

慢性病现场调查工作一般由疾控中心、基层医疗卫生机构等机构完成，应根据调查需要，抽调合适的人员组成调查队伍，调查人员数量及专业应满足调查需求，在专业上可能包括流行病学、临床专科、实验室检测、健康教育等各类相关人员，在调查中合理分工，明确职责。调查人员不仅要有扎实的专业知识，还必须具有一定的社会工作经验。此外，在民族地区与具有浓厚口音特色的地区，还要注意选择能有效沟通的调查人员。例如，一支慢性病及危险因素调查的专业调查队伍，一般为20～25人，主要分工包括现场登记、现场组织协调、采血与血样处理、身体测量、问卷调查、应急急救、后勤保障等。

（三）明确现场调查质量控制管理制度

严格的质量控制可以确保调查过程的规范性和科学性、数据的准确性和完整性。需要制订详细的质控计划，加强督导与检查，建立反馈机制，以有效持续改进与提高。在现场调查前期、中期和后期三个阶段实施全程质量控制，前期主要包括调查方案和问卷的修订、人员的培训、物资的准备等内容，中期主要包括现场调查中的询问调查、身体测量、生物样本采集、保存与运输及实验室检测等环节的质量控制，后期主要针对调查问卷的保存、数据审核、数据录入、数据保存及对数据的清理和分析等环节进行质量控制。

（四）提供经费支持和保障服务

慢性病现场调查需要充足的经费支持和全面的保障服务来确保调查的顺利进行，通过政府拨款、社会捐赠、慢性病专项基金等方式筹集资金，同时提供政策与指导、技术保障与支持、物资保障与供应、人员保障及安全与健康保障等。例如，建立物资供应与管理制度，确保物资的及时供应和有效管理，对调查人员进行健康监测和防护，为被调查者提供必要的健康指导和建议。在开展现场工作时，要考虑天气、道路等情况，在山区要选择适于山区行驶的车辆及通信工具，特别是对要求数据即时录入和网络上传的调查，要保证网络的畅通。准备慢性病及危险因素调查所需的物资，主要包括知情同意书、预约信、工作手册、问卷、编码条、打印机、电脑、生物样本采集耗材与检测设备、身体测量工具、数据采集设备、医疗应急物资等，偏远地区还需要准备相应的生活用品。

（五）协调各部门关系

慢性病现场调查往往需要获得多部门的支持，如公安、民政、统计、教育及科研院所。例如，慢性病与相关死亡调查需要与统计、公安、民政等部门取得联系，青少年肥胖调查需要与教育部门联系，慢性病及危险因素调查需要社区、村委/居委会及基层医疗卫生服务机构的大力支持与配合；而在调查方案的设计与调查实施过程中也可以邀请高校、科研院所共同参与，保持和协调好与各部门的关系，才能保证调查工作的顺利实施。

四、国内外慢性病现场调查项目

慢性病已成为全球范围内主要的公共卫生问题，为了解其流行病学特征、危险因素及干预效果，多个国家和地区开展了大规模的现场调查项目。这些项目通过长时间的跟踪调查和多维度的数据收集，为慢性病的预防与控制提供了重要的科学依据。在国际上，以美国弗雷明汉心脏研究和欧洲糖尿病监测与控制网络研究为代表的长期追踪性调查，已经成为慢性病研究的标杆。而在国内，中国居民慢性病及危险因素监测项目、中国健康与养老追踪调查等大型调查，不仅揭示了中国慢性病的流行趋势，也为制订个性化的防控措施提供了宝贵的数据支持。以下将重点介绍国内外主要国家级大型慢性病现场调查项目。

1. 中国居民慢性病及危险因素监测项目 该项目是由中国疾病预防控制中心慢性非传染性疾病预防控制中心负责实施的全国性监测项目，旨在通过长期、连续、系统地监测慢性病及其危险因素，掌握中国居民慢性病的患病情况、危险因素的流行现状及变化趋势。调查内容包括人口学信息、个人行为危险因素（吸烟、饮酒、膳食、身体活动等）、慢性病患病与控制（高血压、糖尿病、血脂异常等）、自报慢性病患病与健康状况、口腔健康、伤害、体格测量与临床检查及生物样本检测等。该项目建立和完善了以人群为基础的慢性病及危险因素监测系统，连续、系统地收集慢性病及危险因素的相关信息，获得了我国居民慢性病患病及危险因素的流行现状和变化趋势，为国家制定相关的政策、慢性病干预策略和措施提供科学依据，为评估相关卫生政策和慢性病防控效果提供有力支撑。

2. 中国居民慢性阻塞性肺疾病监测项目 该项目调查中国40岁及以上居民慢性阻塞性肺疾病（chronic obstructive pulmonary disease，COPD）的患病情况以及相关影响因素的流行和变化趋势。调查内容主要包括人口学信息、知识知晓、家族疾病史、呼吸道状况、呼吸道疾病、危险因素（吸烟、居住环境、做饭与燃料、职业因素暴露等）、肺功能检查禁忌证等，此外，调查还涉及对慢性阻塞性肺疾病患者人群的规范化诊断、治疗、干预与管理水平的评估。该项目自 2014 年启动以来，至 2024 年已开展三轮监测，积累了大量的数据，为我国慢性阻塞性肺疾病的防控工作提供了重要支持。

3. 中国居民肌肉骨骼疾病调查项目 作为一项全国性的公共卫生调查，该项目的主要目的是掌握中国居民肌肉骨骼疾病的流行情况、分布特征和主要危险因素，为制订相关疾病的预防控制措施、管理策略及资源配置提供数据支持。调查内容包括问卷调查、身体测量、双能 X 射线吸收法（dual-energy X-ray absorptiometry，DEXA）测定骨密度、X 射线测量和血样采集等。问卷调查主要涉及肌肉骨骼疾病相关因素、一般健康状况、身体功能、肌肉骨骼疾病知识和行为等。身体测量包括身高、体重、腰围、小腿围、血压、握力、平衡能力、步速、重复从椅子站立起的时间等。此外，调查还涉及骨密度测量、肌肉质量测量和 X 射线骨关节检查。该项目覆盖了全国 15 个省份的 60 个县区，通过多阶段抽样进行。这些调查数据有助于了解居民肌肉骨骼疾病的流行水平，为评估不同特征人群发生肌肉骨骼疾病的风险提供依据。

4. 美国国家健康与营养调查 是由美国疾病控制与预防中心下属的国家卫生统计中心开展的卫生调查。该调查项目始于 20 世纪 60 年代，包括问卷调查和身体测量，旨在通过各种健康与营养指标的测量来了解美国成人和儿童健康与营养状况。美国国家健康与营养调查从全国抽取 15 个县，从 15 个抽中的县中抽取涵盖各个年龄段的 5000 人进行调查。问卷调查内容包括个人信息、社会经济学信息、膳食、健康状况（心脑血管疾病、糖尿病、环境暴露、肾脏疾病等）、行为危险因素（吸烟、饮酒、吸毒、身体活动等）和生殖健康；体格检查包括医学检查和口腔检查。问卷调查通常在调查对象家中进行，体格检查则在特定的移动体检车中进行。美国国家健康与营养调查采用电子化数据收集和处理系统，问卷采用带有电子笔的笔记本电脑录入，体格检查则使用数码体重秤和测距仪把数据自动传输到数据库，提高信息收集的准确性和工作效率，调查结果也得以更快地向公众发布。美国国家健康与营养调查项目的调查数据为美国国立卫生研究所、美国疾病控制与预防中心、食品药品监督管理局等机构提供了研究项目开展和评价的重要信息，并取得了许多重要成果。

第二节　慢性病现场调查的设计与实施

慢性病现场调查能够掌握慢性病的空间分布和流行特征，识别主要危险因素，系统研究慢性病的自然史，同时评估慢性病的诊断标准和防控措施，为制定有效的公共卫生政策提供科学依据。然而，鉴于慢性病的相关危险因素复杂多样，设计和实施现场调查面临诸多挑战。通常需要采用混合研究设计以全面了解慢性病的患病率、死亡率及其相关危险因素的影响。具体的调查方法在相关章节已有详细阐述，以下内容将以 H 省慢性病及危险因素调查项目为例，介绍慢性病现场调查的设计与实施过程。

一、慢性病现场调查的设计

（一）调查目标和内容

1. 明确调查的核心目标 明确调查的目标是确保调查工作顺利开展并取得实效的关键，它贯穿于调查的全过程，对调查的设计、实施、分析和应用都具有重要的指导意义。慢性病现场调查的核心目标根据实际情况确定，如在慢性病及危险因素调查中，核心目标主要包括：①了解常见慢性病的流行现状；②主要危险因素识别与评估；③慢性病的自然史；④疾病负担评估：评估慢性病对社会、经济及公共卫生系统的负担；⑤干预效果和政策评估。

2. 选择调查研究设计类型　调查设计者应根据研究问题、目的、对象、环境及资源等方面因素，综合考虑并选择最合适的研究设计类型，以确保研究的成功和科学价值的最大化。从时间维度考虑，慢性病现场调查研究一般分为横向研究和纵向研究。

（1）横向研究：研究特定时点或期间和特定范围内人群中的有关因素与疾病或健康状况的关系。横向研究在慢性病调查中的应用包括：①描述疾病或某种健康问题的分布特点及发生发展规律。基于调查资料，描述疾病或者健康问题在时间、地区和人群中的分布特征，可为危险因素的发现、高危人群的检出、疾病防控措施的提出及卫生政策和医疗卫生计划的制定提供基础资料。②发现病因线索，建立病因假说。横断面研究可以比较慢性病患者与非患者在某些因素上的差异，从而发现与慢性病相关的因素，为后续的病因研究提供线索。

（2）纵向研究：指的是在若干个不同的时间点上收集资料，用以描述现象的发展变化，以及解释不同现象前后之间的联系。在慢性病调查中纵向研究主要包括趋势研究和队列研究。

1）趋势研究：指的是对一般总体随着时间推移而发生变化的研究。趋势研究的目的是通过对一般总体在不同时期的经济状况、行为生活方式或健康状况进行比较，以揭示和发现慢性病的变化趋势和规律。实际上，对某一总体的趋势研究，就相当于利用对这一总体所进行的若干次横向研究的结果，来分析和探寻其发展变化规律。比如，中国慢性病及危险因素监测调查自2004年建立慢性病及危险因素监测系统以来，至2023年，已经开展了七轮全国性的横向调查，这些调查形成了一系列的纵向研究数据，旨在掌握我国居民慢性病及危险因素的流行状况和变化趋势，为制订慢性病预防控制策略和措施提供科学依据。通过了解疾病的变化趋势，可以了解某人群中某疾病及其危险因素的变迁趋势，进而了解其防控效果。

2）队列研究：根据研究人群是否具有某种暴露或暴露程度不同分为不同的亚组，进而追踪各组的结局发生情况，并比较其差异，从而判定暴露与结局之间有无关联及关联程度大小的一种观察性研究方法。目前国内外已有诸多知名队列，比如中国慢性病前瞻性研究（China Kadoorie Biobank，CKB）、中国老年健康影响因素跟踪调查（Chinese Longitudinal Healthy Longevity Survey，CLHLS）等。队列研究在慢性病现场调查中的应用包括：①队列研究能够通过长期随访观察，识别出与慢性病发生相关的各种危险因素。例如，中国慢性病前瞻性研究项目利用队列数据，研究了我国特有的暴露因素（如饮食习惯、吸烟、饮酒等生活方式，以及燃料使用等环境因素）与主要慢性病（如高血压、出血性脑卒中、消化系统恶性肿瘤等）之间的关联，提供了我国本土化的研究证据。②通过队列研究，可以深入了解慢性病的发病机制。例如，中国慢性病前瞻性研究项目分析基因组学数据，结合生活习惯、发病情况等信息，寻求各类重大慢性病的发病“源头”。③队列研究可以观察慢性病患者在不同时间点的健康状况变化，评估疾病的进展速度和严重程度。例如，对于心脑血管疾病患者，通过长期随访监测其血压、血脂、心电图等指标的变化，可以评估疾病的进展情况。④基于队列研究数据，可以构建疾病中长期风险预测模型。例如，中国慢性病前瞻性研究项目利用常规采集信息（性别、年龄、血压、腰围等）构建了一套心血管病10年风险预测模型，可在全国各地推广使用。⑤队列研究能够详细记录慢性病从发病到结局的整个过程，揭示疾病的自然发展规律。例如，对于慢性阻塞性肺疾病患者，通过长期随访观察其肺功能、症状变化、急性加重频率等情况，可以了解疾病的自然史。

3. 确定调查内容　根据不同的调查目标，确定不同的调查内容。慢性病现场调查内容包括当地社会经济相关信息；调查对象个人与家庭基本信息；慢性病发病或患病情况；慢性病的危险因素；慢性病相关的死因；与慢性病相关的其他公共卫生问题。具体选择哪些内容，需要依据研究的目标和重点进行针对性安排。

（1）当地社会经济相关信息：主要从统计、卫生、公安、民政等部门获取调查地区有关社会经济、人群健康状况、卫生资源、卫生服务、社会人口学等方面的信息。

（2）个人与家庭基本信息：性别、年龄、教育水平、职业、婚姻状况、经济状况、医疗保险、家庭成员基本信息、家庭经济状况等。

（3）慢性病发病或患病情况：在特定人群中对慢性病（如心脑血管疾病、糖尿病、慢性呼吸系统疾病、癌症等）的发生率、患病率、危险因素及相关健康行为等方面进行全面的调查，了解慢性病的流行趋势、相关危险因素及它们对人群健康的影响。通常采用询问调查、身体测量、实验室检测和辅助检查等方式完成。询问调查的内容包括人口学资料，主要慢性病发病或患病及其控制情况（如患病或发病时间、干预和治疗情况等），身体测量包括血压、身高、体重、腰围和体脂率等；实验室检测包括血糖、血脂、肾功能、尿酸等；辅助检查包括心电图、B 超、肺功能检查等。除此之外，随着慢性病监测信息系统的完善，慢性病的发病或患病情况也可通过居民健康档案、医院信息系统（hospital information system，HIS）获取。

（4）慢性病的危险因素：调查内容主要包括生物学因素（如遗传、年龄、性别等）、行为与生活方式因素（如饮食习惯、缺乏运动、吸烟和饮酒等）、环境因素（如空气污染等）、社会经济因素（如收入、教育水平等）及医疗卫生服务（如医疗机构的分布、可及性和利用情况等）等相关的因素。一般通过生物医学检测、问卷调查和社会环境数据收集，以全面评估慢性病的危险因素及其流行趋势。生物医学检测是通过血液、尿液、体重、血压等生物医学指标的测量，评估个体的健康状况及慢性病风险，如通过血糖水平监测糖尿病风险，通过肿瘤标志物筛查癌症等。

（5）慢性病相关的死因调查：死因调查是通过定期、系统地收集人群死亡资料，并进行综合分析，研究人群死亡水平、死亡原因及变化趋势和规律的一项基础性工作。通过死因统计分析指标可反映当地社会经济水平和文化发展状况，可为制定社会经济发展政策、卫生事业发展规划和卫生政策，评价当地居民健康水平，确定不同时期疾病防治的重点及效果评价提供科学依据。死因数据通常可以通过当地政府或卫生行政部门的死亡登记系统进行获取，同时结合对患者家属的后续调查与随访，以进一步完善死因信息的收集与核实。

（6）与慢性病相关的其他公共卫生问题调查：主要包括环境调查（包括大气、水、土壤、生活居住环境、生产环境等）、食品卫生调查、营养调查及学校卫生调查等。这些调查既可以分属于不同学科，又常常同时包含多个学科的内容。

（二）调查对象与样本

1. 调查点和调查对象的确定 慢性病现场调查通常涉及多个地区，调查点的选择标准需要依据调查目的和内容而定。如果是大规模的调查，还需要考虑地区代表性。一般应考虑以下因素：地理因素（方位、地形等），人口结构（城乡、性别、年龄、民族等）和经济状况等。2020 年 H 省成年居民慢性病及危险因素调查在全省 103 个县区，按照城镇化率（高、低）、人口数（高、低）和死亡率（高、低）分为 8 层，每一层随机选取 1～2 个调查点。考虑地域和城乡等分层因素的分布均衡性以及现有工作基础和条件，最终选出 10 个调查点。调查对象一般根据调查目的确定调查对象的纳入和排除标准。2020 年 H 省慢性病及危险因素调查项目的调查对象为调查前 12 个月内在调查点地区累计居住 6 个月以上且年龄≥18 岁的中国籍居民，而孕妇、认知障碍、严重疾病、行动不便或残障居民排除在外。

2. 样本量的估计 根据不同的研究设计确定调查的样本量，具体样本量计算公式可参照相关章节。以 H 省的慢性病及危险因素监测为例，样本量采用横断面调查计算公式。决定现况研究样本量大小的因素来自多个方面，主要包括：①预期患病率（P）；②对调查结果精确性的要求，即容许误差（d）越大，所需样本量就越小；③要求的显著性水平 α 值越小，样本量要求越大。一般在做某病的患病率调查时，其样本量可用式（13-1）估计。

$$n=\frac{Z_{1-\alpha/2}^{2}\times PQ}{d^{2}} \tag{13-1}$$

式中，P 为预期患病率，$Q=1-P$，d 为容许误差，$d=r\times P$，r 为相对误差，$Z_{1-\alpha/2}^{2}$ 为标准正态分布下的相应面积，n 为样本量。以 H 省的慢性病及危险因素监测为例，根据抽样原则，慢性病危险因素监测抽样拟进行如下分层：城乡 2 层（地级以上城市市辖区、县级市和县）；地理分布按市分为 10 层；按照以上分层因素，共计层数为 20 层（$2\times10=20$）。α 取 0.05，相应地，$Z_{1-\alpha/2}^{2}=1.96$；概率 P 取 2018 年监测糖尿病患病率 11.9%，则 $Q=1-P=0.881$；相对误差 $r=20\%$，$d=20\%\times11.9\%$。根据以上参数取值，计算得到平均每一层的样本量约为 363 人。根据层数为 20，并考虑无应答率 27%，计算得到总样本量约为 9000 人。

3. 抽样方法的确定　慢性病现场调查常用的抽样方法包括非随机抽样和随机抽样，随机抽样又包括简单随机抽样、系统抽样、分层抽样、整群抽样和多阶段抽样。实际应用中常结合社区调查具体情况选择合适的抽样方法。目前，大型慢性病现场调查的抽样方法多采用多阶段整群随机抽样方法，如中国居民慢性病及危险因素监测与中国居民慢性阻塞性肺疾病监测；小型专题调查多采用普查、整群抽样或者随机抽样，如关于某村肝癌高发的专题调查。以 2020 年 H 省成年居民慢性病及危险因素调查为例，该调查在每个调查点内均采用多阶段整群随机抽样的方法选择调查对象，具体步骤如表 13-1 所示。

表 13-1　慢性病及危险因素监测调查对象抽样步骤

抽样阶段	样本分配	抽样方法
第一阶段抽样	抽取 5 个乡镇（街道）	按人口规模排序的系统抽样
第二阶段抽样	抽取 4 个行政村（居委会）	按人口规模排序的系统抽样
第三阶段抽样	抽取 1 个村民/居民小组（至少 60 户）	简单随机抽样
第四阶段抽样	抽取 45 户居民，调查户中所有 18 岁及以上常住居民	简单随机抽样

（三）数据收集方法与调查工具

慢性病现场调查数据的收集方法主要包括问卷调查、体格检查、临床检查、健康可穿戴设备、生物医学检测、访谈法、观察法等，不同的数据收集方法对应不同的调查工具。在选择调查方法时，应根据调查目的、调查对象特征、资源条件等综合因素，选择适合的方法或者方法组合。

1. 问卷调查　慢性病调查最常见的方法之一，调查内容具体包括当地社会经济相关信息；调查对象个人与家庭基本信息；慢性病发病、患病情况；慢性病的危险因素；慢性病相关的死因调查；与慢性病相关的其他公共卫生问题。除个别心理状况评估等可由调查对象自填外，一般由调查员通过面对面询问收集相关信息。随着信息技术的发展，逐渐从传统的纸笔调查向无纸化转变。这种方法可以覆盖较大的样本量，且成本相对较低。

2. 体格检查　评估慢性病风险的重要手段，主要包括身高、体重、体脂、腰围、臀围、小腿围、握力、血压等测量，此外还有平衡能力、步行速度测试等。这些指标的测量有助于了解调查对象的健康状况，以及是否存在与慢性病相关的危险因素。需要注意的是，为确保调查质量，所有的体格检查，在同一次调查中，均要求测量工具品牌、技术参数、规格统一，测量方法统一。在多次调查中，为保证结果的可比性，除有更优的测量方法和工具外也尽可能地保证统一。

3. 临床检查　主要包括心电图检查、超声检查、颈动脉超声、X 线检查、脊柱侧弯检查、肺功能检测、骨密度和肌肉质量测量等。

4. 健康可穿戴设备　把可穿戴技术应用于健康领域，主要用于对心率、血压、血糖、体温和血氧饱和度等生理参数的监测、运动数据的统计及健康指导和疾病管理等。例如，健康手环、心率监测仪、智能贴片等。

5. 生物医学检测　采集调查对象的空腹血液样本，可检测空腹血糖、血脂四项（甘油三酯、高密度脂蛋白、低密度脂蛋白和总胆固醇）、糖化血红蛋白、血红蛋白、血肌酐、血钾等指标，服糖后2小时血样可测定餐后血糖。采集尿液样本，可检测尿肌酐、尿钾、白蛋白、总蛋白、微量白蛋白等指标；采集唾液样本，可进行遗传物质、口腔微生物、蛋白质等检测；采集粪便样本，可进行肠道微生物、代谢组学指标等检测。需要注意的是，为确保调查结果的一致性，减少系统误差，在同一次调查中的生物样本检测，均要求实验试剂、检测方法一致，所有实验室在检测前、检测中以及检测后均须进行质控，以确保检测质量。

6. 访谈法 通过与调查对象进行面对面的交流，深入了解其健康状况、行为生活方式、疾病史等信息。访谈法可以更加灵活地收集信息，适用于需要深入了解特定情况或细节的调查，不适于大规模调查。

7. 观察法 通过观察调查对象的行为、环境等，收集与慢性病相关的数据。例如，通过观察调查对象的饮食习惯、运动情况、生活环境等因素，评估其慢性病的发病风险。

（四）数据管理与质量控制

1. 数据录入与存储 应设专人负责对调查数据进行系统收集、整理和保存录入。确保数据的准确录入与安全存储，避免丢失和篡改。

2. 数据清洗与验证 项目工作组负责对收集的数据进行汇总、清理和及时反馈，检查数据是否符合要求，保证数据质量。

3. 数据保护与隐私 确保调查对象的个人隐私得到保护，遵守伦理规定。

4. 质量控制措施

（1）人员培训：采用讲授和练习相结合的模式进行统一培训，针对不同培训内容分别进行考核，并建立培训人员情况电子档案备查。

（2）技术资料及调查工具准备：调查所需的问卷、工作手册等主要技术资料统一提供，统一调查工具的品牌、规格和质量要求，避免因仪器来源、品牌不同而造成的偏差。

（3）预调查：为保证调查工作的顺利进行，各地可根据当地情况，进行小范围预调查。设专人负责检查测试工具的可操作性，保证调查流程的可行性。

（4）现场监督与核查：调查队负责人全面监控、协调、组织现场调查。对各项调查工作进行巡查，发现问题及时纠正。对调查员进行现场指导，提高工作人员责任心，核查数据的完整性与准确性，保证工作质量。

（5）资料收集和保存：监测点应设专人负责对调查数据、实验室生化检测结果、培训等资料进行系统收集、整理和保存录入。按照方案要求将资料及时上报和反馈。

二、慢性病现场调查的实施

根据现场调查的时段，现场调查的实施步骤可分为现场调查前准备工作、现场调查中的实施过程和现场调查后的数据处理三个阶段。

（一）现场调查前准备工作

慢性病现场调查准备一般包括工作方案及问卷的制订与论证、人员培训、宣传与动员、临床设备与实验室性能验证、抽样的准备、现场调查物资准备及伦理申请等环节，具体的现场调查需要准备的工作根据其内容与方法的不同而各不相同。

1. 工作方案及问卷的制订与论证 技术执行小组组织开展方案与问卷的制订，以及身体测量、临床检查和实验室检测方法的确定；并组织相关领域专家对调查方案、问卷、调查工具和实验室检测方法的科学性和可行性进行指导和论证。同时，对整个修订过程进行记录，留存各类文字、影像资料。

2. 人员培训 所有慢性病现场调查的工作人员均须经过培训且考核合格后方可参加调查，调查工作人员的分工主要依据调查内容来确定，主要岗位包括现场组织、问卷问询、身体测量、系统管理、实验室检测及现场安全等。涉及多级别的现场工作，往往需要采用多级别方式进行培训。如国家工作组组织省级、市级和（或）区/县师资进行一级技术培训，省级工作组组织各市级和（或）区/县调查点技术骨干进行二级技术培训，各调查点工作组组织该地区所有参与现场调查的技术人员进行三级培训。

3. 宣传与动员 各级工作组根据当地实际情况，采取多媒体、社区宣传等形式开展宣传动员工作，向居民介绍现场调查的意义和目的；并依靠当地政府和基层组织的领导和支持，做好居民摸底与预约工作，争取调查对象的理解、支持和配合。

4. 临床设备与实验室性能验证 调查工作如涉及临床检查和实验室检测部分，为确保结果的准确性和多个设备结果的一致性，在现场调查开始前需要进行相关设备和实验室的性能验证工作，只有通过验证的设备与实验室方有资格进行现场检查与实验室检测工作。临床设备主要包括设备的品牌、规格与型号，调查工作要求严格的情况下还需考查临床医生与医疗机构的资质。

实验室的性能主要包括检测设备的技术参数、规格等，更高规格的现场调查还需对实验室的资质与检测能力进行进一步的要求。例如，慢性病及危险因素监测调查中血糖检测的实验室在现场调查至少7天前开始性能验证，验证中需要使用3个不同浓度水平的质控品进行重复性精密度验证，通过后进行中间精密度验证，精密度全部合格后可开展现场调查，如不合格则继续进行性能验证，直至合格。

5. 抽样准备 调查前需要先摸清各抽样阶段的人口信息，然后按照拟定的抽样方法进行阶段性抽样。在抽样过程中如遇到调查对象不能参与的情况，要及时置换，一般按照家庭结构相似或者调查对象年龄、性别等个体因素相似的标准进行置换，为确保抽样的科学性，置换比例不宜过高，一般不能超过15%。

6. 现场调查物资准备 慢性病现场调查物资一般包括调查资料、调查工具、实验室检测仪器和耗材等。调查资料一般包括调查技术手册、调查问卷、预约信、知情同意书、花名册、流转单、条形码等；调查工具主要包括信息收集工具（电脑、平板等）、身体测量工具（血压计、腰围尺、体重秤、身高计等）、临床检查仪器设备（B超、心电图机、肺功能仪等）、实验室检测仪器与耗材（采血针、采血管、离心机等）及其他现场物资（医用垃圾桶、垃圾袋、打印机、调查对象早餐、礼品等）。同一项现场调查，要求统一调查所需技术资料、调查工具及实验室检测耗材等。

7. 伦理申请 为保护调查对象权益、遵循医学伦理原则、确保研究的合规性和质量、增强研究的可信度和接受度以及预防潜在的风险，在开展现场调查前需要向单位所对应的伦理机构提交伦理申请并取得批准。

（二）现场调查中的实施过程

1. 预约 一般采取入户、电话、短信等形式进行预约。预约内容主要包括确定入户调查时间、现场调查时间以及通知调查前准备事项等。预约信示例见附图 13-1。例如，慢性病及危险因素监测调查先上门或者电话确认入户调查时间，然后进行入户调查，填写家庭问卷，确定被调查户中应参加集中现场调查的对象，告知参加现场调查的时间，并发放预约信告知现场调查前的注意事项等。检测空腹血糖需要告知调查对象空腹8小时以上，尿样检测需要提前向调查对象发放尿杯（晨尿也需提前告知），如需了解调查对象的服用药物情况，需要调查对象现场调查前按照医嘱正常服药，并携带相关药物的药盒进行信息采集。

2. 调查场所的选择与布置 慢性病的现场调查一般集中调查居多，集中调查场所的选择需要考虑现场的安全性、便利性以及舒适性等，慢性病现场调查场所一般选择在村委会、居委会、社区卫生服务中心、乡镇卫生院、学校等有独立房间与空间的场所。现场的布置可根据调查流程、调查要求等因素进行规划，同时考虑人流量、天气等不确定因素。按照调查流程布置场所，需要对每个流程区域进行标识，让调查对象快速进入调查状态。某些调查项目需要既定的场所要求，如高血压测量需要在独立安静且温度适宜的房间；B超、心电图等检测同样需要独立的房间；身高、体重与腰围等身体测量尽量安排在同一区域，且腰围测量需要屏风遮挡。另外一些含有采血等有创伤性的现场调查项目，还需准备急救室或急救车，以防应急事件的发生。

3. 现场调查的开展 现场调查可以根据内容的要求、开展工作的便利性、调查对象可接受性等来确定调查方式。①集中调查，一般是将调查对象集中在一个固定的调查场所，按照一定的调查流程逐步调查，能在短时间内完成调查内容，是效率较高的调查方式。②家庭走访式调查即入户调查，适合调查对象分散居住很难到达集中调查点或调查对象行动受限的情况。此方式的受访率能够得到较好的保障，但不适宜大规模的人群调查。③多种方式结合，在实际调查中往往需要结合具体的情况，集中和入户两种方式均可用到。一般而言，慢性病调查以集中式调查为主，入户调查为必要的补充。无论是哪种形式的调查，现场调查中需要对现场质量进行实时质控，利用平板等收集的数据需要每日审核并及时上传，发现问题及时反馈和纠正。如果是多个地区同时开展同一个项目，可在第一个现场开展现场观摩活动，提高整体调查水平。

（三）现场调查后的数据处理

1. 调查设备与数据 每日完成现场调查后，做好调查设备的维护，及时上传、审核数据，设专人管理调查设备、调查问卷、调查数据，确保设备与数据的安全和完整。

2. 现场总结 现场调查结束时，召开现场总结会议，对现场组织、工作流程、调查工作人员调查技能掌握等情况进行总结，及时发现存在的问题。

3. 数据录入 同一个调查尽可能使用统一的数据录入形式与软件进行数据的录入和管理，纸质版问卷的录入需要两次平行录入，并进行结果比较，减少数据录入的系统误差，确保录入质量。

4. 资料的保存 现场结束后，需要对现场调查过程中产生的资料进行妥善保存，确保资料完整性，如调查方案与问卷的论证资料、现场调查的宣传资料、人员培训记录、相关会议记录、设备信息、人员分工信息、纸质版调查问卷、现场影像资料、质控资料、伦理信息等。

第三节 慢性病现场调查的资料分析与报告撰写

一、现场调查数据分析准备

（一）现场调查数据清理

数据清理的目的是确保数据的完整、可靠和准确，确保数据分析前的内部和外部一致性。慢性病现场调查数据在清理过程中，一般采用填补缺失值、校正异常值、删除重复值、标准化数据整合及记录清洗日志等方法来清理数据，产出数据清理报告，并锁定清理后的数据库。

（二）数据分析变量准备

数据分析变量准备工作是数据分析的基础，对于慢性病调查现场的大型数据库，每次分析前首先要确定该次分析的主题，明确此次分析的目的与内容，列出预期产出，确定将要调用的数据集，制订分析纲要。

1. 样本设计变量的加权调整 加权调整即为不同样本赋予不同的权重，以确保分析结果能够更好地反映整个目标人群的真实情况。当前大规模的流行病学调查往往都是复杂抽样设计，需要采用复杂样本数据对总体参数进行推断。由于调查样本可能并不完全代表总体（例如，某些群体可能在调查中被过度或不足采样），因此需要加权以反映各群体的实际比例；低响应率可能导致某些群体被低估或高估，影响调查结果的可靠性；此外，抽样偏差也可能影响数据的有效性。所以，在分析采用复杂抽样的大规模流行病学调查数据时，需要对样本设计变量进行加权调整。

常见的加权调整方法包括：①基于人口结构的加权，这种加权方法是最常见的，它根据调查样本中各群体在总体中的比例进行加权。例如，H 省的男性人口在总体中占 60%，女性占 40%，但调查样本中男性占 70%，女性占 30%，则需要为女性样本赋予较大的权重，调整样本的性别比例。②基于调查阶段的加权，如果调查涉及多阶段抽样（如先在不同区域抽样，再在每个区域内抽取具体家庭或个体），则需要根据每个阶段的抽样比例进行加权，确保每个阶段的样本比例正确反映总体。③基于响应率的加权，在实际调查中，某些群体的响应率较低，如高收入人群或特定年龄段的人群。这时可以根据各群体的响应率进行加权，避免这些群体的缺失对分析结果造成偏倚。

H 省的某项调查采用多阶段复杂抽样设计，需对样本进行抽样加权。现场抽样又造成了某些重要指标在样本与总体分布上的偏差（主要为年龄和性别的偏差），需进一步对样本结构进行事后分层调整。

（1）抽样权重：是对样本中每个被调查单元赋予的一个数值，用来反映该单元在总体中的代表性。权重的大小与抽样设计密切相关，通常由抽样过程中的不同阶段（如分层抽样、多阶段抽样等）计算得出。以 H 省慢性病及危险因素调查项目工作为例，样本个体的抽样权重 W_{design} 的计算如下：

$$W_{\text{design}} = W_{\text{d1}} \times W_{\text{d2}} \times W_{\text{d3}} \times W_{\text{d4}} \times W_{\text{d5}} \quad (13\text{-}2)$$

其中，W_{d1} 为样本县/区的抽样权重，其值为简单随机抽样下样本所在分层县/区总数除以抽中的县/区数。W_{d2} 为样本乡镇/街道的抽样权重，其值为按照人口规模大小排序后的系统抽样下样本所在县/区乡镇/街道总数除以抽中的乡镇/街道数。W_{d3} 为样本村/居委会的抽样权重，其值按照人口规模大小排序后的系统抽样下样本所在乡镇/街道村/居委会总数除以抽中的村/居委会数。W_{d4} 为样本村民/居民小组的抽样权重，其值为样本所在村/居委会村民/居民小组的总数。W_{d5} 为样本家庭户的抽样权重，其值为在简单随机抽样下样本所在村/居民小组家庭户的总数除以抽中的家庭户数。

（2）无应答权重：是指在样本调查中，为了解决某些样本单位未响应（如未完成问卷、拒绝参与或无法联系）导致的偏差，对已响应样本分配额外的权重，用以校正总体特征的代表性。这种调整可以减少无应答带来的非随机偏差，从而提高调查结果的准确性和推断能力。样本个体的无应答权重 $W_{\text{nonresponse}}$ 为所有应参加问卷调查的总人数除以实际参加问卷调查的总人数。假设 H 省所有应参加个人问卷调查的总人数为 3000 人，实际参加个人问卷调查的人数为 2000 人，则 H 省样本个体的无应答权重为：

$$W_{\text{nonresponse}} = \frac{3000}{2000} = 1.5$$

（3）事后分层权重：是指在调查完成后，根据已知总体特征（如人口统计特征、地区分布等）对样本进行重新分层，并为样本赋予权重，以纠正由于样本分布与总体分布不一致而可能导致的偏差。以 H 省为例，考虑的分层因素为城乡 2 层、性别 2 层、年龄 3 层（18～44 岁，45～59 岁，60 岁～），最后共分为 12 层。将用抽样权重和无应答权重加权的监测样本与第六次全国人口普查人口数均按照上述因素进行分层后，每层事后分层权重 $W_{\text{ps},k}$ 的计算如下：

$$W_{\text{ps},k} = \frac{\text{人口普查在第}k\text{层的人口数}}{\text{样本在第}k\text{层抽样权重与无应答权重乘积之和}} \quad (13\text{-}3)$$

样本个体的最终权重 W 为抽样权重、无应答权重和事后分层权重的乘积，计算公式如下

$$W = W_{\text{design}} \times W_{\text{nonresponse}} \times W_{\text{ps},k} \quad (13\text{-}4)$$

2. 分析变量的整理 分析变量包含疾病和危险因素定义的重要信息。分析变量的整理涉及指标定义、调查问卷和生化检测方法等方面信息，是复杂样本统计分析的基础。不同的慢性病调查项目根据其调查内容产出各自的核心指标变量。以慢性病及危险因素监测调查为例，核心指标分析变量见表 13-2。

表 13-2 慢性病及危险因素核心指标

类别	指标
危险因素指标	吸烟行为：吸烟率、现在吸烟率、每日吸烟率、日平均吸烟量、开始每日吸烟年龄、戒烟率、成功戒烟率、二手烟暴露率等

续表

类别	指标
危险因素指标	饮酒行为：过去30天/12个月饮酒率、饮酒者日均酒精摄入量、危险饮酒率、有害饮酒率、饮酒者单次大量饮酒率等 饮食行为：蔬菜和水果日均摄入量、蔬菜水果摄入不足率、红肉日均摄入量、红肉摄入过多率、家庭人均每日食盐/烹调油摄入量、家庭人均每日食盐/烹调油摄入过多比例等 身体活动：身体活动不足率、经常锻炼率、从不锻炼率、总静态行为时间、业余静态行为时间、业余屏幕时间、平均每日睡眠时间、失眠患病率等
慢性病流行状况指标	体重及控制：平均体质指数、健康体重率、超重率、肥胖率、中心型肥胖率等 血压、血糖、血脂及控制：检测率、新诊断患病率、患病率、知晓率、治疗率、知晓治疗率、控制率、治疗控制率、健康管理率、规范化健康管理率、自报患病率、糖尿病前期患病率、高胆固醇血症患病率、高甘油三酯血症患病率、高低密度脂蛋白胆固醇血症患病率、血脂异常患病率等
其他慢性病及相关指标	高尿酸血症患病率、慢性肾病患病率、过敏性疾病患病率、自报各类慢病患病率、健康体检率、宫颈癌筛查率、乳腺癌筛查率等

二、现场调查结果的统计分析策略

（一）描述性分析

计算发病率、患病率、控制率和死亡率等，常用算术平均数、几何平均数、中位数、众数等指标描述集中趋势，极差、四分位数间距、方差/标准差、变异系数等指标描述离散趋势，直方图、箱线图等展示数据的详细分布状况。通过描述性分析，了解疾病与健康相关危险因素的三间分布，并进行横向与纵向对比，呈现不同地区、不同人群主要健康问题，确定地区疾病防控工作重点领域，为行政部门制定卫生政策提供依据。

（二）推断性分析

统计推断方法主要包括置信区间估计和假设检验两类。其中假设检验常用的方法有 z 检验、t 检验、卡方检验、方差分析等参数检验方法及基于秩次的非参数检验方法。对调查中发现的患者可以开展病例对照研究，应用卡方检验分析疾病可能的危险因素，进一步探索疾病的病因及确定重点干预的疾病危险因素，为制订慢性病相关干预措施提供依据。在调查设计中，如果有队列研究的设计，收集队列人群的暴露状况，可以进行相关性分析，以寻求和验证病因。

（三）多因素分析

利用流行病学研究数据，探讨定量因素与多个自变量之间的线性依存关系，通常以多元线性回归分析来实现。例如，探讨年龄、性别、教育水平、城乡、吸烟量、饮酒量、睡眠等指标对于空腹血糖的预测作用。探讨高血压患病在调整其他影响因素的情况下，是否与饮酒独立相关，可选用二分类的 Logistic 回归模型来实现。如果因变量的分布在个体间不独立，个体间存在空间聚集性，可利用多水平模型来实现。

（四）空间地理分析

慢性病的发生与基因和行为因素密切相关，但诸多研究发现长期的环境暴露也可导致或增加慢性病发病或患病风险。环境暴露既可直接引发慢性病，也可以改变个体行为，从而间接导致慢性病。由于不同地区的环境大相径庭，其对慢性病的影响也可能有着空间差异。慢性病与环境因素进行匹配，基于空间分析方法可探索发现重点慢性病潜在的环境影响及这些因素的空间异质性，从而为慢性病防控提供科学参考。例如，用全局莫兰指数（Global Moran's index）来探索某县高血压患病率的空间分布特点，以寻求高血压高发或低发地区并分析原因，以达到资源优化配置的目的。

三、慢性病现场调查的报告撰写

调查报告是针对某个事件、某项工作或某些情况，进行系统、周密的调查，透过现象揭示本质，经过分析和归纳，得出调查研究结果，并以文字、图表等形式呈现的书面报告，它系统地反映了研究的背景、目的、经过和结果。

（一）慢性病现场调查报告的意义

1. 提供信息，成果展现　通过报告的撰写与发表，向调查工作参考者、政策制定者、管理者、机构及公众公布结果，提供可用于指导有关公共卫生及临床干预措施的信息，达到慢性病预防与控制的目的。慢性病现场调查工作涵盖了从方案制订、执行、数据收集、分析整理，直至报告编写的全过程，构成了一个连贯的工作流程。因此，报告不仅是该流程的终点，也是工作成果的集中展示。

2. 总结经验，发现问题　通过报告的撰写，可以及时发现人群的健康问题及工作中的相关问题，并通过政府部门及相关专家指导，可有效改善后续的慢性病防控工作，使报告在实际工作和理论研究中发挥其应有的作用。

（二）慢性病现场调查报告的类型

慢性病现场调查报告主要是以工作报告为主，因性质、内容、用途、读者对象等方面的不同，主要包括基础型调查报告、分析型调查报告及评估型调查报告。

1. 基础型调查报告　慢性病现场调查的基础型调查报告着重于对所调查的现场进行系统、全面的描述，主要是展示某一现场的基本状况、发展过程和主要特点，主要关注慢性病的患病率、发病率等基本信息，详细描述慢性病在特定人群中的流行状况。基础型调查报告根据其调查性质又分为综合型调查报告和专题型调查报告。综合型调查报告用于反映某一总体方面的情况，或某一现场各方面的内容，报告力求全面，涉及面广，资料丰富，篇幅较长。例如，《2020年H省重点慢性病现况报告》涵盖2020年H省死因监测、慢性病及危险因素监测、慢性阻塞性肺疾病监测、肿瘤登记、心脑血管事件监测、伤害哨点监测等常规监测与流行病学调查，内容丰富全面（附图13-2）。专题型调查报告多用于针对某一特定的慢性病或慢性病相关的某一特定问题进行深入研究，内容比较专一，问题比较集中，可以针对慢性病的病因、危险因素和预防措施等进行专题调查和分析，具有较高的针对性和实用性，可以为慢性病的防治工作提供针对性的指导，如《关于某地区肿瘤高发的调研报告》。

2. 分析型调查报告　不仅要关注慢性病的基本情况，还要深入分析慢性病的发展趋势与相关影响因素，探讨慢性病与各种暴露因素之间的相关性，提出针对性的防控建议。内容主要包括慢性病流行状况、影响因素分析、人群特征、医疗服务状况及对策与建议等。

3. 评估型调查报告　关注对社区特定健康干预、防控政策与措施效果的评估与评价等。例如，《社区不同人群综合干预模式研究项目总结报告》对集预防、风险评估、跟踪随访、干预指导于一体的慢性阻塞性肺疾病综合干预与管理服务进行有效性评估、过程评估、效果评估及成本效益评估等，为制定慢性阻塞性肺疾病综合防控策略提供科学依据。

第四节　信息化在慢性病现场调查中的应用

一、慢性病现场调查信息化技术发展历史

近年来，随着科技的进步，慢性病现场调查技术也在不断创新和完善。例如，利用电子设备和互联网进行在线调查和数据分析，极大地提高了调查的效率和准确性。此外，大数据和人工智能技术的进入，使得我们能够更全面、深入地理解慢性病现场调查。

（一）传统模式下的慢性病现场调查信息化技术

传统的慢性病现场调查多采用纸质问卷进行信息收集，利用 EpiData、Access 等软件建立数据库，然后进行数据录入。现场调查过程中，问题的阈值、跳转等逻辑问题难以控制，一旦在数据录入过程发现问卷错误，只能重新询问调查对象进行核实，若调查对象记不清当时的作答情况，就会造成缺失或偏差。从纸质版问题到数据的录入需要花费大量的人力成本和时间成本，效率低且准确性不高。传统的慢性病调查普遍存在覆盖面较低、采集手段单一、信息化水平不高、系统间缺乏连接的情况，已越来越不适应当前社会的发展。

（二）移动互联网下的慢性病现场调查信息化技术

移动互联网与人工智能的发展为慢性病现场调查的发展提供了有力支撑。随着便携式电脑和掌上电脑的普及，采用电子化调查手段开展现场流行病学调查的方式迅速发展，还实现了与可穿戴设备、移动软件、体检车等人工智能设备的对接。灵活利用不同源数据库的信息链接，大大提高了慢性病调查的工作效率。随着信息化的深入发展，目前已逐步建立了完善的现场调查系统。例如，中国慢性病及危险因素监测系统开发了集人群抽样、现场询问调查、身体测量、实验室数据管理、质量控制、图片上传和审阅、信息反馈、简单统计分析与展示、报告自动撰写等功能于一体的信息收集与管理平台，利用计算机辅助个人访谈（CAPI）进行数据采集和信息管理，实现信息的实时上传，严格质量控制，使调查数据的及时性、可靠性和准确性进一步提升，调查质量不断提高。

二、慢性病信息系统的开发与应用

信息化是推进慢性病监测系统建设的关键手段和重要依托，早在 20 世纪 50 年代美国就以立法的形式确定了肿瘤登记制度，并开展了相关的专病调查，随后在 20 世纪 80 年代部署了“行为危险因素监测系统”，并研发了“电子健康档案系统”。而我国慢性病管理信息化起步较晚，20 世纪 80 年代中国疾控中心才建立了全国疾病监测点系统（disease surveillance point system，DSP），以此为基础建立了我国综合疾病监测系统。

随着信息技术的发展，为克服长期以来以纸质版问卷调查与人工数据录入为主的传统现场调查模式的弊端，建立区域卫生信息平台，利用互联网技术开展慢性病现场调查，已经成为慢性病监测系统信息化不可或缺的手段。目前国内已从多个角度出发，针对慢性病调查特点设计并开发了慢性病现场调查系统，建立了慢性病现场调查标准化服务体系。

1. 搭建区域卫生信息平台，多源慢性病信息互联互通 区域卫生信息平台是以服务居民为中心，连接区域内的医疗卫生基本业务信息系统，支撑多种业务的应用与协同，兼顾人口健康管理和辅助决策的需要。随着信息技术的发展，搭建区域化卫生信息平台，采集各医疗卫生机构、疾控中心等业务部门的业务数据，建立卫生行业战略数据仓库，优化各相关部门信息沟通，防止信息孤岛，弱化信息壁垒。实现各医疗卫生机构资源共享，提高医疗资源的利用效率，加强宏观调配，优化资源配置，实现区域卫生业务开展的协同作业，建设医疗卫生各类数据集成共享，为宏观管理和决策支撑提供数据资源。通过实现社区与医院卫生服务信息双向互联互通，完善居民个人健康档案，加强慢性病患者的管理，可以实现人群全生命周期健康监测，更好地为居民提供一站式、终身制服务，最大程度地提高卫生信息利用度，更全面地服务人群健康。

2. 现场调查信息化平台建设 现场调查信息化平台将现场调查所需环节进行智能化，包括样本抽样、调查对象管理、体检项目管理、问卷管理、实验室管理、质量控制管理、体检车管理、可穿戴设备管理、数据管理等模块，通过管理系统与信息收集移动端应用（APP）结合，实现现场调查全流程信息化。利用现代信息技术进行数据采集，利用软件技术和数据库技术，将原来的纸质问卷调查表转化为便携式电脑或移动端 APP 电子调查表，在现场采集数据的同时进行范围和逻辑检索，确保了数据采集的及时性和准确性，不再需要人工二次录入，使询问记录和人工二次输入合二为一，彻底改变原来数据采集、录入和校正分离的状态。随着大数据平台的建设与完善，慢性病信息化建设将以居民全生命周期健康档案为基础，与公共卫生各系统互联互通实现信息数据共享。通过网络技术与公共信息数据间建立动态连接，进行智能数据抓取，优化现场调查流程，进而系统地开展标准持续的大规模人群流行病学调查，使现场调查信息更灵活更高效更完整。

三、慢性病现场调查信息化技术未来展望

在当前的国际慢性病防控趋势中，精准预防策略正逐渐成为核心，其关键在于结合大数据与多组学数据开展慢性病风险的预测和预防。大数据分析技术能够处理庞大、复杂的健康信息，并通过机器学习算法进行风险评估。例如，利用电子健康记录、疾病史、家族遗传史等大数据，可以通过模型预测某个人群未来患某种慢性病的可能性。通过多维度的数据整合与分析，研究人员能够识别出影响慢性病发展的关键因素，如基因、环境、生活方式等。

在此基础上，多组学技术的应用进一步提升了慢性病预测的精确度。多组学技术整合了基因组学、代谢组学、转录组学、微生物组学等层面的数据，有助于深入分析慢性病的发病机制。例如，基因组学数据能够揭示个体的遗传易感性，代谢组学数据则能够反映个体的生物化学反应和代谢紊乱，微生物组学数据则揭示肠道菌群与慢性病之间的关系。通过将这些组学数据与健康数据进行结合，研究人员可以获得更加全面的健康信息，从而为慢性病的早期预测和干预提供更加精准的依据。

（何田静　祝淑珍　佟　岩）

思考题

1. 论述慢性病发生发展的多因素模型及其对个人和社会层面的影响，并提出有效的预防和控制策略。
2. 在慢性病现场调查中，如何有效管理调查团队以确保调查质量和效率？
3. 信息化技术如何优化慢性病现场调查的数据收集流程？

附 调查对象预约信示例（附图 13-1）及重点慢性病现况报告大纲（附图 13-2）。

XXXX 调查对象预约信

____________女士/先生：

您好！我们是 XXXX 的健康调查员。目前我们正在开展 XXXX 现场调查工作，目的在于掌握我国居民主要慢性病及危险因素的流行状况，为政府制定慢性病防控政策提供科学依据。

您已被随机选中作为 XXXX 的调查对象，我们即将对您开展调查工作，内容包括个人问卷调查，血压、身高、体重、腰围和握力测量，以及空腹血糖、血红蛋白、血脂四项、糖化血红蛋白、血尿酸、血肌酐、总蛋白、白蛋白、血钾、尿肌酐、尿白蛋白、尿钠和尿钾等检测（以上项目体检费用均由 XXXX 经费承担）。我们会及时将体检结果反馈给您。此次调查中有关您的所有信息我们都将严格保密。

如果您愿意参与我们的调查，请于_月_日上午_时_分，到________接受我们的问卷调查和体检。问卷调查和体检将会占用您 1 个小时左右的时间。请使用我们提供的带盖尿杯，留取您参加调查当日清晨起床后的第一次尿液（晨尿），并携带到调查现场交给我们的调查员。

为了保证检测结果的准确性，**请认真阅读以下注意事项：**

1、留取晨尿时，最开始的尿液舍弃不要，从中间流出的尿液开始留取，直至充满尿杯。

2、请在接受调查前至少 8 小时以上除少量饮水外，不要吃任何食物，不要喝酒，也不要饮用咖啡、茶等饮品，并且避免任何剧烈运动。

3、如果您患有高血压、心脑血管疾病或其他疾病，请在清晨按时服药后参加调查。

4、如您患有糖尿病，请严格按照您服用的药物或者注射的胰岛素的服药/注射要求，服药后或者带药参加调查。

5、如果您近 2 周内有服用任何药品，请将标记有药品名称等信息的药品包装带到集中调查现场。

诚邀您参与，感谢您的配合，以及为慢性病防控事业所做的贡献！

祝您身体健康，幸福平安！

____________疾病预防控制中心（盖章）

日期：______年____月____日

附图 13-1　预约信示例

2020年H省重点慢性病现况报告

前言

概要

第一章　慢性病行为危险因素

　　一、吸烟行为

　　二、饮酒行为

　　三、膳食行为

　　四、身体行为

第二章　主要慢性病和伤害流行情况

　　一、高血压

　　二、糖尿病

　　三、血脂异常

　　四、心脑血管疾病

　　五、慢性阻塞性肺疾病

　　六、恶性肿瘤

　　七、营养性疾病

　　八、伤害

第三章　主要慢性病和伤害死亡情况

　　一、死亡总体情况

　　二、寿命损失情况

　　三、恶性肿瘤

　　四、脑血管病

　　五、心脏病

　　六、伤害

　　七、呼吸系统疾病

　　八、糖尿病

第四章　慢性病相关健康水平评估

　　一、数据来源

　　二、过程评估

　　三、成本效益评估

　　四、效果评估

第五章　结论与建议

　　一、主要结论

　　二、主要建议

附图 13-2　2020 年 H 省重点慢性病现况报告大纲

第十四章　传染病现场调查技术

传染病的发生、传播及流行与社会经济发展之间联系密切。传染病防控不仅是人类面临的一项医学挑战，更是一个重要的社会课题。传染病现场调查研究不仅能够全面揭示传染病或相关卫生事件在人群中的分布特征，还能通过实验研究方法探明其发生的深层原因。在此基础上，研究者制定出针对性强且行之有效的疾病控制策略，并利用现场调查数据评估实施效果，从而不断优化防控方案，切实保障公众健康。本章将详细介绍传染病现场调查的组织与管理、传染病现场调查和处置、传染病现场调查资料描述和分析与传染病现场调查报告的撰写，并提供参考示例。

第一节　传染病现场调查的组织与管理

一、传染病防控的基本原理

传染病的传播和流行由传染源、传播途径和易感人群三个基本环节决定。其中任何一个环节的变化都可能影响传染病的流行和消长。上述三个环节构成了传染病疫情的生物学基础，同时流行过程始终受到自然因素、社会因素的影响。因此，在预防与控制传染病时，除了要注意这三个基本环节外，也需要重视影响流行过程的自然因素和社会因素。

（一）传染病的特点

传染病（infectious disease）是指由各种病原体引起的，能在人与人、动物与动物或人与动物之间相互传播的一类疾病。传染病是感染性疾病的一种特殊类型。感染性疾病比传染病包括的范围更广，涉及的病种更多。与非传染病相比，传染病具有以下特点。

1. 传染性　传染病能够在宿主之间直接或通过媒介物相互传播，即病原体从一个被感染的机体通过适当的途径进入另一个易感者机体，进而引发感染。

2. 免疫反应特性　人体感染病原体后，能够生成针对病原体及其产物（如毒素）的特异性免疫，该免疫反应有助于预防同一病原体的再次感染。

3. 具有特异的病原体　细菌、病毒、真菌、衣原体、立克次体、螺旋体和寄生虫等都可以作为传染病的病原体。

4. 可预防性　通过控制传染源、切断传播途径及保护易感人群等措施，可以有效预防传染病的发生和流行。

（二）传染病的分类

根据病原体、病程、临床特点和传播途径的不同，可以将传染病分为不同类别。自 2025 年 9 月 1 日起实施的新修订《中华人民共和国传染病防治法》将传染病分为甲、乙、丙三大类，共 40 种国家法定传染病。

1. 甲类 2 种　包括鼠疫、霍乱。

2. 乙类 27 种　包括新型冠状病毒感染、传染性非典型肺炎、艾滋病、病毒性肝炎、脊髓灰质炎、人感染新亚型流感、麻疹、流行性出血热、狂犬病、流行性乙型脑炎、登革热、猴痘、炭疽、细菌性和阿米巴性痢疾、肺结核、伤寒和副伤寒、流行性脑脊髓膜炎、百日咳、白喉、新生儿破伤风、猩红热、布鲁氏菌病、淋病、梅毒、钩端螺旋体病、血吸虫病、疟疾。

3. 丙类 11 种　包括流行性感冒、流行性腮腺炎、麻风病、风疹、急性出血性结膜炎、流行性和地方性斑疹伤寒、包虫病、黑热病、丝虫病、手足口病、感染性腹泻病（除霍乱、细菌性和阿米巴性痢疾、伤寒和副伤寒以外）。

（三）影响传染病流行的自然因素

传染病的流行受到多种自然因素的影响，其中，气候因素和地理因素影响最为显著。气候因素会对人类日常活动模式、动物宿主的生存状态及媒介昆虫的滋生繁衍过程产生明显作用，同时与游离于宿主体外的病原体在自然环境中的存活时长紧密关联，其具体涵盖气温、降水量、湿度、风速以及风向等要素。除此以外，气候变化如厄尔尼诺现象、海啸、城市热岛效应、雨雪霜冻、强热带风暴对传染病的流行也会产生直接和间接的作用。从地理环境因素的视角来看，传染病的分布呈现出与之紧密的关联性。以血吸虫病为例，其流行区域分布于我国南方的 13 个省（区、市），由于血吸虫的生活环节均需要在有水的环境中完成，故此疫情呈现出沿水系的特定地理分布特征。同时，部分由人类活动所引发的地理条件改变，如大面积森林砍伐、荒地开垦和水坝修建等生态系统的改变促使传染病流行状况发生变化，进而对公共卫生安全构成潜在威胁。

（四）影响传染病流行的社会因素

1. 经济发展和政治因素　国家的经济发展水平对传染病的发生与防控起着重要作用。经济发展能有效地改善人群健康状况，使得传染病的大规模流行得以有效预防和控制。许多国家或地区经济贫困，无力为人民提供良好的物质生活环境、健全的医疗卫生体系及有效的社会保障等，由此引发传染病流行，甚至持续加剧。非洲是世界上不发达国家、绝对贫困人口较多的地区之一，同时承受着较大外债压力。以上种种因素，加之艾滋病的高发病率，使得非洲成为全球在抗击艾滋病方面最为脆弱的地区。艾滋病的蔓延不仅严重影响非洲人民健康水平，也给非洲经济发展造成沉重负担，导致其劳动人口迅速减少、人才损失严重，经济发展受阻。除此以外，工业化和城市化等都有可能造成环境和生态的改变，也是导致新传染病产生和流行的重要原因。国家政局不稳和社会发展动荡，往往会直接影响到医疗保健、防疫等工作，从而间接引发传染病的暴发与流行。卫生问题已成为国际政治的重要内容，各国加强了国际合作以控制传染病。该合作不仅包括信息共享、疫苗研发、医疗援助，还涉及预警系统建立与资源公平分配等更深层次与更广范围的内容。有效的国际合作能够限制传染病传播范围，减轻其对全球健康和经济的影响。

2. 人口与交通因素　人群特征、生活行为与饮食习惯都是影响传染病流行的重要因素。人类是社会存在和发展的基础。人口的增长和分布、人口结构变化及人群的行为习惯等因素均对人类健康具有重要影响。当前，全球人口老龄化形势日益严峻，传染病防控面临前所未有的挑战。首先，社会负担增加，影响医疗资源投入；其次，生态环境持续恶化，新旧传染病交织肆虐；最后，人口流动及经济全球化为传染病蔓延提供了有利环境。随着生活水平的提高，人们生活行为以及饮食习惯的改变也影响了传染病的传播。不安全性行为和注射毒品会增加感染人类免疫缺陷病毒、乙肝病毒的风险。此外，旅行、交通等因素对传染病的传播也有一定的影响。据统计，每天有近百万旅客在国际旅行中，如新兴的“生态旅游”和“探险旅游”，大大增加了自然疫源性传染病的传播风险，如接触某些动物可能导致病原微生物从动物传播给人类。

3. 卫生管理与卫生服务因素　卫生服务指卫生服务机构依托各类卫生资源向人民提供的医疗、预防、保健、康复、护理服务等内容，服务对象包括个人与人群。我国现已基本建立了以疾病预防控制、应急救治、卫生监督等专业的公共卫生机构为骨干，以各级各类医疗卫生机构为依托，以基层医疗卫生机构为网底，以全民参与为支撑，覆盖全民的公共卫生服务体系。与传染病密切相关的公共卫生服务包括传染病和突发公共卫生事件报告和处理，服务内容为传染病疫情和突发公共卫生事件风险管理、传染病和突发公共卫生事件的发现和登记、传染病和突发公共卫生事件相关信息报告，以及传染病和突发公共卫生事件的处理。然而，有限的公共卫生财政投入、流失的专业公共卫生机构骨干人员等进一步弱化了专业公共卫生机构的传染病防治能力。随着全球化市场的兴起，大部分国家在环境卫生、医疗服务和粮食供应方面得到改善，但同时面临新的挑战。例如，公共卫生财政投入不足致使基层疾病预防控制网络逐步被破坏，传染病处置能力与风险管控能力逐渐降低。优化顶层设计、加强制度保障是提升传染病防治能力的根本所在。

二、传染病现场调查的组织与管理

传染病的现场调查是一项专业性和社会实践性很强的复杂系统工程。一方面，传染病现场调查是一项专业工作，是极具针对性的卫生专业调查，它包括流行病学调查、样本采集等部分。另一方面，这也是一项具体的社会实践，是面向公众和社会的公共管理行为。传染病现场调查工作不仅需要卫生部门中各专业人员的协作，还需要行政组织、交通运输部门、教育部门、财政部门等部门的共同努力。因此，只有采取有效的组织和管理工作，才能确保传染病现场调查工作的有序展开，及时采取科学的防控措施应对传染病疫情。

（一）组织协调

在一般性传染病疫情或公共卫生事件情境下，地方卫生行政部门承担牵头职责，指定疾控机构执行现场调查任务，并依据事件态势判定是否需要政府出面协调多部门联合开展处置工作。在此过程中，上级疾控机构主要发挥业务指导作用，不承担现场调查工作。

对于重大传染病疫情或突发公共卫生事件，通常由事发当地政府主导组织调查处置事宜；跨地区的重大疫情或突发事件，由上级卫生行政部门或政府负责牵头实施现场调查工作。在某些特定情况下，如疫情呈现跨区域蔓延态势，抑或当地处置能力难以应对事件规模时，经当地政府或上级政府授权，上级业务部门（如疾控机构）可担任现场组织者，启动相应调查工作。

（二）传染病疫情处置分工

在我国现行疾病控制体系下，对于传染病疫情的处理一般遵循属地管理、分级负责的原则。在县（区）级行政区域内，如果出现重大传染病疫情、暴发疫情及不明原因疾病时，应立即向疾控机构及卫生行政部门报告，并及时开展疫情的调查和处置。

市（地）级疾控机构在接到重大疫情、暴发疫情、不明原因疾病和当地少见传染病报告后，要立即组织有关人员进行调查和处置，同时以最快的速度向当地同级卫生行政部门和省级疾控机构报告，负责指导并抽查县（区）疾控机构传染病处置工作。

省级疾控机构接到重大疫情、暴发疫情、不明原因疾病和少见传染病发生或流行报告后，立即向省卫生行政部门报告，同时按疫情报告的规定向国家级疾控机构报告。对市县调查处理有困难的疫情，省级疾控机构可直接参加调查处理，对处置工作提供技术指导和质量抽查。对市（地）、县（区）疾病机构处置工作进行技术指导和质量抽查。重大传染病疫情、暴发疫情和突发事件的调查处理程序见图 14-1。

（三）成立行政领导组

重大传染病疫情或突发公共卫生事件中，需要成立由当地政府领导挂帅、相关职能部门参与的行政领导小组。一般情况下，成立由地方政府分管领导负责，由卫生、教育、财政、工商、民政、公安、环保、农业、宣传、城建等有关部门参与的疫情防控领导组，明确职责分工，统一领导。根据疫情防控需要，当地政府应及时解决必要的防控经费和物资，保证疫情处置所需的药品、器械、检测试剂及消杀用品等物资储备充足。同时，对于在重大疫情、突发事件处置过程中具有突出贡献的人员给予奖励；对违反法律法规及存在玩忽职守的人员及单位，则应依据相关规定给予惩处。

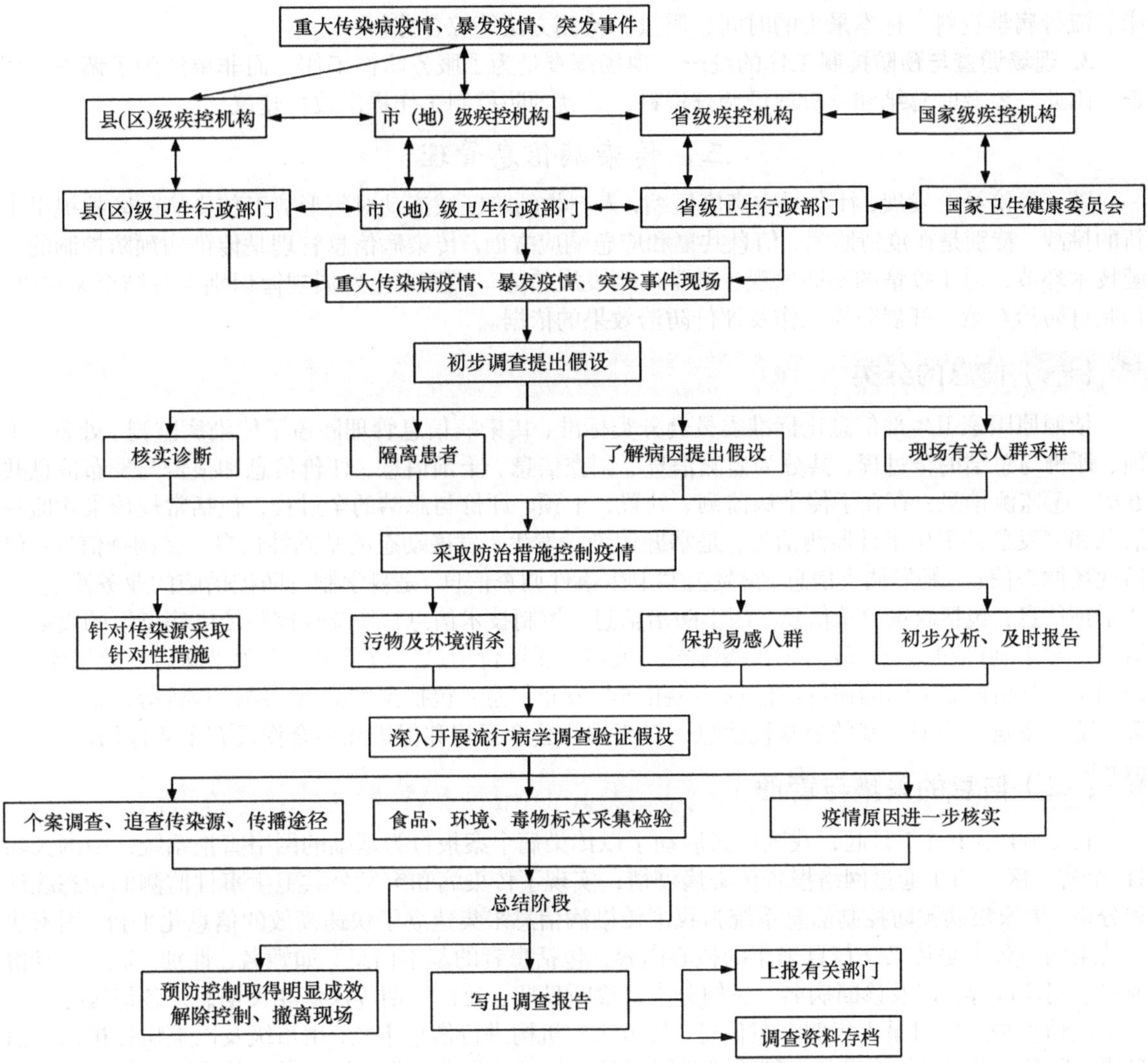

图 14-1　传染病调查处理流程

（四）组成现场调查组

现场调查组应当由各个领域的专业人员组成，确定调查组负责人，组织协调工作。负责人一般由具有威信、精通现场调查理论且实践经验丰富的单位领导或高年资专家担任。调查组成员包括流行病学、卫生检验和临床医学等专业人员。视情况需要，还可增加其他卫生专业和管理人员。在调查组出发前，应根据已获得的现场情报，确定需要哪些专业人员参与调查。随着疫情发展和需要变化，调查组的人员组成也会进行相应调整，以确保应对措施的及时性和有效性。

（五）现场协调

为确保调查工作的顺利进行，现场调查应在统一领导下有计划地协同开展。

1. 现场调查工作人员与医务人员的协同　负责现场调查工作的人员必须加强与医务人员的沟通，共同开展工作。对于不明原因疾病或少发、新发传染病，现场调查工作人员、医务人员应综合考虑临床特点、治疗效果和流行病学特征，确定病例定义和诊断标准。

2. 现场调查与实验室工作的协同　现场调查是实验室工作的基础，实验室工作则是现场调查深入和质量的保障，二者密不可分。实验室工作人员在分析实验室检测结果时，需要结合病例的临床、流行病学资料、标本采集的时间、质量和检测方法等综合分析。

3. 现场调查与预防控制工作的统一 现场调查是为了服务防控工作，而非单纯为了调查而调查。因此，要及时总结和分析现场调查资料，并就预防控制工作提出改善建议。

三、传染病信息管理

随着经济社会发展，社会时空高度压缩，人与物的跨区域流动对新形势下传染病的防控提出了新的挑战，特别是在疫情监测、信息共享和应急响应方面。传染病信息管理是传染病预防控制的关键技术环节，对于疫情的早期发现、科学研判发展趋势、疾病发生发展规律识别与总结至关重要，是制订防治对策、开展防控工作及评价防治效果的依据。

（一）信息的分类

依照原国家卫生部信息化标准委员会分类标准，传染病信息管理涵盖了传染病监测、处置、干预、评价与总结的全过程，共分为监测信息、调查信息、干预信息、评价信息和报告与发布信息共五类。①监测信息：存在于传染病监测、处置、干预、评价与总结的全过程，包括常规传染病监测信息和突发公共卫生事件监测信息，是掌握传染病发生、发展动态的基础性信息。②调查信息：包括现场调查信息、暴发调查信息、突发公共卫生事件调查信息，是科学制订防控措施的业务性信息。③干预信息：包括政策决策信息、医学防治信息、控制技术信息，是及时控制传染病疫情的决策性信息，对于制订和实施有效的干预措施至关重要。④评价信息：指对实施干预措施后的效果评价，是调整、总结控制策略的评价性信息。⑤报告与发布信息：包括预警信息、结论报告等，是面向社会、确定影响、沟通认知的公众性信息，对于提高公众意识和促进社会合作具有重要作用。

（二）信息的采集与管理

自 2004 年 1 月 1 日起，我国正式启动了以传染病个案报告为基础的网络直报系统，中国大陆 31 个省（区、市）通过网络报告传染病疫情，实现了传染病和突发公共卫生事件监测的动态统计和分析。国家疾病预防控制信息系统为我国传染病信息采集建立了快速高效的信息化平台。国家法定传染病报告卡是传染病信息采集的核心内容，包括患者的基本信息，如姓名、性别、职业、身份证号、现住址等，以及诊断病名、病例分类、诊断日期、死亡日期等疾病相关信息。各级医疗卫生机构疫情直报点实时录入病例个案信息，县级疾控机构进行信息审核，由市级及以上疾控机构对信息进行管理、监控、综合分析。随着互联网普及和技术的发展，我国针对重点传染病也构建了多个疾病信息网络直报系统，如流感样病例主动监测系统等，为传染病的监测与预警提供了可靠的数据来源和信息支撑。

第二节 传染病现场调查和处理

一、传染病的现场调查概述

（一）传染病现场调查的目的

传染病现场调查的根本目的是及时控制疫情蔓延，主要包括查明病因或寻找病因线索及危险（危害）因素，为进一步调查研究提供依据；描述暴发的范围及程度；控制疾病及危害的进一步发展，终止疾病暴发或流行；预测疾病暴发或流行的发展趋势；评价控制措施的效果；完善已有监测系统或为建立新的监测系统提供依据；为制定相关政策提供依据；提高专业人员现场调查能力。

（二）传染病现场调查的基本任务

传染病流行或暴发时，现场调查的基本步骤和基本任务可归纳为以下十条（表 14-1），在实际调查中可以同时完成几项或者依照不同的顺序进行。

表 14-1　传染病现场调查的基本任务

基本步骤	基本任务
1. 确定流行或暴发的存在	确认为同一种疾病：临床表现、体征、实验室检测结果、病例的聚集性 确认超过暴发或流行阈值：建立基线水平、与往年同期比较、与上一期比较 排除可能的人为因素：报告方式的改变、监测系统的改变、病例定义的改变、新的诊断方法、实验室误诊、当地人口突然增加等
2. 组织准备	人员安排、物资筹备
3. 制订病例定义	根据目的确定病例定义 与临床专家共同确定疑似病例、临床诊断病例、实验室确诊病例诊断标准 制订病例定义基本要素：确诊标准、疾病类型、人群范围、疾病临床表现、传染源和传播途径、流行病学特征、时间和空间范围
4. 病例搜索、核实诊断	严格按照病例定义，核实病例诊断，计算病例数
5. 描述性分析	描述疾病在不同时间、地点、人群中的分布特征，注意分层交叉分析
6. 建立假设	综合分析临床、实验室及流行病学特征，提出危险因素来源、传播的方式和载体、引起疾病的特殊暴露因素及高危人群的假设
7. 检验假设	采用病例对照研究或队列研究等分析流行病学方法验证假设
8. 相关卫生学调查	调查现场环境状况、实际情况是否支持假设
9. 采取控制和预防措施	在调查的同时，并根据调查的结果不断修正和完善
10. 结果交流与反馈	调查报告、新闻发布、会议报告、汇报交流、发表论文 记录疫情发生经过、调查步骤和结果，总结经验并提出相关建议

（三）传染病现场调查的种类

在传染病疫情发生时，现场收集各种发病相关信息的调查统称为现场调查。根据获取调查样本的方法，可通过普查、抽样调查获取传染病信息。在 20 世纪，中国曾在全国普查结核病患病情况，也曾通过抽样调查选取部分餐饮行业从业人员，检测其甲肝和戊肝的感染情况，以推测整个行业的健康状况。根据调查事件的不同，可分为个案调查、暴发调查和专题调查，而根据调查设计可分为描述性调查、分析性调查。

依据数据收集的方式不同，通常可以通过询问、观察、邮寄、电话和网络等方式获取传染病信息。询问调查在实际工作中多以问卷调查方式为主，如在社区使用流感症状调查问卷进行调查；观察调查可以在学校或社区中，通过观察学生或居民的健康状况，记录是否出现发热、咳嗽、皮疹等症状，监测传染病的暴发；邮寄调查多用于慢性传染病追踪调查，针对某些慢性传染病（如结核病、艾滋病）患者，可向其邮寄问卷，了解他们的治疗进展、健康状况变化和生活质量等信息，这种方式适用于长期监测；电话调查可以进行症状监测调查，通过电话对目标人群进行定期随访，询问他们的健康状况是否有变化，是否出现特定症状（如呼吸急促、腹泻等），以监测某种传染病的可能病例；网络调查可用于特定人群的网络问卷调查，如向医务人员发送调查链接，询问他们的感染风险。

二、传染病现场调查设计

传染病现场调查的基本思路包括描述、形成假设和分析。不同传染病病因、影响因素各异，导致其具有独特的流行规律和特征。描述传染病在时间、地点和人群中的分布特征被称为描述性流行病学，通常通过横断面调查获取描述性资料。一旦掌握了疾病的流行特征，就可以形成关于疾病发生原因的假设。验证这些假设通常需要采用分析流行病学的方法，包括病例对照研究和队列研究两种基本方法。

传染病现场调查通常在疾病或健康问题发生后进行，故通常称为回顾性调查。调查人员往往需要统计和描述患者情况，并提出解释疾病发生原因的假设。通过病例对照研究，即将患者（病例）

与健康者（对照）进行比较，以分析患者与健康者暴露率的差异。此外，还可以开展回顾性队列研究。在这种情况下，研究者提出某种暴露可能会引起某种疾病的假设，再通过对比暴露组和非暴露组的疾病发生情况对假设进行验证。由于队列研究与病例对照研究都用于定量研究暴露与疾病的关系，所以明确何谓“暴露”及何谓“疾病”是非常重要的。因此在传染病现场调查设计中，应首先考虑两个问题，即暴露组和非暴露组的确定、病例的定义。

（一）确定暴露组和非暴露组

所谓暴露，指研究对象接触过某种待研究的物质、具备某种待研究的特征或行为。暴露可以是有害的，也可以是有益的。当暴露可被具体行为或事件等定性描述予以阐明时，相对易于理解，比如确认某人是否前往过疫区、是否食用了某种食物或是否接触过相似症状的患者等。暴露可以按剂量和持续时间进行细分，还可以与不同内容相结合来定义暴露状况。动态变化的暴露情况增加了暴露定义的复杂性。在确定暴露组和非暴露组时，注意避免选择性偏倚的发生，同时要留意混杂因素的存在，只有这样才能确保调查结果的可靠性。

（二）病例的定义

确认传染病流行或暴发后，应尽快定义病例，尽可能地搜寻和发现患者，确定发病规模、涉及的范围及评估疾病的危害程度，并为查找病因提供线索。恰当、合理的病例定义是成功开展现场调查的前提和基础。病例定义应简单、客观和容易操作，流行或暴发中的病例定义通常包括流行病学标准如时间、地点和人群特征，以及临床诊断标准如疾病临床症状、体征和实验室检测结果。

根据已报告的传染病病例的流行病学特征，病例定义要限制时间如过去一周内发病的人，限制地点，如一个特定班级或某一地理区域、人群如学生或村民。病例定义临床标准应该是简单而客观的，通常更多地依赖于客观体征，尽量少使用主观症状。病例定义的广泛程度应根据调查所需的灵敏度和特异度而定。一般来说，要尽可能发现潜在患者，则需要提高病例定义的敏感度，病例的定义可适当宽泛；如果是研究病因，则需要剔除不相关的病例，这时则需要提高定义的特异度，确保准确性。

三、传染病现场调查与处理

现场调查是传染病预防控制的关键措施和重要工作环节，控制措施都来源于现场调查结果。现场调查的目的是制定控制措施，控制措施的效果反映了调查质量，并进一步为调查提供指导。现场调查工作可分为个案调查和处理、暴发疫情的调查和处理、专题调查和不明原因疾病的调查等。其中，个案调查和处理是对个别传染病或不明原因疾病患者及其家庭和周边环境进行流行病学调查和处理的工作。暴发疫情的调查和处理是在传染病暴发后进行的调查和处理工作，旨在查明暴发原因、采取及时措施制止传播、防止类似事件再次发生。

个案调查和暴发调查是相互区别又相互统一的。个案调查旨在查明疾病的发病原因和条件，并及时采取措施以防止疾病的传播和蔓延。暴发调查通常分为两种情况。第一种是针对已知病因疾病，通过流行病学调查分析来确定具体的暴发原因；第二种是针对未知病因的暴发调查，目标是要探索病因线索，发现研究方向。在暴发调查中，暴发疫情调查需整合多例个案数据。无论是个案调查还是暴发调查，最终均是为了迅速采取针对性的措施从而控制疫情蔓延。

（一）个案调查和处理

1. 调查目的 通过个案调查，即对单个病例的调查，核实发病情况，查明病例及疑似病例的基本信息、发病原因和条件，确定传染源和传播途径，追踪密切接触者，搜索疑似病例，判断疫点区域及可能蔓延的范围，评估已采取措施的质量，以便采取进一步措施，防止疫情传播和扩散。个案调查的目的不仅在于了解单个病例的发病原因和条件以控制疫情扩散，同时也是为了积累数据分析所需要的基础资料。因此，必须将发病现场视为一个整体，与该病的传播途径联系起来，详细观察和记录发病相关因素。

2. 调查内容　包括一般项目、临床内容、流行病学调查内容及防控措施。一般项目包括患者的基础信息，如姓名、性别、年龄、职业、住址、工作单位等。临床部分包括发病日期、症状、体征、实验室检测结果等。这些信息主要是用于核实诊断。流行病学部分包括可能感染的日期和地点，传染源、传播途径及易感人群，预防接种史，病前接触史等。防控措施部分包括对传染源、传播途径及易感人群的预防和控制措施等。

3. 调查步骤

（1）核实诊断：首先需要核实原始诊断，通过病历和化验记录、病史询问、标本检测及体格检查，结合临床诊断和流行病学资料来确认诊断。在进行个案调查时，应尽可能让患者亲自回答调查者的问题。收治患者的医疗卫生机构、医务人员及知情人员应积极配合，并如实提供与患者相关的诊疗资料。

（2）查明传染源、传播途径：追查传染源的目的在于寻找未发现的疫源地，以便采取适当措施控制传染病的传播。一旦确定了传染源，就能够更容易地查清传播途径。通常根据患者发病日期，向前推算一个最长的潜伏期，调查患者在此期间的接触史，辅助判断可疑的危险因素和暴露机会。例如，调查是否有外出史，包括外出时间、地点，曾到过的场所，以及乘坐过的交通工具；调查是否与已确诊或疑似病例有密切接触，包括接触地点、方式、接触时间的长短，以及最初和最后一次接触的具体日期；调查是否有可疑动物接触史，家中是否饲养宠物动物，包括动物的种类、健康状况，与动物接触的时间等。

（3）确定疫源地的范围：根据发病日期通常可以确定患者可能排出病原体的日期，进而查明患者在此期间的活动范围。确定病原体可能污染的物品，以及在患者可能传播的范围内进行病例搜索，主动发现可疑病例。尽快确定疫点和疫区范围，并提出相应的处理措施如停业整顿、消毒等。

（4）调查并登记密切接触者：针对某些传染病，患者的密切接触者可能已被感染，存在发病的风险。因此，需要及时调查接触者，并根据疾病的传播特点区分密切接触和一般接触者。明确哪些人需要接受医学观察或留验，哪些人应该接受预防接种、被动免疫或药物预防等。询问每位密切接触者的健康状况、活动范围和主要接触人员等信息，做好密切接触者的调查、登记和管理工作。

（5）提出控制措施：初步了解上述情况后应提出相应预防和控制措施，组织当地医务人员和公共卫生人员，开展防控工作，并督促检查其实施情况。

（6）在当地居民中开展健康教育，提高公众对传染病防控的认识。

（7）评估疫情控制措施：防疫措施实施后，应及时评价效果，验证初步的调查分析是否正确。有无续发病例及新疫区的出现是防制措施评价中最重要的内容之一。

4. 调查方法

（1）询问：被询问的人包括患者、患者的家庭成员、邻居、单位负责人、临床医生以及其他可以提供情况的人。询问的方式包括个别谈话或集体讨论等。在询问时，必须首先说明调查目的和实际意义，以获得对方的信任和配合。在调查过程中，要关心患者及其周围的人，通过询问尽量查清上述各项内容。

（2）现场观察：应该仔细观察现场情况，以便根据实际情况采取相应的防控措施。一般来说，应根据不同的病种确定调查的重点。对于肠道传染病，重点应放在调查饮食饮水卫生、粪便管理、苍蝇滋生情况等方面；对于呼吸道传染病，则需要了解居住密度、患者与健康人的接触、群众集会等情况。由于现场情况常常会发生变化，因此通常需要进行多次现场观察和调查。

（3）进行必要的检验：查明可疑的传染源，并确定周围环境物品是否被污染，包括水、食物、昆虫媒介、日常生活用品等，以及该地区人群的免疫水平和易感者数量等情况。所需的检测技术根据具体情况而定，一般包括血清学、微生物学、化学等检验方法。

百日咳流行病学个案调查表样例

由于现场调查涉及面广，个案调查表的设计原则是在收集基本信息的前提下，力求简便、明确、可操作，不求全。

（二）暴发调查和处理

肠胃炎暴发调查案例

1. 调查目的 暴发调查是针对某一局部地区或集体单位在较短时间内出现大量同一种疾病的情况进行的调查。暴发通常涉及较多人数，病例常集中在一段时间内发生，往往是由同一传染源通过相同传播途径引起的。如果能够及时查清发生作用的传染源或传播途径，就能有针对性地采取措施，从而及时有效地控制疫情。所以这种调查的任务在于迅速查明暴发原因并采取紧急措施，以达到及时控制暴发的目的。

2. 适用范围和条件 暴发多发生于传染病，如病毒性肝炎、霍乱等，同时也常见于食物中毒和化学物质中毒等情况。由于大多数暴发在调查开始时尚未明确病种、病因和暴发原因，因此其调查思路和方法步骤也适用于任何一种原因未明的疾病的现场调查。

3. 调查步骤

（1）核实诊断，验证暴发：对于初步报告提出的诊断仍需要根据病史、临床诊断、流行病学特点和实验室检验结果再次进行核实。对于那些暂时无法确定诊断的疾病，也要明确提出需要补充的资料，以确保能够及时做出正确的诊断。同时，根据现场掌握的病情资料，排除无关或错误信息，判断是否确实存在暴发，并评估暴发的严重程度。

（2）初步调查，确定暴发情况，形成暴发原因的假设：在确证暴发之后，必须迅速确定本次暴发开始的时间、发展过程，并查清暴发病例的确切数量。需要按年龄、性别、职业以及特殊暴露史等因素分别计算人群中的发病率，并根据发病时间和地区绘制病例的分布图。这样可以描述疾病暴发的时间、地区以及主要的人群特征，从而推测可能的暴发原因如传染源、传播途径等，并形成假设，以便进一步调查验证。

（3）采取措施，控制暴发：主要措施包括隔离治疗患者、对家庭和环境进行消毒、追踪和管理接触者、加强卫生宣传等。在采取措施时，应当收集现场标本，一旦错过时机则不利于查明暴发原因。需要注意的是，在某些特殊紧急情况下，或者当暴发的基本情况已经相对明确时，不必等待初步调查结束，而应该立即采取积极的控制措施。

（4）进一步调查，验证假设：利用专门拟制的调查表或调查提纲对所有病例进行详细调查。也可通过在现场调查过程中访问受病因作用但未发病的人群进行深入调查。运用对比的方法对收集到的各种资料进行分析，可以按时间、地区和人群的不同特征进行分组、列表、制图，并计算各种疾病的所需指标，以进一步确定或修正初步调查中描述的暴发情况。通过资料的对比分析，特别是病例对照研究和群组研究的方法，可以确定暴发的来源、传播途径和促进因素，从而验证有关暴发原因的假设。

（5）制定或完善控制措施，并评估其有效性：在初步的防治方案基础上，针对暴发发生的原因，制订行之有效的防制措施，并迅速投入实施，以遏制疫情蔓延。当防控措施实施经过最长潜伏期后，如果没有再发生新的病例，则可以认为初步防控措施有效。若出现新的病例，则需要进一步深入调查分析，重新修订控制措施。

（6）调查结论与报告：基于全部调查材料和防控措施的效果观察，总结暴发的原因、传播途径、流行特征、趋势、措施评估等，并撰写报告。

（三）专题调查

为了全面分析疫情并探讨疾病的流行规律，有时候需要有针对性地开展一些专题调查。例如，研究本地区疫情发生、发病数升高或下降的可能因素，分析疫情的发展趋势，评估防控效果等。除了需要全面准确的疫情资料外，还需要定期收集该地区的其他资料，地理资料如山川、河流、地貌、土壤、湖泊等，气象资料如气温、雨量、湿度等，经济资料如居民的职业、收支情况、劳动方式等，人口资料如年龄、性别、职业等，卫生学资料如城乡集市贸易、饮食业、医院等卫生情况材料，居民生活资料如居民区类型、卫生状况、宗教礼仪等，其他有关资料如往年的发病资料。

（四）不明原因疾病调查和处理

在实际工作中，调查人员经常会面对某种原因不明的疾病暴发，这种情况往往会在当地人群中引发恐慌和不安。所谓原因不明主要是指疾病的性质不明确。调查处理不明原因疾病程序和方法与暴发调查相似。由于其疾病性质和发病原因不明确，调查内容需要更为广泛和全面，病因假设的提出和验证过程也更加复杂。针对这种情况，更应该本着控制疫情是首要任务的原则，开展现场的防控工作。可以根据其流行病学特点，推测可能的传播途径，采取综合性的控制措施。

四、实验室支持

实验室检测结果的搜集和汇总对于确认疫情性质、指导防控措施至关重要，它可以为现场调查的结论提供充分的证据支持。首先，针对传染病疫情，实验室检测不仅要遵循传统实验科学的严谨性，还需要使用与现代实验理论和技术发展相适应的快速、便捷、灵敏和特异性的检测方法。同时，实验室的网络信息化有助于提高数据共享效率，运行一体化能够增强检测流程连贯性，以及实验室人员的主动积极参与对于快速响应和准确诊断也至关重要。其次，判定传染病疫情的病原体、暴露因子和传播机制等方面，特异性实验室检测结果至关重要。只有将实验室检测技术持续应用于公共卫生监测和预防控制的常规工作中，才能确保在传染病暴发或突发性卫生事件的应急情况下迅速启动检测项目并有效应用。传染病现场调查各步骤所需要的实验室检测技术见表 14-2。

表 14-2 传染病现场调查各步骤所需要的实验室检测技术

传染病现场调查步骤	可能的实验室技术支持
现场调查的准备	与检测机构联系，吸收检验人员参与
确定流行或暴发的存在	现场采样（病例样本）
核实诊断	初步或快速的实验室检测
病例定义和病例搜索	特异性实验室检测
描述性分析	现场采样（环境采样）
形成假设	实验室检测结果综合分析
验证假设	现场采样（暴露因素采样）
进一步调查	深入检测如病原体同源性分析
采取控制措施	重复检测及病例恢复期采样检测
结果交流	实验室检测技术总结与方法更新

第三节 传染病现场调查资料描述和分析

调查完成后，需要对所得资料进行描述和分析。资料的描述主要包括阐明在何时、何地、何种人群中哪些疾病正在流行，即描述时间、地点和人群分布的三间分布特征。现场调查资料的分析则是在描述流行病学调查资料的基础上，运用数理统计和逻辑推理的思维方法，进一步分析所得资料。这包括探讨疾病流行的原因，阐明流行规律及影响因素等，以便制订有效的防制对策。

一、传染病现场调查资料的描述

（一）常用指标

病例计数是描述资料的最基本方法，可以分为绝对数、相对数两种形式。在一次调查中，通常仅仅依靠绝对数是不够的。为了更准确地估计传染病的发病水平或危险度，必须将绝对数转化为适当的比例关系，即根据发生传染病病例的人群大小来进行估计。率是对相关人群中发病水平的测量。

通过率的比较，可以确定某一组人群的发病风险是否增加，以及增加了多少。常用的发病指标包括发病率、罹患率、患病率、感染率和续发率；死亡指标包括死亡率、病死率和超额死亡率。

（二）疾病流行强度

1. 散发 发病率呈历年的一般水平，各病例间在发病时间和地点方面无明显联系，表现为散在发生，这样的发病强度叫作散发。确定散发时应参照当地前三年该病的发病率水平而定，在未明显超过既往的一般水平时即可称为散发。散发多见于范围较大的地区，尤其是以隐性感染为主的疾病（如脊髓灰质炎、乙型脑炎）；传播机制相对复杂、不易实现的传染病（如斑疹伤寒、炭疽）；潜伏期较长的传染病（如麻风）。

2. 暴发 是指在一个局部地区或集体单位中，短时间内突然有很多相同的患者出现，这些人多有相同的传染源或传播途径，大多数患者同时出现在该病的最长潜伏期内，如托幼机构的手足口病、麻疹等暴发。

3. 流行和大流行 某病在某地区显著超过该病历年散发发病率水平时，称流行。流行的判定应根据不同病种、不同时期、不同历史情况进行。有时疾病迅速蔓延可跨越一省一国或一洲，如发病率水平超过该地一定历史条件下的流行水平且跨越国界、洲界时，称大流行。

（三）疾病分布的描述

1. 时间分布特征 研究疾病的时间分布特征是资料分析和描述中最基本、最重要的方面。疾病的时间分布图能够通过分析病例的时间分布特征来推断暴发疫情的性质。时间资料常以统计图描绘，发病例数或发病率、死亡例数或死亡率用 Y 轴表示，时间间隔用 X 轴表示。

2. 地区分布特征 描述地区分布特征的主要目的是描绘疾病在地理范围内的发生和分布情况，具体需要根据调查的目的收集不同类型的地理资料。某些调查可能需要当地详细的地图；而其他调查可能需要更广泛范围的资料。例如，基于地理区划、地形、地貌、气候、生态植被等信息进行综合分析。对于地区分布的描述，最直观的方法之一是绘制“标点地图”，以描述患者的工作地点、居住地点和其他活动地点。

3. 人群分布特征 人群的一些固有特性或社会特性均可构成疾病或健康状态的人群特征，有时它们可能成为疾病的危险因素。可按年龄、性别、职业、收入、工种、预防接种史等特征，计算不同人群组别的发病率。

二、传染病现场调查资料的分析

资料分析的内容

1. 病例分布分析 疾病的三间分布既是资料描述的基本内容，也是深入分析的重要内容，包括报告时间、地区分布、年龄分布、职业分布、性别分布等。不仅需要对病例数及其构成进行分析，还需要计算并比较相关率。对于集中于某些特殊人群的疫情，应将此特殊人群进行三间分布分析，同时将其分布特征与一般人群的发病情况进行比较。

2. 临床分析 包括患者的主要临床症状体征、病程进展、治疗方案效果评估、药物疗效及不良反应记录、临床实验室检查与基础病史等内容。通过临床分析可以精确定义病例，确定暴发疫情性质和评价治疗效果等。

3. 病例相互之间的传播关系 对于疑似点源暴露引起的暴发疫情，第一任务是分析患者间是否存在共同暴露史，以及暴露时间是否都在最长潜伏期之内，以判断是否存在其他传染源和传播途径，确定病例之间是否存在密切接触传播的可能。对于可以通过密切接触传播的传染病，在暴发疫情或聚集性事件中，应详细追踪病例间接触史，明确病例间相互关系，并利用关联图直观展示病例间传播链条。

4. 引起传播或流行因素的分析 这是传染病现场调查中重要的分析内容，只有查明引起传播或流行的因素，才能有效控制疫情。要根据已有的传染病相关知识和发病情况进行判断，对于一些没有现成经验可循的传染病，更要注意分析各种可能的暴露因素。例如，职业因素、同类病例的密切接触史、接触方式、流行地区的旅行史、医院内感染等。

5. 潜伏期和传染性分析 对于新发传染病，在流行环节或流行因素还未完全被人们掌握之前，潜伏期的准确计算对于确定隔离时间和控制疫情传播至关重要。例如，明确严重急性呼吸综合征潜伏期，可以确定疑似患者或密切接触者的隔离时间。即使是一些传统的传染病，计算潜伏期也同样很重要。一方面，通过计算潜伏期，将其与历史数据和已知疾病特征进行比较，以此作为判断疫情性质和传播潜力的重要依据。另一方面，对于发病时间与潜伏期中位数显著偏离的病例，需要进行更细致的流行病学调查和风险因素分析，以排除其他潜在的传播因素或混杂因素。疾病的传染性不仅受病原体生物学特性影响，还与宿主的免疫状态、感染途径、剂量以及其他环境和社会因素紧密相关。因此，对疾病传染性的分析要综合考虑以上因素，进行多维度评估。

6. 死亡病例分析 死亡病例在传染病疫情中属于特殊病例。分析死亡病例对于了解疾病的特征、治疗方法及疾病对人群的危害程度都是非常重要的。在分析过程中，需要注意对死亡病例的死因进行分析，以及死亡人群的三间分布情况。同时，还需要分析死亡数的构成，并进行死亡率的比较和分析。在流行过程中，病死率可能会因诊疗水平提高、病原变异或致病力下降等因素的变化而随时间逐渐下降。对病死率最准确而无偏倚的估计可采用存活率分析方法。

7. 控制措施的效果评价 在实施防控措施后，需要对其效果进行评价，也可以验证调查分析是否正确。控制措施评价的重要指标就是有无续发病例，或是否出现新的疫区。如果出现了续发病例，这可能表明防治措施的效果不佳或者执行不力，也可能是调查分析存在偏差。在这种情况下，需要进一步完善调查内容和控制措施，以便及时控制疫情的扩散。

三、传染病疫情定量预测技术

预测传染病有助于及早发现疾病流行发展的趋势，增强预防控制工作的预见性，对传染病防治策略的实施及相关卫生决策的制定具有重要的现实意义。传染病疫情的预测分为定性预测和定量预测。定性预测是由具有丰富业务知识和经验的专业人员，依据历史资料和直观信息，运用专业知识和经验来分析和预测未来发展趋势的方法；定量预测是通过分析历史数据，运用数学和统计学方法，建立数学模型来模拟历史数据的走势规律，并据此预测未来发展变化的方法。常用的定量预测方法有回归分析法、时间序列分析、灰色系统理论、传播动力学模型、人工神经网络等。

（一）回归分析法

回归分析是在分析自变量和因变量之间相关关系的基础上，探寻影响因变量的各种因素（自变量），构建反映变量间关系的回归方程式（回归模型），然后利用样本数据估计模型参数，并对模型进行误差检验。一旦模型被确认有效，便能利用该模型预测自变量变化对因变量的影响。主要包括简单线性回归、多重线性回归和 logistic 回归三种预测方法。当因变量为计量资料时，根据自变量的数量，可使用简单线性回归（simple linear regression）和多重线性回归（multiple linear regression）；当因变量为分类资料时，适宜采用 logistic 回归。回归分析预测在医学统计中应用广泛且技术较为成熟，能够综合考虑多种因素的共同作用，但模型所需数据量较大，且对样本数据分布特性要求较高。

（二）时间序列分析

时间序列是指按时间顺序排列的数据集合，常含有确定因素和不规则因素，确定因素指时间序列中含有长期趋势、季节变化、循环性和周期性等。不规则因素指由未被模型捕捉的随机事件引起的、不可预测的数据波动。时间序列分析就是观察指标数据的变化规律来建立适合的数学模型，从而预测指标未来的变化趋势。

Box-Jenkins 模型又称自回归移动平均模型（autoregression moving average，ARMA）模型，是研究时间序列的重要方法，由自回归模型和滑动平均模型为基础“混合”而成，具有适用范围广、预测误差小的特点。该模型将时间序列视为具有一定规律性的随机序列，并尝试通过数学模型进行近似描述。传染病的发病会受到诸多因素影响，且影响因素间存在错综复杂联系，因此很难运用结构式因果模型解释；而数据之间的这种相互依存关系恰恰是研究对象最重要且最有用的特性，这时根据其自身的变化规律建立时间序列的动态模型十分有效。

Box-Jenkins 模型可以揭示研究对象与其他对象随着时间的推移变化及其数量关系的变化规律，应用较其他模型更为广泛，也能够取得很好的预测效果，然而由于社会条件、卫生资源等不断变化，该模型的长期预测性能会下降。基本的 ARMA 模型有三种，第一种是自回归模型（autoregressive model），简称 AR 模型；第二种是滑动平均模型（moving-average model），简称 MA 模型；第三种是回归移动平均模型，简称 ARMA 模型。如果在解决实际问题的预测中，所用数据非平稳，就需要对数据做差分处理以确保数据平稳性。在 ARMA 模型的基础上加入差分运算，即差分自回归移动平均模型（autoregressive integrated moving average model，ARIMA）。季节性差分自回归移动平均模型（SARIMA）是 ARIMA 模型的推广，用于处理具有季节性模式的时间序列数据。

（三）灰色系统理论

灰色系统理论（grey system theory）重点研究“小样本，贫信息”的不确定性问题及“外延明确，内涵不明确”的复杂系统分析。该类问题是概率统计与模糊数学中难以解决的。灰色预测通过鉴别系统因素之间发展趋势的相似或相异程度，即进行关联分析，并对原始数据进行生成处理来寻找系统变动的规律，生成有较强规律性的数据序列，然后建立相应的微分方程模型，从而预测事物的发展趋势和未来状况。

不同于经典的统计学，灰色预测在实验观测数据及其分布方面没有特殊的限制和要求，也不需要大量的数据，甚至 4 个数据即可建模预测，较好地解决了一些常见的预测方法难以解决的问题。由于灰色模型不需要大量数据、运算简便、原理简单及具备可检验性等优点，所以自该模型提出以来，其应用范围已拓展至众多领域，并取得了显著成果。近年来，灰色系统理论在传染病预测分析中也有一定应用，并取得了较好的预测效果。常用的灰色系统预测模型主要有 GM（1，1）、GM（1，N）。

然而，由于灰色系统预测模型并未详细讨论影响疾病发生、发展的因素，因此需要综合考虑各方面因素预测；同时，采用小样本数据做预测时，可能由数据偏倚导致预测结果的偏离；此外，随着时间的推移，模型的信息不确定性（灰熵）逐渐累积，因此灰色系统预测模型不宜做长期预测。

（四）传播动力学模型

传播动力学模型是一种模拟人类活动、交互和传染病传播的数学模型。根据疾病的传播机制和影响疾病传播发展的因素，建立反映疾病的传播特征、发展过程和流行趋势的数学模型。近年来，随着传染病动力学研究的深入发展，越来越多的模型被应用于各类传染病。除了性传播疾病（如艾滋病）等部分特殊的传染病研究外，大部分模型都适用于各类传染病。传播动力学模型有助于预测疾病的传播方式和路径，以便及时采取措施进行干预和治疗。此外，它还可以用于评估疫苗和医疗改革计划的效果，以及制定预防导向的干预策略。

传染病动力学模型主要用于描述一些病程较短的疾病。根据疾病是否存在潜伏性，传染病动力学模型可分为 SI 模型、SIR 模型、SIRS 模型、SIS 模型、SEIR 模型和 SEIRS 模型，其中易感者 S（susceptible）指缺乏免疫能力的健康人，与感染者接触后容易受到感染；暴露者 E（exposed）指接触过感染者但不具备传染性的人，可用于存在潜伏期的传染病；患病者 I（infectious）指有传染性的患者，可以传播给 S，将其变为 E 或 I；康复者 R（recovered）指痊愈后具有免疫力的人，如是终身免疫性传染病，则不可被重新变为 S、E 或 I，如果免疫期有限，就可以重新变为 S 类，进而被感染。SI 模型适用于无疾病潜伏期，且患病后难以治愈的传染病；SIS 模型则适用于无疾病潜伏期，但患病后可以治愈的传染病；SIR 模型适用于无疾病潜伏期，但传染病患者康复后可获得终身免疫性的传染病。SIRS 模型则适用于无疾病潜伏期，但传染病患者康复后只能获得暂时性免疫力的传染病，传染病感染者在前期痊愈后获得暂时性免疫力，一段时间后会有部分痊愈者失去免疫力，而再次变成易感者而患病。SEIR 模型则适用于存在疾病潜伏期，且患者痊愈后可获得永久性免疫力的传染病。SEIRS 模型通常存在疾病潜伏期，且染病者痊愈后仅获得暂时性免疫力的传染病，康复者在经过一段时间后会失去免疫力而再次被感染。

（五）人工神经网络

人工神经网络作为一种新兴建模技术，突破了传统统计模型和传统流行病学数学模型在传染病研究中应用的局限性，为传染病的预测提供了新的分析方法。传染病的发病过程是一个受多因素影响的复杂过程，人工神经网络具有能够综合多源信息，对数据质量的要求相对宽松，操作简便、节省时间，易于掌握和应用等优点，无论变量是何种类型，是否满足正态性、独立性和方差齐性等条件，均可用于人工神经网络建模。人工神经网络由具有适应性的简单单元组成，是一种广泛并行互联的网络，能够模拟生物神经系统对真实世界物体做出的交互反应。人工神经网络具有大规模的并行分布式结构，能完成复杂的非线性映射，具有较强的逻辑策略表达能力。目前已发展出多种神经网络类型，如反向传播神经网络、径向基函数神经网络、卷积神经网络、循环神经网络等。人工神经网络的性能与样本数密切相关。应用人工神经网络的前提条件是样本规模足够大、质量足够高、代表性足够好。

各种预测模型具有不同的适用范围和优势，且在预测精度上存在显著差异。灰色系统预测模型、时间序列分析等方法适用于传染病病因未知且缺乏明确函数关系时，利用历史数据建立预测模型。当已知传染病各影响因素之间存在某种函数关系时，应选择线性或非线性模型；在仅能找到传染病各影响因素之间的稳定规律而缺乏明确函数关系时，人工神经网络因其强大的非线性映射能力而成为较佳的选择。组合预测将各种预测效果进行综合考虑，比单个预测模型更系统、更全面。组合的主要目的就是当单一预测方法无法预测或达不到预期效果时，较大限度地综合利用各种方法所提供的信息，尽可能提高预测精度。常用的组合模型有 ARIMA 与人工神经网络模型组合、灰色系统预测模型与神经网络组合等。

第四节 传染病现场调查报告的撰写

完成传染病的现场调查后，撰写现场调查报告是传染病现场调查工作者必备的基本技能之一。传染病现场调查工作者在进行调查的同时，应及时收集、分析和解释调查资料，并将其整理成报告。这份报告应及时提供给决策层，为领导决策提供依据，确保调查得出的结论和建议能够被及时有效地实施。

一、传染病调查报告的分类

现场调查可以产生多种形式和用途的调查报告。目前，传染病的现场调查报告尚未有统一认可的权威分类方法，以下根据事件发展的过程进行分类。

（一）发生报告

发生报告是指在事件发生后或到达现场对事件进行初步核实后，根据事件发生情况及初步调查结果所撰写的调查报告，旨在及时汇报事件发生及相关情况，为下一步调查提供依据。撰写的主要内容包括简要介绍已经掌握的事件相关特征资料、病例主要临床表现、实验室检测的结果、可能的临床诊断；病例三间分布特征；简要分析事件可能的发展趋势；初步分析事件的原因以及可疑因素；简要介绍已经采取的措施，应在获取信息后最短时间内完成，发生报告一般应在开展初步调查后的当天完成，因为强调时效性，所以一般来说发生报告较为简要。

（二）进程报告

进程报告主要用于动态反映某事件调查处理过程中的主要进展、预防控制效果及发展趋势，以及对前期工作的评价和对后期工作的安排或建议。主要内容包括当前措施执行情况，如病例医疗救治情况、现场其他防控措施情况等，当前事件进展情况包括新发现病例数、新发生病例数、治愈人数、出院人数等，对疫情走向的判断，工作中存在的问题及下一步的计划。进程报告应强调时效性，每隔 1～2 天完成一份，若干份进程报告应前后连贯。随着调查工作和控制措施的实施，如果事件逐步稳定，时间间隔可适当延长。

（三）阶段报告

阶段报告是针对事件调查处理持续较长时间时，每隔一段时间进行的阶段性总结报告。其主要目的是全面回顾前期调查工作，评价事件处理情况，并展望事件发展趋势及后期工作。主要内容包括已完成工作、遇到的问题及解决方法，以及尚待解决的问题等。

（四）结案报告

结案报告是在事件调查处理结束后对整个工作进行全面回顾与总结的报告。其内容包括事件的发现、患者的救治情况、调查研究工作的开展方法及结果、采取的预防控制措施及效果、事件中出现的问题、经验教训和建议等。结案报告应全面、完整、准确，并包含进展报告中的所有项目。

二、传染病调查报告写作的基本要求

现场调查报告应遵循下列基本要求，即规范性、时效性、真实性、科学性、实用性和创新性。

1. 规范性 现场调查报告应遵循一定的写作规范，包括其行文格式、报告内容、术语使用等，这样可以避免遗漏和错误，也方便读者阅读和使用。

2. 时效性 调查报告反映的内容通常涉及疾病预防控制工作中亟待解决的问题，是开展深入调查和做出决策的重要依据。因此，发生报告、进程报告、阶段报告、简报等必须在调查后尽快完成，以充分发挥其应有的价值。

3. 真实性 调查报告的基础是客观真实，整个写作过程旨在通过客观事实诠释调查事件。报告必须以客观资料为依据，经过认真分析、合理推理，得出科学结论。调查的设计、对象、方法均应反映客观事实，数据必须经过验证，有据可查，杜绝伪造和弄虚作假。

4. 科学性 现场调查需要遵循科学的原理和方法，调查报告的撰写同样需要科学地分析和论述。在撰写过程中，必须坚持科学原则，以理论和实证为依据，符合客观实际。所用的调查方法必须严谨科学，必须依据充分可靠的调查数据。即使面临暂时不明确的，甚至与现有知识相矛盾的调查结果，也应如实记录、客观描述，实事求是地反映现场调查结果。

5. 实用性 调查报告应具有实际应用价值和理论指导意义，对当前工作或学术具有推动作用。例如，新颖或科学的调查方法能够直接供他人借鉴和应用，调查结果及结论对当前工作具有参考价值或指导意义，同时在学术领域能够丰富人们的认识。

6. 创新性 现场调查报告在理论水平和实践上具有先进性，如新发现、新理论、新观点、新概念、新技术等。为此，应在广泛阅读前人同类调查研究文献的基础上，总结调查的创新点，并在报告中交代清楚。

总之，现场调查报告对时效性、实用性的要求较高，特别对于发生报告和进程报告的撰写，必须做到迅速、及时，并有较强的针对性，为事件的深入研究和及时有效的反映提供重要依据。真实性、科学性、实用性是各类调查报告的基本要求，除了医学论文以外，一般调查报告对创新性和规范性的要求往往相对较低。

三、传染病调查报告的写作要求

（一）题目

题目应简洁准确地反映现场调查事件的时间、地点和主要原因，为读者提供关键信息的第一印象。例如，“××市××镇××小学一起流感暴发疫情调查处置报告”。若事件性质暂无法确定或属不明原因疾病，题目可采用“关于某地某症状体征聚集性病例的调查报告”，在缺乏科学证据的情况下，不提倡使用“关于某地不明原因疾病（事件）的调查报告”。

（二）提要

提要是调查报告中的重要组成部分，它以简练、准确的文字概括了本次调查的卫生事件的概况、调查结果、主要结论和意义。

（三）前言

前言是简述发现事件的信息来源、事件发生的经过，开展本次调查的性质（受基层邀请、领导委托或事件本身需要等）、简单描述现场工作的经过、主要做了哪些工作（包括听取基层汇报、核实诊断、现场调查内容等）、地点和日期。

（四）正文

这部分内容是调查报告的主体，包括四大内容：事件的背景、事件的经过、处理过程及效果评价、建议。

1. 事件的背景　卫生事件的背景资料包含了社会和自然因素，这些因素反映了事件发生的客观基础。简述事件发生地的地理位置、气候条件、环境、社会经济状况、卫生服务机构、平时疾病流行情况、该地区有关的预防接种情况等。重点强调与事件性质和原因相关的各种基础情况。例如，对于虫媒传染病，应着重说明媒介虫种的种群、密度和变化情况。

2. 事件的经过　介绍背景之后，要描述卫生事件发生的经过。这种描述可按照时间顺序进行，一般分为临床特点、流行特点、病因或流行因素推测三部分。

3. 处理过程及效果评价　各项技术措施的落实过程情况需要考虑时间、范围和对象等过程性指标。例如，疫苗接种率、传染源隔离率等。实施防治措施后，必须评估其效果，以验证调查分析的准确性。如果发现效果不佳或出现续发病例，需要说明原因，并提出需要修正的控制措施。

4. 建议　综合各方面情况，基于调查结果、流行因素分析及措施落实情况，考虑事件复杂程度，对该事件的可能发展趋势进行分析与预测。鉴于当前情况，提出下一步工作建议，包括进一步调查研究的建议和尚需解决问题的对策与方法，需要加强与相关部门和社区的沟通和合作，共同应对可能出现的挑战。

（五）小结

小结不是调查报告的必要组成部分，如果已经写了提要，则不用写小结。小结一般有三种形式。第一，概括全文，综合说明调查报告的主要观点，深化文章的主题；第二，在对资料进行深入细致分析的基础上根据正文形成结论；第三，针对发现的问题提出建议或可行性方案。

（六）落款包括署名和日期

通常，现场调查报告直接向政府、同级或上级卫生行政部门和上级疾控机构汇报，或向相关单位进行报告。因此报告的署名通常为直接主管本次调查的疾控机构的名称，而非涉及个人名字。报告末尾应注明调查报告的撰写日期。

调查报告
写作参考案例

四、传染病调查报告写作参考案例

以《××市××镇××小学一起流行性感冒暴发疫情调查处置报告》为例，撰写调查报告。

（佟　岩）

思　考　题

1. 通常在传染病疫情现场调查的过程中同时会采取控制措施，在此过程中如何评估控制措施的效果？

2. 基于当前数字技术高速发展的背景下，如何利用大数据开展传染病疫情发展趋势的定量预测？

3. 在传染病暴发疫情的现场调查工作中，如何确定传染源与传播途径？

第十五章 老年健康与养老追踪调查

随着社会飞速发展，人口老龄化浪潮正以前所未有的迅猛之势席卷全球。健康与养老问题已成为社会进步中至关重要的一环，其重要性和紧迫性日益凸显，全面深入地评估老年人群的健康状况和养老需求显得尤为关键。本章将全方位阐述老年健康与养老追踪调查的项目内容。从组织与实施的精心谋划，包括明确目标、确定对象、选定指标及人员的专业培训；到调查方法的合理运用，如问卷法、访谈法和日常经验调查法的详细介绍；再到质量管理的严格把控，以及数据管理的规范操作，包括录入、维护和使用等环节。通过系统学习，读者将全面掌握追踪调查的核心要点，为相关研究与实践提供坚实的理论基础与实践指导，助力提升老年人群的生活质量，促进社会的和谐稳定发展。

第一节 老年健康与养老追踪调查的组织与实施

一、老年健康与养老追踪调查简介

（一）老年健康与养老追踪调查的目标与特征

1. 目标 老年健康与养老追踪调查旨在全面调查老年群体的健康与生活状况，通过系统收集和深入分析老年人社会层面及个体层面微观数据，揭示其健康状况、生活质量、社会经济背景及所面临的诸多挑战。该调查具有长期性和系统性，需要定期追踪老年人的健康与生活变化轨迹，同时注重数据的多样性和综合性，涵盖健康、社会、家庭、生活方式等领域。通过数据共享和分析，推动老龄化问题的跨学科研究，不同学科的调查者得以共同探索老龄化问题的多维度影响，为政策制定提供科学依据，助力应对全球老龄化挑战。

2. 特征 老年健康与养老追踪调查作为一种独特的调查方法，具有全面性、代表性、连续性、动态性、多维性、综合性和长期性等特征。

（1）致力于全面展现老年群体的多样性：涵盖不同年龄、性别、地域及社会经济背景的老年人。为确保数据的普遍性和可靠性，采用大规模且具有人口代表性的样本，并扩展至多个调查场所。同时，为深入研究特定老年群体，如痴呆老年人或特定疾病患者，中小规模、多中心或单中心的研究也被涵盖于调查之中。

（2）突出时间维度的连续性和动态性：追踪老年人健康状况的演变，揭示其健康轨迹发展。这有助于深入剖析老年人健康问题在不同阶段或状态的演变机制，揭示影响健康问题产生及发展的各类因素，进而为制订有效干预措施和相关政策提供科学依据。

（3）关注健康问题的多维性和综合性：调查内容涵盖行为生活方式、社会支持体系、心理健康状况等层面，通过综合性数据收集方法，调查人员通过综合性数据收集方法能够从多角度综合分析老年人健康问题，有力推动跨学科研究深入开展，为构建综合性的干预策略提供参考。

（二）老年健康与养老追踪调查的调查对象

理论上，一切社会现象都能够成为调查研究的对象。老年健康与养老追踪调查的调查对象涵盖了广泛的老年人群，包括一般性对象和特殊对象，旨在确保数据的全面性和代表性，从而更准确地反映老年群体的健康状况和需求。

1. 一般性对象 在调查研究中指的是普通老年人群，即 60 岁或 65 岁及以上的老年人。这一群体分布广泛且具代表性，涵盖了不同社会经济背景、地域、性别和种族的老年人。通过调查，能够收集关于老年人生活、健康、经济和社会参与等方面的数据信息。然而，一般性对象也存在局限性，比如像残障老年人、少数民族老年人等特殊群体的诉求有可能会被忽视。在选取一般性对象作为样本时，通常采用随机抽样或分层抽样的方法。其中，随机抽样能够确保每位老年人被选中的概率相等，避免主观偏见；而分层抽样则有助于根据老年人不同的特征进行分层，以确保样本的多样性和代表性，从而全面了解老年人群的状况和需求。

2. 特殊对象 老年健康与养老追踪调查在关注普遍性问题的同时，也注重聚焦于特殊对象。这些特殊对象往往因健康状况、不同地域或文化背景而具有独特需求和问题。例如，患有糖尿病、高血压等慢性病的老年人，他们的生活质量以及活动能力都会受到疾病影响。通过开展追踪调查，调查人员能够深入了解疾病的患病率、病程变化及治疗效果等情况，进而为优化治疗方案提供支持。同时，处于贫困地区或偏远地区的老年人，因当地医疗资源匮乏，其健康状况通常易被忽视，他们也是需要重点关注的群体。此外，少数民族老年人因其独特的文化背景，在健康状况、生活方式以及医疗需求等方面，也会与其他群体存在一定差异，这类群体的健康问题与需求同样值得关注。

（三）老年健康与养老追踪调查的主要指标

老年健康与养老追踪调查的主要指标涉及诸多层面，具体包括人口学指标、健康相关指标以及养老相关指标等。

1. 人口学指标 涵盖出生日期、出生地、户口、教育程度、迁移史、居住及婚姻状态等内容。这些指标可以为揭示不同特征与健康状况的关联提供重要线索。例如，教育程度可能影响老年人的健康意识和自我保健能力，而婚姻状态则可能与其心理健康和社会支持网络相关联。

2. 健康相关指标 在健康相关指标中，身体状况包括身高、体重、患病情况、功能健康等基础信息，可以直观反映老年人当前健康状态。除了这类客观指标外，老年人主观健康评价以及心理健康状况在调查中同样关键，像心理健康状况、社会支持等主观因素，为深入探究老年人内心世界及实际需求提供宝贵线索。上述指标共同构成了一个多维度的健康评估体系，能够全方位、多角度地展现出老年人的健康状况。

3. 养老相关指标 是对老年人养老状况的全面考量，涵盖社区环境、养老设施、照护者支持及政府政策等要素。具体而言，社区环境安全性、便利性等因素会影响老年人生活体验；养老设施完善程度关系到老年人养老选择和健康状况；照护者数量和质量直接关系到老年人生活质量；而养老保险（含基本养老保险、企业年金、个人养老金）则为老年人养老生活提供了重要保障。上述指标共同构成了养老评估的完整框架，为制定针对性政策和提供优质服务提供了重要依据。

（四）老年健康与养老追踪调查的规划要点

1. 构建稳固且可追踪的指标体系 该体系需要融合健康与养老的双重视角，涵盖生理、心理、社会等维度，关注居住环境与社会支持、社区公共养老服务等关键领域。设计调查时需要预见样本可能遇到的问题，如健康变化、迁移、死亡等。为确保样本持续参与，可采取入户访问、健康检查等措施，保持与老年人的联系并获取信任。

2. 制订详细的时间规划 为确保追踪调查稳定连续，需要精心规划时间。考虑老年人年龄、健康状态、研究目的与资源，确定调查起始时间、间隔、频率及持续期。同时，建立可靠数据库，实施完善的数据管理与维护措施。例如，中国城乡老年人口状况追踪调查、中国老年健康因素跟踪调查（China Longitudinal Healthy Longevity Survey）、中国健康与养老追踪调查（China Health and Retirement Longitudinal Study）等大型数据库，通过开展多次重复横截面调查或同组追踪调查收集数据，为调查者提供丰富资源，用于分析老年健康、养老需求、社会支持等问题。利用这些数据库，调查人员可获取动态数据，深入洞察老年人口变化趋势及挑战。

二、老年健康与养老追踪调查人员的招募与培训

（一）访员和督导的基本要求

1. 访员　老年健康与养老追踪调查的访员招募与培训是确保调查质量和效果的关键基础。访员作为调查的执行者，其专业素质和能力直接影响到调查数据的准确性和可靠性。因此，在招募和培训访员时，必须明确基本要求，以确保他们能够胜任这一工作。

（1）访员基本要求：首先，访员需要具备医学、社会学等相关专业背景，以充分理解调查内容。其次，需要具备良好的沟通能力以确保能与老年人顺畅交流并取得信任。同时，访员需要具备耐心、细心和责任心等基本素质，能够耐心倾听、细心记录，在发现问题时及时主动解决。另外，访员的尊重与同理心同样重要，有助于与老年人建立情感联系，使调查过程更为顺畅。最后，访员应接受专业培训，持续学习，以应对领域的新变化。

（2）招募工作：招募访员应多渠道选拔具备相关专业背景和工作经验的人员，如与高校合作招募学生、在社区招募以及与志愿者组织合作等。选拔过程中，应注重专业背景、工作经验、沟通和人际交往能力等方面，经简历筛选、面试评估、笔试考核和背景调查等流程选出合适人选。为确保访员胜任工作，还需要对其进行系统培训，包括了解调查要求、熟悉工具和方法、提升沟通技巧以及强化职业道德和保密意识。

2. 督导　在老年健康与养老追踪调查中，督导的角色至关重要。他们不仅是调查方案的执行者，更是调查质量的守护者。督导的任务繁重而多样，他们需要将调查方案准确地贯彻到实践中，确保每一个调查环节都符合研究设计的要求。

（1）督导是访员的指导者：督导需要具备丰富的调查经验和专业知识，以便为访员提供具体的指导和建议。在问卷调查过程中，督导要密切关注访员的工作进展，及时发现问题并进行纠正。不仅要解答访员在调查过程中遇到的疑难问题，还要传授有效的沟通技巧和应对策略，帮助访员更好地与老年人进行沟通，以获取准确的信息。

（2）督导是调查过程的管理者：督导需要在调研开始之前制订详细的调查计划，明确调查的目标、任务和时间表。同时，督导还要负责分配调查任务，确保每个访员都能按照计划有序地进行工作。在调查过程中，督导要密切关注调查进度和质量，及时发现并解决潜在问题，确保调查数据的准确性和可靠性。

（3）督导是调查质量的监督者：为确保调查质量，需制定并执行严格的质量控制标准，从数据采集源头开始，监督调查工具使用、沟通技巧和数据录入准确性。督导应定期审核和检查数据，核实真实性、逻辑性和一致性，及时纠正错误和遗漏。同时，评估监督访员的工作表现，确保其遵守职业道德、尊重隐私并保密。遇到问题时，督导需要迅速反应，提供指导和支持，确保调查顺利进行。

（二）调查培训的主要内容

老年健康与养老追踪调查访员的培训是确保调查质量和效果的重要环节。一个优秀的访员不仅需要具备扎实的专业知识，还需要掌握一定的调查技巧和沟通能力。因此，培训内容应该全面而深入，涵盖调查的总体情况、基本要求、调查技巧等。

1. 调查概述　在培训的开始阶段，首先要向访员介绍老年健康与养老追踪调查的总体情况，还要介绍调查的对象、范围以及可能遇到的问题，确保他们对此次调查具有全面而深入的理解。

（1）明确调查目的：向访员明确老年健康与养老追踪调查的目的是揭示老年人的健康状况、生活习惯、社会支持网络以及他们对医疗服务的利用情况。

（2）阐释调查意义：调查有助于了解老年人健康状况及需求，揭示身体机能下降、慢性病等挑战，为政策制定提供有力支持。通过优化医疗资源配置、完善社会保障、提升养老服务质量，改善老年人生活质量，缓解养老压力，推动社会和谐稳定。

（3）确定预期目标：期望收集到准确、全面且具有代表性的数据，为政府和社会各界提供老年

人健康问题的一手资料。同时，也希望通过调查提升访员的专业素养和调查能力，使他们能够更好地应对未来的挑战。

（4）调查设计与方法：考虑到老年人的特性，问卷设计力求简洁易懂。采用问卷调查、访谈及观察等方式，力求数据全面深入。抽样方案则依据目标人群特征、调查目的及资源情况，灵活选择随机抽样、分层抽样或整群抽样等，确保结果的可靠性。同时，严格保护数据安全和受访者隐私。

（5）深入学习调查问卷：作为核心工具，涵盖健康、生活方式、社会支持等方面问题。访员需要仔细学习并理解问卷的内容和要求，以准确提问并记录回答。深入学习问卷，明确各问题意图，避免引导性提问，确保数据准确完整。

2. 调查访谈技巧 访员需要掌握沟通、提问和倾听技巧。应以尊重和友善的态度与老年人交流，使用辅助工具和轻松话题建立信任。提问时，结合开放式和封闭式问题，注意逻辑顺序，耐心追问以确保信息准确。倾听时，不打断，观察非语言信息，避免偏见。通过模拟调查等培训活动，提升访员能力，确保调查的准确性和效率，具体内容见本章第三节。

3. 注意事项和应对策略 在数据收集和处理过程中，访员应严格遵守操作流程和规范，确保数据完整、准确。面对老年人的疑虑和抵触情绪，耐心解释调查合法性和保密性，消除顾虑，建立信任。面对沟通障碍，访员应灵活调整语言风格和沟通方式，如对听力不佳者采用书面交流或放大音量，对文化程度较低者使用通俗易懂语言，以确保信息准确传达。面对突发情况或挑战，依据实际情况调整策略，如向其他家庭成员或社区工作人员寻求协助，或向上级与专业人士请教。

（三）预调查的组织与实施

在正式调查之前需要开展预调查，着重关注抽样实施的可行性和样本人群的应答率，以此检验调查工具有效性、评估调查流程合理性，发现并修正潜在的问题。

1. 为调查员提供实战演练平台 在这一环节中，访员可以全面了解问卷的结构、问题和选项，从而在正式调查中更加自信、流畅地进行提问和记录回答。预调查要求访员严格按照真实的调查流程操作，包括准确理解问卷中的每一个问题，熟悉问题的提问方式和顺序，以及掌握记录回答的方法和技巧。

2. 提升应对特殊情况的能力 预调查有助于访员熟悉可能遇到的特殊情况，并提前准备好应对策略。在模拟访谈中，访员可以学习如何根据受访者的反应调整提问方式，如何有效地引导受访者表达自己的想法，以及如何保持友好、尊重的态度，使受访者愿意分享更多信息。

三、老年健康与养老追踪调查过程控制与督导

老年健康与养老追踪调查的过程控制与督导涉及调查过程控制、调查督导、技术支持与保障、调查过程的反思与评估等方面。下文将详细介绍相关内容与要求。

（一）调查过程控制

1. 标准化操作流程的制订与实施 详细的操作手册是标准化操作流程的基础。手册应全面覆盖问卷填写规范、访谈技巧、数据记录和处理等方面的内容，针对老年人可能存在的听力下降和认知能力减退情况，访员应如何使用简单明了的语言，确保受访者理解问卷内容并做出回答。同时，对访员进行严格的培训，确保他们熟悉操作手册，并进行定期监督，以保证操作的规范性。

2. 质量控制机制的建设 质量控制包含多个方面，如根据相倚问题回答的逻辑性来设立质量控制点，采用双录入或交叉核对方式校验数据，以确保数据的准确性和完整性。考虑到老年人对隐私保护的敏感性，调查过程中需要特别注意保护他们的个人信息。访员需要对老年人的身体条件和日常安排给予特别考虑，确保调查过程中老年人的安全和舒适，避免长时间站立或处于不适的环境，并提供时间上的灵活性以适应老年人的时间表。通过这些综合性措施，可以更有效地开展老年健康与养老追踪调查，确保调查结果的质量和有效性。

3. 培训与反馈机制的完善

（1）定期组织培训活动，提升访员技能：通过线上或线下培训，为访员培训调查技巧、沟通技巧及数据处理分析等内容，使访员掌握最新方法和技能，提升工作质量和效率。

（2）建立反馈渠道，完善培训与反馈机制：设立反馈邮箱、热线电话、座谈会等渠道，及时整理分析反馈，找出问题根源并解决。同时，表彰优秀访员，激发其工作积极性，推动调查工作顺利开展。

（二）调查督导

督导工作涉及全面监督调查过程和指导访员等，以确保调查数据的准确性和可靠性。主要涉及督导团队的组建与管理、现场督导与检查的实施及数据审核与评估的开展等方面。

1. 督导团队的组建与管理　督导团队一般由相关领域专家和资深访员组成，成员选择须注重多样性、全面性，以应对调查中可能出现的各种复杂情况，确保督导工作的全面性和深入性。

2. 现场督导与检查的实施　现场督导是督导工作的关键环节。督导团队定期深入调查现场，直接观察并指导访员操作，重点关注其是否遵循操作规范，能否准确执行问卷访谈与记录任务。发现问题立即指出纠正，保障调查过程的规范与准确。同时，全面检查调查现场环境与条件，涵盖问卷保管、访谈场所私密性及安全性等方面，排除潜在干扰因素。

3. 数据审核与评估的开展　督导团队将对收集到的数据进行严格审核，确保数据的完整性、逻辑性和一致性。通过双录入或交叉核对等方式，校验数据准确性，及时发现并纠正错误。

（三）技术支持与保障

1. 调查工具的优化与更新　紧密关注调查需求和技术发展的最新动态。不断引入智能化的问卷设计技术，通过优化填写逻辑与交互界面，使得问卷设计更加人性化、高效化。不仅可以提高问卷填写率，还可以减轻访员的工作负担。

2. 信息安全保障措施的加强　加强信息安全保障至关重要，必须明确信息安全责任和要求，设置访问权限，并采用数据加密技术保护调查数据。为应对数据丢失或损坏，应采取备份恢复等技术手段。同时，加强调查员培训和管理，增强信息安全意识和操作技能，并严肃处理违规行为，确保整个调查过程的安全与稳定。

（四）调查过程的反思与评估

1. 对调查设计进行反思　评估问卷是否全面覆盖老年健康的各个方面，确保问题清晰、无歧义。例如，细化日常活动能力问题，明确活动类型。确保问题设置准确，能够真实反映老年人的健康状况。检验样本的代表性，确保涵盖不同背景和特征的老年人群。

2. 对调查实施过程进行评估　确保访员具备专业知识和技能，能够准确、规范地采集数据。关注数据采集的准确性和完整性，确保数据质量。评估调查对象态度的积极性和问题回答的真实性，对难以配合的对象采取耐心解释和简化问卷内容等措施。

3. 对调查数据的处理和分析进行反思　为确保数据质量，必须彻底清洗数据，去除异常值和无效值，保留真实信息；采用合理的统计分析方法，准确反映数据关系与趋势；结果解释应客观公正，避免误导。

第二节　老年健康与养老追踪调查的方法

一、问卷法在老年健康与养老追踪调查中的运用

（一）老年健康与养老追踪调查问卷的结构设计

1. 卷首语与指导语的设计　在老年健康与养老追踪调查过程中，被调查对象除了老年人本人，

可能还会涉及老年人的主要照顾者或代理人，需要根据不同的调查对象单独作卷首语，不同卷首语的表达会有细微差异。图 15-1 为开展高龄老年人照顾调查的卷首语设计示例。

被调查老年人问卷

尊敬的社区居民：

您好！我们是[调研机构名称]的访员。我们的项目组正在进行[调研项目名称]，非常感谢您愿意成为本项目的受访者！为了能够精准把握照顾者在实际照料过程中面临的状况与迫切需求，从而为政府相关部门制定科学合理、切实可行的支持政策提供有力依据，我们现在将正式开展对您的访问。

我们会严格遵守《中华人民共和国统计法》的有关规定对您的所有信息保密；并郑重承诺，除了本研究目的之外，我们不会向任何单位或个人泄露您或者您家庭的信息，并愿意为此承担法律责任。完成问卷后，我们将送您小礼品以示感谢。

感谢您的理解与配合，祝您阖家幸福、身体安康！

[调研机构名称]

[具体年份]年[X]月

图 15-1 卷首语设计

2. 问卷的主体设计 问卷的主体部分一般包括调查所要询问的问题、回答问题的答项和方式，以及对回答方式的说明等。

（1）问题的种类：问卷中要询问的问题，通常可分为四类。第一类是背景性问题，如性别、年龄、民族等。第二类是客观性问题，如“您目前与谁共同居住”等。第三类是主观性问题，即受调查者的思想、感情、态度、愿望等。第四类是检验性问题，如在问卷前面先问“您今年多少岁”，在问卷后面又问“您哪年结婚”“当时多少岁”。

（2）问题的结构：就是问题的排列组合方式，一般应该有逻辑性，但在特殊情况下，也不排除对某些问题作非逻辑安排。此外，检验性问题也应分别设计在问卷的不同部位，否则难以起到检验的作用。

（3）问题的表述：设计问卷时应该反复推敲问题表述，经过多次实际调查检验、修改后再定稿。问题的内容要具体和单一、表述要通俗、语言要准确、态度要客观、避免出现那些有权威的、享有盛誉的人或机构的名称。对于涉及个人隐私、社会禁忌等敏感性强的问题，在表述方式上要做减轻敏感程度的特殊处理，处理方法有释疑法、假定法、转移法、模糊法。

（4）回答的类型和方式：与调查所要询问的问题一样，回答的类型、方式及说明也是问卷的主要组成部分。回答方式有开放型回答、封闭型回答和混合型回答三种类型。

（5）相倚问题的接转：在回答方式的设计中，应该特别注意相倚问题（或相关问题）的接转，并且要简明、清晰，使被调查者一看就懂。一般相关问题的接转可以用文字说明、分层次排列或者用框格表示。

（二）老年健康与养老追踪调查问卷的实施程序

1. 调查对象的筛选流程 主要通过以下五个步骤进行筛选调查对象。

（1）访问前的注意事项：首先，要向老年人介绍调查的具体情况。其次，根据问卷的题量与时长，注意提前询问老年人是否需要提前上厕所、喝水，并耐心等待。再次，要注意保持访谈环境的安静、舒适；同时要注意问题的连贯性，尽量不要停顿太久。最后，若调查对象为夫妻二人，可以考虑一对夫妻由两位访员同时访谈，但是要保证间隔一定的距离，防止夫妻之间相互影响对方回答的真实性。

（2）初步观察与判断：进入社区后，与工作人员说明来意，建立友好的初步关系。接下来与老年人进行非正式谈话，要搭建舒适的初步关系，随后要根据与老年人进行的谈话进行初步观察与判断，包括老年人的理解能力和短时记忆力、视力、听力、参与意愿及配偶的情况。

（3）出示邀请信：对于大致符合要求的对象，可以出示邀请信（非必须），确认老年人是否愿意参与。

（4）填写筛查问卷：填写筛查问卷时，需要向老年人说明情况，避免使用“筛查”这个词语，以免造成歧视。接下来填写问卷编号，不要标注任何老年人的真实信息，仅编号（如 H101，W101）。

（5）判断后续调查情况：根据初步观察和筛查问卷判断老年人是否可以进入下一阶段的调查。

2. 签订知情同意书　如果老年人符合以上条件，向老年人出示知情同意书，等待老年人确认内容完毕后签字。请注意，知情同意书上不能留下任何与老年人真实信息相关的内容。知情同意书一般包括调查目的、调查程序、潜在风险、参与反馈、保密原则、数据保留、参与和撤销原则等。

3. 基线调查与后续回访　主要需要考虑以下三个方面。

（1）基线调查的一般原则：问卷力求精简，充分考虑受访老年人的能力和心理；留意引导性的问题和不平衡的答案分类，减少系统性偏差；部分问题涉及老年人面子或隐私等敏感性问题，容易虚报谎报，必须谨慎对待。

（2）回访调查的设计：回访是指经过一段时间后对基线调查对象进行第二次（或第 N 次）调查。回访调查设计要注意以下关键环节：首先，因果假设与特定影响因素的确认，追踪调查通常用于探讨特定的社会事件或者特定的社会环境变化对某一人群所带来的影响。所以，在设计追踪调查时，调查者应该首先明确建立起现象之间相互关联及发展变化的因果假设。其次，调查对象的选取要充分考虑调查的目的、调查对象的特点、调查的条件等方面因素。最后，为了与调查对象保持联系，可以在两次调查之间通过电话、书信、电子邮件等方式与被调查对象进行联系，特别是利用节假日向他们致以简单的问候和慰问，不断加强和巩固前期调查在被调查对象脑中的印象。

（3）注意事项

首先，基线调查时需要设计好回访方式，应将两次或多次调查一并进行考虑，根据调查对象的特点、未来调查的方式、间隔时间的长短等因素，制订一组明确的、切实可行的追踪规则，并尽可能设计出多种便于追踪的方式。

其次，为了追踪调查对象，通常会在第一次调查时留下调查对象及其联系人的电话号码，电话号码虽然是进行追踪调查时十分重要的工具，但也是容易失效的一种追踪工具。

再次是追踪损耗问题。指的是在第二次或第 N 次进行调查时，第一次调查时的全部对象中有一部分因去世、搬迁、拒绝再次调查等原因而无法追踪到。其中，对象原有的各种联系方式全部失效或中断是导致追踪损耗的最主要原因。

最后是后续调查的形式改变，可追踪调查一次，也可以追踪多次。通常认为追踪的次数越多，研究的价值会越大，但调查的经费、人力投入也会越大，调查起来也往往会越困难。

（三）老年健康与养老追踪调查问卷的操作技巧

1. 收集客观健康相关信息的操作技巧　收集老年人客观健康相关信息，难易程度有一定差异，如身高和体重，这类信息的收集比较简单。如需收集老年人的慢性病史，则可以通过查阅病历本、询问他们的照顾者或家人得知相关信息。但是，有一些客观健康信息的测量难度则相对较大，如老年人认知能力的测量。一般测量认知能力常用的量表有以下四种。第一，蒙特利尔认知评估（Montreal cognitive assessment，MoCA）量表，可识别轻度认知障碍且有多种语言版本，但是其公开的数据有限。第二，简易智力状态检查量表（mini-mental state examination，MMSE），这一量表目前受到广泛应用和研究，但也受年龄和文化偏见的影响，存在天花板效应。第三，全科医生认知功能评估量表（The General Practitioner Assessment of Cognition，GPCOG），量表有多种语言版本，且文化和教育偏见较少，但可能很难得到知情者的报告。第四，简易智力状态评估量表（Mini-Cog），这种量表比较简短并且内容涉及语言、教育和种族偏见，但是量表中使用不同的词汇表可能会影响得分。此处以简易智力状态评估量表为例进行介绍。

简易智力状态评估量表（图 15-2）是一种记忆和思维技能的简短测试量表，最初由博尔森·S和斯坎兰·J在社区中开发出来。完成需要 3～5 分钟，由两个部分组成：三个记忆问题和一个时钟绘制测试。

步骤	内容	评分
第一步	确定患者已集中注意力	
	指导患者认真听并记住3个不相关的词，并跟着重复一遍(确定患者已听清楚)	
第二步（钟表绘画测验）	指导患者在一张白纸上画一个表盘	
	让他在表盘上画出时针和分针，标识一个给定的时间(11∶10或8∶20最常用，较其他更敏感)	
第三步	让患者重复之前提到的3个词	

图 15-2 简易智力状态评估量表

2. 收集主观健康相关信息的操作技巧 主观健康相关信息涉及被调查者的主观评价，需要借助一些量表进行测量。例如，自测健康评定量表。

自测健康评定量表（self-rated health measurement scale V1.0，SRHMS V1.0）是目前国际上比较流行的健康测量方法之一，可量化被调查者的生理、心理和社会三个方面的健康状况。聚焦被调查者过去四周内的有关情况，量表由 48 个问题组成，每个问题的答案分为 11 个分数等级(图 15-3)，要求被调查者逐条在认为适当的位置以“×”号在标尺上做出标记，注意每个标尺上只能画上一个“×”号。

例如，您的睡眠怎么样？
非常差 0 1 2 3 4 5 6 7 8 9 10 非常好
0：表示睡眠非常差；10：表示睡眠非常好；0~10：越靠近 0 表明睡眠越差，越靠近 10 表明睡眠越好

图 15-3 自测健康评定量表举例

3. 收集其他养老相关信息的操作技巧 调查询问还涉及养老政策、养老服务及养老设施相关问题，需要弱化问题的敏感性，并强调调查过程中的个人信息会严格保密。当问及社区老年活动举办质量和社区服务质量等话题时，需要回避利益相关者如社区居委会的工作人员等。此外，调查时需要了解老年人的主观养老意愿、规划以及和照顾者关系如何时，需要回避家属或照顾者，以免影响填答的真实性。访员进行调查时可能有老年人由于客观条件限制而无法回答语言或思维能力障碍等自答问题，这时需要由了解该老年人的家庭成员完成代答问卷。代答问卷为自答问卷的简化版本，需要充分考虑代答的性质，如删除无法由他人代答的主观态度题部分。

二、访谈法在老年健康与养老追踪调查中的运用

（一）老年健康与养老追踪调查访谈的提纲设计

设计访谈提纲是实地访谈前必要的准备，一般访谈提纲包括访谈目的、访谈对象和访谈方式、访谈时间与地点及访谈内容四个方面。

1. 访谈目的　访员对调查课题需有一定了解，包括对访谈所涉及课题本身的理解，即该调查要探讨和回答什么问题。写入访谈提纲中的调查目的应尽可能简短，一两句话概括清楚即可。当访员对老年人进行实地访谈时，可根据访谈目的向受访者做简要说明。

2. 访谈对象和访谈方式　老年健康与养老追踪调查的访谈对象是老年人，访员进入实地访谈之前，需要向受访者确认是否愿意接受访谈。访谈提纲中需要留出空格来填写受访者的个人信息，如编号等。由于实施方式的不同，程度上有所差别，访谈通常分为以下四种方式。

（1）重点访谈：是指集中于某一经验及其影响的访谈。其重点不是挑选访谈对象，而是访谈所侧重的内容。具体做法是首先选择一定的情境，并把调查对象安排到预先设定好的情境中。例如，让受访的老年人观看一场和健康科普相关的短片，参加老年人健身活动，进行一次体检或者选择曾经经历过这些情境的老年人作为访谈对象。然后调查他们在情境当中的主观感受、个人对情境的认识等。

（2）深度访谈：是为了搜集个人特定经验（如患艾滋病、抗癌等）的过程及其动机和情感资料所做的访谈。例如，研究老年人患糖尿病原因的人员提出一个假设——老年人患糖尿病与早年生活经历有关。于是在访问中，访员围绕老年人早年的经历进行提问，如过去一般在哪里就餐、一天会摄入哪些食物、是否锻炼身体等。这一系列问题就可能引出大量的必要信息，并可能出现意外的影响因素。

（3）客观陈述法：又称非引导式访问，是指让受访者对他自己和他周围的社会环境先做一番考察，再客观地陈述出来，即访员鼓励受访者把自己的信仰、价值观念、行为及他们所生活的社会环境客观地加以描述。例如，“根据您的观察，您认为您所居住的社区对老年人友好吗？”，访员在其中基本上是一个听众，他所有提问几乎完全依赖于尽可能中立的提问。客观陈述法可以使受访者能自由地谈论或流露出其最深层的主观情感。

（4）座谈会：是一种无结构式的集体访谈，是将受访者集中起来共同讨论，包括头脑风暴法和反头脑风暴法。这一访谈方式不仅是访员和受访者互动的过程，也是受访者之间的社会互动过程，座谈会相比于个别访谈层次更高，难度更大，因此需要访员有更加熟练的访谈能力。

访员拿到实地的访谈提纲可以不写明上文提到的访谈目的和访谈方式，但是需要写明访谈对象、访谈时间与地点以及访谈内容。

3. 访谈时间与地点　要根据受访者——老年人的意愿来确定，访谈提纲也要标注访谈时间是几月几日几点，访谈地点也要根据实际情况进行记录。访谈时间和地点一般和受访者及访员编号一起写在访谈提纲的开头部分。

4. 访谈内容　包括开场、问题和结语三个部分，其中访谈提纲中的问题是核心部分。开场的主要目的是向受访者解释你是谁、想干什么、为什么要进行访谈。进行无结构式访谈时，可以提前准备一组主题标题或内容提示，一般采用精炼的词语或短小的句子组成。如果是半结构式访谈，则需要根据主题提前准备问题，但在实际访问时可以根据对话情况调整顺序或进行追问。结束访问时的结语主要有两个作用，一是提醒受访者是否还有需要补充的内容，二是对受访者表示感谢。

（二）老年健康与养老追踪调查访谈的一般流程

一般来说，访谈流程大体可以分为访谈准备、进入访谈、访谈过程的控制与结束访谈及访谈记录几个阶段。下面介绍老年健康与养老追踪调查访谈的一般流程。

1. 访谈准备　进行访谈前需要根据调查目的和理论假设准备访谈提纲，并细化为与调查内容相关的问题，然后充分了解与调查目的相关的各种知识。其次需要科学地选择受访者，并对他们进行初步了解。完成以上工作后，应拟定实施访谈的计划表，对访谈具体工作和时间进行安排。最后

进入访谈现场前应准备工具，如纸和笔、录音笔、访谈提纲、访员证等。

2. 进入访谈 进入实地访谈之前，需要与受访者所属社区取得联系，获得允许后再着手进行访问。“进入访谈”是访问的开始，目的是让受访者产生回答问题的动机并做好回答问题的准备。访员在接近受访者时，首先要进行自我介绍，然后说明来访目的及进行这项调查的原因，请求受访者合作，并承诺访谈内容的保密性。

3. 访谈过程的控制与结束访谈 访谈的过程是访员提问、倾听并与受访者不断互动的过程，这一阶段也是收集信息的核心步骤。访谈的控制包括提问控制以及表情与动作控制两类，这部分的具体内容将在老年健康与养老追踪调查访谈的具体技巧中详细介绍。结束访谈是访谈的最后一个环节，结束时应掌握两个原则。第一个原则是适可而止。即访问时间不宜过长，一般1～2小时为宜。第二个原则是要把握住结束谈话的时机。当受访者仍然很有兴趣，有其他内容要说而转换话题时，访员应趁机插话结束访谈。

4. 访谈记录 记录的方式分为当场记录和事后记录两类。访谈开始后，如果是采用当场记录的话，首先要征得访谈对象的同意，向他说明访谈记录只是作为研究之用，不会向任何人或单位提供。为了能够保证访谈记录的完整性，访员要求具有一定的速记能力，理想状态是在访谈时配备专门的记录员。事后记录，即在访问结束后根据记忆把访谈对象的陈述记录下来，可以防止访员与受访者之间的互动被破坏，提高对无记名的信任程度。

（三）老年健康与养老追踪调查访谈的具体技巧

1. 建立融洽关系 老年人比年轻人更容易受到采访者效应的影响。当访员与受访者初次接触时，陌生感易使双方拘束无言。为了能够使气氛更加利于访员对受访者开展访谈，首先要做到礼貌待人，说话时与受访者保持适当的目光接触，避免过多地看手表和记笔记。其次有必要对受访者进行初步了解，包括他们的兴趣爱好、家庭、家乡、住房等。在建立了融洽关系的基础上，可以从简单轻松的问题开始进行提问，当受访者逐渐进入状态时，再进一步深入提问。

2. 提问用语技巧 提问时主要会用到以下三个技巧。

（1）题目转换：一般访谈过程中会问到涉及不同领域的问题，如果提问时直接从一个领域的问题跳到另一个领域，受访者会因为毫无心理准备而感到困惑。这时需要提一些功能性的问题来链接不同的问题，让受访者更好地进行过渡。例如，当问到老年人退休前的职业是运动员时，这时如果想了解老年人的身体健康状况，则可以问：“您退休前是运动员，那现在身体状况应该挺好吧”，通过这样连贯性的问题可以使谈话保持连贯和自然。

（2）对问题的追问：由于一些过去发生的事情时间比较久远，加上老年人记忆力可能变差，对问题的回答可能含糊不清，这时需要访员进行一些追问。可以使用上下文线索帮助受访者想起曾经的经历。例如，提供一个上下文情境，“您50岁生日那天是怎么度过的”。

（3）合适的发问与插话：由于老年人的生活经历比年轻人多，加上平时老年人与感兴趣的听众的对话机会可能有限，因而在访谈过程中受访者更倾向于讲故事、分享轶事。但是这也会导致谈话的内容偏离主题，这时就需要访员进行发问和插话，也可以根据受访者刚刚的讲述提取一个与主题相关的要点，请受访者进一步回答。

3. 控制表情动作 表情动作控制也是访谈技巧之一，访员可以通过控制表情动作集中谈话的主题并鼓励受访者继续说下去。当受访者说自己目前身体状况变差，有哪些疾病时，要表示出同情和惋惜；当他们说自己年轻的时候取得了成就时，要表示高兴。访谈时要和受访者有一些眼神接触，不能一直在记笔记也不能一直盯着受访者。

三、日常经验调查在老年健康与养老追踪调查中的运用

（一）常见的日常经验数据收集方法

日常经验调查法注重在自然或者个体惯常所处的情境下研究事物的状态和特征，原则上具有较

高的生态效应。相较于传统的回顾式问卷调查，日常经验调查法在一定时期内进行多次测量，所得到的微观纵向数据在减少回忆偏差的同时，还可以更好地验证变量间的真实因果关系。目前，日常经验研究中应用最为广泛的数据收集方法主要是日记法、生态瞬时评估法及动态评估法。

1. 日记法　是最典型的日常经验数据收集方法之一。日记指的是“任何以追踪有关时间变迁的信息为目的的日常事件记录程序，或是在较短一段时间内针对被试的经验、认知、行为以及社会交往过程方面的信息记录数据进行收集的研究方法”。日记研究最鲜明的特征就是以“自然天”为周期来收集数据，要求记录受访者在每天临睡前对一天当中的主要经验（特别是那些符合规定的目标行为或事件如社会交往、心境状态等）。通过分析日记资料，访员既可以了解到现象、行为的动态变化情况，又能够灵敏地捕捉到发生频率很小的特殊事件。

2. 生态瞬时评估法　目的是在自然的生活情境中获取个体的即时性数据（通常是发生在此时此地的行为、态度、感受和体验），是一种“在自然情景中对日常经验以及当下行为进行深度研究”的方法。它要求“参与者在从事日常行为的过程中进行一系列自我报告”。目前，访员越来越偏好使用移动设备作为收集上述生态瞬时数据的工具（最常用的两大功能为作答信号发射和数据录入）。需要注意的是，尽管移动工具的使用通常具有便携、成本低和数据传输快速等优势，但在应用于特定老年调查对象时也可能存在明显的局限（如不会用智能手机的老年人），需要根据具体情况进行调整。

3. 动态评估法　在一段时间内，访员使用可穿戴设备连续或相对连续地监测被调查者的生理指标，常见监测内容包括体温、心率，血压，皮肤导电性等。目前，访员常常结合使用动态评估和生态瞬时评估法，即把受访者个体的自我报告及其在自然状态下的瞬时生理状态（如血压、脉搏等）联系起来。

（二）日常经验调查的设计与操作过程

日常经验调查的核心是获取具有即时性的自我报告数据（如刚刚发生过的行为、情绪和感知）。为了保证自我报告数据的即时性，访员通常会借助信号发射工具，让被调查者在接收到信号后尽快对测量项目做出反应。因此，日常经验抽样调查在被试要求、配置工具、抽样方式、反应时间、数据处理方面均有特定的要求。

1. 被试要求　日常经验数据收集要求受访者具备一般行为能力和理解能力，识字并能够操作相关仪器。不论采用何种具体调查设计，受访者参与调查有一个基本前提：受访者必须是自愿参与调查，并且保证完成整个调查过程。日常经验数据收集法需要在一定周期内多次重复抽样，受访者任务相对繁重，其正常工作或生活易受干扰，尤其考验被试的耐性和注意力，所以受访者的选择和保持是该类研究最需要关心的问题。鉴于此，访员通常会采取一定措施吸引和维持受访者，主要包括精神和物质上的奖励。除了进行抽样前控制，也可以在调查过程中进行流失受访者的补充，以保证调查的样本量。总之，对受访者的关键要求是参与意愿和持续性。

2. 配置工具　日常经验数据收集法需要借助一定的工具，通常给受访者配置信号发射工具和数据收集工具，有些研究中两者是一致的。对受访者当前情境下的即时评估需要能够立即与受访者取得联系的工具，即信号发射工具。常用工具有智能手机、平板电脑、智能手表、智能手环、智能头盔、个人数字助理设备等。数据收集的工具主要是电子问卷或纸质问卷。调查需要多次大量抽样，易导致受访者厌烦或者疲劳，不认真答题，所以问题数目不宜过多，一份问卷用时控制在 3～5 分钟即可。

3. 抽样方式　日常经验数据收集法的抽样方式可以分为两大类。第一大类是时间抽样，它又可分为两个子类，一种是任意时间抽样，即在每天的规定时间内，访员任意发送一定次数的信号。由于短时间内的连续抽样易引起受访者反感和疲劳，且不易把握事件的动态变化，所以两次抽样最少间隔 10 分钟；另一种是时间段抽样，即先将一天的时间划分为几个大时间段或者更多的时间段，访员在每个或者随机的时间段内随机发送一次信号。另一类是事件抽样，即在目标事件发生的当下即时反应。事件抽样的调查对象主要是一些离散型的事件，如社会互动或者物质使用等。事件抽样主要依靠被受访者在目标事件发生后主动反应，一般不需要访员发送信号提醒，但是个别研究中仍然有声响提醒，时间和事件抽样并非完全对立，有时需要结合二者进行事件与连续现象交互作用的研究。

4. 实施过程 访员首先需要对被受访者进行基础培训，确保他们了解整个调查的流程并且熟悉调查工具的使用，包括调查周期通常为1～2周。此外，访员还需要向受访者明确说明调查周期（通常为1～2周，可根据实际项目需求进行调整）、调查要求（如是否需要被受访者在独立不受干扰的环境中完成自我报告）、注意事项及劳务报酬。在调查期间，受访者应维持正常的工作和生活模式，仅在收到提示信号时回答问题。访员会保持每天相同的抽样次数，以确保操作的一致性。为了保障数据的真实性，访员需要控制受访者的反应时间，要求他们在接收到提示信号后迅速完成测量，这种即时响应的方式更适用于电子设备答题，而对于纸质问卷则较难实现同样的控制。

第三节 老年健康与养老追踪调查的调查流程——以CHARLS为例

前两节分别介绍了老年健康与养老追踪调查的组织实施和调查方法，在理论上为实际的调查工作提供指导。本节将以中国健康与养老追踪调查（China Health and Retirement Longitudinal Study，CHARLS）为例，将理论与实践相结合，详细介绍实际调查流程。

CHARLS是由北京大学国家发展研究院主持、北京大学中国社会科学调查中心与北京大学团委共同执行的大型跨学科调查项目。该调查旨在收集一套代表中国45岁及以上中老年人家庭和个人的高质量微观数据，用以分析我国人口老龄化问题，推动老龄化问题的跨学科研究，为制定和完善相关政策提供科学基础。CHARLS于2008年开展预调查，2011年进行全国基线调查，之后在2013年、2015年、2018年、2020年、2021～2023年等年份成功进行了多轮调查，包括生命历程调查、村庄历史访谈、疫情专项调查等。

一、项目统筹过程的质量控制

在资金支持方面，CHARLS项目得到了包括国家自然科学基金委员会、北京大学、美国国立卫生研究院老龄化研究所、世界银行以及中华医学基金会等国内外机构的资助，有力保障了项目开展的资金来源；在智力支持方面，CHARLS研究团队以北京大学国家发展研究院经济学教授为主体，吸纳了诸多国内外一流经济学、流行病学学者，得到由国内外研究老龄化问题的顶尖学者组成的顾问委员会的指导。

以2020年CHARLS第五轮调查为例，调查设计由赵耀辉教授总体负责，分别指定了问卷和数据工作负责人、实地执行工作负责人。执行部多名成员组成实地督导团队，他们招募、培训和管理了一支由549名实地访员、130名质量核查人员和15名督导组成的团队；数据部多名团队成员负责设计问卷、利用并行数据开展实时数据质量核查、清理数据并构建抽样权重。指定两个负责人为实地访问提供信息技术支持，他们开发了应用于安卓系统的计算机辅助个人访谈（CAPI），并为访员招聘、培训和实地访问期间的管理和多手段质控核查开发了相应的支持系统。指定负责人负责实地执行期间的所有后勤问题，专人负责CHARLS的财务事宜。同时，指定负责人对问卷进行翻译。十多名研究人员参与了调查后的数据检查、清理、电话回访、开放式问题编码及数据公开发布的准备工作。

二、样本设计阶段的质量控制

在整个项目的调查设计上，无论是抽样，还是问卷，CHARLS都基于国际经验，并结合中国实际，进行了严谨、规范的设计，确保调查的科学性，从而在中国社会调查领域树立了新标杆，为同类研究提供了高质量范例与科学参考范式。CHARLS全国基线调查于2011年开展，覆盖150个县级单位、450个村级单位，2013年、2015年、2018年、2020年和2021～2023年分别开展了第二轮调查、第三轮调查、第四轮调查、第五轮调查和第六轮调查。定期追访，不仅保持了对中老年人口的代表性，而且形成了大规模的队列数据，为研究我国老龄化问题提供了高质量的动态数据。CHARLS 基线调查对象为 45 岁及以上的住户人群，未涵盖入住养老机构的中老年人，但在之后几轮的追踪调查中仍纳入了入住养老机构的基线调查对象。

1. 基线抽样　在抽样方法上，CHARLS 基线调查采取严格的基于内隐分层的随机抽样，抽样步骤如下。

（1）在全国所有的县级单位按区域、城乡和人均 GDP 分层按容量比例概率抽样法（proportionate to population size，PPS）随机抽取 150 个区县。

（2）在每一个县级单位中，依照 PPS 方法随机抽取 3 个村级单位。

（3）在每一个村或社区中，绘制住宅地图，制作住户列表，再从列表中随机抽取若干住所（具体户数根据适龄率和预估拒访率确定）；如果某个住所中有多于一户的适龄家庭户，随机抽取一户；如果一户中有多于一个的适龄受访者，随机抽取一人为主要受访者，样本自动包括主要受访者的配偶。

完成上述抽样过程后，CHARLS 的基线样本分布于 150 个县级单位的 450 个村级单位中，具体样本分布图示可在 CHARLS 官网中获取。

在每个阶段的抽样过程中，为了避免人为操纵，抽样均由项目人员利用计算机程序进行，不允许替换样本。由于中国人口发生了大规模流动，村庄/社区掌握的家户名单已经过时。考虑到村/居委会一级的住户列表因人口流动无法及时更新，为了得到准确的家户样本抽样框，CHARLS 项目首创了专用的绘图软件（简称 CHARLS-GIS），进行实地绘图并搜集住户信息。该软件以谷歌地图的图像为基础，由绘图员标出所有建筑物，并且对建筑物内的所有居住单元进行列表，以制作抽样框，这是目前公认的发展中国家最科学的一种抽样方法。该软件以电子地图为基础进一步规范了绘图规则，方便了绘图和抽样的质量控制。此外，电子地图可以长期保存，方便日后进行追踪调查。在使用抽样权重加权后，CHARLS 基线样本的人口统计学特征与 2010 年人口普查特征具有高度相似性，表明其在中国中老年人群中具有良好的代表性。

在基线调查中接受访问的每位受访者，项目组均会在后续每轮追踪调查中持续回访。对于基线调查未找到的家庭或个人，后续每轮调查都会继续联系。CHARLS 旨在面对面地访问每一位受访者，为了实现这一目标，CHARLS 项目组借鉴了印度尼西亚家庭生活调查（Indonesian family life survey，IFLS）的跟踪流程并进行创新，将该程序计算机化，以便将搬迁后的样本快速调配给其居住地附近的队伍。在前一轮调查中，项目组获取了每个受访者的联系信息，如当前的固定电话号码和手机号码。若受访者发生居住地址变更，项目组将利用已收集的其亲属或朋友姓名、住址及电话等信息进行联络，以此追踪受访者的最新居住地址。当在上轮访问地没有找到受访者时，会使用这些辅助信息。通过这些努力，CHARLS 项目达到了较高的受访者应答率。

在追踪问卷的设计上，对于前一期访问中已涉及的问题，追踪问卷基本上不再重复，借助信息技术手段，电脑系统可以自动调取显示前期已收集的相应答案。如果受访者的生活情况发生变化，比如就业、婚姻、居住等，电脑程序可以自动将当前状况与前期记录进行比较，调查人员再对变化的前因后果展开追问调查。

2. 备访样本　CHARLS 作为一项针对 45 岁及以上人群的追踪调研项目，随着时间推移与研究进程的持续推进，若不引入新的样本，受访者的年龄结构将呈现持续老化态势，进而导致样本中较年轻群体缺乏代表性。以基线调查为例，该阶段年龄处于 45～46 岁的受访者，在历经两年后的下一轮调查中年龄将增长至 47～48 岁，由此造成 2013 年 45～46 岁这一年龄群体在样本中代表性缺失。

为确保在长期研究过程中持续维持对 45 岁及以上人群的代表性，CHARLS 在基线调查中已预留了 40～44 岁的人群作为备访样本，以满足后续调查研究之需。具体操作流程为，在基线调查时，如果随机抽选的家户中有 40 岁以上的成员，会从中随机抽取一人作为潜在备访对象。当该个体在后续追踪调查中年满45岁时，其将正式成为主要受访者，并同步对其配偶进行调查访问。这就意味着在2013年的第二轮追踪调查中，除了对基线调查中已抽中的45岁及以上人群和其配偶继续追踪访问外，还将新增访问基线调查中年龄为43～44岁的受访者及其配偶，2015年和2018年的追踪调查也是如此。然而，随着备访样本逐渐耗竭，2018年之后的追踪调查，CHARLS样本对于较年轻的群体不再具备全国代表性。值得注意的是，随着备访样本的加入，以及在后续每轮追踪调查中都会持续寻找并访问基线调查中未能取得联系的家户，受访者总体规模（涵盖主要受访者及其配偶）呈现增长趋势，从基线调查阶段的17 708人增加至第五轮调查的19 395人。

3. 代理访问样本 在一些特殊情况下，如受访者因听障、精神障碍、老年痴呆或者身体极度虚弱等健康状况致使其无法独立完成调查，或者住在境外等无法实施追访的地方时，访员通常采用代理模式开展问卷访问工作。此外，部分受访者本人明确拒绝参与访问，但其家人愿意代为完成访谈，他们中的一小部分人也通过代理方式完成了访问。在进行代理访问之前，访员需确定一位熟悉受访者且能提供其准确信息的代理人。多数情况下，代理人通常由亲属（如配偶或子女等）担任。

为最大程度降低代理访问的使用并确保其合理性，项目组设定了严格的操作规范，要求采用代理模式访问的访员向队长汇报采用代理模式的原因，并申请代理码，队长核实后向访员发放代理授权码。在2011～2018年的四轮调查中，当访员在平板中输入该代理码后，从首个模块开始，系统即自动切换至代理模式，即各个模块的问卷题目均预设为在代理模式下询问的题目。但在2020年的第五轮调查中，考虑到受访者存在有能力回答部分模块题目的可能性，CAPI系统进行了优化调整。当访员在访问平板中输入该代理码后，在进入每一个访问模块时，访问系统都会首先确认该模块是否采用代理模式。如果选择不采用代理模式，那么受访者在该模块所被询问的题目和常规问卷完全相同；如果选择进入代理模式，那么代理人将会被询问常规问卷中的部分题目。

三、样本调查阶段的质量控制

1. 访员的招聘和培训 鉴于全国基线样本的访问工作任务繁重，访问区域分布广且对方言有较高要求，访员招聘及培训工作成为项目执行过程中的重点。从2012年开始，CHARLS与北京大学团委建立年度合作机制，将CHARLS项目纳入北京大学暑期社会实践活动范畴，并借助CHARLS数据用户的宣传推广效应，广泛吸引全国各地学生报名参与。

为降低沟通障碍，项目组在面试环节中会优先考虑具备方言优势的同学。通过开发网上访员招募管理系统，实现了访员在线申请、考核及录用流程，提高了大规模访员招募的效率。所有访员均需接受不少于56学时的系统性培训，最终考核合格者，才可以获得实地访问资格。其中北京大学的学生可通过选修项目负责人赵耀辉教授开设的全校公选课社会经济调查理论方法与实践完成培训。CHARLS 项目的培训主要包括课堂学习、问卷脚本练习、计算机系统操作练习、实地模拟练习、团队协作以及多维度评估等模块。此外，培训课程中还增设了安全卫生、人际沟通及领导力等特色专题培训，旨在强化访员在人际沟通、团队协调及队伍管理等方面的综合素养；同时，项目组还根据每个访员担任的角色分工，如队长、先遣员、财务员、采血助理、体测员、宣传员、保管员等，定制专项培训课程，确保每位访员明晰自身职责范围，保质保量地完成全队的数据采集任务。

2020 年的培训工作主要依托在线平台展开。为应对在线培训模式下课堂参与度不足的问题，项目组专门增设了25人以内的脚本练习课程；同时，自主研发了访员自学和测试系统，以便及时监测和优化培训成效；培训过程中还安排了便利样本访问环节；针对确定参加实地访问的同学，项目组在样本村居周边安排了2～3天的实地模拟训练，由经验丰富的督导全程跟踪指导，帮助访员规范访问流程，提升访谈技能。整个培训课程累计约60个小时，旨在确保学生熟练掌握CAPI系统、深度理解问卷内容、熟练运用访谈技巧、清晰把握实地工作规范及个人职责。经最终考核通过的同学，正式确定为项目访员，参与后续数据采集工作。

2. 核查员、审核员和反馈员的招聘和培训 项目招收了核查员、审核员和反馈员，并由质量控制组负责组织开展针对上述人员的专业培训工作。在完成最终考核以及试用期评估后，合格人员正式投入工作岗位。其核心工作职责在于对访员实地采集的数据实施全面质量管理操作。具体而言，核查员负责针对访员收集的家户数据实施多维度比对与核查工作，包括照片比对、数据比对、电话核查以及录音核查等具体内容；审核员则主要对核查员提交的核查结果进行二次审核，同时兼任核查员的部分工作；反馈员负责对核查结果进行系统整理，并通过电话、短信方式及时反馈给实地访员，且在必要时兼任核查员与审核员的部分工作，以保障整个数据质量管理流程的高效运行与信息流畅传递。

3. 全职督导和质控督导招聘和培训　项目还招收了全职督导和质控督导人员。其中，全职督导的工作职责包括以下几个方面：在项目执行前期，协助项目主管推进各项筹备与协调事宜；承担辖区内访员招募与日常维护工作；负责组织并管理访员培训活动；负责规划、协调辖区内访问员的工作进度，实地相关财务，问卷质量等实地事宜；因工作需要交办的其他各项事务。质控督导的岗位职责包括以下几个方面：对实地访问数据实施实时质量管理，招聘、培训和管理质控核查员，完善实地访问数据质量管理体系，完成项目组交办的其他各项事务。

4. 实地组织管理　在第五轮调查中，共有 76 支访问队伍，549 名访员参与访问。一般而言，每支队伍负责访问 2 个样本区县内 6 个村居的全体受访者，同时还访问从其他地方迁入该区县及其周边区县的受访者。每支队伍由 6～8 名访员构成，其中设置一名队长，负责全队访问任务的管理。此外，每队安排两人担任先遣员角色，负责更新受访者的联系信息，以便及早发现外出的受访者，并将其重新分配给其他队伍，同时负责安排团队的后勤保障事务，并完成社区问卷以及区县的政策问卷信息收集工作。

在实地访问期间，每支队伍均由一名具备丰富实地访问经验的督导负责管理，每位督导负责管理 2～5 支队伍，并承担向 CHARLS 总部执行部门汇报工作的职责。对于督导在队伍管理过程中遇到的无法自行解决的问题，统一由 CHARLS 总部进行协调处理。

在 2011～2018 年的四轮调查中，所有访问均采用面对面的访问形式。然而，在第五轮访问期间，鉴于部分受访者不愿意接受面访，或部分受访者居住于不允许探访的养老院等特殊情况，访员在向项目组提出申请并获得批准后，可通过视频访问的方式开展数据收集工作。在该轮调查中，共有 267 位受访者通过视频访问的方式完成了调查任务。

5. 实地访问质量控制

（1）调查工具更新：自 2018 年第四轮调查起，CHARLS 团队致力于优化调查工具，将原有的 Windows 笔记本替换为安卓平板，旨在更便捷地采集全球定位系统（global positioning system，GPS）定位信息、照片及录音等数据，增强系统的运行效率与响应速度。经过改良的 CAPI 系统具备自动生成问卷、执行逻辑测试等功能，并可提供多维数据以控制访问质量。CAPI 系统支持数据实时传回总部，在此机制下，所有访员的首次访谈数据均会接受核查，对于表现欠佳的访员，将实施更高频次的检查策略。通常，访员能够在 48 小时内接收到反馈信息，从而在前往下一个村居前及时纠正错误。第五轮调查中，130 名质控团队成员每天提供详细反馈，补充实地调查培训和监督。

（2）质量控制系统优化：CHARLS 的质量控制系统包括数据核查和现场督导两部分，利用网络平台实现家户问卷数据的核查、结果反馈和现场督导反馈。数据核查利用 GPS 定位、拍照、指纹认证和录音等技术以防止作弊，包括 GPS 比对、数据筛选、录音核查和电话核查四个环节。现场督导则负责实地访问质量控制，通过现场陪访和质控平台的实时报告，及时解决访问质量问题。

（3）数据质量复核：2015 年，CHARLS 培训并录用了 67 位专职家户问卷质控人员，确保数据上传后 36 小时内完成质控。同时，项目组对社区和政策问卷进行实时数据和录音核查，录用 4 名专职政策/社区质控人员，完成 111 份政策问卷和 400 份社区问卷的核查。这些措施确保了 CHARLS 数据的质量。

6. 重要信息的实时编码　为增强职业、行业和死亡原因等数据的标准化水平，CHARLS 在实地访问期间对受访者的职业、行业和死亡原因进行实时编码。为此，项目组依托自主研发的实时编码系统，招聘并培训了编码员，两两一组，采取背靠背的方式，参照国际职业分类（international classification of occupations，ICO）标准对职业进行三位编码，参照国际行业分类（international classification of industry，ICI）标准对行业进行两位编码，参照 WHO 国际疾病分类（international classification of diseases，11th Revision，WHO-ICD-11）标准对死亡原因进行两位编码。在实地访问期间，基本能实现 100%的实时编码率。

四、调查数据的录入管理

CHARLS 是一项具备中国大陆 45 岁及以上人群代表性的追踪调查，旨在建设一个高质量的公共微观数据库，采集的信息涵盖社会经济状况和健康状况等维度的信息，以满足老龄科学研究的需要。

在第五轮调查中，每个追踪家户都将首先完成过滤问卷。基于该模块采集的信息，对于在上次访问后已经去世的受访者，将邀请熟悉该受访者情况的人完成退出问卷；对于其他在世的受访者，将完成常规的家户问卷。

常规的家户问卷的核心内容主要由以下几个模块组成：（B）基本信息，（C）家庭信息，（D）健康状况与功能，（F）工作与退休，（G）收入和支出（包含了住房情况），以及（V）疫情相关信息。

CHARLS 在第二轮至第五轮的四次跟踪调查中，在 CAPI 中设计问卷时使用了预加载变量。从 2020 年的第五轮调查开始，将所有问题转换为逻辑图（该逻辑图和问卷一起发布），以展示每个问题的所有可能答案的路径模式，从而减少了问卷编程的错误。与之前几轮调查相比，第五轮调查中其他部分模块的信息采集做了一些简化，比如家庭信息模块中未采集兄弟姐妹的相关信息，同时，和之前相比，健康状况、医疗服务利用状况、医疗保险、养老金及资产的信息相对较少。

五、调查数据的维护管理

CHARLS 项目所采集数据均保存在北京大学中国社会科学调查中心。CHARLS 项目前五轮调查数据和中国中老年人生命历程调查数据已全部在 CHARLS 网站上公开发布。以 2020 年全国追踪调查为例，除了公布调查数据之外，还公布了用户手册、问卷、问卷流程图和数据编码参考书，以便用户在使用数据时更加便利。数据分为基本信息、家庭信息、健康状况与功能、工作和退休、家户收入与支出、个人收入、疫情模块、退出问卷、样本信息、样本权重共十个模块。此外，CHARLS 网站设有数据论坛专栏，方便用户讨论与交流。

六、调查数据的使用管理

CHARLS 数据一般在实地访问全部结束后的一年左右向学术界公布，供学术界免费使用，从而为研究中国老龄化问题提供了高质量的微观数据。与此同时，CHARLS 项目组还通过国内外相关学术会议等渠道，积极开展了数据推介工作。比如，在每年的美国人口学学会年会上，向国际学者推介 CHARLS 数据；在每年的中国经济学年会期间，举办 CHARLS 数据用户培训会，并同时开设 2～6 场 CHARLS 数据用户专题研讨会；此外，每年还在全国 5～6 所高校开展宣讲活动，详细介绍 CHARLS 数据及其使用。

1. 注册与下载 如果用户尚未注册，可进入官网，点击主页右上方的“数据用户注册”链接进行注册。在注册时，需要在网站上签署用户数据使用协议，同时提供个人信息以供核查。注册后，注册者会收到 CHARLS 官方邮箱（charls_info@pku.edu.cn）的确认信息；在邮箱中确认信息无误并激活账号之后，注册完成，即可进入 CHARLS 下载界面。如果需要某年的数据，点击右侧的“申请数据”即可，申请者一般将在 3 个工作日内得到回复。当下载数据文件后，用户可以使用 WinRAR 软件进行解压缩。需要注意的是，数据库是 STATA 格式，所以请提前确认电脑上已经安装了 STATA 软件，或者具备将 STATA 格式数据转换成其他统计分析所需的格式的软件。

2. Harmonized CHARLS CHARLS 是一个国际性的数据库，是全球老龄化人口调查数据平台的一部分。每年在公开数据后，会有专业研究人员对 CHALRS 既往数据展开清洗工作，并将其整合成一个数据集——Harmonized CHARLS。Harmonized CHARLS 数据集可直接在 CHARLS 官网下载，包括与数据使用相关的文档（Documentation related to data using）、代码（Code）、数据文件（Data File）内容，可以清晰了解到具体数据清理过程。截至目前，Harmonized CHARLS 已更新至 Version D，整合了 2011 年、2013 年、2015 年、2018 年及生命历程调查数据。如果在实证研究过程中使用了 Harmonized CHARLS 数据集，请务必注明其来源，以示对他人知识成果的尊重与保护。

（刘惠颖　姚　尧）

思考题

1. 老年健康与养老追踪调查的主要目标是什么？它具有哪些显著特征？

2. 老年健康与养老追踪调查的主要指标包括哪些内容？这些指标对于理解老年人群的健康状况有何重要意义？

3. 在老年健康与养老追踪调查中，问卷法和访谈法是如何运用的？它们各自有哪些优势和局限性？

4. CHARLS 项目在老年健康与养老追踪调查中采取了哪些质量控制措施？这些措施对于确保调查数据的准确性和可靠性有何作用？

第十六章 全国卫生服务调查

全国卫生服务调查是我国政府掌握居民健康水平、卫生服务利用水平、群众就医费用及就医感受等信息的重要途径，为推动实施健康中国战略、深化医药卫生体制改革、推动卫生事业高质量发展、促进人口长期均衡发展提供重要决策支持。通过对历次全国卫生服务调查的介绍，有助于全面了解我国卫生服务调查制度，熟悉调查的设计与执行，明确如何将理论知识运用到具体实践情境中，并了解如何高效组织和管理大规模调查。本章深入探讨全国卫生服务调查的背景、重要性及其在城乡居民健康和卫生服务需求评估中的重要作用；系统阐述全国卫生服务调查问卷设计、组织与管理、现场调查、资料收集与分析、报告撰写等核心流程，并介绍各环节中的质量控制措施，进一步全面展现全国卫生服务调查报告的内容组织。

第一节 概 述

一、全国卫生服务调查的发展

（一）国际卫生服务调查研究

1. 早期发展 卫生服务研究起源于 20 世纪 20 年代，美国黑格斯敦（Hagerstown）和医疗服务费用委员会进行关于医疗服务费用分析，为后续研究奠定了基础。20 世纪 30 年代末 40 年代初，以美国巴尔的摩东部的社区保健研究为代表，政府开始关注个体及社区健康需求和卫生服务供给。

2. 大规模卫生服务调查 英国、日本、加拿大和丹麦等国家随后开展了大规模家庭卫生服务调查，为政府提供居民健康状况、卫生服务利用等宝贵数据。

3. 连续性全国健康询问调查 从 1957 年开始，美国每年进行 1 次连续性全国健康询问调查，并定期发布卫生服务利用程度和居民健康状况等资料。该调查为美国政府提供了决策支持，同时为全球卫生服务研究提供了重要参考。

4. 世界卫生组织的研究 1964～1975 年，WHO 对 7 国 12 个地区居民进行了统一的家庭卫生服务抽样调查，并提出了卫生服务综合评价模式。该模式适用于国家间卫生服务评价，为各国卫生服务的改进提供了指导。

5. 发达国家的连续性卫生服务调查 自 20 世纪 70 年代起，英国、加拿大、荷兰和日本等发达国家也在全国范围内开展了连续性卫生服务调查。这些调查为全球卫生服务研究提供了更加全面、深入的数据支持。

（二）国内卫生服务调查研究

1. 国内卫生服务调查历史发展 1981 年 4 月，中美双方在上海合作开展卫生服务调查研究，采用家庭健康询问调查方法收集人群健康和卫生服务信息，开启我国卫生服务调查的先河。该研究系统考察了上海卫生服务情况，将个别具有代表性、综合性的居民健康和社会卫生状况指标与美国华盛顿进行对比分析。此后，包括长春市在内的 10 余个城市和农村地区开展了卫生服务抽样调查。1985～1991 年，卫生部有关司局在全国范围内开展了城乡医疗卫生服务、民族地区医疗卫生服务、卫生防疫、妇幼卫生、乡镇企业职业卫生需求与对策等调查研究。经过 10 余年卫生服务调查研究，积累了比较完整的卫生服务抽样调查经验，奠定了国家卫生服务调查研究的实施基础。1993 年，我国开展了第一次全国卫生服务调查，自此以后每 5 年开展一次，时至 2023 年，全国第七次卫生服务调查已经在进行中。卫生服务调查与配合国家“逢 3 逢 5”的全国经济普查，为评价上一个卫生健康发展 5 年规划和制定下一个卫生健康发展 5 年规划提供科学依据。

2. 调查制度　20 世纪 90 年代，国家着手推动卫生健康统计调查信息化进程。2013 年，国家卫生和计划生育委员会发布了《2013 年国家卫生和计划生育统计调查制度》，明确了卫生健康统计调查的原则、范围、内容和方法。为满足健康中国建设和实施积极应对人口老龄化国家战略的需求，更好地服务于卫生健康事业发展和深化医药卫生体制改革，根据《中华人民共和国统计法》及其实施条例以及《部门统计调查项目管理办法》，国家卫生健康委员会于 2018 年进一步制定并刊发了《国家卫生健康统计调查制度》，并于 2021 年进行二次修订，经国家统计局审批（或备案）后，正式印发了全国卫生资源与医疗服务统计调查制度、全国卫生健康监督统计调查制度、全国疾病预防控制统计调查制度、全国妇幼健康统计调查制度、全国职业健康统计调查制度、国家基本公共卫生服务项目和家庭医生签约统计调查制度、全国老年健康统计调查制度、中国居民健康素养监测统计调查制度 8 项统计调查制度。

二、全国卫生服务调查的目的

（一）了解我国城乡居民健康状况与卫生服务需求

全国卫生服务调查旨在了解我国城乡居民的健康状况、卫生服务需求及利用水平、医疗保障水平、群众就医负担与感受等。其一，全面了解我国城乡居民卫生服务需要、需求与服务利用情况；其二，了解居民对门诊服务、住院服务、医患关系等相关卫生服务满意度；其三，收集重点人群服务需要、需求和利用信息，如重点慢性病管理和健康影响因素、妇女儿童卫生保健、老年人口卫生服务需要与利用、低收入人口卫生服务需要与利用等；其四，了解居民医疗保险与医疗服务利用情况。此外，全国卫生服务调查还关注居民对卫生服务的满意度评价，收集居民对卫生服务的真实反馈，了解对卫生服务的期望和需求。

（二）客观反映前五年我国卫生健康事业发展的成效

通过调查，决策者能够深入了解全国各地在卫生健康领域的进展情况，包括卫生资源的配置、医疗服务的质量、公共卫生服务的普及程度及健康管理的效果等方面。调查揭示了卫生健康事业发展中存在的问题和不足，为政府决策提供信息支撑。同时，调查结果也将向公众展示我国在卫生健康领域取得的显著成就，增强人民群众的获得感、幸福感和安全感。

（三）评价我国深化医药卫生体制改革的进展和成效

全国卫生服务调查不仅是对过去改革工作的一次系统性梳理，更是对改革策略和实施效果的客观衡量。通过此次调查，有助于决策者准确掌握改革在提升医疗服务效率、优化医疗资源配置、加强基层医疗卫生服务能力等方面的具体表现。推动相关部门关注改革在降低医疗费用、增强医疗保障、改善群众就医体验等方面的实际成效。全国卫生服务调查重点关注改革过程中遇到的困难和挑战，以及各地在推进改革中的创新做法和成功经验。这些信息将为进一步完善改革政策、优化改革路径提供宝贵的参考和借鉴。

（四）为国家健康战略规划和实施提供信息支撑

全国卫生服务调查旨在系统评估我国卫生服务体系现状，为健康中国战略和积极应对人口老龄化提供数据支撑。调查内容覆盖卫生资源配置、医疗服务质量、公共卫生服务覆盖面以及健康管理效果等方面的信息，以上信息为相关政策制定提供数据支撑。由于我国人口老龄化形势日益严峻，全国卫生服务调查将重点关注老年群体的卫生服务状况，分析老年人在医疗服务、健康管理和康复护理等方面的需求和问题，为积极应对人口老龄化国家战略提供决策参考。

三、全国卫生服务调查的问卷设计

（一）全国卫生服务调查问卷的设计目标

全国卫生服务家庭调查问卷设计旨在多维度评估城乡居民的卫生服务需求与健康状况，以第五次国家卫生服务调查为例，主要目标如下。

1. 了解城乡居民卫生服务需要、需求及利用的水平及特点，分析卫生服务需要、需求及利用的变化趋势及其影响因素，为评价医改实施效果，合理配置卫生资源提供依据。

2. 了解城乡不同医疗保障制度的覆盖水平，分析不同医疗保障制度对居民医疗卫生服务利用产生的影响及对减轻居民医疗经济负担的作用，为进一步完善医疗保障制度提供依据。

3. 了解重点人群卫生服务利用情况，分析重点人群对卫生服务的特殊需求以及在利用卫生服务过程中的障碍，为进一步健全卫生服务体系提供依据。

4. 了解城乡居民对医疗卫生服务的满意度，探究影响居民满意度的关键因素，为进一步优化医疗卫生服务、提升居民就医体验提供依据。

5. 了解医务人员的工作状况与感受，测量医务人员的工作投入、工作压力、工作满意度等，评价医改对医务人员产生的影响。

（二）全国卫生服务调查问卷的核心内容

我国居民的健康状况、卫生服务需要、需求和利用，以及卫生服务资源与供给随着时间而不断发生变化。为了便于比较和评价居民卫生服务需要、需求和利用的变化，全国卫生服务调查的抽样设计中要保证调查样本地区的一致，在调查核心内容上则要保持连续性和可比性。从历次调查的内容来看，家庭健康询问调查涉及居民卫生服务需要、需求、利用和费用的内容基本一致，连续性和可比性较好。但历次调查内容在保持核心内容的基础上根据形势变化又有所调整和补充。以第五次全国卫生服务调查为例，调查问卷的核心内容主要包括七方面的内容。

1. 城乡居民人口与社会经济学特征。

2. 城乡居民卫生服务需要，主要包括健康状况的自我评价、居民两周病伤情况、慢性病患病情况等。

3. 城乡居民卫生服务需求与利用，主要包括疾病治疗情况、需求未满足程度及原因、居民利用公共卫生服务情况、门诊和住院服务利用类型、水平及费用等。

4. 城乡居民医疗保障，主要包括不同医疗保险制度的覆盖程度、补偿水平、居民对医疗保障制度的利用等。

5. 城乡居民对医疗卫生服务提供过程和结果的满意度。

6. 妇女、儿童、老年人等重点人群在卫生服务利用方面的特殊需要。

7. 医务人员工作特征、工作感受、执业环境等。

（三）全国卫生服务调查问卷的主要构成

选择最新全国卫生服务调查问卷为例，即第六次全国卫生服务调查问卷。该问卷由 6 个调查表构成，国卫调 01 表是家庭一般情况调查表、国卫调 02 表是家庭成员个人情况调查表、国卫调 03 表是 15～64 岁女性调查表、国卫调 04 表是 0～18 岁儿童、青少年调查表、国卫调 05 表是 60 岁及以上老年人口调查表，国卫调 06 表是医务人员调查表。国卫调 01 至 05 表属于家庭调查环节，国卫调 06 表属于医务人员调查环节。各调查表依据不同的调查目标针对性设计了调查问卷的具体内容，6 个调查表的主要内容见表 16-1。

表 16-1　第六次全国卫生服务调查表各表主要内容

表序	表名	主要内容
国卫调 01 表	家庭一般情况调查表	人口数量；就医环境；卫生环境（饮用水和厕所）；收支情况

续表

表序	表名	主要内容
国卫调 02 表	家庭成员个人情况调查表	家庭成员信息；医疗保险和养老保险；身体功能（EQ-5D） 健康行为；慢性病（高血压、糖尿病及其他慢性病）两周内病伤、失能和就诊；就诊费用负担；就诊满意度；一年内住院情况；住院费用负担；住院满意度
国卫调 03 表	15～64 岁女性调查表	检查与生育情况；产前检查及费用负担；分娩及费用负担
国卫调 04 表	0～18 岁儿童、青少年调查表	母乳喂养、辅食添加及喂养；体检情况；患病情况
国卫调 05 表	60 岁及以上老年人口调查表	日常生活能力情况；身体与功能情况；经济来源、社会参与；照护
国卫调 06 表	医务人员调查表	个人基本情况；工作特征和个人特征；工作环境；工作感受；执业环境；感知变化；身心健康

第二节　全国卫生服务调查的组织与管理

一、全国卫生服务调查的组织与时间安排

全国卫生服务调查由国家卫生健康委员会组织领导，规划司负责协调，国家卫生健康委员会统计信息中心负责组织实施，包括调查设计、抽样、问卷设计、师资培训、现场督导、数据上报、数据清理与汇总分析等。各省（区、市）按照“统一领导、分级负责、共同参与”的原则，负责做好宣传动员和组织实施工作。其中，省级卫生健康委员会组织领导本省调查，省级卫生健康委员会统计信息中心或其他负责调查工作的单位组织实施，包括调查员统一培训，组织和指导现场调查与督导、资料验收、数据录入与质量控制和提供技术支持等工作。样本县（市、区）卫生健康行政部门负责组织调查指导员和调查员的培训、组织实施本地区现场调查和调查数据的质量控制工作。

综合考虑全国气候条件及疾病发生情况，历次卫生服务调查现场调查的时间一般在 6 月或 9 月展开。但历次全国卫生服务调查的时间安排不完全一致，以第五次全国卫生服务调查为例，总体的时间及任务安排见表 16-2。

表 16-2　第五次全国卫生服务调查总体时间及任务安排

时间	任务安排
1～6 月	调查准备：印制培训材料、调查指导手册和调查问卷
7～8 月	完成国家级师资培训、样本地区调查员及调查指导员培训
9 月	开展现场调查、调查督导及质量控制
10 月	数据录入、数据审核和报送
11～12 月	数据清理、分析
现场调查结束两年内	调查结果由专业人员进行分析，完成撰写工作后，以报告形式正式出版，对外发布

二、全国卫生服务调查的现场工作原则

（一）前期准备

1. 宣传发动　鼓励当地政府应当充分利用各种通信媒体，包括电视、广播、网络和社交媒体等，广泛宣传调查的目的和重要性。宣传内容应强调调查对于提升公共卫生服务质量、制定健康政策的重要性，同时保证所有收集数据的保密性，以消除公众对于个人隐私泄露的担忧。

2. 培训　调查员必须接受系统完备的培训，全体调查人员要树立质量第一的意识，认真学习领会培训教材，掌握调查技能。

3. 预约　入户调查前（一般提前 2～3 天），要求调查员与被调查户取得联系，约定入户调查的时间，并请被调查户的户主和家庭主要人员届时在家等候。对于临时外出的户主和家庭主要人员，应设法通知其尽可能返回，或重新预约调查时间。

4. 重访 调查员要有充分思想准备进行重访，由于绝大多数调查项目的对象是针对被调查者个人，他人代答会影响结果的准确性。因此，为了深入调查被调查户的每一位成员，调查员可能需要多次重访，尤其是儿童的母亲和 15～64 岁女性，只有特殊情况下，才考虑是否由其他知情人代答。

（二）入户调查

1. 入户前介绍 被调查者是否愿意合作在很大程度上取决于调查员第一次给他的印象。调查员在开始调查之前应适当作自我介绍，说明来意和本次调查的目的、性质，并强调保密原则。

2. 确定调查应答人 家庭成员的一般情况及健康状况应由本人回答，如果本人没有回答能力或本人在规定的调查期间内不在家，可由家中最了解其情况的人代答。要迅速识别与核对应进一步调查的对象，如两周病伤者、调查前一年住院者、6 岁及以下儿童、15～64 岁女性等。家庭一般情况调查表可由户主或住户自行确定一人做应答人。

3. 保密原则 应劝说与调查无关的人离开现场，对家庭与个人不便公开的情况，应当注意保密。

4. 客观原则 调查时，调查员要保持客观的态度。避免有明显引导性提问，不向被调查者谈自己的看法，对提出的问题应完全让被调查者回答，禁止对被调查者的回答主观臆测，应当尽可能避免影响被调查者的回答结果。被调查者因文化水平或语言障碍而不理解问题的原意，调查员可给予适当的解释。

5. 询问次序 若无特殊情况，调查员应当按照调查表中的问题顺序，根据填表说明提问，不得问无关的问题或随意跳问题，以防止漏问。在访问中，如果被调查者谈论离题很远的问题，可及时、有礼貌地将其引导回调查表的问题上。

6. 重要指标 调查表中前两周患病、是否患慢性病是这次调查的重点，儿童和妇女的年龄也是重要指标，要求调查员要严格把关，以获得准确信息。

（三）调查完成后

1. 检查调查表 完成该户全部调查后，调查员应进行详尽的调查表复查，确保无遗漏、无书写错误、无逻辑错误。复查应在离开被调查户前完成，以便及时发现并纠正问题。具体检查项目包括：

（1）访问记录完整性：确认所有访问记录均已按要求填写，特别注意那些要求在调查结束时填写的项目，确保无遗漏。以上记录是评估调查质量和识别错误的关键。

（2）调查对象识别准确性：核实在家庭健康调查表中，是否准确识别了需要进一步调查的对象，包括两周内病伤者、过去一年内住院者、15～64 岁女性等关键人群。

（3）答案与逻辑一致性：是否存在前后内容不一致的答案，是否有违反逻辑的错误存在。若有可能因为调查员的疏忽导致的差错，应当礼貌重新询问被调查人，不得擅自更正。

2. 填写访问记录统计表 调查员需根据住户抽样操作表所列的抽样和备用住户顺序，为每个样本村（居委会）的所有抽样户（包括 60 户初始抽样户和 10 个备用户）填写样本户访问记录统计表。该表旨在记录调查结果，以便评估调查的总体成功率和拒答率。要求调查员在将已完成的调查问卷送交调查指导员前完成统计表中的各栏的项目，其各项记录应和调查表中的访问记录相一致。在多数情况下，“访问结果”栏是“完成调查”。但遇有访问未成功，比如拒绝回答或被调查人不在家而导致调查无法进行时，调查员要把未完成的调查表送交指导员，由指导员决定是否放弃；若重访，应将最后重访的结果填入统计表。

（四）对特殊情况的处理

1. 住户迁移 在抽中的住户中，若旧的住户已搬迁，则应按地址码原则，对新迁入的住户进行调查。

2. 出租房屋 如果被抽中住户的房屋已经出租，实际房主未住在此房中，原则是调查住在这个房子里的人，如果同时有多个家庭同住，只调查一个家庭。

3. 拒绝回答 如果被调查者表示出不愿意接受调查的意思，不要马上确定为拒绝回答。也许是因时间、地点不合适，或许对调查的目的有误解。这种情况下，首先应耐心解释，礼貌询问被调查者是否可以另找时间或地点进行调查。若被调查者仍固执地拒绝回答，这时方可认定确实不给予合作。应将此情况报告指导员，按规定替换。

4. 被调查人不在家 调查时遇到被调查人不在家（指住户中可以回答本次调查问题的任何成年住户成员、15～64 岁女性），调查员需要进行至多三次重访。若三次均未能接触，方可放弃。但调查员应尽力联系被调查人，安排好重访的时间。一天内的多次重访仅计为一次访问。

5. 其他原因 如调查因意外中断或因漏填问题未完成，应尽快安排重访以完成调查，无须重复整个流程，以提高调查效率。

三、全国卫生服务调查的质量管理

全国卫生服务调查高度重视质量控制，覆盖调查设计、调查人员的选择与培训、现场调查、数据清理等关键环节，确保数据质量。

（一）调查方案设计、论证与预调查

全国卫生服务调查方案设计遵循科学可行的原则，围绕调查目标对调查指标进行认真筛选和清晰界定。调查内容在保持与前几次全国卫生服务调查具有连续性和可比性的基础上，参考和借鉴了国际上其他国家和地区类似调查的核心指标。在调查方案设计过程中，国家卫生健康委员会统计信息中心会多次召开研讨会，广泛征求专家及各有关方面的意见。同时，国家卫生健康委员会还会根据调查方案开展预调查，通过 6 轮的预调查，检验调查设计的科学性、有效性及可行性，进一步完善方案。

（二）调查员的选择与培训

为确保调查数据的准确性和可靠性，调查员的选择和培训至关重要。由于调查内容多、专业性强，故调查员需要具备专业知识、认真细致的工作态度、良好的社交能力和强烈的责任心。调查员通常由县（市、区）卫生机构及乡镇卫生院或社区卫生服务中心的卫生人员共同组成，注重性别搭配，以利于隐私问题的询问和调查员的安全。调查员接受两级培训，遵循统一的培训计划和教材。国家卫生健康委员会统计信息中心负责培训省级和县级的调查负责人及师资，省级和县级的调查负责人及师资负责组织和培训样本地区的调查指导员和调查员。培训内容包括调查目的和意义、设计原则和方法、指标含义及填写要求，以及可能遇到的问题和访问程序。此外，调查员还需要了解现场调查的工作纪律，以确保调查工作的质量和进度。培训结束后，通过考核的调查员方可参与正式调查。2018 年 8 月，国家卫生健康委员会统计信息中心举办了 3 期培训班，对 31 个省（自治区、直辖市）、156 个样本县（市、区）的调查骨干及师资进行了培训，建立了多个微信工作交流群，及时沟通、协调、答疑。

为了提高全国卫生服务调查的效率和数据质量，2018 年第六次全国卫生服务调查全面采用电子数据采集方式。国家卫生健康委员会统计信息中心在调查开始前召开培训会，讲解和演示调查系统的填报流程、功能应用及数据上报等环节，并要求基层调查员模拟调查，积极讨论并解决模拟中发现的问题。

（三）调查员工作职责

为确保调查质量，整个调查流程必须实施严格的质量控制措施，涵盖设计阶段（包括调查表设计）、调查员选拔培训、现场调查以及数据整理分析等环节。其中，现场调查阶段的质量控制尤为关键。调查员职责与任务的明确化是提升调查质量的重要措施，能够增强调查员的责任感和积极性，

避免因分工不明确和责任不清晰而导致的任务遗漏和信息误差。调查指导员和调查员必须遵循既定职责和现场工作准则。调查员职责体现在六个方面。

1. 培训参与 参加县级培训班，接受专门培训，明确调查任务，掌握调查方法，学习正确填写和复查调查表的技术。

2. 组织纪律 服从组织领导，接受调查指导员的指导，严格遵守调查纪律。

3. 认真学习 认真学习调查文件，客观地实事求是地进行调查、填报。

4. 问题报告 对调查中的疑难问题，及时向调查指导员报告。

5. 质量检查 每天对完成的调查表逐项进行认真检查，发现有错漏项时应再次入户进行核对，予以更正补充。

6. 数据上报 保质完成调查表后按时上报任务。

（四）调查质量核查制度

1. 调查员现场审核 每户询问录入完毕后，调查员要对填写内容进行全面检查，如有疑问应重新询问核实，如有错误或遗漏要及时改正或补填。

2. 乡镇（街道）级审核 每个乡镇（街道）的调查指导员要对每户的调查表进行逐项审核，从正式调查之日起应逐日检查每份调查表的准确性和完整性，发现错（漏）项时，调查员应在第二天重新询问予以补充更正；同时，需要对调查过程进行核查；检验调查员对问题理解的准确性和询问技巧的掌握情况，判断调查结果的真实性。

3. 县级质量监控 县（市、区）设立质量考核小组，全程监控调查质量，调查完成后进行复查考核。复查考核应在已完成户数中随机抽取 5%，通过电话或再入户方式复核调查表，并与原调查结果进行比较，计算符合率。

4. 省级现场督导 现场调查过程中，各省（自治区、直辖市）组织专人现场督导。

5. 国家级质量考核 国家卫生健康委员会将组织全国卫生服务调查质量督导组赴部分省（自治区、直辖市）样本点进行质量考核。

（五）调查数据质量要求

1. 调查技术一致性 通过培训和督导，提升基层调查员调查能力，保障调查技术一致性。

2. 调查完成率 在三次上门未调查成功而放弃该户时，应从候选户中按顺序递补，调查完成率应控制在 95%以上。

3. 本人回答率 原则上调查内容应全部由本人回答，如调查期间内本人确实外出不在家或者本人无应答能力者可由熟悉其情况的人代替回答，但育龄妇女的问题必须由本人回答，要求成年人的本人回答率不低于 80%，婴幼儿调查内容由抚养者回答。第六次全国卫生服务调查 15 岁以上调查人口本人回答率为 82%，15～49 岁中的已婚育龄妇女的本人回答率为 88.9%，均符合调查方案的要求。

4. 复查符合率 复查考核中，同户复查项目与原调查结果的符合率要求在 95%以上，符合率达不到 95%的地区应对全部调查户进行回访，重新调查。第六次全国卫生服务调查首次被抽中的住户调查完成率为 89.2%，复核一致率超过 95%，均符合调查方案的要求。

第三节　全国卫生服务调查的方法与资料分析

一、全国卫生服务调查的方法

（一）调查对象的抽取

全国卫生服务调查以家庭健康询问调查为主，机构调查为辅。此处抽样将以第六次全国卫生服务调查为例，介绍样本户与机构医务人员的具体抽样方法。第六次全国卫生服务调查遵循经济有效的抽样原则，采用多阶段分层整群随机抽样的方法。该方法结合了分层抽样、整群抽样和随机抽样的特点。在抽样过程中，该方法分多个阶段进行抽样：首先将总体分成若干个互不重叠的层，每个层内的个体具有相似的特征，而不同层之间的个体特征差异较大。分层的目的是确保每个层内的个体具有较高的同质性，从而提高抽样的精确度；再在每个层内，将个体进一步分成若干个互不重叠的群，从而简化抽样过程并降低抽样成本。再次，在对应的群当中进行随机抽取，保证每个群被抽中的概率相等，从而保证样本的代表性。该抽样方法具有较高的精确度和效率，适用于总体较大、个体特征差异较大的情况，因此全国卫生服务调查的样本抽取适用于该抽样方法。

第六次全国卫生服务调查的多阶段抽样过程如下。第六次调查由国家卫生健康委员会统计信息中心统一在全国 31 个省（自治区、直辖市）进行样本抽取，抽取 156 个样本县（市、区），每个样本县（市、区）随机抽取 5 个样本乡镇（街道），每个样本乡镇（街道）随机抽取 2 个样本村（居委会），家庭健康调查抽样单位是户，在每个样本村（居委会）中随机抽取 60 户。具体的样本点名单收录在光盘“样本乡镇（街道）、样本村（居委会）名单及其区划代码表”中。

样本户的抽取方法和步骤如下。①编制常住住户清单：在实施正式的入户调查前，摸底确定样本村（居委会）常住住户。并且将全部常住住户（包括非本地户口住户）按名单顺序进行编号。②确定抽样间隔：国家样本点抽样间隔的计算是由具体的样本村（居委会）常住住户数除以 60，并采用四舍五入原则取整数。③确定样本住户：首先，通过随机抽一张人民币，取其末四位数，该数除以抽样间隔后的余数确定为 K 值（若余数为 0，则 K 值=抽样间隔），K 值即为被抽中的第一个住户序号，这样就确定第一个应抽住户；然后，K 值加抽样间隔为被抽中的第二个住户序号，K 值加两个抽样间隔为第三个被抽住户序号，通过以此类推的方法来确定其余应抽住户。家庭调查对象为被抽中住户的实际成员（凡居住并生活在一起的家庭成员和其他人，或单身居住、生活的，均作为一个住户）。依照以上样本抽取方法，最终样本覆盖全国 31 个省，156 个县（市、区）、780 个乡镇（街道）、1560 个村（居委会）。全国共抽取 93 600 户（约 30 万人口）。

医务人员调查包括样本县（市、区）中的所有三级综合医院、部分二级医院，以及样本乡镇（街道）中的所有社区卫生服务中心和乡镇卫生院，每所医院抽取临床医生 20 名，护理人员 10 名；每所社区卫生服务中心和乡镇卫生院抽取临床医生 5 名，护理人员 3 名，防保人员 2 名为调查对象。如机构内人员数量不满足样本需求时，按实际人数进行调查。样本个体选取原则一是全院所有临床科室均要抽到；原则二是职称分布均匀，兼顾高、中、初级职称。

（二）调查方法

家庭健康询问调查，在调查员和调查指导员的配合下，采用入户询问的方法收集数据。经过培训合格的调查员负责入户调查，按调查表的项目对调查户所有成员逐一进行询问；调查指导员负责调查的组织、指导、检查及验收工作。调查员和调查指导员应为乡镇卫生院或社区卫生服务中心及以上卫生机构的卫生人员，并负责本地区调查数据的录入。调查对象包括被抽中样本住户中的常住人口，这包括近半年内在本户居住的所有户籍和非户籍人口，出生未满半年的婴儿、新结婚的配偶、轮流供养的老人和中小学生等，但不包括保姆等非家庭成员。由于家庭健康调查环节主要依靠调查员入户询问开展调查，因而对不同问卷的应答对象也有相应的要求。各表与其应答人、调查方式见表 16-3。

表 16-3 全国卫生服务调查表应答人及其调查方式

表序	表名	应答人	调查方式
国卫调 01 表	家庭一般情况调查表	最了解家里情况的人	入户调查
国卫调 02 表	家庭成员个人情况调查表	本人（若本人无回答能力，由知情者代答）	入户调查
国卫调 03 表	15～64 岁女性调查表	本人	入户调查

续表

表序	表名	应答人	调查方式
国卫调 04 表	0～18 岁儿童、青少年调查表	儿童的母亲	入户调查
国卫调 05 表	60 岁及以上老年人口调查表	本人（若本人无回答能力，由知情者代答）	入户调查
国卫调 06 表	医务人员调查表	本人	自填问卷

医务人员调查表的填报则由从样本中抽取的有关医务人员扫描二维码登录系统，自主完成调查表的填报。以上流程确保了调查数据准确性和完整性的同时，也提高了调查的效率。

为保证调查数据收集流程的标准化和准确性，国家卫生健康委员会给定了入户调查的家庭健康询问调查表询问次序（图 16-1）。

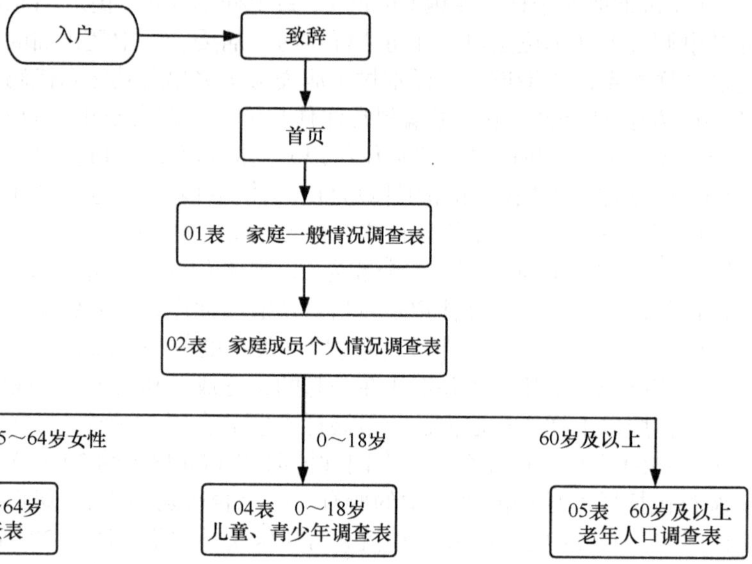

图 16-1　家庭健康询问调查表询问次序

二、全国卫生服务调查数据的管理

（一）数据录入

问卷回收后，首先需要判断其可信性，剔除无效问卷。为确保数据录入的准确性，国家卫生健康委员会统计信息中心提供了统一的数据录入软件。对于家庭健康询问调查数据，采用两遍录入的方法以进一步提升数据的可靠性。各省（自治区、直辖市）负责各自样本地区的调查数据收集与审核工作，经过严格审核无误后，这些数据将被提交至数据库。

（二）数据审核

数据审核通过调查系统进行，审核内容包括核查调查轨迹、时长、重点问题录音、核心指标计算结果等。省级、县级和乡镇级调查负责人结合调查情况实时开展数据审核。乡镇（街道）调查负责人需要审核本乡镇（街道）全部调查问卷，并听取全部录音；县级调查负责人随机抽取 10%的样本户调查表进行审核，并对 10%的样本户进行录音审核；省级调查负责人随机抽取 5%的样本户调查表进行审核，并对 3%的样本户进行录音审核。如审核过程中发现问题，需要扩大审核范围，并及时通过督导、培训等方式解决。

数据复核通过入户、电话等方式及时开展，验证调查的准确性和数据一致性。乡镇（街道）调查负责人需要复核调查本乡镇（街道）全部调查问卷；县级调查负责人随机抽取 10%的样本户进行复核调查：省级调查负责人随机抽取 3%的样本户进行复核调查。复核调查问题主要包括家庭人口数、成员结构、住院、分娩等客观指标。目前六次卫生服务调查数据复核一致率均超过 95%。

（三）数据处理

各调查点对调查数据逐级审核后正式上报。国家卫生健康委员会统计信息中心组织有关专家，在参考以往调查数据清理做法的基础上，针对本次调查的特点，从数据完整性、表内和表间逻辑关系重点问题的相互验证、不合理值和极值的识别、缺失值处理等方面进行清理。对于发现的问题采取退回基层补充询问、核对移动终端原始记录、电话询问、统计学处理等方式解决，并进行痕迹管理，保证清理过程科学、透明、可重复。分析时，对部分极值按规则进行合理处置。

（四）数据质量评价

问卷数据录入、审核后，要先对问卷数据质量进行评价，保证回收数据的准确性、代表性和可用性。全国卫生服务调查问卷数据质量评价的主要指标如下。

1. 玛叶指数（Myer's index）　它是判断调查质量的一种方法。它先假设在一个不存在任何数据偏好的人口中，以 0～9 中的任何一个数字结尾的年龄别人口数，应该占总人口的 10%。实际人口年龄分布与理论分布差数的绝对值之和，称为玛叶指数。玛叶指数取值范围为 0～99，0 表示实现数据严格符合理论分布，没有任何堆积现象，99 表示该人口年龄都是同一个数字结尾。一般情况下，由于各年龄组均存在死亡、迁移等现象，而且各年龄组死亡概率、迁移率均不一致，实际人口年龄分布与理论分布有偏差，但玛叶指数不能大于 60，大于 60 可以肯定该调查人口数据存在严重的年龄偏好即堆积现象。计算分四步进行。

第一步，分行列出从 0～9 各种尾数的年龄人数，这里选 10 岁为起点，主要考虑 10 岁以下儿童一般不存在偏好现象。上限可以到 100 岁，也可以到 80 或 90 岁，考虑到资料来源于抽样调查，高年龄组代表性不强，这里只检验到 80 岁。

第二步，分别计算 A、B 值，A 是将从 10～79 岁同一尾数的七个年龄人数加总，B 是将从 20～79 岁同一尾数的六个年龄人数加总。

第三步，A、B 分别加权并混合，A 的权数 X 为从 1 到 10 顺序递加 1，B 的权数 Y 为从 9 到 0 依次递减 1，得到 AX+BY。

第四步，计算每一尾数的混合数 AX+BY 在总值中的百分比，并累计各尾数百分比与 10%之差，最后结果再除以 2，即为玛叶指数。全国第六次卫生服务调查样本的玛叶指数为 3.4，说明调查结果无年龄偏好。

2. 拟合优度检验（test of goodness of fit）　用于比较调查数据是否与其他调查数据相吻合。首先，将人口普查的数据作为理论数并假设其分布是正态分布，再将本次调查的数据作为样本数据，观察其分布与理论频数分布的拟合程度，即把样本分布和正态分布相比较，作为判断调查质量的一个方法。全国第六次卫生服务调查人口年龄结构与 2015 年全国人口 1%抽样调查的人口年龄结构的拟合度检验过程和检验结果为：在自由度为 5 时，卡方值为 16.1528，大于 95%（n=5）置信区间下临界值 11.07，即 P 值小于 0.05，说明样本年龄结构指标的分布与总体分布的差异有统计学意义，需要在调查数据分析及结果解释中加以关注。

3. DELTA 不相似系数与 GINI 集中比　均用来反映样本指标的分布与总体分布一致性的程度，它们既能反映样本对总体的代表性，也能反映调查数据的质量。将卫生服务调查的家庭规模的分布与人口普查家庭规模总体分布的 DELTA 不相似系数和 GINI 集中比进行计算。这两个指标越接近 0，表示样本分布与总体分布一致性越好。全国第六次卫生服务调查计算出的 DELTA 不相似系数等于 0.1483，GINI 集中比为 0.0783，表明样本与总体的家庭规模相差 14.8%或 7.8%。

三、全国卫生服务调查数据分析方法

（一）分层方法

由于我国存在自然环境、地理分布和城乡二元经济结构的差异，现行政策在东、中、西部地区也有一定的差别，因此数据在分析时要按城乡、东中西部地区予以分组。

1. 城乡分类 城市是指行政区划为地级市及以上的地区；农村是指行政区划为县（包括县级市）的地区。

2. 东、中、西部地区的划分 按照国家统计局的分类标准进行划分。东部地区包括北京、天津、河北、辽宁、江苏、上海、浙江、福建、广东、海南、山东共 11 个省市；中部包括吉林、黑龙江、山西、河南、安徽、湖北、湖南、江西共 8 个省份；西部包括内蒙古、广西、重庆、四川、贵州、云南、西藏、陕西、甘肃、青海、宁夏、新疆共 12 个省区市。

（二）描述性分析

全国卫生服务调查报告采用描述性分析方法，对调查资料进行现况描述和变化趋势分析。比较我国不同时期、不同地区、不同人群卫生服务需要、需求、利用、医疗费用及其影响因素的变化。

1. 现况描述 包括整体情况、不同地区（包括城乡、东中西部城市地区和东中西部农村地区）、不同人群（包括不同医疗保险人口、老年人口、妇女儿童、低收入人口）的卫生服务需要、需求、利用、医疗费用的描述。此外，对卫生服务需要指标进行标化处理。例如，在第五次全国卫生服务调查 273 688 人中，基本医疗保险覆盖 260 196 人，参保率为 95.1%，城市、农村分别为 92.8%和 97.3%。城市的中部地区基本医疗保险参保率明显低于东部、西部地区；农村不同地区参保率均在 97%以上。城市不同地区的差异大于农村，中部地区城乡差异大于东、西部地区。

2. 变化趋势分析 将本次调查的结果与前几次调查主要结果进行比较，分析我国不同地区、不同人群卫生服务需要、需求、利用、医疗费用及其影响因素的变化趋势。例如，医疗费用控制面临挑战，15 岁及以上人口有医生明确诊断的慢性病患病率由 2008 年 24.1%提高到 33.1%。

3. 不同特征人群的差异比较 比较城乡、不同城市和农村地区、不同性别、年龄、婚姻状况、职业状况、医疗保险、收入水平人群间的差异。例如，城乡之间卫生服务利用的差异明显，城市、农村不同人群之间卫生服务利用的差异有扩大趋势。城市居民由于经济条件较好，医疗保险覆盖率高，因此卫生服务利用率相对较高。

（三）专题分析

专题分析强调对特定主题或问题的深入探索，清晰地把握研究目标和研究任务，多角度、多层面对问题进行审视分析，从而深入挖掘问题的本质，提出更具针对性和实用性的解决方案，为全国卫生服务政策的制定提供支持和参考。历年全国卫生服务调查报告对妇幼、老年人、残疾人口、低收入组人群、不同医疗保险之间的卫生服务利用状况及医疗费用与经济风险进行了专题分析。第三次全国卫生服务调查报告针对不同经济收入、不同医疗保障制度、不同职业人群卫生服务需求和利用的差异进行了专题探讨，对我国西部地区的卫生服务现况进行了进一步调查研究，并出版专题报告《中国西部地区卫生服务调查研究》。第六次全国卫生服务调查对儿童、妇女、老人及低收入人群进行了专题分析，深入分析了我国城乡居民医疗服务利用变化趋势及其影响因素，出版《全国第六次卫生服务统计调查专题报告》。

第四节　全国卫生服务调查的发展变化

历次全国卫生服务调查充分契合时代发展需要，顺应卫生健康事业发展的阶段要求，在调查样本、调查内容、调查方法和调查对象上进行相应调整和变化。鉴于第七次全国卫生服务调查已经开展，但调查报告尚未对外公开发布，因而本书相关内容仅涉及1993～2018年六次的全国卫生服务调查，主要内容以全国第六次卫生服务调查的相关要求为主。

（一）历次调查样本数量

全国卫生服务调查抽样设计兼顾科学性（即样本地区和样本个体对全国和不同类型地区有足够的代表性），又考虑经济性（即抽样人数既满足调查设计的基本要求，又不至于过多增加样本量而加大调查的工作量）。抽样方法采用多阶段分层整群随机抽样：第1阶段是以县（市、区）为样本单元；第2阶段是以乡镇（街道）为样本单元；第3阶段是以村（居委会）为样本单元（表16-4）。

表16-4　历次全国卫生服务调查样本信息

调查次数	调查时间	样本县（市、区）数量/个			样本户数/户	样本人口/人
		合计	城市	农村		
第一次	1993.6.1～6.25	92	27	65	54 984	215 163
第二次	1998.6.1～6.25	95	28	67	56 994	216 101
第三次	2003.9.18～10.20	95	28	67	57 023	193 689
第四次	2008.6.15～7.10	94	28	66	56 456	177 501
第五次	2013.9.1～9.25	156	78	78	93 613	273 688
第六次	2018.9.1～9.30	156	84	72	94 076	256 304

（二）调查实施变化

全国卫生服务调查在保持一对一询问的前提下，不断完善调查方法。第一次、第二次数据采用分省录入，集中汇总分析。第三次调查时引入双录入技术并沿用至第四、五次调查。目前，西方发达国家卫生服务调查普遍采用计算机辅助调查的方式，通过网络、电话或面对面询问，直接录入数据库，节省录入时间，并减少数据录入误差。相对于传统的纸笔调查访问，计算机辅助调查在数据质量上发挥了更积极的作用。第六次调查首次利用统一配置的移动终端开展调查，实现了现场调查、现场录入，减少了调查环节人为产生的误差，减轻了调查人员的工作量。此外，本次调查增设数据审核流程，对数据有效性、逻辑性、完整性进行检查，利用核查结果加强对调查员的管理，有效地提高了数据的质量，确保了上报数据的准确性，是一次重大的技术进步。

同时，全国卫生服务的调查方式也对应有所改变。第一次、第二次调查包括家庭健康询问调查和机构调查。第三次调查主要包括家庭居民健康询问调查和小规模定性调查，并引入了社会学评估调查方案，而且对西部地区进行了扩大调查。第四、五、六次调查包括抽样调查和专题调查研究两部分。第四次调查包括家庭健康询问调查、基层医疗卫生机构调查、医务人员调查；第五次、第六次调查包括家庭健康询问调查、机构调查、医务人员调查。专题调查研究的内容根据当时的重点工作任务和政策关注点进行确定。

（三）调查对象的变化

家庭健康询问调查的对象涵盖了全国抽中样本住户的全体实际人口。其中，婚姻状况、文化程度、就业状况等特定内容仅要求15岁及以上的居民参与回答。而关于居民健康状况、卫生服务需求、需求利用等方面的调查内容则是面向全体人口进行的。此外，除了基本的家庭成员健康询问内容，历次调查还根据特定人群的特点和需求，有针对性地进行调查；特定人群也随着医疗卫生的不同发展阶段和调查需要有所不同。历次全国卫生服务调查关于特定人群的调查情况见表16-5。

表 16-5 历次全国卫生服务调查关于特定人群的调查情况

调查次数	特定人群
第一次	5 岁以下儿童、15～49 岁已婚育龄妇女和 60 岁及以上老年人
第二次	1996～1997 年有分娩和流产史的妇女
第三次	5 岁以下儿童、15～49 岁已婚育龄妇女
第四次	5 岁以下儿童、15～49 岁已婚育龄妇女和 60 岁及以上老年人
第五次	5 岁以下儿童、15～49 岁已婚育龄妇女和 60 岁及以上老年人
第六次	5 岁以下儿童、15～49 岁已婚育龄妇女和 60 岁及以上老年人

（四）调查报告结构及呈现内容的变化

不同时期医疗卫生事业都有不同的发展目标和工作重点，为能及时收集和反映当前卫生健康改革与发展变化信息，掌握供需双方的特征以及探讨供需双方之间的作用和影响，体现时代特征，历次全国卫生服务调查的内容以及与之匹配的调查内容结构也随之进行相应修改，因此其既有连续性和一致性，又有差异性和时代性。

从已经完成的六次全国卫生服务调查内容来看，家庭健康询问调查涉及居民卫生服务需要、需求、利用和费用的内容基本一致，调查的核心内容和关键指标保持了较好的连续性和可比性。由于时代的发展及国家整体卫生服务水平的提高，历次调查的内容、对应报告所呈现的内容有所改变，这一点在章节的划分上也有所体现。整体上来看，前三次全国卫生服务调查报告与第六次全国卫生服务调查的结构相差较大，第四次、第五次与第六次全国卫生服务调查报告的结构较为相似。

第一次全国卫生服务调查报告整体分为十一个章节，包括十章的调查结果描述和一章的对比讨论（表 16-6）。第二次全国卫生服务调查报告为了给当时卫生改革的发展目标与重点提供客观数据依据，加入了对影响居民医疗卫生服务的多变量分析的内容，其调查报告分为五个部分，将第一次报告中的描述性内容放置于第二个部分，在第一次报告的基础上创新性地加入第三部分——影响医疗利用的多因素分析（表 16-7）。第三次全国卫生服务调查根据国家探索农村卫生事业的需要，新增了城乡卫生改革与发展社会学评估调查报告的内容，以及对不同经济收入、不同医疗保障制度、不同职业人群的卫生服务需求和利用的差异进行对比分析和专题分析。全国卫生服务调查报告同样分为五个部分，不同的是把第三部分从第二次的“影响医疗利用的多因素分析”改为“家庭询问调查的专题分析和多因素分析”，重点分析不同经济收入、不同医疗保障制度、不同职业人群卫生服务需求和利用的差异（章节主要内容如表 16-8 所示）。第四次全国卫生服务调查报告内容在保持以往卫生服务需要、需求、利用及公共卫生服务提供等核心内容连续性分析的基础上，针对当时的调查背景和目标，增加了社会医疗保险（城镇职工医疗保险、城镇居民医疗保险、新型农村合作医疗）、重大健康问题（重大疾病如高血压、伤害等的防治等）、重点人群（如老年人口、低收入人口）的分析研究。第五次全国卫生服务调查报告内容，除了以往的核心指标外，增加了与医改相关的内容，如公共卫生服务利用、居民对医改的感知等。第六次全国卫生服务调查报告则新增了重点慢性病管理、分级诊疗、用药安全及老年人失能及照料等内容。历次全国卫生服务调查内容及报告相对上一次的新增内容见表 16-9。

表 16-6 第一次全国卫生服务调查报告各章节主要内容

章节	标题	主要内容
第一章	家庭健康询问调查结果分析	报告了调查人口的性别、年龄、民族、文化程度等基本特征，调查家庭的经济状况、卫生情况和基本卫生保健情况分析等
第二章	居民两周患病情况分析	报告了调查地区居民两周患病率及疾病构成分析，影响两周患病率的因素等

续表

章节	标题	主要内容
第三章	居民慢性病患病情况分析	报告了调查人群的重点慢性病及其主要的健康影响因素，描述了慢性病患者因病活动受限情况等
第四章	残疾情况分析	报告了调查地区伤残率和不同类别伤残的发生情况，以及伤残情况发生的相关因素
第五章	居民就诊和急诊情况	报告了调查居民的两周就诊情况，就诊的医疗费用负担形式，影响两周就诊率的因素等
第六章	调查人口住院情况分析	报告了调查地区住院情况，住院的患者对服务利用过程的感受，住院服务满意度的影响因素等
第七章	0～5 岁儿童	本章关注儿童卫生保健，通过儿童出生情况、儿童青少年患病情况等指标来反映
第八章	15～49 岁妇女	本章关注 15～49 岁已婚育龄妇女卫生保健，通过妇女婚检孕检和生育情况、孕产期保健、分娩情况及费用等指标来反映
第九章	60 岁及以上老年人情况分析	本章关注老年人口的生活及健康状况，主要从老年人口的供养情况、居住情况、起居能力、自我保健意识、社会活动参与情况等指标来反映
第十章	城市街道卫生院资源现状及利用的分析	本章关注城乡街道卫生资源的人力情况、收支状况、房屋设备情况及资源的利用率等指标
第十一章	主要发现	对主要卫生服务需要、利用和资源指标进行估算、与过往调查和国外相关调查的数据进行对比分析，提供全国卫生服务相关政策建议

表 16-7　第二次全国卫生服务调查报告各部分主要内容

章节	标题	主要内容
第一部分	绪论	介绍这次调查目的、调查方法、调查内容、调查实施的质量控制和调查结果的质量评价
第二部分	家庭健康询问调查结果的描述性分析	包括调查人群的一般情况、居民健康状况和卫生服务需要量、需求量和利用量及其影响因素的分析
第三部分	影响医疗服务利用的多因素分析	包括城乡居民就诊门诊概率，住院概率、门诊费用、住院费用及门诊就诊单位选择概率等因素，以揭示影响我国城乡居民医疗服务利用的主要因素
第四部分	医疗卫生机构调查结果的描述性分析	包括样本县、市社会经济发展主要指标，各级各类卫生机构人力、物力、财力及工作效率、效果分析
第五部分	调查结果的总体估算、主要发现和有关问题的讨论	包括对调查结果的基本评价，通过样本对全国居民健康和卫生服务主要指标的估算，分析变化的趋势及产生变化的原因，并提示当前卫生服务过程中值得注意的问题和政策建议

表 16-8　第三次全国卫生服务调查报告各部分主要内容

章节	标题	主要内容
第一部分	绪论	介绍这次调查目的、调查方法、调查内容、调查实施的质量控制和调查结果的质量评价
第二部分	家庭健康询问调查的描述性分析	包括调查人群的一般情况、卫生服务需要、需求、利用及其影响因素分析
第三部分	家庭健康询问调查的专题性和多因素分析	重点分析不同经济收入、不同医疗保障制度、不同职业人群卫生服务需求和利用的差异
第四部分	卫生服务供给的调查分析	包括调查地区社会经济发展、卫生资源及其结构、资源利用效率和效果的分析
第五部分	家庭健康询问调查的主要发现、问题讨论和政策建议	包括供需平衡分析，变化趋势及其原因分析，城乡卫生服务领域重大问题，以及政策建议。最后列出每个样本县（市）数据分析结果

表 16-9　历次全国卫生服务调查内容及报告相对上一次的新增内容

调查次数	调查内容	新增调查内容
第一次	家庭健康询问调查、机构调查	无
第二次	家庭健康询问调查、机构调查	影响居民医疗卫生服务的多变量分析，包括城乡居民就诊门诊概率，住院概率、门诊费用、住院费用及门诊就诊单位选择概率等因素

续表

调查次数	调查内容	新增调查内容
第三次	家庭居民健康询问调查、小规模定性调查、社会学调查方案、西部地区扩大调查	城乡卫生改革与发展社会学评估调查报告，以及对不同经济收入、不同医疗保障制度、不同职业人群的卫生服务需求和利用的对比分析和专题分析
第四次	家庭健康询问调查、基层医疗卫生机构调查、医务人员调查	社会医疗保险（城镇职工医疗保险、城镇居民医疗保险、新型农村合作医疗）、重大健康问题（重大疾病如高血压、伤害等的防治等）、重点人群（如老年人口、低收入人口）的分析研究
第五次	家庭健康询问调查、机构调查、医务人员调查	与医改相关的内容，如公共卫生服务利用、居民对医改的感知等
第六次	家庭健康询问调查、机构调查、医务人员调查	重点慢性病管理、分级诊疗、用药安全及老年人失能及照料等内容

第四次、第五次、第六次的全国卫生服务调查报告结构相似。第四次全国卫生服务调查报告分为十二个章节，第五次和第六次全国卫生服务调查报告分为十一个章节（以第六次全国卫生服务调查报告为例，撰写的基本结构和章节的主要内容如表 16-10 所示），都包含了城乡居民健康和卫生服务的需要、需求、利用、医疗负担及满意度，慢性病管理情况、个人健康行为、妇女儿童保健、医务人员工作情况，调查的主要发现等重要内容。

表 16-10　第六次全国卫生服务调查报告各章主要内容

章节	标题	主要内容
第一章	调查概况	本章介绍了全国卫生服务调查的背景和目标，调查方案的设计，调查的总样本量和调查相关的其他重要事项
第二章	调查家庭基本情况	本章主要描述了调查人口的性别、年龄、民族、文化程度等基本特征，调查家庭的经济状况，调查人口的医疗保险覆盖情况及卫生服务可及性等
第三章	卫生服务需要及居民自评健康状况	本章关注调查人口的健康状况及卫生服务需要，以两周患病率、发病时间构成、疾病严重程度等表述居民的两周患病情况
第四章	卫生服务需求、利用和费用	本章重点关注调查地区居民的医疗服务需求及利用情况，调查地区居民的医疗卫生服务费用情况，主要内容包括两周患病自我医疗购药费用、两周患病就诊直接医疗费用、两周患病就诊间接医疗费用和住院费用
第五章	重点慢性病管理及健康影响因素	本章关注调查人群的重点慢性病及其主要的健康影响因素，描述了高血压、糖尿病的管理以及健康档案与家庭医生签约情况，调查人群的吸烟、饮酒、超重和肥胖等健康危险因素和体育锻炼、健康体检和刷牙等健康行为
第六章	居民满意度	本次调查询问了调查前两周内就诊和调查前一年住院的患者对服务利用过程的感受，主要从门诊服务满意度和住院服务满意度两个方面对居民医疗服务满意度进行描述
第七章	儿童青少年健康	本章关注儿童保健，通过儿童喂养情况、儿童青少年体检情况、儿童青少年患病情况等指标来反映
第八章	妇女卫生保健	本章关注妇女卫生保健，通过妇女健康检查和生育情况、孕产期保健、分娩情况及费用等指标来反映
第九章	老年人卫生服务需要、需求及利用	本章关注老年人口的生活及健康状况。主要从老年人口的日常生活能力情况、身体与功能情况及经济来源、社会参与照护情况三个方面进行分析总结
第十章	低收入人口卫生服务需要、需求及利用	本章关注低收入人口的卫生服务需要、需求与利用。具体包括低收入人口的确定、基本特征、低收入人口健康状况及卫生服务需要、低收入人口卫生服务需求与利用情况
第十一章	主要发现	本章主要对历年卫生服务调查数据进行对标，反映我国卫生服务体系建设的进展与成效及面临的问题与挑战

我国全国卫生服务调查，旨在全面了解我国城乡居民在健康和卫生服务方面的现状和需求，居民医疗负担以及医疗满意度。通过调查结果，展示我国在卫生健康领域取得的成就；系统性梳理和衡量医药卫生领域的发展情况和改革实施效果；同时收集信息以评估卫生服务体系的运行状况，为

健康中国战略提供信息支撑。

六次全国卫生服务调查在保持对城乡居民健康和卫生服务需求的持续关注的同时，内容和重点也在不断地扩展和深化，以更好地服务于国家卫生健康政策的制定和实施。这些变化不仅提高了调查的科学性和准确性，而且增强了调查结果的代表性和实用性，是我国在卫生健康领域向高质量发展阶段转变的具体表现，反映了国家在卫生健康领域的不断进步和对居民健康需求的深入关注和对健康中国战略的贯彻实施。

（徐　娟）

思　考　题

1. 我国现行的国家卫生健康统计调查制度包含哪几项内容？

2. 第六次全国卫生服务调查了哪些内容，在调查过程中如何有效地管理和控制以提高调查质量？

3. 总结第六次全国卫生服务调查在调查样本、调查内容和调查方法上的变化，并讨论变化出现的原因。

第十七章　特殊社会问题的调查

特殊社会问题是指在特定社会背景下，涉及个体或群体的特殊需求、潜在风险或隐性危机，常被忽视或难以触及的问题。通过收集和分析特殊社会问题调查数据，可以更加深入了解特定群体的需求，从而提供并进行更合适的服务与决策。本章将聚焦于食源性疾病、输入性传染病、隐匿与敏感问题以及特殊人群等典型的特殊医学社会问题，针对其概念、疾病成因及问题调查方法展开阐述。同时，根据上述问题的不同特征，介绍其调查侧重点，如在调查食源性疾病和输入性传染病时，更注重传播因素和现场调查；针对隐匿问题和敏感问题调查时，更注重个人隐私安全性；针对特殊人群的调查，调查方法需要特别设计以满足其人群独特的需求和特点。

第一节　食源性疾病的调查

食源性疾病（foodborne disease）是当今世界上最广泛的公共卫生问题之一，已成为至关重要的全球性议题，它不仅严重影响且制约着食品贸易和旅游事业的发展，给社会经济造成极大的损失，更关系到人类的健康状况乃至生命安全。

一、食源性疾病的概念

食源性疾病是指因食用受污染的食物而导致的感染性或中毒性疾病。在生产、加工、运输、贮存和供应过程中，食物容易被有毒物质、感染性或产生毒性的微生物污染。人体一旦摄入污染足够剂量的有毒物质或致病性微生物的食物，则会导致食源性疾病。

二、食源性疾病的调查目的

食源性疾病的调查目的通常是控制暴发或防止疾病进一步扩散，一旦确认可疑食物，必须立即停止供应和销售该食品，并召回已经供应的食品，封存并处理污染食物，以免其再次进入流通渠道。因此，调查食源性疾病的主要目的包括控制正在发生的暴发；侦查和去除相关食物；确定相关特异性危险因素；确定导致可疑病原体污染、生长、存活和扩散的因素；获取流行病学资料；评估病原体的危险性等。

食物的供应可以是地区性，也可以是全球性的，现如今，无论是新鲜食物，还是耐贮存食物均可于世界范围内流通。食源性疾病的暴发往往可以联系到远离消费地点的污染源，无论源头在哪，调查总是从一个或多个地区开始并向周围拓展。因此，食源性疾病的调查和应对体系需要各级食品安全和公共卫生组织的紧密合作。在中国，食源性疾病监测遵循属地管理原则，由各省、市卫生健康行政部门负责组织管理。医疗机构需要建立监测报告制度，发现病例后 2 个工作日内上报，聚集性病例 1 个工作日内报告，确保食源性疾病事件得到及时有效的处理。

三、食源性疾病暴发调查的步骤

首先进行规模划分，根据不同严重程度制订并采取不同方案。食源性疾病暴发的全面调查一般包括现场初步评估、初步假设与制订计划、流行病学调查、环境和食品调查、实验室检测。

（一）现场初步评估

疾病调查初期，应迅速评估所有可得到的资料，以确认或排除疫情隐患，并建立病例定义，防止疾病蔓延，评估应包括以下几个方面。

1. 核实信息的准确性。

2. 明确已有病例及致病原因。

3. 收集病例相关信息。

4. 确保合适的临床标本和食物标本的收集。

5. 开展初步检测报告。

确认报告无误后，需要迅速确定并访问首批病例，以明确其临床和流行病学特征。延迟访问可能导致信息不准确，难以追溯食物消费史和行为。访问内容需要全面透明，应包括：

1. 详尽的人口学资料，包括职业、年龄、长期居住地。

2. 临床资料，包括发病日期、病程和严重程度。

3. 近期就诊情况。

4. 他人接触史。

5. 饮食史。

6. 调查者对病因的判断。

7. 调查者是否知道其他人患有相同或类似的疾病。

8. 相同或类似疾病者中潜在的共同暴露情况。

9. 暴露于可疑食物的日期。

若可疑感染源为食物，则须立即调查相关食品的生产、加工和处理的源头。

（二）初步假设与制订计划

根据初步评估与病例调查结果，概括事件的流行病学特征，并提出食源性疾病暴发的初步假设。在异常病例中，如不同城市的居民、最年长或最年轻的患者，通常可为假设提供线索，并在此基础上开展初步调查。

在初步调查阶段结束后，应根据疫情控制情况和公共卫生风险决定是否继续深入调查，并评估进一步调查的价值与计划。确定食源性疾病暴发已得到控制通常较为困难，一般仅在传染源和途径不明且有证据支持继续调查时，才采取特异性措施。若决定停止调查，须详细记录理由，并在结案报告中说明。

其他继续调查的可能理由包括以下几个方面。

1. 暴发对当地人群健康构成直接威胁。

2. 病例呈持续上升态势。

3. 具有疾病严重性或快速传播性等重要意义。

4. 在广泛区域内出现病例且未发现显著的共同起源。

5. 在高风险场所，如学校、医疗机构、养老机构、食品机构等出现病例。

6. 引发较高的公众关注热度。

7. 存在潜在的违法风险。

8. 通过调查产生其他新认识，如食品安全和危险性方面。

（三）流行病学调查

详细描述食源性疾病暴发特征是调查首要步骤。流行病学描述通常基于三个基本要素，即时间分布、地点分布和人群分布，这些要素所蕴含的信息有助于迅速判定暴发态势并指导初步的防控策略。调查流程如下。

1. 确定病例定义标准　在调查初期，为确保全面涵盖潜在病例，病例定义应设定得相对宽泛。例如，规定将“在 24 小时内出现三次及以上腹泻症状的个体”纳入初步观察范围；而在调查后期，为便于分析，病例定义须精确化，诸如明确为“经实验室确诊的沙门菌感染病例”，从而为分析性研究提供可靠依据。但需要注意，此病例定义不能在后续的统计分析中被视作危险因素。

2. 主动寻找潜在病例 需要根据暴发情况选择适宜的搜寻手段。若涉及一般人群，可直接联系医疗机构以及高风险场所；若涉及特定人群，则应开展全面调查，使用调查表和实验室数据确定症状及其原因。

3. 病例访视与信息收集 可借助面谈、电话访谈或由受访者自行填写调查表等形式来完成。在此过程中，需全面收集包括个人身份信息、临床症状表现及相关危险因素等信息。

4. 资料分析与假设提出 确定病例特征、预测后续发展趋势及传播方式等，为寻找病原或传染源提供线索，具体包括计算特殊症状和体征病例的百分比；分析时间分布；计算潜伏期；明确地区分布；描述人群分布；确定发病高危人群；提出假设。

5. 假设检验 如果流行病学调查、实验室检测结果和食物调查结果强有力，可跳过正式假设检验步骤。否则，须进一步深入开展调查工作。其中，描述性流行病学能够揭示疾病暴发途径，分析性流行病学（如队列研究和病例对照研究等）可用于验证假设。

（四）环境和食品调查

为识别食源性疾病暴发的途径和原因，并制订预防措施，流行病学调查和实验室检测应伴随着环境调查和食品调查。

环境调查应包括与食物生产、加工、储存和运输相关的所有外部条件，如食物加工场所的卫生状况、水质、储存条件等，以确定食物污染源、评估病原体条件、评估食物处理风险，并确定干预措施，步骤如下。

1. 数据收集和整理 收集与食物微生物污染相关的数据，包括生产、加工、储存和运输环节的微生物检测结果。

2. 可能感染途径分析 分析微生物污染来源，包括设备、人员、原材料等。

3. 微生物生长模型 预测微生物在不同环境条件下的生长情况。

4. 感染剂量计算 根据微生物的感染性和食物的摄入量，计算感染剂量，判断食品中微生物的潜在健康风险。

食品调查应还原食物制备的真实情况，全面调查相关食物。相关记录应包括菜单、食谱、加工、采购、库存和运输记录等。调查因素包括三个方面。

1. 食物特性 食物的pH、水分活性等影响微生物繁殖的性质。

2. 环境因素 生产环境的温度、湿度、空气质量等，以及工作区域的卫生条件。

3. 样品采集与检测 对样品，如患者呕吐物、剩余食物等，进行微生物等项目的检测。

（五）实验室检测

大多数食源性疾病由微生物引起，需要进行微生物检测。化学污染引起的暴发较少见，但其症状与微生物引起的后果相似，需要经实验室检测进行区分。

常见微生物污染包括沙门菌、大肠埃希菌、金黄色葡萄球菌等细菌污染；诺如病毒、轮状病毒等病毒污染；弓形虫等寄生虫污染；黄曲霉、赭曲霉等真菌污染。

化学污染包括铅、汞、镉等重金属污染；有机磷、有机氯等农药残留污染；多氯联苯、二噁英等工业化学品污染；色素、防腐剂超标等食品添加剂滥用污染。

调查原则如下。

1. 及时性 迅速响应，尽早开始调查，以便收集到最准确的信息。

2. 全面性 全面收集与病例相关的临床、流行病学和实验室数据。

3. 合作性 与医疗机构、实验室、公共卫生部门等多方合作，共享信息。

4. 客观性 基于科学证据进行分析，避免主观臆断。

5. 保密性 对个人隐私和敏感信息进行保密。

上述调查原则对各类污染调查均适用。若怀疑化学品污染，应立即进行化学检测。临床实验室在食源性疾病调查中负责采集临床样本、进行检测，并与其他相关机构合作确定病原体。

第二节　输入性传染病的调查

“我们正处于一场传染病全球危机的边缘，没有哪一个国家可以免受其害，也没有哪一个国家可以对此高枕无忧”。WHO 总干事在《1996 年世界卫生报告》中警告，全球正面临传染病危机，无国能免。随着全球化加深，旅游和贸易加速了传染病的传播，我国也不断面临输入性传染病威胁。因此，认识这些疾病的危害、探索调查技术和防控措施至关重要。

一、输入性传染病的定义与特征

（一）输入性传染病的定义及主要结局

输入性传染病（imported infectious disease）是指本国原不存在、尚未发现或已消灭，而由国外传入的传染病。相应的病例称为输入性病例。

传入性传染病指一国内部从一个地区传到另一个无该病的地区。两者都涉及外部传染源的引入，可能通过旅行、贸易等活动。输入性传染病强调“输入”过程，而传入性传染病强调疾病的“外来”性质。输入性传染病一般有以下三个结局。

1. 局限结局　病例输入后，由于当地环境、社会等因素制约，或防控措施得力，局限在输入个案，不会引起本地传播。

2. 控制结局　病例输入后，在适当的环境、社会条件下引起本地传播，由于及时采取有效控制措施，控制了疫情的蔓延并最终消除了该病。

3. 流行结局　病例输入后，引起本地传播，由于当地环境、社会条件适合该病传播，或者不间断有病例输入，最终成为被输入地主要的传染病。

（二）输入性传染病的特点

1. 突发性　难以预测何时、何地暴发，常常出乎意料。

2. 免疫空白　易感人群广泛，缺乏现成的免疫屏障。

3. 传播速度快　病原体传播迅速，跨地区传播能力强。

4. 防控困难　缺乏有效的预防、诊断和治疗手段，应对措施难以快速跟上。

5. 高危性　可能对公共健康、经济和社会稳定造成重大影响。

6. 信息不对称　专业意见不及时，公众缺乏准确的防疫知识，容易产生恐慌。

二、影响输入性传染病传播的因素

影响输入性传染病传播的因素众多，包括经济全球化、交通便利、城市化水平提高、人类活动、食品生产规模化和生活方式变化。

1. 经济全球化和交通便利，人员和物资流动加速，旅游业发展，使传染病传播更迅速。

2. 城市化水平提高，导致人口密度过高，居住环境拥挤，公共资源紧张，增加传染病传播风险。

3. 人类活动，导致生态变化，加剧病原变异，与野生动物接触增加，促进新型传染病传播。

4. 食品生产规模化，一旦食品污染，影响范围广泛。

5. 生活方式变化，如吸烟、酗酒等不健康饮食习惯及生活行为，导致个体抵抗力下降，患病风险增加。

三、输入性传染病现场调查的要点

输入性传染病的现场调查需要一个科学、系统的调查流程，特别是在早期病例的识别和死亡病例的监测方面，要点包括以下几个方面。

1. 监测系统 利用现有网络直报系统，结合我国已有疾病监测系统，聚焦并监测病例区域，及时收集疾病信息，发现输入性传染病。

2. 早期病例 迅速识别和报告首发个例，防止疾病本地传播和疫情扩散。

3. 死亡病例 监测死亡病例，尤其是不明原因死亡，作为发现输入性传染病的信号。

4. 流行病学调查 包括临床与流行病学资料分析、暴露史调查、密切接触者追踪和环境调查，以识别异常表现、疫源接触、传染链和暴露源。

四、输入性传染病现场调查与控制

1. 加强组织领导与协调 建立疫情控制领导小组，下设专家、信息、流调等职能小组，确保现场指挥和协调。针对输入性疫情，领导小组须与出入境管理部门、海关、机场等紧密合作，确保疫情信息及时共享和行动协调一致。

2. 加强输入疫情监测与风险管理 加强来自疫情高发国家旅客的出入境重点监测，包括体温检测、健康申报和症状监测等措施；加强在社区和医疗机构中开展的症状监测举措，以便及时发现潜在病例；收集病例基本信息、临床资料和流行病学资料，建立病例分析数据库，提供病例一览表和传播关系图，以分析识别疫情传播模式、风险因素。

3. 开展个案调查与疫情追踪 详细对每个病例进行旅行史、接触史和暴露史等调查，以快速响应阳性病例，确保在 2 小时内到达现场，4 小时内完成核心信息调查。利用跨部门合作和大数据技术，精准判定并管理病例的密切接触者。环境调查则深入病例的生活和工作环境，寻找传染源和传播途径，并采集环境样本进行实验室检测，以确定病原体类型和特性。

4. 划定疫点与疫区 现场勘查疫点，包括病例居住地、工作地、活动场所等，根据需要采集环境标本送检，判定风险场所，划定疫点疫区，加强人员流动管理，并开展环境消杀与蚊媒控制，消除滋生地，监测蚊虫密度。

第三节　隐匿问题实地观察

隐匿问题通常指的是在医学、心理学和法律等领域中，某些情况或症状不明显或不易被察觉的问题，其重点在于问题的不明显性或隐蔽性。隐匿问题实地观察作为一种定性研究方法，其特征在于不试图代表任何一个总体，也不主张进行统计分析。它可以借鉴人类学田野调查特征，也可参考社会学一般访谈调查，侧重于对情境、发展和人际关系的研究，更强调对于研究对象的整体把握和深入理解。在研究过程中，它不仅综合运用多种传统定性调查技术，如参与观察、深度访谈等，还提出了“共述”“共情”与“共景”等创新方法论概念，旨在通过强调研究者与研究对象之间的互动共鸣，获得更深层次的洞察，以揭示统计数据无法捕捉的复杂社会现象和人类行为。

一、实地观察的概念与种类

（一）实地观察的定义

实地观察是指观察者有目的、有计划地运用自己的感觉器官或借助科学观察工具，能动地了解处于自然状态下的社会现象的一类方法。

（二）实地观察的种类

1. 根据观察者的角色划分

（1）参与观察：又称局内观察，指观察者参与到被观察人群之中，并通过与被观察者的共同活动从内部进行观察。参与观察按照参与程度的不同，可分为完全参与观察和不完全参与观察。完全参与观察，指的是观察者完全参与到被观察的人群之中，作为其中一个成员进行活动，并在这个群体的正常活动中进行观察。一般来说，参与观察比较全面、深入，能获得大量真实的感性认识，但观察结果往往带有一定主观感情色彩。

（2）非完全参与观察：指观察者以半“客”半“主”身份参与到被观察人群之中，并通过这个群体的正常活动进行观察。非参与观察又称局外观察，指的是观察者保持局外人身份，不加入被观察群体，从外部进行观察。非参与观察较参与观察更客观、公允，能增加许多感性知识，但可能更多地关注于表面现象或偶然事件。

2. 根据观察的内容和要求划分

（1）有结构观察：又称控制观察或系统观察，要求观察者事先规划观察项目、设定观察目标，并制订统一的观察表格或记录卡片。在实地观察过程中，要严格按照设计要求进行观察，并做好详细的观察记录。有结构观察能获得大量翔实的材料，可以对观察材料进行定量分析和对比研究，但它缺乏弹性，比较费时。

（2）无结构观察：又称非控制观察或简单观察，要求观察者仅设定一个总体的观察目标和大致的观察框架，然后在实地根据实际情况灵活选择观察点。无结构观察比较灵活，简单易行，适应性较强，但观察所得的材料比较零散，很难进行定量分析和对比研究。

3. 根据观察对象的状况划分

（1）直接观察：指对当前正在发生的社会现象所进行的观察。

（2）间接观察：指通过对物化了的社会现象所进行的对过去社会情况的观察。所谓物化了的社会现象，是指反映过去社会现象的各种物质载体，如写实性绘画、古迹或遗址、各种腐蚀性或积累性物质痕迹，以及反映一定社会现象的物体或环境等。

二、隐匿问题实地观察的要点

（一）观察准备阶段

1. 背景研究与目标设定 基于历史资料和现有数据，理解研究环境的社会、经济和文化背景，明确观察目标和调查目的，确保观察活动的针对性和系统性。

2. 研究对象选择 多维度选择研究对象，包括所有与主题相关的个体和群体，如“施工区”研究需要考虑工作者、监管者、第三方等。

3. 方法设计 定性和定量方法结合，准备观察工具，如记录本、录音设备等。

4. 伦理考量 遵守伦理标准，获取知情同意书，尊重研究对象的隐私。

（二）实际观察阶段

1. 情境分析 注意观察和分析研究对象之间的人际关系，理解个体和群体在特定环境下的行为和互动，包括权力结构、社会网络和互动模式。

2. 多方法运用 结合参与观察、非参与观察、深度访谈、问卷调查等方法，以获得更全面的视角。

3. 时间感知与个人体验 考虑时间因素对观察结果的影响，包括季节性变化、日常周期等，关注个体的主观体验和感受，有助于理解隐匿问题的深层次原因。

4. 数据记录 详细记录过程中的所有信息，包括行为、对话、环境特征等。

（三）观察总结阶段

1. 数据分析 选择适当的分析工具及理论框架，分析数据以揭示问题的本质。

2. 反馈机制 将初步结果与研究对象反馈共享，以验证结果的可靠性。

3. 调整策略 根据结果，适时调整观察策略和方法，以提高研究的有效性。

4. 报告撰写 撰写观察报告，总结观察结果和发现，提出建议和改进措施。

三、隐匿问题实地观察的步骤

1. 策略性进入实地 研究者依据知识和经验初步设想观察内容，且需要一定时日融入并建立良好关系以获指导。

2. 熟悉环境与关系建立 实地考察初期，研究者通过“踩点”了解社区环境，专注总体特征，熟悉当地人文环境，进而与当地人建立人际关系。

3. 接触调查对象 应通过正式或非正式渠道接触调查对象，并通过合适的抽样方法明确关键人员，如疾病防治工作观察“施工区”，可通过行政系统正式进入，或直接与经理沟通，或先建立关系再提需求，再进行抽样观察。

4. 保护伦理和隐私 在实地调查中，处理伦理和隐私问题至关重要，须确保调查对象隐私和数据安全，尊重文化和个人意愿，遵守数据保护法规，维护诚信原则，避免不当行为。

此外，针对隐匿问题，调查步骤应更加精炼，在现场调查中处理伦理和隐私问题时，必须遵循《中华人民共和国个人信息保护法》等法律法规，确保调查对象的隐私和数据安全；坚持透明性、目的明确、最小化、安全性、公正性和自愿参加的原则，向调查对象清晰披露数据收集和使用的方式，仅收集实现特定目的所必需的信息，并采取合理的安全措施保护数据；同时，恪守匿名和保密原则，尊重调查对象的知情同意权，强化社会监督与道德评价功能，以确保调查过程的合法性、合理性和道德性。

关于“关键人员”，由于隐匿问题调查群体具有如下特征。第一，该群体规模较小，在总人口中所占比例极低，而且群体的规模与边界均不清楚，因此很难找到一个好的抽样框。第二，该群体的成员常常因各种原因不情愿暴露自己的身份。正因为具有这些特征，按常规的概率抽样方法来对这些隐藏人口进行抽样很困难，故引入应答驱动抽样方法。

应答驱动抽样（respondent-driven sampling，RDS）是针对难以接近人群和隐蔽人群的最新抽样方法，由赫卡索恩（Heckathorn）和布罗德黑德（Broadhead）于 1994 年和 1995 年在美国康涅狄格州和俄罗斯雅罗斯拉夫尔市对注射吸毒人群进行抽样时改良而成。

应答驱动抽样（RDS）法是链式提名抽样的改进，通过双向激励提高招募效率，调查对象需要由同伴招募，以减少拒绝参与的比例。每个人推荐有限数量的同伴（3～5 个），并统计其网络规模，以计算同伴被抽中的概率，校正抽样偏差。这种方法限制推荐数量，延长推举链，减少样本偏倚。应答驱动抽样法允许对总体进行概率估计和区间估计。

应答驱动抽样法从初始“种子”开始，通过发放唯一序列号的联系卡给同伴，邀请他们参与调查并继续传递联系卡。将这个过程重复进行，直到达到预定样本量。每个人的网络规模帮助推断总体情况。随着推举链的延长，样本逐渐独立于初始种子，行为或特征不再受种子影响。经过 4～5 层抽样后，样本特征趋于稳定，达到“平衡性”，此时推举链的进一步延长不会改变样本构成。

第四节 敏感问题调查

在调查中，涉及收入、家庭等敏感问题时，调查对象可能不愿回答或提供不真实的信息。使用专门的技巧来处理这类问题可以提高数据的质量和可信度。

一、敏感问题的定义与类别

（一）敏感问题的定义

敏感问题是指调查内容涉及个人隐私不愿或不便于公开表态或陈述的问题。例如，个人或单位是否偷税漏税及数额；个人储蓄的多少等。由于此类问题具有私密性，问卷调查、实地调查、焦点小组访谈等常用调查方式无法进行有效调查。

（二）敏感问题的类别

1. 按敏感程度分类

（1）无危害级：不涉及个人隐私或社会禁忌的问题。

（2）轻微危害级：涉及一定程度的个人隐私或不适，但影响较小的问题。

（3）一般危害级：涉及较为敏感的个人隐私或社会问题，可能引起不适或抵触。

（4）严重危害级：涉及高度敏感的个人隐私或重大社会问题，可能引起强烈的情绪反应或社会争议。

2. 按问题性质分类

（1）属性特征的敏感性问题：是否具有某种敏感特征，如是否参与过某种行为，如偷税或其他违法行为，可进一步分为二项（是否具有）选择和多项（具有哪些）选择。

（2）数量特征的敏感性问题：涉及敏感问题的具体数额，如参与某种行为的频率或其中的具体数字。

二、敏感问题的调查方法

敏感问题的调查方法多种多样，既有基于传统方法的改进，又有利用统计学知识针对敏感性问题发展起来的专业调查方法。本文主要阐述随机化、非随机化两种方法。

（一）随机化应答技术

随机化应答技术（randomized response technique，RRT）由华纳（Warner）在 1965 年提出，该技术被认为是最能有效保护被调查者隐私，提高其真实回答率的一种方法。该方法是指在敏感性问题调查过程中使用预先设定的随机化装置，使调查对象以预定的基础概率 P 从两个及以上的问题中选择一个问题进行回答或回答变换后的敏感问题数值，调查对象以外的所有人（包括调查者）均不知道调查对象敏感特征的真实数值或回答是针对哪一个问题，最后依据概率论原理计算出人群中敏感特征的分布。RRT 的宗旨就是最大程度保护调查对象的隐私，取得调查对象的理解与信任，降低传统方法调查时可能存在的无应答率和误答率，以获得真实可靠的资料。

随机化应答技术可分为二项选择敏感性问题随机化应答技术、多项选择敏感性问题随机化应答技术和数量特征敏感性问题随机化应答技术。目前随机化应答技术中最基础，应用最广泛的模型为 Warner 模型和西蒙斯（Simmons）模型。

1. Warner 模型　设计原则是根据敏感性特征，设计两个互相对立的问题情境，让被调查者以预定概率从中抽取一个问题回答，除调查对象以外的任何人均不知道被调查者究竟回答的是哪一个问题，因此，被调查者可以无顾虑地按真实情况作答。设计一随机化装置，如敏感性问题 A：对父母撒过谎。

红球上写有："你具有特性 A 吗？"

白球上写有："你不具有特性 A 吗？"

将若干数量的大小、重量、质感相同的红球和白球按数量比例混合放入袋中，其中，要回答敏感性问题的红球所占比例为 P（$P \neq 0.5$）。

在实际调查过程中，被调查者在私密且无外界干扰的状态下，从该袋子中随机抽取一个球，被调查者只需向调查人员反馈"是"或"否"，而无须透露所抽取球的颜色。

Warner 模型的抽样方法为假定总体由 N_1 个一级单位组成，第 i 个一级单位由 N_1 个二级单位组成，i=1，2，…，N_1，平均每个一级单位包含 $\bar{N}_2$ 个二级单位；第 i 个一级单位内第 j 个二级单位包含 N_{ij3} 个三级单位，i=1，2，…，N_1，j=1，2，…，N_{i2}，平均每个二级单位包含 $\bar{N}_3$ 个三级单位，总体中共有 N 个三级单位。

第一阶段随机抽取 N_1 个一级单位。

第二阶段从第 i 个被抽中的一级单位内随机抽取 N_{i2} 个二级单位，i=1，2，…，N_1，平均从每个被抽中的一级单位内抽取 $\bar{N}_2$ 个二级单位。

第三阶段从第 i 个抽中的一级单位内第 j 个抽中的二级单位中随机抽取 N_{ij3} 个三级单位，平均从每个抽中的二级单位中随机抽取 $\bar{N}_3$ 个三级单位。对每个抽取的三级单位采用二项选择敏感性问题 Warner 模型进行调查。

总体比例的估计量及其方差。记总体比例π的样本估计量为 p，p_i 记第 i 个抽中一级单位总体比例π_i的样本估计量，p_{ij} 记第 i 个抽中一级单位内第 j 个抽中二级单位总体比例π_{ij}的样本估计量。

$$p = \frac{N_1}{Nn_1}\sum_{i=1}^{n_1}\frac{N_{i2}}{n_{i2}}\sum_{j=1}^{n_{i2}}N_{ij3}p_{ij} \tag{17-1}$$

p 的方差是

$$V(p) = \frac{\sigma_1^2}{n_1}\left(1-\frac{n_1}{N_1}\right)+\frac{\sigma_2^2}{n_1\bar{n}_2}\left(1-\frac{\bar{n}_2}{\bar{N}_2}\right)+\frac{\sigma_3^2}{n_1\bar{n}_2\bar{n}_3}\left(1-\frac{\bar{n}_3}{\bar{N}_3}\right) \tag{17-2}$$

其中

$$\sigma_1^2 = \frac{1}{N_1-1}\sum_{i=1}^{N_1}(\pi_i-\pi)^2 \tag{17-3}$$

$$\sigma_2^2 = \frac{1}{N_1}\sum_{i=1}^{N_1}\frac{1}{N_{i2}-1}\sum_{j=1}^{N_{i2}}(\pi_{ij}-\pi_i)^2 \tag{17-4}$$

$$\sigma_3^2 = \frac{1}{N_1}\sum_{i=1}^{N_1}\frac{1}{N_{i2}}\sum_{j=1}^{N_{i2}}\pi_{ij}(1-\pi_{ij}) \tag{17-5}$$

σ_1^2、σ_2^2、σ_3^2 的样本估计量 s_1^2、s_2^2、s_3^2 为

$$s_1^2 = \frac{1}{n_1-1}\sum_{i=1}^{n_1}(p_i-p)^2 \tag{17-6}$$

$$s_2^2 = \frac{1}{n_1}\sum_{i=1}^{n_1}\frac{1}{n_{i2}-1}\sum_{j=1}^{n_{i2}}(p_{ij}-p_i)^2 \tag{17-7}$$

$$s_3^2 = \frac{1}{n_1}\sum_{i=1}^{n_1}\frac{1}{n_{i2}}\sum_{j=1}^{n_{i2}}p_{ij}(1-p_{ij}) \tag{17-8}$$

上述公式中

$$p_i = \frac{\sum_{j=1}^{n_{i2}}N_{ij3}p_{ij}}{\sum_{j=1}^{n_{i2}}N_{ij3}},\ i=1,2,\cdots,n_1$$

事先设置要回答敏感性问题的对象所占的比例假定为 P。λ_{ij} 表示样本中第 i 个一级单位第 j 个二级单位回答“是”的比例，设样本中第 i 个一级单位第 j 个二级单位有 m_{ij} 个人回答“是”，则有 $\hat{\lambda}_{ij}=m_{ij}/n_{ij}$。由全概率公式可得，计算被调查人群中具有某一敏感问题特征人的比例公式如下

$$\lambda_{ij}=P\pi_{ij}+(1-P)(1-\pi_{ij}) \tag{17-9}$$

式中，λ 为回答“是”的人所占的比例。P 为红球的概率，$1-P$ 为白球的概率，π 是具有敏感问题特征的人的比例。

由式可得

$$\pi_{ij} = \frac{\lambda_{ij}-(1-P)}{2P-1} \tag{17-10}$$

$$p_{ij} = \frac{\hat{\lambda}_{ij}-(1-P)}{2P-1} = \frac{m_{ij}/n_{ij3}-(1-P)}{2P-1} \tag{17-11}$$

在 Warner 模型中，两个问题是相关的，二者仅是同一敏感问题的两个方面，因此不能从根本上打消被调查者的顾虑，并且，该模型中的限制条件为 $P\neq1/2$。

2. Simmons 模型　在实际调查中，Warner 模型不能完全消除敏感性，Simmons 模型通过提供一个无害问题，鼓励调查对象更诚实地进行回答，因此也被称为不相关问题模型。

Simmons 模型的设计原理为敏感性问题随机应答 Simmons 模型的设计思想仍是基于 Warner 模型的随机化回答思想，只是在设计中，用一个（与敏感性问题）无关的非敏感性问题 Y（如，你是上海人吗？）代替了 Warner 模型中的敏感性问题 A（如，你抄袭过作业吗？）的对立问题 B（如，你未抄袭过作业？），进一步消除被调查者隐私暴露的担心。

假定总体由 N_1 个一级单位组成，第 i 个一级单位由 N_{i2} 个二级单位组成，$i=1, 2, \cdots, N_1$，平均每个一级单位包含 $\bar{N}_2$ 个二级单位；第 i 个一级单位内第 j 个二级单位包含 $\bar{N}_{ij3}$ 个三级单位，$i=1, 2, \cdots, N_1$，$j=1, 2, \cdots, N_{i2}$，平均每个二级单位包含 $\bar{N}_3$ 个三级单位，总体中共有 N 个三级单位。

第一阶段随机抽取 n_1 个一级单位。

第二阶段从第 i 个被抽中的一级单位内随机抽取 n_{i2} 个二级单位，$i=1, 2, \cdots, n_1$，平均从每个被抽中的一级单位内抽取个 $\bar{n}_2$ 二级单位。

第三阶段从第 i 个抽中的一级单位内第 j 个抽中的二级单位中随机抽取 $\bar{n}_{ij3}$ 个三级单位，平均从每个抽中的二级单位中随机抽取 $\bar{n}_3$ 个三级单位。对抽中的每个三级单位（人），采用二项选择敏感性问题 Simmons 模型的随机应答技术进行调查。

总体比例的估计量及其方差。记总体比例 π 的样本估计量为 p，p_i 记第 i 个抽中一级单位总体比例 π_i 的样本估计量，p_{ij} 记第 i 个抽中一级单位内第 j 个抽中二级单位总体比例 π_{ij} 的样本估计量。

$$p = \frac{N_1}{Nn_1}\sum_{i=1}^{n_1}\frac{N_{i2}}{n_{i2}}\sum_{j=1}^{n_{i2}} N_{ij3}p_{ij} \tag{17-12}$$

p 的方差是：

$$V(p) = \frac{\sigma_1^2}{n_1}\left(1-\frac{n_1}{N_1}\right) + \frac{\sigma_2^2}{n_1\bar{n}_2}\left(1-\frac{\bar{n}_2}{\bar{N}_2}\right) + \frac{\sigma_3^2}{n_1\bar{n}_2\bar{n}_3}\left(1-\frac{\bar{n}_3}{\bar{N}_3}\right) \tag{17-13}$$

其中：

$$\sigma_1^2 = \frac{1}{N_1-1}\sum_{i=1}^{N_1}(\pi_i-\pi)^2 \tag{17-14}$$

$$\sigma_2^2 = \frac{1}{N_1}\sum_{i=1}^{N_1}\frac{1}{N_{i2}-1}\sum_{j=1}^{N_{i2}}(\pi_{ij}-\pi_i)^2 \tag{17-15}$$

$$\sigma_3^2 = \frac{1}{N_1}\sum_{i=1}^{N_1}\frac{1}{N_{i2}}\sum_{j=1}^{N_{i2}}\pi_{ij}(1-\pi_{ij}) \tag{17-16}$$

σ_1^2、σ_2^2、σ_3^2 的样本估计量 s_1^2、s_2^2、s_3^2 为

$$s_1^2 = \frac{1}{n_1-1}\sum_{i=1}^{n_1}(p_i-p)^2 \tag{17-17}$$

$$s_2^2 = \frac{1}{n_1}\sum_{i=1}^{n_1}\frac{1}{n_{i2}-1}\sum_{j=1}^{n_{i2}}(p_{ij}-p_i)^2 \tag{17-18}$$

$$s_3^2 = \frac{1}{n_1}\sum_{i=1}^{n_1}\frac{1}{n_{i2}}\sum_{j=1}^{n_{i2}}p_{ij}(1-p_{ij}) \tag{17-19}$$

上述公式中

$$p_i = \frac{\sum_{j=1}^{n_{i2}} N_{ij3}p_{ij}}{\sum_{j=1}^{n_{i2}} N_{ij3}},\ i=1,2,\cdots,n_1$$

事先设置要回答敏感性问题的对象所占的比例假定为 P，样本中第 i 个一级单位第 j 个二级单位具有无关非敏感问题 Y 的比例 R_{ij} 已知或通过专门调查获得。λ_{ij} 表示样本中第 i 个一级单位第 j 个二级单位回答“是”的比例，设样本中第 i 个一级单位第 j 个二级单位有 m_{ij} 个人回答“是”，则

λ_{ij}的估计值$\hat{\lambda}_{ij}=m_{ij}/n_{ij3}$。由全概率公式可得，计算被调查人群中具有某一敏感问题特征人的比例公式如下

$$\lambda_{ij}=P\pi_{ij}+(1-P)R_{ij} \tag{17-20}$$

式中，λ为回答“是”的人所占的比例。P为红球的概率，$1-P$为白球的概率，π是具有敏感问题特征的人的比例。

由式可得

$$\pi_{ij}=\frac{\lambda_{ij}-(1-P)R_{ij}}{P} \tag{17-21}$$

$$p_{ij}=\frac{m_{ij}/n_{ij3}-(1-P)R_{ij}}{P} \tag{17-22}$$

在 Simmons 模型中，使用两个互不相关的问题。一个与敏感问题相关，另一个是非敏感问题，调查对象只能回答“是”或“否”，用这些数据估计出π。

3. 应用注意事项 ①随机抽样；②调查员须经培训，理解 RRT 并遵守伦理；③向调查对象清晰解释 RRT 的保密性；④设计隐蔽的随机装置；⑤非敏感问题应与敏感问题答案相似，以防泄密；⑥根据调查需求选择合适的 RRT 模型；⑦确保足够样本量以减少误差。

RRT 虽然可以提高敏感性问题调查中的回答率与真实性，但是仍然具有以下缺陷：首先，调查对象需要以概率 P 回答敏感性问题，特别是在 Warner 模型中，对立的两个问题都是敏感的，且模型中隐含了这样一个假设，即调查对象有足够的认知能力、见闻和教育程度，能够识别和理解 RRT 的匿名性，而实际调查中，对于受教育程度较低或不太成熟的调查对象，无论如何解释，当他被问及敏感性问题时，仍然可能选择不回答或提供不真实的回答；其次，RRT 必须有随机化装置；最后，RRT 主要适用于面对面访谈，而难以应用于其他调查形式。为解决这些问题，提出了非随机化应答技术，无须随机装置进行敏感问题调查。

（二）非随机化应答技术

非随机化应答技术（non-randomized response technique，NRRT）与 RRT 的最大区别在于前者在敏感信息搜集过程中并不使用任何随机化装置。斯文松（Swensson）最早提出了非随机化的组合问题（combined-question）技术，该设计需要两个独立的随机样本：第一个样本中的调查对象需要对一个组合陈述做出“是”或者“否”的回答：（Q1）你具有敏感特征 A 或你具有非敏感特征 U 但不具有敏感特征 A（A 与 U 不相关）吗？而第二个样本中的调查对象则需要对另一个组合陈述做出“是”或者“否”的回答；（Q2）你具有敏感特征 A 或你不具有非敏感特征 U 也不具有敏感特征 A 吗？

目前，NRRT 主要有四个模型：交叉模型、三角模型、平行模型和变体平行模型。

交叉模型（crosswise model）和三角模型（triangular model）在敏感信息搜集过程中，需要借助一个概率已知且与敏感变量独立的二分类非敏感变量，其实用性在于保护调查对象隐私，同时允许分析者识别出调查对象的真实倾向，尤其是交叉模型，该模型可有效减少应答者的偏见和压力，适用于对敏感数据的调查，如社会行为和健康问题。

平行模型（parallel model）作为不相关问题模型的非随机化版本。在敏感问题调查过程中，需要借助于两个概率已知且与敏感变量相互独立的二分类非敏感变量，该模型实用性强，能够提供多元化的隐私保护。

变体平行模型是非随机化应答技术中应用范围最广且最高效的模型。其既解决了三角模型和交叉模型的局限问题（如吸毒三次以上和吸毒三次以下），也解决了平行模型中调查对象非敏感性特征的比例难以获得的问题（如喜欢吃辣的人群比例）。因此，变体平行模型特别适用于需要多维度评估复杂问题的研究，如跨文化或多国的社会研究。

三、敏感问题的调查技巧

当调查表中涉及敏感问题调查时，应对普通的调查表做一些修正和改良。常见的设计技巧如下。

1. 应用铺垫设计的调查问卷　问卷调查中存在敏感问题时必须精心设计，通过前期问题的铺垫与过渡，巧妙安排敏感问题的位置，一般将其放在最后或中间偏后的位置。

2. 应用假定法间接询问敏感问题　进行敏感问题调查时，可以用第三个人的敏感特征来询问被调查者，从而间接反映被调查者的意见和看法。

3. 签订"守密保证书（协议）"　消除被调查者的疑虑，可在调查表的最前面附一份协议书，明确保密的基本原则。

4. 封闭式不记名自填式问卷法　在调查敏感问题时，将问题设计为封闭式答案，被调查者只需打钩，易被人所接受。

5. 改变提问方式收集资料　调查过程中，通过文字游戏法、人称代换法、对象转移法、假定法等方法提问，以不直接的文字语句询问，通过旁敲侧击引出调查对象的真实回答，同时减少调查对象泄露隐私的感觉。此外，须注意应用此类方法会与直接询问法存在一定结果差别。

第五节　特殊人群调查

特殊人群调查旨在了解特殊人群的需求、观点，并赋予他们表达自己声音的机会，这既是研究者的责任，也是社会的义务，体现着对特殊群体的关怀与尊重。随着科技发展和社会变迁，特殊人群调查的方法也在不断演进，从传统的面对面访谈到运用虚拟现实技术进行模拟体验，方法的多样性和科学性日益增强。与此同时，调查者也面临着伦理、隐私保护和数据安全等挑战，这要求调查者必须以更加审慎和负责任的态度进行工作。

一、特殊人群的定义与类别

（一）特殊人群的定义

特殊人群（special group）通常指的是在社会中处于边缘或受到特定关注和支持的群体，可能由于身体、心理、社会等方面的原因而与主流群体有所不同，主要包括残疾人、孕妇、哺乳期妇女、未成年人、老年人等。

（二）特殊人群的类别

国内从20世纪80年代末开始使用"特殊群体"的称谓，被广泛用来指代反对改造群体、就业困难群体、老年人等，既可以在正面意义上使用，也在负面意义上使用。20世纪90年代中期后，特殊人群概念的包容性扩大，被广泛用于指代需要加以特殊关照的妇女、儿童、老年人、残疾人等群体。

除此之外，特殊群体还包括一些其他主体，这些主体本身并不是传统意义上的弱势群体，而是由于在既有的制度和文化结构下，其权利容易遭受制度性歧视或没有得到平等对待，比如在《人权知识公民读本》中认为特殊群体也包括"迁徙工人、原住民、无国籍人、难民、特殊疾病患者、被羁押者、受害者"等。在《中国大众人权观念调查报告》中，特殊群体还包括"乞丐（流浪人员）、刑满释放人员"等。还有些研究将"城市外来务工人员、农村留守儿童、海外中国公民及戒毒人员"等归为特殊群体。

二、特殊人群的调查方法

特殊人群的调查方法需要特别设计以满足其独特的需求和特点。在进行调查时，需要考虑到可能面临的语言障碍、文化差异、认知能力、身体限制等因素，需采用特定的方法和技巧，以确保数据的准确性、可靠性和保密性。

针对特殊人群的调查方法需要以尊重和理解为基础。在设计调查问题时，需要使用清晰简洁的语言，并避免使用难以理解或具有歧视性的词汇。针对不同的特殊人群，可以采用不同的调查方法，主要包括定量调查与定性调查两大类。

（一）定量调查

1. 问卷调查法 选择代表性的特殊人群样本，并确定抽样方法。设计针对特殊人群的问卷调查，包括封闭式和开放式问题，确保问题简洁明了，语言易懂，避免使用复杂或歧义的词汇，确保特殊人群能够理解并回答问题。通过邮寄、在线或面对面等方式发放问卷，收集调查对象的回复。对收集到的数据进行编码和整理，然后进行统计分析，揭示调查对象的意见、态度和行为特征。

2. 电话调查法 利用电话作为媒介，与特殊人群调查对象进行信息交流，达到资料收集的目的。适用于一些简单的访问，一般不超过 10 分钟。电话调查可分为传统的电话调查和计算机辅助电话访谈。

（二）定性调查

1. 深度访谈法 制定开放式的访谈问题，以便探索调查对象的观点和经验，收集到更为详细和丰富的信息。同时，采用面对面、座谈会等方式进行访谈。在进行访谈时，需要特别注意与调查对象建立信任关系、保护参与者隐私、尊重其个人经历和感受、避免主观偏见、灵活应对意外情况等，以确保获取深入而准确的信息，从而获得有价值的研究成果。

2. 焦点小组讨论法 组织特殊人群的焦点小组，邀请他们就特定话题展开讨论。通过小组讨论，可以深入了解他们的观点、体验和需求，并且能够在群体内部进行交流和启发。具体步骤包括确定讨论主题、邀请代表性的参与者、制订讨论议程、组织小组讨论、记录讨论内容、整理和分析数据、最终撰写报告。在讨论过程中，需要注意讨论时保持谦虚和尊重，确保记录的准确性和保密性，要关注特殊人群的权益和需求，尊重其个体差异和特殊性，促进彼此理解和交流。

三、特殊人群调查注意事项

在进行特殊人群调查时，有一些重要事项需要特别关注。这些事项不仅涉及调查的合法性和伦理性，也直接关系到被调查者的权益和尊严。具体内容如下：

1. 尊重和保护隐私权 特殊人群可能更加脆弱或容易受到歧视和排斥。在调查过程中必须尊重他们的隐私权，确保他们的个人信息不被泄露。在数据收集、存储和处理过程中，要采取安全措施，保障数据的保密性和安全性。

2. 自愿和知情同意 特殊人群参与调查必须是自愿的，并且要在充分了解调查目的、内容和风险的情况下做出决定。在开始调查前，应当向被调查者提供充分的信息，并取得他们的知情同意。

3. 建立信任关系 在进行调查之前，建立与特殊人群的信任关系是至关重要的。这可以通过与他们建立联系并解释调查目的、保证数据保密性和尊重他们的意愿来实现。只有建立了信任，被调查者才会更愿意分享真实信息。

4. 提供适当支持和辅助 针对一些特殊人群，可能需要提供额外的支持和辅助，比如提供辅助工具、提供翻译服务、提供心理支持等，以确保他们能够顺利参与调查并表达自己的意见和需求。此外，调查者需要根据实际情况进行灵活调整。比如为视力障碍者提供盲文问卷，为听力障碍者提供手语翻译等。

5. 避免歧视和偏见 在与特殊人群交流和互动时，要避免歧视、偏见和刻板印象，要以平等、尊重和包容的态度对待他们，不应将其视为“不同于主流”的“异类”。在与他们交流和互动时，必须尊重并理解他们的文化差异，避免对其进行歧视或伤害。

6. 关注数据的有效性和可靠性 特殊人群可能存在语言、文化、认知等方面的差异，导致数据收集过程中出现偏差或误解，因此需要特别关注数据的有效性和可靠性，并采取相应的措施进行